노화의 종말

데이비드 A. 싱클레어David A. Sinclair, PhD 세계에서 가장 저명한 과학자이자 기업가 중 한 사람으로 꼽힌다. 하버드대학교 의과대학 블라바트닉연구소의 유전학 교수이자 하버드 폴F.글렌노화생물학연구센터 공동 소장, 호주 시드니 뉴사우스웨일스대학교 노화연구실 책임자, 시드니대학교 명예교수다. 우리가 늙는 이유와 노화를 되돌릴 방법에 대한 연구로 가장 잘 알려져 있다. 그의 연구는 〈60분〉, 바버라 월터스 스페셜스, 〈노바〉, 모건 프리먼의 〈웜홀 여행〉 등 인쇄 매체, 팟캐스트, TV, 책에 으레 언급되어 왔다. 서투인 유전자, 레스베라트롤, NAD 전구물질 등 노화를 지연시키는 유전자와 분자의 연구로 유명하다. 170편이 넘는 논문을 발표했고, 50가지가 넘는 특허를 공동 소유하고 있다. 노화, 백신, 당뇨, 생식, 암, 생물방어 등 분야에서 14개 생명공학 기업을 공동 창업했다. 학술지 《에이징》의 공동 편집장이며, 미국항공우주국 및 국방 기관들과도 협업하고 있다. 《타임》의 "세계에서 가장 영향력 있는 인물 100인"(2014)과 "헬스케어 분야 최고 50인"(2018), 호주의 45세 미만 최고 과학자 중 한 명으로 선정되고 미국국립보건원선구자상, 호주의학연구상을 수상하는 등 35차례 영예와 상을 차지했다. 2018년 의학과 국가 안보에 기여한 공로로 호주 훈장을 받았다.

특히 주요 발견들을 세상에 유익한 약물과 기술로 상용화하는 일에 적극 매진하고 있다. 이를 위해 연구자로서만이 아니라 인간 조건 개선에 앞장서는 기업의 창업자, 지분 소유자, 이사회 위원, 자문가, 투자자, 협력자, 특허권자로 다양한 활동을 펼쳐 왔다. 직접 관여하는 기업들은 다음과 같다. 비움Vium, 코바CohBar, 갈릴레오바이오사이언스Galileo Bioscience, 웰로믹스Wellomics, 에덴록사이언시스EdenRoc Sciences와 그 계열사들인 아크바이오Arc Bio, 도브테일지노믹스Dovetail Genomics, 클래릿메디컬Claret Medical, 리비어바이오사이언시스Revere Biosciences, UpRNA, 메트로바이오텍MetroBiotech, 리버티바이오시큐리티Liberty Biosecurity, 라이프바이오사이언시스Life Biosciences와 그 계열사들인 셀파지세러퓨틱스Selphagy Therapeutics, 세놀리틱세러퓨틱스Senolytic Therapeutics, 스포트라이트세러퓨틱스Spotlight Therapeutics, 루아Lua, 애니멀바이오사이언시스Animal Biosciences, 이두나Iduna, 컨티넘이노베이션Continuum Innovation, 프라나Prana(현재의 앨터리티Alterity), 점프스타트퍼틸리티Jumpstart Fertility. 또한 40가지가 넘는 특허 개발자인데, 대부분 산업계와 사용권 계약을 맺거나 기업들을 통해 특허를 출원해 왔다. 그리고 거기서 나오는 수익금은 모두 연구비로 기부된다.

매슈 D. 러플랜트Matthew D. LaPlante 유타주립대학교 저널리즘 및 커뮤니케이션 부교수다. 전문 분야는 저널리즘 글쓰기이며 작가, 언론인, 라디오 진행자로도 활발히 활동하고 있다.

일러스트 캐서린 L. 델피어Catherine L. Delphia 공인 의학 일러스트레이터로서 의학일러스트레이터협회 전문 회원이다. 존스홉킨스대학교 의과대학에서 석사 학위를 받았다.

LIFESPAN: WHY WE AGE—AND WHY WE DON'T HAVE TO

하버드 의대 수명 혁명 프로젝트

노화의 종말

데이비드 A. 싱클레어·매슈 D. 러플랜트 지음 | 이한음 옮김

부·키

옮긴이 **이한음**

우리나라를 대표하는 과학 전문 번역가다. 전문적인 과학 지식과 인문학적 사유가 조화를 이룬 번역으로 이름이 높다. 《바다: 우리 몸 안내서》《우리는 왜 잠을 자야 할까》《바이러스 행성》《알고리즘, 인생을 계산하다》를 비롯해 수많은 책을 우리말로 옮겼다. 지은 책으로 《타임머신과 과학 좀 하는 로봇》《청소년을 위한 온난화 논쟁》 등이 있다.

노화의 종말

2020년 7월 30일 초판 1쇄 발행 | 2024년 9월 26일 초판 85쇄 발행

지은이 데이비드 A. 싱클레어·매슈 D. 러플랜트 | 옮긴이 이한음 | 펴낸곳 부키(주) | 펴낸이 박윤우 | 등록일 2012년 9월 27일 | 등록번호 제312-2012-000045호 | 주소 서울시 마포구 양화로 125 경남관광빌딩 7층 | 전화 02-325-0846 | 팩스 02-325-0841 | 홈페이지 www.bookie.co.kr | 이메일 webmaster@bookie.co.kr | 제작대행 올인피앤비 bobys1@nate.com

ISBN 978−89−6051−802−5 03510

세상이 어떠할 수 있는지 몸소 행동으로 가르쳐주신 할머니 베라께.

본인보다 자식들을 돌보느라 더 애쓰신 어머니 다이애나께.

내 든든한 동반자 샌드라에게.

그리고 내 고손주들에게. 너희를 만나기를 고대하면서.

추천의 말

이 책을 집어든 당신은 행운아다. 노화를 되돌리고 건강하게 장수할 과학적 비법을 얻게 될 테니 말이다.

건강하게 오래 살고 싶지 않은 사람도 있던가? 유전학을 기반으로 노화생물학 분야의 슈퍼스타인 하버드대 데이비드 싱클레어 교수는 이 책에서 노화를 "치료할 수 있는 질병"으로 간주하고 이를 늦추고, 멈추고, 되돌리는 최신 연구 결과를 소개한다.

이 책의 매력은 노화 연구의 최전선에 선 학자가 지난 100년 동안의 노화 연구의 역사를 친절하게 소개하고, 수명이란 관점에서 인류의 과거와 현재 그리고 미래를 고찰한다는 데 있다. 그중에서도 백미는 노화를 늦추는 실질적인 조언들이 가득 담겨 있다는 것. 게다가 저자가 직접 실천하고 있다고 하니 신뢰하지 않을 수가 없다.

노화와 장수에 대한 매우 깊이 있는 과학을 다루고 있으면서도 문학적으로 아름다운 문장들로 서술하다 보니, 늘 곁에 두고 틈틈이 삶을 돌이켜볼 때 참고하면 좋을 책이리라.

삶이란 죽음을 성찰할 때 그 깊은 의미를 비로소 찾을 수 있는 것. 과학자가 던지는 가장 진지한 성찰 속에서 삶과 죽음, 그리고 그 사이에서 나이 듦에 대하여 깊이 깨닫는 시간을 가져 보시길.

정재승(뇌과학자, 《열두 발자국》《과학 콘서트》 저자)

이 책에 대한 찬사

이 책은 최근과 가까운 미래를 넘어 나갈 정도로 종횡무진 탐험하는, 흥미진진하고 박진감 넘치는 여행이다. 조만간 90세는 새로운 70세가 될 것이다. 저자는 우리가 이 중요한 변곡점에 어떻게 도달했는지에 대한 이야기를 대가다운 솜씨로 엮어 낸다. 그러면서 인간 노화의 궤적을 되돌리는 법을 낱낱이 입증해 보인다. _《네이처Nature》

데이비드 싱클레어는 실제 나이보다 젊어 보이는 50세이며, 자신과 다른 생물학자들이 하고 있는 선구적인 연구 덕분에 앞으로 80년을 더 살 수 있다고 생각한다. 나 또한 50세이기에 이 이야기에 몹시 고무된다. 세계적인 노화 전문가인 그가, 우리가 얼마나 오래 살 수 있는지 그리고 그것이 우리 종의 미래에 어떤 의미가 있는지를 말해 줄 대단히 주목할 만한 결과물을 가지고 있다는 것은 의심의 여지가 없다. _《더타임스The Times》

제니퍼 애니스턴의 절친들로 구성된 여신 서클의 다른 멤버들이 이야기를 나누고 있는 동안, 애니스턴의 가장 오랜 친구인 앤드리아 벤드월드가 집으로 들어가더니 자기네가 지금 함께 읽고 있는 책 한 권을 들고 나왔다. 하버드 의과대학의 과학자 데이비드 싱클레어가 쓴 《노화의 종말》이었다. 이른바 '활력 유전자'의 활용이 노화 과정을 늦추는 데 핵심적인 역할을 한다는 것을 밝혀낸 책이었다. 그들은 이 책 이야기를 하면 자신들이 늙지 않는 데 집착하는 것처럼 보일까 봐 걱정했다. 하지만 그들이 이 책에서 정말로 관심을 기울이는 것은 바로 장수, 계속해서 일하고, 계속해서 위험에 도전하고, 끊임없이 스스로를 재설정하는 장수였다. _《뉴욕타임스The New York Times》

노화 과정을 늦추고 심지어 되돌리기까지 하는 저자의 작업은 약 1세기 전 항생 물질의 발견 이래로 가장 의미심장한 의학적 돌파구를 마련해 준다. _《시드니모닝헤럴드Sydney Morning Herald》

책 전체에 저자의 열정이 생생히 살아 넘친다. 이미 나이 많은 사람이라면 이 책을 읽고 자신이 너무 일찍 태어났다고 한탄할지 모른다. _《커커스리뷰Kirkus Reviews》

분자 수준과 전 지구적 차원 모두에서 노화를 이해하고자 헌신해 온 저자의 노력은, 우리가 수세기 동안 고수해 온 패러다임을 산산조각 내고 말 것이다. _《사이언티픽인콰이어러Scientific Inquirer》

노화와 생명 연장에 관해 우리가 아는 모든 지식을 뛰어넘는다. 깊이와 명료함, 풍성한 내용과 문학성을 두루 갖춘 이 책은 유전학과 장수 연구의 이해에 심오함을 더해 준다.
_《월스트리트피트Wall Street Pit》

만일 당신이 50세에 덩크슛을 하거나, 70세에 애팔래치아트레일 하이킹을 하거나, 생일 케이크에 꽂힌 100개가 넘는 초를 힘차게 불고 싶다면, 당신 서가에 이 책을 위한 자리를 마련하는 것이 좋을 것이다. 돈과 시간을 들일 가치가 차고 넘칠 만큼 유용한 정보로 가득하다.
_《아웃사이드Outside》

이 책은 자기계발서가 아니다. 그리고 이 책의 저자는 의사가 아니다. 그는 이 책에 담긴 연구 성과 외에는 팔 것이 아무것도 없는 과학자다. 이 책에서 저자가 지금 당장 모든 것이 손쉽게 해결될 거라고 이야기하지 않는 데 안심했다. 여기에는 가까운 미래에 노화를 되돌릴 수 있다는 희망이 담겨 있다. 내일 더 많은 연구가 진행될 때까지 기다리는 동안 오늘 우리가 실천할 수 있는 실질적인 방법이 담겨 있다. _《미디엄Medium》

이 책 마지막 장에서 저자는 자신이 만들고 싶은 모습으로 세상을 고칠 수 있는 여러 가지 방안을 모색한다. 그는 사람들이 150세까지 사는 상황에서 인구 과잉, 불평등, 천연자원 고갈 등 모든 문제를 해결할 길이 있음을 보여 준다. 그를 유심히 잘 관찰한다면, 어쩌면 정말로 내 눈앞에서 갈수록 젊어지고 있는 그를 볼 수 있을 것이다. _《보스턴Boston》 매거진

우리는 노화가 불가피하다는 것을 명백한 사실로 여긴다. 그러나 노화에 대해 우리가 배운 그 모든 것이 잘못되었다면 어떻게 될까? 우리가 수명을 선택할 수 있다면 어떻게 될까? 이 책은 데이비드 싱클레어 박사의 하버드 연구실에서 이루어지는 수많은 연구의 최전선으로 우리를 안내한다. 그리고 우리가 어떻게 노화를 늦추고, 심지어 되돌리기까지 할 수 있는지 입증해 보인다. _《굿리즈Goodreads》

이 책은 기본적으로 우리가 가고 있는 방향에 대한 낙관으로 가득하다. 특히 흥미로운 점은, 데이비드 싱클레어 박사가 자신의 연구에 근거해 신체적·정서적 연령 모두에서 젊음을 유지하고자 현재 자기가 개인적으로 어떤 노력을 하고 있는지 밝히고 있다는 점이다. 생물체 전체 차원뿐 아니라 세포 차원의 노화에 대해서까지 더 많은 것을 알고 싶은 사람들에게 안성맞춤인 책이다. 이 책을 읽으려면 몇 시간쯤 더 나이 먹겠지만, 다 읽고 난 뒤에는 저자의 제안대로 당장 시도해 보고 싶다는 생각에 사로잡히고 말 것이다.
_미국마취과의사협회American Society of Anesthesiologists

'우리는 어떻게 늙는가?' '인류는 노쇠와 퇴행을 극복할 수 있는가?'라는 문제를 다룬 도발적이고 통찰력 넘치는 책이다. 저자는 노화의 과학을 둘러싼 가장 근본적인 의문들을 해결하고자 씨름한다. 그 결과물이 바로 탁월하고 놀라운 이 책이다. 널리 그리고 깊이 읽혀야 마땅하다.

_싯다르타 무케르지Siddhartha Mukherjee, 퓰리처상 수상자, 컬럼비아대학병원 교수, 《암: 만병의 황제의 역사》 저자

나는 데이비드 싱클레어 박사와 알고 지내면서 그가 노화의 원인과 극복에 관해 오랜 세월 해 온 획기적인 연구를 지켜보고 따르는 즐거움을 누려 왔다. 그는 이 책을 통해 우리가 왜 나이 드는지에 대한 독창적인 연구와 환상적인 개인적 발견의 여정을 소개하면서 흥미롭고 스릴 넘치는 여행으로 우리를 데려간다. 하지만 그보다 더 중요한 사실은 그가 "노화라는 질병"을 물리치기 위해 누구나 일상에서 사용할 수 있는 도구들을 제공한다는 점이다. (……) 내가 지난 15년 동안 그래 왔듯이, 당신과 당신이 사랑하는 사람들 모두 이 책을 읽고 그의 조언을 꼭 따르기를 바란다!

_스티븐 R. 건드리Steven R. Gundry, 국제심장폐연구소 의학 책임자, 《오래도록 젊음을 유지하고 건강하게 죽는 법》 저자

흥분해 날아오를 준비가 되었는가. 노화와 장수 연구계의 록 스타인 데이비드 싱클레어 박사가 수십 년에 걸친 연구 끝에 밝혀낸 귀중한 결과물이 지금 당신 손에 쥐어질 것이다.

_데이브 아스프리Dave Asprey, 불릿프루프 360 설립자, 방탄커피 창시자, 《최강의 식사》 저자

오랫동안 노화 분야는 비타민, 주스 바, 가짜 약이 판을 쳤다. 그런데 하버드대 교수 데이비드 싱클레어의 독보적인 책이 그 풍경을 완전히 바꾸어 놓았다. 정밀과학, 실제 사례와 적용, 자기 체험담이 한데 어우러진 이 귀한 책은 통찰과 영감과 정보로 가득하다. 저자는 분자 수준에서 밝혀낸 상세한 연구 결과를 우리 모두가 더 건강하게 더 오래 살 수 있는 실천 프로그램으로 탈바꿈시킨다. 이 책은 현재 노화와 만성 질환 분야에서 일어나고 있는 혁명의 일부이며, 이 문제에 관해 권위 있는 책을 쓸 수 있는 적임자로 싱클레어 교수만 한 인물은 없다. 노화 과정을 이해하고, 더 오래 살고, 노화에 따른 질병을 피하는 데 관심 있는 사람이라면 누구나 읽어야 할 책이다.

_데일 브레드슨Dale Bredesen, 벅노화연구소 설립자 겸 소장, 《알츠하이머의 종말》 저자

우리가 손주만이 아니라 증손주까지 만날 만큼 오래 살 수 있는 세상을 상상해 보라. 그것이 바로 저자가 내다보는 인류의 미래다. 100세 넘게 건강하게 살 수 있으려면 어떻게 해야 할지 과학, 자연, 역사, 심지어 정치까지 두루 살피며 비전을 제시한다. 이 책은 담대하게 그 길을 열어젖힌다. _제이슨 펑Jason Fung, 신장 전문의, 《독소를 비우는 몸》 저자

내가 과학을 근본적으로 다시 생각하도록 만든 책은 지금까지 거의 없었다. 그런데 이 책은 노화를 완전히 새로운 관점에서 보게 했다. 남녀노소 모두가 읽어야 할 책이다.

_르로이 후드Leroy Hood, 캘리포니아공과대학교 교수

내가 읽어 본 노화에 관한 책 중에서 가장 선구적이다. 지금 이 순간을 즐겨라, 그리고 이 책을 즐겨라! _딘 오니시Dean Ornish, 예방의학연구소 설립자 겸 소장

이 책에서 저자는 우리 모두가 알고 싶어 하는 비밀을 거침없이 설득력 있게 들려준다. 어떻게 하면 더 오래 살고 더 천천히 늙을지를 말이다. 저자는 100세 넘게 사는 것이 가능할 뿐 아니라, 언젠가는 필연적으로 그렇게 될 것이라고 말한다. 노화를 이기는 법을 알고 싶다면 이 책을 반드시 읽어라. _윌리엄 W. 리William W. Li, 하버드대학교 의과대학 임상 교수

데이비드 싱클레어는 인류가 노화 과정을 늦추거나 되돌릴 수 있으며, 더 젊고 더 건강한 몸으로 더 오래 살 수 있다는 대담한 비전을 완벽하게 제시한다. 그는 인류가 이 비전을 성취할 수 있게 해 줄 학문과 최신 테크놀로지를 낱낱이 탐구함으로써 독자를 사로잡는다.

_빅터 J. 자우Victor J. Dzau, 미국의학한림원 회장, 듀크대학병원 원장

우리가 오랫동안 고대해 온 바로 그 책이다. 탁월한 과학적 연구, 선구적인 정신, 더 오래 더 건강하게 더 행복하게 사는 삶이란 꿈을 하나로 아울러 낸 이 책은, 노화와 장수에 관해 우리가 아는 모든 지식을 뛰어넘는다. 최신 과학의 중대한 발견과 간단하고 손쉬운 라이프스타일 변화를 결합함으로써 더 젊다는 느낌뿐 아니라 실제로 더 젊어지도록 도우면서, 어떻게 하면 그런 삶에 도달할 수 있는지 로드맵과 미래 비전을 제시한다.

_네이오미 휘틀Naomi Whittel, 기업가, 영양 전문가

나는 15년 넘게 데이비드 싱클레어의 탁월한 작업에 관한 글을 쓰면서, 과학을 이용해 늙음과 죽음이란 재앙을 늦추려는 그의 필생의 사명이 생물학 분야의 가장자리에서 벗어나 더 주류로 옮겨 가는 것을 지켜보았다(그는 여전히 경계를 허무는 중이다!). 그는 연구실에서 신중한 실험을 통해 인간과 다른 생명체들에서 노화 메커니즘이 작동하는 방식의 비밀을 부단히 밝혀 왔다. 이 책에서 그는 이야기꾼 과학자로서 자신이 지닌 낙천성, 유머 감각, 유려한 글 솜씨를 한껏 펼쳐 보인다. 대단히 복잡한 최신 과학을 명쾌하고 빈틈없이 설명하면서 거기에다 자기 개인사를 멋지게 조화시켜 내는 그의 능력에 나는 기쁨이 절로 샘솟으며 매료당하고 말았다. 데이비드 싱클레어가 앞으로 500년 동안 우리 곁에 남아서 계속 연구를 하고 책을 쓰기를 바라마지 않는다.

_데이비드 어윙 던컨David Ewing Duncan, 저널리스트, 아크퓨전 공동 설립자 겸 큐레이터

이 책은 우리가 비범한 삶을 살아갈 수 있다는 희망을 제시한다. 탁월한 연구자인 저자는 노화가 일종의 질병이며, 이 질병은 치료가 가능하다고 설명한다. 이 경이로운 책은 믿기지 않는 획기적 발전의 최전선으로 당신을 데려간다. 건강한 장수보다 더 귀중한 일이 뭐가 있겠는가? 이 걸작 필독서에 푹 빠져 보라!

_피터 H. 디어맨디스Peter H. Diamandis, 혁신 기업가, 엑스프라이즈재단 회장 겸 CEO

우리의 삶과 사회에 관해 우리가 가정하고 있는 모든 것의 토대에 의문을 제기하는 진정한 과학을 제시한다. _살만 칸Salman Khan, 칸아카데미 설립자, 《나는 공짜로 공부한다》 저자

데이비드는 우리가 노화에 관해 생각하고 이해하는 법을 바꾸어 놓은 선구자다.

_스테퍼니 레더먼Stephanie Lederman, 미국노화연구재단 CEO

우리 시대의 가장 중요한 메시지이자 최우선순위다. 앞으로 오랫동안 인류는 이 책을 경외심과 존경심으로 바라볼 것이다. 읽어 보라. 인생이 바뀔 것이다.

_마크 호도시Marc Hodosh, 테드메드TEDMED 전 소유주 겸 공동 설립자

놀라운 역작. 싱클레어의 이 책과 평생의 연구는 인류 역사상 삶의 기쁨과 행복을 증진하는 데서 가장 큰 기여를 한 일들과 어깨를 나란히 한다. 에드워드 제너, 루이 파스퇴르, 조너스 소크, 존 로크, 마하트마 간디, 토머스 에디슨이 한 일에 버금간다. 걸작이다.

_마틴 로스블래트Martine Rothblatt, 유나이티드세러퓨틱스 창업자 겸 이사회 의장

달에 발을 디딤으로써 인류는 바뀌었다. 이 책에서 저자는 우리가 지금껏 상상도 할 수 없었던 수준으로 인류의 삶을 바꿀 최종 단계를 제시한다. 저자는 심오한 과학을 토대로 대담한 논지를 펼친다. 우리의 미래가 바로 여기에 담겨 있다.

_헨리 마크람Henry Markram, 스위스 로잔연방공과대학교 교수, 블루브레인프로젝트 책임자, 휴먼브레인프로젝트 창설자, 국제 과학 학술지 《프론티어스》 창간자

당신 자신과 모두의 미래에서 가장 중요한 문제에 관한 놀라운 통찰이 담긴, 지적 호기심을 자극하는 책이다. 앤드루 스콧Andrew Scott, 런던경영대학원 경제학 교수, 《100세 인생》 저자

차례

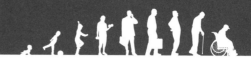

3장 ··· 눈먼 관행

2부 ⏤ 우리가 배우고 있는 것(현재)

4장 ··· 건강하게 장수하는 법

5장 ··· 먹기 좋은 알약

3부 우리가 가고 있는 곳(미래)

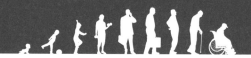

[그림 1] 생각의 숲

웃음물총새, 커러웡, 왈라비가 사는 코림비아속, 안고포라속, 유칼립투스의 우거진 그늘 아래, 층층이 쌓인 고대 사암의 골짜기 사이로 흐르는 폭포와 바닷물이 섞이는 강어귀가 펼쳐지는, 가리갈족의 놀라운 야생 세계.

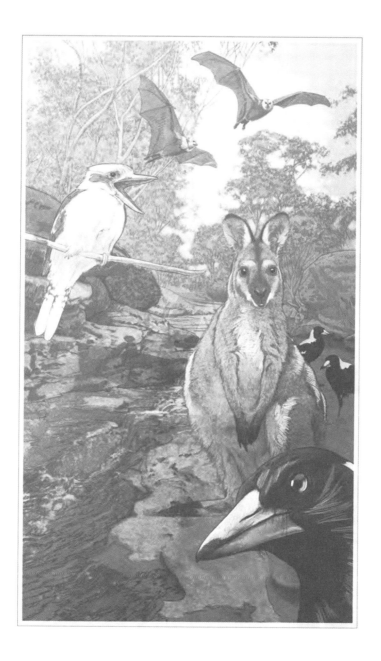

할머니의
기도

인생은 본래 그런 거야

나는 숲의 가장자리에서 자랐다. 비유적인 의미로 말하자면, 우리 집 뒤뜰은 40헥타르의 숲이었다. 있는 그대로 말하자면, 그보다 훨씬 더 넓었다. 어린 내 눈에 끝이 보이지 않을 만치 펼쳐져 있었고, 나는 늘 그 숲을 탐사하는 데 정신이 팔려 있었다. 항상 이리저리 돌아다니면서 새, 곤충, 파충류를 찾곤 했다. 그리고 온갖 것들을 뜯어보곤 했다. 내 손가락에는 온통 지저분한 것들이 언제나 묻어 있었다. 나는 야생에서 나는 소리들을 듣고서 어디에서 누가 내는 소리인지 알아맞히려고 애썼다.

또 신나게 놀았다. 막대기로 칼을 만들고 바위 틈새에 요새를 만들었다. 나무에 기어올라서 나뭇가지에 매달리고, 아찔한 벼랑 위에 다리를 내밀고 걸터앉고, 뛰지 말았어야 할 곳에서 뛰어내리곤 했다. 나는 자신이 먼 행성의 우주 비행사라고 상상하곤 했다. 사파리의 사냥꾼인 척도 했다. 오페라 극장의 관객들인 양 동물들을 향해 노래하기도 했다.

"쿠우에에이Coooeey!" 나는 이렇게 외치곤 했다. 원주민인 가리갈족Garigal people의 언어로 "이리 와"라는 뜻이다.

물론 나만 그랬던 것은 아니다. 시드니 북부 교외 지역에는 나처럼 모험과 탐사와 상상에 푹 빠져 있던 아이들이 많았다. 우리는 아이들이 으레 그렇게 자라기를 기대한다. 그런 식으로 놀기를 바란다.

물론 그렇게 놀기에는 "너무 크기" 전까지만. 그 뒤에는 아이들이 학교에 가기를 원한다. 이어서 직장에 다니기를 원한다. 짝을 찾기를 원하고, 저축을 하기를 원하고, 집을 사기를 원한다.

시간이 흐르고 있음을 알기 때문이다.

할머니는 내게 그런 식으로 살 필요가 없다는 것을 처음으로 알려 준 분이다. 아니, 지금 생각해 보면 말보다는 행동으로 보여 주신 것 같다.

할머니는 헝가리에서 자랐다. 여름이면 벌러톤 호수의 시원한 물에서 헤엄치고, 그 북쪽 연안에 있던 배우, 화가, 시인이 모이는 휴양 시설 근처의 산을 오르면서 자유분방하게 지냈다. 겨울에는 부다힐스의 한 호텔에서 일을 도왔다. 나치가 그곳을 차지해 히틀러 친위대의 사령부로 삼기 전까지 그랬다.

전쟁이 끝나고 10년 뒤, 소련 점령 초창기에 소련 공산당은 국경을 폐쇄하기 시작했다. 증조할머니는 오스트리아로 밀입국하려다 그만 발각되어 체포되었다. 2년 형을 선고받고 투옥되었다가 곧 돌아가셨다. 1956년 헝가리 혁명이 일어났을 때, 할머니는 공산주의에 반대하는 소식지에 글을 쓰고 부다페스트 거리에서 소식지를 사람들에게 나누어 주었다. 소련은 혁명을 진압한 뒤 수만 명을 체포하기 시작했다. 할머니는 아들(내 아버지)과 함께 호주로 피신했다. 아마 유럽에서 갈 수 있는 가장 먼 곳이라고 여겼던 듯하다.

할머니는 다시는 유럽에 가지 않았지만 자유분방하던 생활 태도를 그대로 간직하고 있었다. 할머니가 호주 최초로 비키니를 입고 돌아다닌 여성에 속했고, 그 때문에 본다이비치에서 쫓겨났다는 말을 들었다. 할머니는 뉴기니―오늘날에도 지구에서 가장 험한 곳에 속한다―에서 홀로 여러 해 동안 지내기도 했다.

비록 아시케나지 유대인 혈통이고 루터파 가정에서 자랐지만, 할머니는 지극히 세속적인 분이었다. 우리 집에서는 영국 작가 A. A. 밀른Alan Alexander Milne의 시 〈지금 우리는 여섯 살이야Now We Are Six〉가 주기도문 역할을 했다. 그 시는 이렇게 끝난다.

하지만 나는 지금 여섯 살이야,

영리할 만큼 영리해.

그래서 지금 영원히

여섯 살로 있고 싶어.

할머니는 우리 형제에게 그 시를 되풀이해 읽어 주었다. 할머니는 여섯 살이 가장 좋은 나이라고 말씀하시며, 그 나이또래 아이 같은 활기와 경이감을 간직한 채 살고자 최선을 다했다.

우리가 아주 어렸을 때조차 할머니는 "할머니"라고 부르지 말라고 했다. 헝가리어인 "나이마마nagymama"나 "버비bubbie" "그랜드마" "나나nana" 등 다른 친근한 용어들도 다 싫어했다.

우리 형제에게만이 아니라 모든 이에게 할머니는 그저 "베라Vera" 였다.

베라는 내게 운전하는 법을 가르쳤다. 차는 온갖 좁은 길을 휙휙 돌고 기우뚱거리면서 달리곤 했고, 할머니는 라디오에서 어떤 음악이 나오든 간에 흥겹게 어깨춤을 추었다. 할머니는 내게 젊음을 즐기라고, 젊다는 느낌을 만끽하라고 말했다. 어른들은 늘 모든 것을 망친다고 했다. 자라지 마. 절대 어른이 되지 마.

60대와 70대에도 할머니는 여전히 "마음은 청춘"이었다. 친구들이나 식구들과 포도주를 마시고, 좋은 음식을 먹고, 재미난 이야기를 들려주고, 가난하고 아프고 불운한 사람들을 돕고, 교향악단을 지휘하는 척하고, 밤늦게까지 웃고 떠들면서 지냈다. 어느 누구의 기준으로 보든 "잘 살아온 인생"이라고 할 수 있었다.

그러나 시간은 흐르고 있었다.

80대 중반에 할머니는 예전 자아의 껍데기만 남은 상태였고, 생애의 그 마지막 10년은 차마 지켜보기가 안타까웠다. 할머니는 노쇠해지고 질병에 시달렸다. 내게 약혼녀 샌드라와 혼인하라고 재촉할 정도의 지혜는 남아 있었지만, 그때쯤에는 음악도 할머니에게 아무런 기쁨을 주지 못했고, 할머니는 거의 온종일 의자에만 앉아 있었다. 할머니의 특징이었던 활력은 이미 사라지고 없었다.

삶이 다할 즈음에 할머니는 희망을 내려놓았다. "인생은 본래 그런 거야."

할머니는 92세를 일기로 돌아가셨다. 우리가 전통적으로 배워 온 삶을 생각하는 방식에 따르면 할머니는 장수하면서 잘 사셨다고 할 수 있었다. 그러나 할머니의 생애를 생각하면 할수록 진정으로 할머니다웠던 존재는 돌아가시기 여러 해 전에 이미 사망한 상태였다는 확신이 더욱 강해졌다.

[그림 2] "잘 산 장수한 삶"

내 할머니 "베라"는 2차 세계대전 때 살아남은 유대인이자, 뉴기니의 원시적인 환경에서 살았고, 비키니를 입었다고 본다이비치에서 쫓겨나기도 했다. 할머니의 말년은 차마 지켜보기가 안타까웠다. 할머니는 말했다. "인생은 본래 그런 거야." 그러나 진정으로 할머니다웠던 존재는 돌아가시기 여러 해 전 이미 사망한 상태였다.

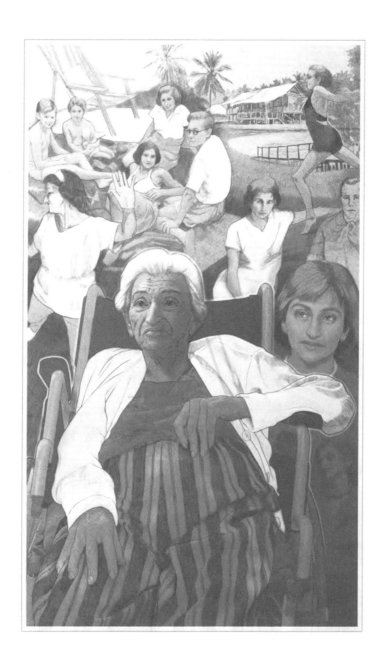

자연사는 없다

늙는다는 것이 지금은 자신과 동떨어진 일처럼 여겨질지 모르지만, 우리 모두 언젠가는 삶을 다할 것이다. 마지막 숨을 내쉰 뒤 우리 세포는 산소를 달라고 비명을 질러댈 것이고, 독소가 쌓일 것이고, 화학 에너지가 소진될 것이고, 세포 내 구조물들은 해체될 것이다. 몇 분 뒤에는 우리가 소중히 여겼던 모든 교육, 지혜, 기억과 미래에 발휘될 수 있었을 모든 잠재력은 되돌릴 수 없이 삭제될 것이다.

나는 어머니인 다이애나가 돌아가실 때 그렇다는 것을 직접 경험했다. 아버지, 동생, 내가 다 있는 자리에서였다. 남아 있던 폐에 액체가 차면서 순식간에 돌아가셨다. 고통을 덜 겪은 것이 그나마 다행이라고나 할까. 우리는 내가 미국에서 호주까지 오는 길에 쓴 추도사를 읽으면서 함께 웃고 있었는데, 침대에 누워 있던 어머니가 갑자기 몸부림치기 시작했다. 몸이 원하는 산소를 얻을 수 없어 가쁘게 헐떡거리면서 어머니는 절망적인 눈으로 우리를 바라보셨다.

나는 몸을 기울여서 어머니의 귀에, 내가 바랄 수 있는 최고의 어머니셨다고 속삭였다. 몇 분 지나지 않아 어머니의 뉴런들은 죽어가면서 내가 마지막으로 해 드린 말뿐 아니라 지녔던 모든 기억을 지웠다. 나는 평온하게 죽음을 맞이하는 이들이 있음을 안다. 그러나 어머니에게 닥친 죽음은 그렇지 않았다. 그 짧은 순간에 어머니는 나를 키운 사람이었다가 헐떡거리고 꿈틀거리는 세포 덩어리로 변했다. 존재의 원자 수준에서 마지막 남은 에너지를 짜내느라 사투를 벌이면서 말이다.

그 순간 내 머릿속에는 오로지 이런 생각밖에 없었다. "죽음이 이런 것이라고 왜 아무도 말해 주지 않는 거지? 왜 아무도 말해 주지 않는 거야?"

홀로코스트 다큐멘터리를 제작한 클로드 란즈만Claude Lanzmann 만큼 죽음을 상세히 조사한 사람은 아마 거의 없을 것이다. 그의 총평―사실상 경고―은 오싹하다. 그는 2010년에 이렇게 말했다. "모든 죽음은 폭력적이다. 우리는 사랑하는 이들에게 둘러싸인 채 잠자다가 조용히 생애를 마감하는 아버지의 모습을 그려 보고 싶어 하지만, 그런 상상과 달리 자연사 같은 것은 결코 없다. 나는 그런 것이 있다고는 믿지 않는다."[1]

죽음의 폭력성을 인지하지는 못해도, 아이들은 놀라울 만치 일찍부터 죽음이 비극임을 이해하게 된다. 네댓 살 무렵이면 아이들은 죽음이 일어나며 되돌릴 수 없음을 안다.[2] 죽음은 아이들에게 충격적으로 와 닿으며 진짜로 있는 악몽이 된다.

처음에 대부분의 아이들은 죽음이 다가오지 못하도록 보호받는 사람들이 있다는 쪽으로 생각하게 된다. 그렇게 생각해야 마음이 편안해지기 때문이다. 부모, 교사, 자기 자신이 그런 집단에 속한다. 그러나 5~7세 사이에 모든 아이들은 죽음이 보편적임을 이해하게 된다. 식구늘은 모두 죽을 것이다. 반려동물이나 화초도 다 그럴 것이다. 자신이 사랑하는 것들은 다 죽을 것이다. 자기 자신도 죽을 것이다. 나는 그 점을 처음 알게 된 때를 기억할 수 있다. 또 우리 큰아이 알렉스가 그 사실을 처음 알게 된 순간 역시 아주 잘 떠올릴 수 있다.

"아빠, 아빠는 영원히 살지 못해?"

"안타깝지만 그렇지."

알렉스는 며칠 동안 울다가 말다가 하다가 이윽고 그쳤다. 그리고 두 번 다시 같은 질문을 하지 않았다. 나 또한 그 일을 결코 언급하지 않았다.

그런 비극적 생각이 우리 의식 아래 깊숙이 묻히는 데는 오래 걸리지 않는다. 죽음을 걱정하는지 물으면 아이들은 별로 생각해 본적 없다고 답하곤 한다. 죽음을 어떻게 생각하는지 물으면 먼 훗날 늙었을 때야 일어날 것이므로 관심 없다고 답한다.

우리 대다수는 50대 중반쯤 될 때까지 그런 견해를 유지한다. 그저 죽음이 너무나 슬픈 일이며 일상생활을 어렵게 만든다는 이유에서다. 그러다가 때로 너무 늦게야 그 사실을 깨닫곤 한다. 준비되지 않은 상태에서 죽음과 맞닥뜨리면 황망해질 수 있다.

《뉴욕타임스》칼럼니스트 로빈 머랜츠 헤니그Robin Marantz Henig는 할머니가 된 뒤에 죽음의 "냉혹한 진리"를 알아차렸다. "아주 운이 좋다면 온갖 경이로운 순간들을 함께하고 즐길 수 있을지 모르지만, 손주의 삶은 당신이 살아서 보지 못할 일련의 생일들로 이루어진 긴 사슬이 될 것이다."[3]

시간이 흐르는 것을 걱정할 필요 없다면

사랑하는 이의 죽음이 실제로 일어나기 전에 그 사람의 죽음을 의식적으로 생각하려면 용기가 필요하다. 자신의 죽음을 깊이 생각하려면 더욱 많은 용기가 필요하다.

내게 이 용기를 내 보라고 처음으로 요구한 사람은 코미디언이자 배우인 로빈 윌리엄스Robin Williams였다. 영화 〈죽은 시인의 사회Dead Poets Society〉에서 교사이자 주인공인 존 키팅을 연기함으로써다. 키팅은 10대 학생들에게 색 바랜 사진 속의 오래전에 죽은 소년들 얼굴을 들여다보라고 말한다.[4]

"너희와 별로 달라 보이지 않지?" 키팅은 말한다. "너희처럼 패기가 넘치지……. 눈에 희망이 가득 차 있지……. 하지만 여러분, 이들은 땅에 묻힌 지 오래야."

키팅은 학생들에게 더 가까이 다가가서 무덤에서 들려오는 속삭임에 귀를 기울이라고 말한다. 학생들 뒤에서 그는 유령 같은 목소리로 나직하게 속삭인다. "카르페, 카르페 디엠. 소년들이여, 현재에 충실해. 자신의 삶을 특별하게 만들어."

이 장면은 내게 엄청난 충격을 안겨 주었다. 그 영화가 없었다면 나는 하버드 교수가 되겠다는 동기조차 지니지 못했을 것이다. 어릴 때 할머니가 내게 가르쳤던 것을 20세 때 다른 사람의 입을 통해 다시 듣게 된 것이다. 인류에게 최선이 되는 일을 하기 위해 노력하라. 시간을 낭비하지 마라. 자신의 젊음을 붙잡아라. 할 수 있는 한

꽉 붙들어라. 그것을 위해 싸우고, 또 싸워라. 결코 싸움을 멈추지 마라.

그러나 젊음을 위해 싸우는 대신에 우리는 삶을 위해 싸운다. 아니, 더 구체적으로 말하면 우리는 죽음에 맞서 싸운다.

종으로서 보면 우리는 예전보다 훨씬 더 오래 살고 있다. 그러나 훨씬 더 나은 삶은 아니다. 결코 그렇지 않다. 지난 세기 동안 우리가 사는 햇수는 늘어났지만 삶이라고 말할 수 있는 것은 늘어나지 않았다. 어쨌거나 살 만한 삶 자체는 그다지 늘지 않았다.[5]

그래서 우리 대다수는 100세까지 살게 될지를 생각할 때면 여전히 "그런 일은 없기를"이라고 생각한다. 그 마지막 수십 년이 어떤 모습인지를 보아 왔고, 대부분의 사람들에게 대부분의 시간에 결코 매력적으로 보이지 않기 때문이다. 산소 호흡기와 온갖 약물. 엉덩뼈 골절과 기저귀. 화학요법과 방사선요법. 수술 또 수술. 그리고 의료비. 맙소사, 그 엄청난 의료비.

우리는 천천히 고통스럽게 죽어 간다. 부유한 나라의 국민들은 때로 10년 넘게 이런저런 질병에 시달리다가 삶을 마감하곤 한다. 우리는 이런 일이 정상이라고 생각한다. 더 가난한 나라들에서도 수명이 점점 늘어남에 따라 수십억 명이 더 같은 운명에 처해질 것이다. 외과의인 아툴 가완디Atul Gawande의 말마따나, 삶을 늘리는 데 성공함으로써 "죽음이 의학적 경험이 되는" 효과가 나타났다.[6]

그러나 그런 식이 될 필요가 없다면? 더 젊게 더 오래 살 수 있다면? 몇 년이 아니라 수십 년 더 오래 살 수 있다면? 생애의 말년이 앞서 산 여러 해들과 그다지 크게 다르지 않아 보인다면? 그리고 자기 자신을 구함으로써 세계 또한 구할 수 있다면?

아마 결코 다시 여섯 살이 될 수는 없겠지만 스물여섯이나 서른여섯 살은 어떨까?

어른이 '해야 할' 일들로 곧 넘어가야 하지 않을까를 걱정하지 않은 채 자신의 삶에 더 충실하면서 아이처럼 놀 수 있다면? 우리의 10대 시절로 압축해 넣어야 했던 그 모든 것들을 그렇게 압축할 필요 없게 된다면? 20대에 그토록 스트레스 받을 필요 없게 된다면? 30대나 40대에 중년이라고 느끼지 않는다면? 50대에 새롭게 인생을 시작하고자 하고, 그래서는 안 되는 이유를 단 하나도 찾아낼 수 없다면? 60대에 족적을 남겨야 한다는 생각에 초조해하는 대신 새롭게 족적을 찍기 시작한다면?

시간이 흐르는 것을 걱정할 필요 없다면? 그리고 곧―사실상 아주 곧―그런 걱정을 하지 않게 될 것이라고 말한다면?

내가 말하고자 하는 바가 바로 그것이다.

노화와 장수의 근원을 찾는 모험

운 좋게도 나는 인간생물학 분야에서 진리를 탐구하는 일을 30년 동안 하고 나니, 내 사신이 독특한 위치에 와 있다는 것을 알아차렸다. 보스턴에서 나를 만나고자 한다면 하버드 의대에 있는 내 연구실에서 나를 찾게 될 가능성이 가장 높다. 나는 그곳의 유전학과 교수이자 폴F.글렌노화생물학연구센터Paul F. Glenn Center for Biology of Aging Reseach의 공동 소장이다. 또 모교인 시드니 뉴사우스웨일스 대학교에 자매 연구실을 운영 중이다. 연구실에서는 명석한 학생들과 박사 연구원들이 모델 생물을 대상으로 노화를 촉진하거나 되돌리는 연구를 하고 있으며, 세계 유수의 학술지들에 실려서 그 분야에서 가장 많이 인용되는 연구 결과들을 내놓아 왔다. 또 나는 다른 과학자들이 우리 시대의 가장 도전적이면서 흥분되는 의문 중 하나에 관한 연구 성과를 발표할 자리를 만들고자 《에이징Aging》이라는 학술지를 공동 창간했고, 전 세계 최고의 노화 연구자 20명으로 이루어진 건강수명연구아카데미Academy for Health and Lifespan Research를 공동 설립했다.

내 발견을 실용화하고자 애쓰는 과정에서 나는 많은 생명공학 기업의 탄생을 도와 왔고, 다른 몇몇 기업들의 과학 자문위원으로 활동하고 있다. 이런 기업들은 생명의 기원에서부터 유전체학genomics과 제약학pharmaceuticals에 이르기까지 다양한 과학 분야를 선도하는 수백 명의 연구자들과 협력하고 있다.[7] 물론 나는 우리 연구실에서 이루어지는 발견들이 세상에 알려지기까지 여러 해가 걸린다는 점을 잘 알고 있다. 하지만 이런 협력을 통해 시대를 앞선, 때로 10년이나 앞선 세상을 바꿀 발견들이 많이 이루어진다는 것 또한 안다. 이 책은 백스테이지 패스backstage pass처럼 당신을 그런 발견들이 이루어지는 공연장의 출입 금지 구역까지 들어가게 해 주고또 무대 바로 앞자리에 앉아 관람하게 해 줄 것이다.

호주에서 기사 작위에 해당하는 훈장을 받고 민간 대사 역할을 맡으면서, 나는 전 세계의 정치 및 경제 분야 리더들에게 우리의 노화 이해 방식이 바뀌고 있으며, 그것이 인류의 미래에 어떤 의미가 있는지를 설명하면서 꽤 많은 시간을 보내 왔다.[8]

나는 내 과학적 발견을 나 자신의 삶에 많이 적용해 왔고 많은 가족, 친구, 동료에게도 권해 왔다. 결과―물론 지극히 일화적인 입증되지 않은 사례들임을 언급해 두자―는 고무적이다. 나는 지금 50세지만 아이 같은 느낌이다. 아내와 우리 아이들도 내가 어린애처럼 군다고 말할 것이다.

그런 내 행동에는 '꼬치꼬치 캐묻기stickybeak'가 포함된다. 이 영어 단어는 호주에서 지나치게 호기심이 많은 사람을 가리킬 때 쓴다. 아마 가정에 배달되는 우윳병의 알루미늄 포일 뚜껑을 찍어 뚫어서 우유를 훔쳐 마시는 까마귀처럼 생긴 새인 커러웡currawong의 행동에서 유래한 듯하다. 요즘도 내 옛 고등학교 친구들은 당시 우리 집에 놀러올 때마다 내가 뭔가를 해체하고 있는 모습을 보곤 했다고 놀려 댄다. 기르는 나방의 고치, 거미가 돌돌 말아 은신처로 삼은 잎, 오래된 컴퓨터, 아버지의 공구, 자동차 등. 나는 해체하는 일은 아주 잘했다. 그저 다시 끼워 맞추는 일을 잘 못했을 뿐이다.

나는 무언가가 어떻게 작동하는지 또는 어디에서 왔는지를 알지 못하면 견딜 수가 없었다. 지금도 견딜 수가 없다 최소한 지금은 돈을 받으면서 그런 일을 하고 있지만.

내가 어릴 때 살던 집은 바위 많은 산비탈에 서 있었다. 그 아래로는 강이 시드니항으로 흘러들었다. 뉴사우스웨일스의 초대 총독이 될 아서 필립Arthur Phillip은 1788년 4월에 이곳 골짜기들을 탐사했다. 겨우 몇 달 뒤 그는 해병, 죄수와 그 가족들로 이루어진 1차 함대First Fleet를 이끌고 와서 자신이 "우주에서 가장 멋지고 가장 넓은 항구"라고 부른 해안에 정착지를 세웠다. 그를 거기로 보내는 데 가장 큰 역할을 한 인물은 식물학자 조지프 뱅크스Joseph Banks 경이었다. 뱅크스는 18년 앞서 제임스 쿡James Cook 선장의 "세계 일주 항해" 때 함께 호주 해안에 들른 적이 있었다.[9]

수백 점의 식물 표본을 갖고 런던으로 돌아와 동료들에게 깊은 인상을 남긴 뒤, 뱅크스는 국왕 조지 3세에게 그 대륙에 유형지를 세우라고 건의했다. 우연의 일치일 리 없겠지만, 그는 유형지로 가장 좋은 곳이 나중에 "뱅크스곶"의 "보터니만"이라고 불리게 될 지역이라고 주장했다.[10] 1차 함대의 정착민들은 곧 보터니만이 지명은 아주 근사해도 마실 물의 수원이 전혀 없다는 사실을 알아차렸다. 그래서 그들은 배를 타고 시드니항으로 향했고, 그곳에서 세계 최대의 "리아스식 해안"을 발견했다. 호크스버리강 수계가 마지막 빙하기 이후에 해수면이 상승하면서 물에 잠겼을 때 형성된 심하게 이리저리 갈라진 깊은 물줄기들이 가득한 지형이다.

열 살 때 이미 나는 탐사를 통해 뒤뜰에 있는 강이 시드니항의 한 갈래인 미들항으로 흘러든다는 것을 발견했다. 그러나 나는 그 강이 어디에서 기원하는지를 모른다는 것이 견딜 수 없었다. 강이 어디에서 시작되는지 알아야 했다.

나는 강을 거슬러 올라갔다. 갈라지는 지점이 나오면 처음에는 왼쪽, 그다음에는 오른쪽을 택하면서 계속 따라갔다. 강은 이리저리 휘어지면서 몇 군데 교외 지역으로 들어갔다가 벗어났다. 어둠이 깔릴 즈음에는 집에서 몇 킬로미터 떨어진 곳에 가 있었다. 집은 멀리 산에 가려 보이지 않았다. 어쩔 수 없이 낯선 사람에게 부탁해 엄마한테 와 달라고 전화를 했다. 그 뒤로도 상류를 탐사하려는 시도를 몇 차례 했지만 어느 지류로든 간에 수원 근처까지 간 적이 없었다. 젊음의 샘을 찾겠다고 돌아다닌 플로리다의 스페인 탐험가 후안 폰세 데 레온Juan Ponce de León처럼, 나는 실패했다.[11]

내 기억에 따르면 나는 아주 어릴 때부터 왜 늙는지를 이해하고 싶었다. 그러나 복잡한 생물학적 과정의 근원을 찾는 일은 강의 수원을 찾는 일과 비슷하다. 쉽지 않다.

나는 왼쪽으로 돌았다가 다음에는 오른쪽으로 돌았다가 하면서 탐구를 계속했지만 시간이 흐르면서 포기하고 싶다는 생각이 들곤 했다. 그러나 끈기 있게 버텼다. 그 과정에서 나는 많은 지류를 보았다. 그리고 수원일 수 있는 것 또한 발견했다. 이 책에서 나는 노화가 왜 진화했는지를 새로운 관점에서 제시하면서 내가 '노화의 정보 이론Information Theory of Aging'이라고 이름 붙인 것으로 체계화할 것이다. 또 왜 노화를 치료할 수 있을 뿐 아니라 적극적으로 '치료해야 할' 질병—가장 흔한 질병 - 이라고 보게 되었는지 이야기할 것이다. 그 내용이 1부를 이룬다.

2부에서는 노화를 늦추거나 멈추거나 되돌릴 수 있는, 그리하여 우리가 알고 있는 노화란 것을 끝장낼 수 있는, 지금 당장 취할 수 있는 조치들과 개발 중인 새로운 치료법들을 소개하고자 한다.

맞다, 나는 "우리가 알고 있는 노화란 것을 끝장낼"이라는 말에 함축된 의미를 잘 알고 있다. 3부에서는 이런 행동이 빚어낼 수 있는 여러 미래들을 인정하면서, 우리가 손꼽아 기다리는 미래로 나아가는 길, 즉 질병이나 장애 없이 살아가는 기간인 '건강수명healthspan'을 점점 늘림으로써 장수할 수 있는 세계로 나아가는 길을 제시할 것이다.

새로운 진화의 출발점

이런 생각이 동화에 불과하다고, 그러니까 찰스 다윈Chales Darwin의 저서보다는 H. G. 웰스H. G. Wells의 작품에 더 가깝다고 말할 사람들이 많다. 그중에는 대단히 명석한 이들도 있다. 인간생물학을 아주 잘 이해하고 있으며 내가 존경하는 사람들까지 몇 명 있다.

그들은 우리의 현대 라이프스타일, 즉 생활습관이 수명을 줄이는 저주를 퍼붓고 있다고 말할 것이다. 우리가 100세까지 살 가능성은 적으며, 우리 자녀들도 그 지점에 다다를 가능성이 없다고 말할 것이다. 또 관련된 모든 과학을 살펴보고 그에 따라 미래 예측을 해 보니, 우리의 손주들 역시 100세 생일을 맞이할 가능성이 분명히 적어 보인다고 말할 것이다. 또 100세에 다다른다고 해 봤자 아마 건강한 상태가 아닐 것이고 틀림없이 오래 견디지 못한다고 말할 것이다. 그리고 인간이 더 오래 살 것이라고 인정하는 사람들은 그런 변화가 이 지구에 가장 나쁜 일이 될 것이라고 말할 것이다. 인류는 지구의 적이니까!

그들은 이 모든 주장에 대한 타당한 증거를 가지고 있다―사실 인류 역사 전체가 증거다.

그들은 수천 년에 걸쳐서 인간의 '평균' 생애가 조금씩 늘어난 것은 분명하다고 말할 것이다. 대다수가 40세에 이르지 못했다가 그 뒤로 40세에 이르렀다. 대다수가 50세에 이르지 못했다가 그 뒤에 이르렀다. 우리 대다수는 60세에 이르지 못하다가 그 뒤에 이르렀다.[12] 대체로 이런 평균수명 증가는 식량과 깨끗한 물을 안정적으로 얻을 수 있는 사람들이 더 많아지면서 일어났다. 그리고 대체로 그 평균 증가는 바닥 쪽을 밀어올린 것이었다. 유아와 아동의 사망률이 줄어들면서 평균수명이 높아진 것이다. 즉 이것은 인류 사망률 통계를 내는 방식에서 비롯된 단순한 결과다.

그러나 평균수명은 계속 올라갔지만 '상한'은 올라가지 않았다. 역사 기록을 보면 100세에 도달한 이들이 있었고 그보다 몇 년 더 산 이들도 있었음을 알게 된다. 그러나 110세에 이른 사람은 아주 드물다. 115세에 도달한 사람은 거의 없다.

지금까지 이 지구에 산 사람은 1000억 명이 넘는다. 그중에 우리가 아는 한 120세를 넘었다고 보이는 사람은 단 한 명, 프랑스의 잔 칼망Jeanne Calment이다. 대다수 과학자는 그녀가 1997년 122세에 사망했다고 믿는다. 비록 세금을 안 내려고 딸이 대신 엄마인 척했을 수 있긴 하지만 말이다.[13] 그녀가 실제로 그 나이에 도달했는지 여부는 사실 중요하지 않다. 그 나이에 몇 년 못 미치는 나이까지 산 이들도 있기 때문이다. 그러나 우리 대다수, 정확히 말하면 95퍼센트는 100세에 이르기 전에 사망한다.

따라서 우리가 평균값은 계속 높일지 모르지만 상한을 바꿀 가능성은 적다고 사람들이 말하는 것은 분명 일리가 있다. 그들은 생쥐나 개의 최대수명을 늘리기는 쉽지만 우리 인간은 다르다고 말한다. 이미 너무 오래 살고 있기 때문이라는 것이다.

그 말은 틀렸다.

또 삶을 연장하는 것과 활력을 연장시키는 것은 다르다. 우리는 둘 다 할 수 있지만, 사람들을 단순히 살아 있게 하는 것—삶이 통증, 질병, 쇠약, 이동 불능으로 판명 난 뒤로 수십 년을 더 살아 있는 것—은 아무런 가치가 없다.

나는 지금 활력 연장—그냥 몇 년 더 사는 것이 아니라 더 활동적이고 더 건강하고 더 행복한 삶을 더 오래도록 누리는 것—의 시대가 오고 있다고 본다. 대다수가 예상하는 것보다 더 빨리 닥치고 있다. 지금 태어나는 아이들이 중년에 이를 즈음이면 잔 칼망은 역사상 가장 장수한 사람 100명 중에 못 들어갈지 모른다. 그리고 다음 세기로 넘어갈 즈음에는 122세를 일기로 사망하는 사람에게 비록 유달리 오래 산 것은 아니지만 그래도 천수를 누렸다고 말할지 모른다. 120세는 비정상적인 극단값이 아니라 기댓값일 수 있으며, 그렇기에 우리는 그것을 장수라고 부르지조차 않을 것이다. 여전히 그저 "인생"이라고 부를 것이며, 인생이 그렇지 못했던 시대를 돌아보며 안타까움을 느낄 것이다.

그렇다면 상한이란 무엇일까? 나는 그런 것이 있다고 보지 않는다. 내 견해에 동의하는 동료들은 많다.[14] 우리가 늙어야만 한다고 말하는 생물학적 법칙 같은 것은 없다.[15] 그런 법칙이 있다고 말하는 이들은 자신이 무슨 말을 하고 있는지 모르는 것이다. 죽음이 드문 일이 되는 세상이 오려면 아마 멀었겠지만, 죽음을 점점 더 먼 훗날로 미루는 일을 해낼 날은 그리 멀지 않았다.

사실 이 모든 일이 이루어지는 것은 필연적이다. 건강한 수명의 연장은 곧 이루어진다. 물론 인류 역사 전체가 그와 정반대로 말하고 있는 것은 맞다. 그러나 이 특별한 세기에 수명 연장의 과학은 과거에 마주쳤던 막다른 골목들이 그다지 좋은 이정표가 아니라고 말한다.

이런 변화가 우리 종에게 어떤 의미일지 살펴보는 일을 시작하려면 먼저 급진적인 사고 전환이 일어나야 한다. 우리는 수십억 년에 걸친 진화 과정의 산물이지만 이런 변화에는 준비가 안 되어 있다. 이것이 바로 우리가 그냥 그런 일이 불가능하다고 믿기 쉬운, 더 나아가 그 믿음에 끌리는 이유다.

그런데 예전에 사람들은 인간의 비행을 바로 그렇게 생각했다. 누군가가 해내기 전끼지는 말이다.

라이트 형제의 현대판에 해당하는 이들은 이미 키티호크의 모래 언덕 위를 글라이더로 활공하는 데 성공한 뒤 작업장으로 돌아가 있다. 이제 바야흐로 세상이 변하려 하고 있다.

그리고 1903년 12월 17일이 되기 전까지 세상이 모르고 있었듯이, 지금 역시 인류의 대다수가 모르고 있다. 당시에는 조종하는 동력 비행이라는 개념을 떠올릴 맥락 자체가 아예 없었기에 그 개념은 마법이나 다름없는 기발한 상상일 뿐이었다.[16]

그런데? 날아올랐다. 그리고 세상은 완전히 달라졌다.

우리는 다시금 역사의 전환점에 와 있다. 지금까지 마법처럼 보이던 것이 현실이 되려 하고 있다. 인류가 무엇이 가능한지를 다시 생각할 때가 왔다. 필연이라고 여기던 것을 끝장낼 때다.

사실 인간이란 말이 의미하는 바를 재정의할 시점이기도 하다. 이 변화는 혁명의 출발점일 뿐 아니라 새로운 진화의 출발점이기 때문이다.

1부

우리가 아는 것(과거)

1장

원시 생물 만세

위대한 생존자

크기가 우리 지구만 하고, 자기 별에서 지구만큼 떨어져 있고, 지구보다 좀 더 빨리 자전해 하루가 약 20시간인 행성이 있다고 하자. 그 행성은 짠물로 된 얕은 바다로 뒤덮여 있고 대륙이라고 할 만한 것은 전혀 없다. 그저 수면 위로 뾰죽 솟아난 검은 현무암 섬들이 흩어져 있을 뿐이다. 대기의 기체 조성은 지구와 다르다. 습하고 질소, 메탄, 이산화탄소가 독성을 띨 만큼 짙게 뒤덮고 있다.

대기에 산소는 전혀 없다. 생명 역시 전혀 없다.

바로 40억 년 전 우리 지구인 이 행성이 무자비하게 혹독한 곳이기 때문이다. 뜨겁고 시시때때로 화산이 폭발한다. 번개가 마구 친다. 폭풍우가 몰아친다.

그러나 이 세계는 변하려 하고 있다. 좀 큰 섬 중 하나를 만든 따뜻한 열수 분출구들 옆에 물웅덩이가 고여 있다. 유기 분자들이 섬 표면을 온통 뒤덮고 있다. 운석이나 혜성에 실려 온 것들이다. 메마른 화산암을 덮고 있는 이 분자들은 그냥 분자 상태로 남아 있을 것이다. 그런데 이것들이 따뜻한 물웅덩이에 녹으면 웅덩이 가장자리에서 녹았다가 말라붙었다가 하면서 특수한 화학적 과정이 진행된다.[1] 핵산nucleic acid이 농축되면서 중합체polymer를 형성한다. 바닷가 물웅덩이가 증발할 때 소금 결정이 생기는 것과 비슷하다. 이 중합체는 세계 최초의 RNA(리보핵산) 분자다. DNA(데옥시리보핵산)의 선구물질predecessor이다. 웅덩이에 다시 물이 찰 때 이 원시적인 유전 물질은 지방산에 감싸이면서 일종의 미세한 비눗방울이 된다. 이 비눗방울은 최초의 세포막이다.[2]

얼마 지나지 않아서, 아마 일주일쯤 뒤 이 얕은 연못은 짧은 핵산 가닥들이 들어 있는 미세한 전구세포precursor cell 수조 개로 뒤덮이면서 노란 거품에 뒤덮인 양 보인다. 이 핵산 가닥을 오늘날 우리는 유전자gene라고 부른다.

이 원시 세포들은 대부분 재순환되지만 일부는 살아남아서 원시적인 대사 경로를 갖추기 시작한다. 이윽고 RNA의 복제가 시작된다. 그때가 바로 생명의 기원 시점이다. 일단 출현한 생명—유전 물질로 채워진 지방산 비눗방울—은 우위를 차지하기 위해 경쟁하기 시작한다. 주위에 자원이 충분치 않기 때문이다. 아마 경쟁력이 가장 뛰어난 더껑이가 승리할 것이다.

하루하루 지나는 동안 이 미세하고 허약한 생명체는 진화하기 시작해 더 발전된 형태가 되고 땅이 드러나면서 생긴 강과 호수로 퍼져 나간다.

그러면서 새로운 위협 요인이 등장한다. 길어진 건기다. 더껑이로 뒤덮인 호수는 건기에는 1미터쯤 낮아졌다가 비가 내릴 때 다시 채워지곤 한다. 그런데 올해에는 행성 반대편에서 유달리 화산 활동이 심해진 탓에 강수량이 줄어들고 구름도 비를 뿌리지 않고 지나간다. 호수는 완전히 말라붙는다.

호수 바닥을 두껍게 뒤덮은 누런 딱지만이 남는다. 연간 물이 불어났다 줄었다 함으로써가 아니라 잔혹한 생존 경쟁을 통해 정의되는 생태계다. 그것만이 아니다. 여기서 벌어지는 일은 또한 미래를 차지하려는 싸움이다. 살아남는 생물은 고세균, 세균, 균류, 식물, 동물 등 앞으로 등장할 모든 생물의 선조일 것이기 때문이다.

가장 적은 양의 양분과 습기라도 얻으려고 애쓰면서 서로 경쟁하며, 번식하라는 원초적인 요구에 답할 수 있는 일은 무엇이든 하고 있는 이 죽어 가는 세포들의 덩이리 안에는 독특한 종이 하나 있다. 이 종을 "마그나 수페르스테스Magna superstes"라고 하자. 라틴어로 "위대한 생존자"라는 뜻이다.

이 종은 당시의 다른 생물들과 전혀 달라 보이지 않지만 독특한 이점을 한 가지 지니고 있다. 유전적 생존 메커니즘을 진화시켜 왔다는 것이다.

앞으로 기나긴 세월에 걸쳐서 훨씬 더 복잡한 진화 단계들이 출현할 것이다. 매우 극단적인 변화를 통해 전혀 새로운 생물 계통들이 출현할 것이다. 이런 변화들―돌연변이, 삽입, 유전자 재배치, 한 종에서 다른 종으로 유전자 수평 이동(생식을 통하지 않은 유전 형질의 이동-옮긴이)의 산물들―은 좌우 대칭, 입체시, 더 나아가 의식을 지닌 생물까지 낳을 것이다.

그에 비하면 이 초기 진화 단계에서 일어난 일은 언뜻 볼 때 좀 단순하다. 이 생존 메커니즘은 일종의 회로로 이루어져 있다. 유전자 회로다.

이 회로는 유전자 A에서 시작된다. A는 환경이 안 좋을 때 번식을 멈추게 하는 일종의 관리자다. 이 점은 대단히 중요하다. 초기의 행성은 환경이 나쁠 때가 대부분이기 때문이다. 또 이 회로에는 유전자 B도 있다. B는 "침묵시키는silencing" 단백질을 만든다. 이 침묵 단백질은 상황이 좋을 때 유전자 A에 달라붙어서 그 유전자를 끈다. 그러면 세포는 자신을 복제할 수 있다. 즉 자신과 자손이 생존할 가능성이 높을 때만 번식이 이루어질 수 있다.

이 유전자들 자체는 새로운 것이 아니다. 호수의 모든 생물은 이 두 유전자를 지니고 있다. 마그나 수페르스테스의 독특한 점은 침묵 유전자 B에 돌연변이가 일어나서 기능이 하나 더 추가되었다는 것이다. 바로 DNA의 수선을 돕는 일이다. 세포의 DNA가 끊기면 유전자 B가 만드는 침묵 단백질은 DNA 수선을 돕기 위해 원래 결합되어 있던 유전자 A를 떠난다. 이 단백질이 떨어지면 유전자 A는 활동을 시작한다. 그 결과 DNA 수선이 다 끝날 때까지 모든 생식과 번식 활동은 일시적으로 멈춘다.

이 체계는 이치에 맞는다. DNA가 끊겼을 때 생식과 번식은 생물이 하지 말아야 할 일이다. 예를 들어 훗날 생길 다세포생물에서 끊긴 DNA를 수선할 때 분열을 멈추지 않는 세포는 유전 물질을 잃을 것이 거의 확실하다. 세포는 분열을 하기 전에 염색체chromosome 들의 특정 지점을 양쪽으로 잡아당겨서 DNA부터 서로 나누기 때문이다. 이때 DNA가 끊겨 있다면 한쪽 염색체는 일부를 잃게 되고 끊긴 나머지 부위는 다른 염색체에 달라붙은 채로 반대편으로 끌려갈 것이다. 그런 상태로 분열되어 나온 세포는 죽거나 제멋대로 증식해 종양이 될 가능성이 높다.

마그나 수페르스테스는 DNA를 수선하는 이 새로운 유형의 침묵 유전자를 지님으로써 또 한 가지 유리한 입장에 놓인다. DNA가 손상되면 숨죽이고 있다가 수선된 뒤에 다시 활동하기 때문이다. 이런 행동은 생존에 매우 유리하다.

그리고 실제로 그런 상황이 벌어진다. 이제 생명을 위협할 또 다른 공격이 일어난다. 멀리서 태양 폭발로 생긴 강력한 우주선이 행성으로 쏟아지면서 죽어 가는 호수에 있는 모든 미생물의 DNA를 조각낸다. 이 미생물들 대다수는 유전체genome(게놈)의 곳곳이 끊긴 상태지만 그대로 번식했다가는 죽는다는 것을 알아차리지 못한 채 아무 일 없었다는 양 분열을 한다. 그러면 두 딸세포들에 DNA 가 균등하게 배분되지 않음으로써 양쪽 다 기능에 이상이 생긴다. 그러니 분열은 헛수고일 뿐이다. 세포들은 모두 죽어서 사라진다.

즉 마그나 수페르스테스만 빼고 말이다. 우주선이 대재앙을 일으키고 있을 때 마그나 수페르스테스는 색다른 일을 한다. 단백질 B 가 DNA 수선을 돕기 위해 유전자 A로부터 떨어져 나간다. 그 덕분에 유전자 A가 켜지면서 세포는 하고 있던 거의 모든 일을 멈추고 부족한 에너지를 끊긴 DNA를 수선하는 쪽으로 돌린다. 마그나 수페르스테스는 번식하라는 고대로부터 내려온 명령에 반항함으로써 살아남는다.

건기가 끝나고 호수에 다시 물이 찰 때 마그나 수페르스테스는 깨어난다. 이제는 번식할 수 있다. 계속해서 번식한다. 계속 불어난다. 이제 새로운 환경으로도 진출한다. 그러면서 진화를 계속한다. 세대를 거듭하면서 새로운 자손을 낳는다.

그들은 우리의 아담과 이브다.

우리는 아담과 이브가 그렇듯이 마그나 수페르스테스가 실제로 존재했는지 알지 못한다. 그러나 지난 25년 동안의 내 연구는 우리가, 더 나아가 오늘날 주위에서 보는 모든 생물이 이 위대한 생존자, 아니 적어도 그와 아주 흡사한 원시 생물의 산물임을 시사한다. 우리 유전자에 들어 있는 화석 기록을 조사해 보면, 이 행성을 우리와 공유하는 모든 생물이 다소 동일한 기본 형태로 이 고대의 유전적

"생존 회로survival circuit"를 여전히 지니고 있음이 드러난다. 이 회로는 모든 식물에 들어 있다. 모든 곰팡이에 들어 있다. 모든 동물에 들어 있다.

우리에게도 들어 있다.

나는 이 유전자 회로가 보존된 이유가 때로는 잔혹해지고 때로는 풍성해지는 세계에서 맞닥뜨리는 이런저런 문제들에 대처하는 좀 단순하면서 우아한 해결책이기 때문이라고 본다. 즉 그것을 지닌 생물이 생존에 유리했기 때문이다. 본질적으로 이 회로는 세계의 환경이 유전체를 파괴하려고 공모하는 시기에는 참고 견디다가 상황이 더 나아질 때만 번식하도록 함으로써, 한정된 에너지를 가장 필요로 하는 영역으로 돌리는 원시적인 생존 장비다.

그리고 이 생존 회로는 아주 단순하면서 아주 강력하다는 점 덕분에 지구에 생명이 계속 존속할 수 있게 해 주었을 뿐 아니라, 돌연변이를 일으키며 꾸준히 개선되면서 부모로부터 자식에게로 전달되었고, 우주에서 어떤 공격이 닥치든 간에 수십억 년에 걸쳐 생명이 지속하도록 도왔다. 그리고 많은 생물 개체의 삶이 실제로 필요한 기간보다 훨씬 더 오래 지속 가능하도록 해 주었다.

인체는 비록 완벽함과 거리가 멀고 여전히 진화하고 있긴 하지만 이 생존 회로의 발전된 판본을 지니고 있어서 번식 연령이 지나 뒤로도 수십 년 동안 살 수 있다. 우리의 긴 수명이 애초에 왜 진화했는지를 추정하는 일은 흥미롭다―설득력 있는 이론 중 하나는 조부모 세대가 부족을 교육해야 하는 필요성 때문에 출현했다고 본다. 하지만 분자 규모에서 일어나는 혼란을 생각하면 우리가 80세 이상 산다는 것은커녕, 아니 번식 연령기까지 산다는 것은커녕 30초를 산다는 것조차 경이롭다.

하지만 우리는 그렇게 산다. 기적처럼 우리는 산다. 정말로 "기적처럼"이다. 우리는 대대로 위대한 생존자들로 이어진 아주 기나긴 계통의 후손이다. 그러므로 우리는 "위대한 생존자"다.

그러나 여기에는 대가 하나가 따른다. 우리의 가장 먼 조상들로부터 죽 누적된 돌연변이들의 후손인 우리 안에 있는 이 회로야말로 우리가 늙는 이유이기도 하기 때문이다.

그렇다, 다른 이유가 더 있는 것이 아니다. 바로 이 생존 회로 때문이다.

[그림 3] 노화의 진화
40억 년 전 최초의 생명체에 들어 있던 유전자 회로는 DNA가 수선되는 동안에는 번식을 중단시켰을 것이다. 그럼으로써 생존 이점을 제공했을 것이다. 유전자 A는 번식을 중단시키고, 유전자 B는 안전하게 번식할 수 있을 때 유전자 A를 끄는 단백질을 만든다. 그러나 DNA가 끊기면 유전자 B가 만든 단백질은 DNA를 수선하기 위해 A에게서 떠난다. 그 결과 A가 켜지면서 수선이 다 끝날 때까지 번식을 중단시킨다. 우리는 이 생존 회로의 개선된 판본을 물려받았다.

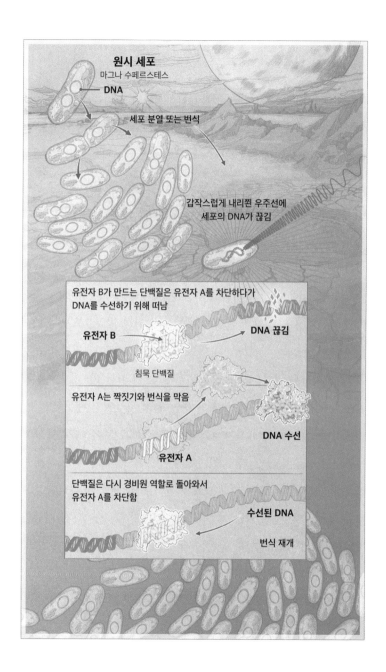

모든 것에는 이유가 있다

당신은 노화의 원인이 단 한 가지라는 개념에 깜짝 놀랄지 모른다. 당신만 그런 것이 아니다. 당신이 우리가 왜 늙는지 전혀 생각해 보지 않았다고 해도 지극히 정상이다. 생물학자들 역시 그다지 생각해 본 적 없는 이들이 많다. 심지어 노인학자gerontologist들, 즉 노화가 전문인 의사들마저 우리가 왜 늙는지 의문을 품지 않곤 한다. 그저 노화의 결과물들을 치료할 방법만 찾을 뿐이다.

이런 근시안적 태도는 노화에만 국한되지 않는다. 예를 들어 1960년대 말에 전개된 암과의 싸움은 증상과의 싸움이었다. 암이 왜 생기는지를 일관되게 설명하는 이론이 전혀 없었으므로 의사들은 최대한 종양을 제거하고 환자들에게 임종을 대비하라고 말하는 데 많은 시간을 썼다. 암은 "인생은 본래 그런 거야"의 사례였다. 무언가를 설명할 수 없을 때 우리가 하는 말이 그것이기 때문이다.

그러다 1970년대에 분자생물학자 피터 보그트Peter Vogt와 피터 듀스버그Peter Duesberg가 돌연변이가 생겼을 때 암을 일으키는 유전자를 발견했다. 이 이른바 종양 유전자는 암 연구의 패러다임 자체를 바꾸었다. 이제 약물 개발자들은 겨냥할 표적을 갖게 되었다. BRAF, HER2, BCR-ABL 같은 유전자가 만드는 암 유발 단백질들이 그것이었다. 발암 단백질을 차단하는 화학물질을 찾아냄으로써, 우리는 마침내 방사선과 유독한 화학요법을 쓰는 방식에서 벗어나 정상 세포는 건드리지 않은 채 유전자 차원에서 암세포를 공격하는 일을 시작할 수 있었다. 그 뒤로 수십 년 동안 발전이 이루어졌고, 설령 모든 종류의 암을 완치하게 된 것은 분명히 아니지만 이제 우리는 완치하는 일이 불가능하다고 믿지 않는다.

사실 점점 늘고 있는 암 연구자들 사이에는 낙관론이 팽배하다. 그리고 그 희망은 2016년 버락 오바마 대통령의 마지막 신년 국정 연설 중 가장 기억에 남을 만한 대목의 핵심에 놓였다.

"우리 모두가 잃어버린 사랑하는 이들을 위해, 아직 구할 수 있는 가족들을 위해, 미국을 영원히 암 없는 나라로 만듭시다." 오바마는 하원 의사당에서 "암 정복 계획cancer moon shot"을 세울 것을 요청했다. 그가 부통령 조 바이든Joe Biden —바로 전해에 아들을 뇌종양으로 잃었다—을 그 계획의 책임자로 지명했을 때 민주당의 완고한 정적들 중에도 눈물을 비치는 이들이 있었다.

그 뒤로 몇 주에 걸쳐서 암 정복에는 오바마-바이든 정부의 남은 기간보다 훨씬 더 오랜 시간이 걸릴 것이라고 말하는 암 전문가들의 이야기가 언론에 실렸다. 그러나 그 전문가들 중에서 절대적으로 불가능하다고 말한 사람은 거의 없었다. 겨우 수십 년 사이에 우리가 암을 생각하는 방식이 완전히 바뀌었기 때문이다. 우리는 더 이상 암이 인간 삶의 불가피한 일부라고 보지 않는다.

지난 10년 사이에 이루어진 가장 유망한 돌파구 중 하나는 면역 억제 요법, 줄여서 "면역요법immunotherapy"이다. 면역세포인 T세포는 우리 몸속을 계속 순찰하면서 악성 세포를 찾아내어 종양으로 발전하기 전에 죽인다. T세포가 없다면 우리 모두는 20대에 암에 걸릴 것이다. 반면에 악성 암세포는 암을 색출하는 T세포를 속이는 방법을 찾아낸다면 빠르게 불어날 수 있다. 가장 효과적인 최신 면역요법들은 암세포의 표면에 있는 단백질을 표적으로 삼는다. 암세포가 쓰고 있는 투명 망토를 벗겨 냄으로써 T세포가 인식해 죽일 수 있도록 하는 것이라고 보면 된다. 현재는 면역요법의 혜택을 보는 암 환자가 전체의 10퍼센트에 못 미치지만 지금 수백 건의 임상 시험이 이루어지고 있으므로 앞으로 훨씬 더 늘어날 것이다.

우리는 해마다 수십억 달러씩 연구비를 쓰면서 과거에 운명이라고 받아들였던 질병에 맞서 계속 싸우고 있으며 그 노력은 보상을 받고 있다. 과거에 치명적이던 암의 생존율은 대폭 상승하고 있다. 가장 치명적인 암에 속했던 뇌로 전이된 악성 흑색종은 BRAF 억제제와 면역요법의 결합 덕분에 생존율이 2011년 이래로 91퍼센트 증가했다. 1991~2016년에 미국에서 암으로 사망한 사람은 27퍼센트가 줄었으며 계속 떨어지고 있다.[3] 수백만 명의 목숨을 구한 승리다.

종을 위해 늙어 죽는다고?

현재의 노화 연구는 1960년대의 암 연구와 비슷한 단계에 있다. 우리는 노화가 무엇이며 우리에게 무엇을 하는지를 탄탄하게 이해하고 있으며, 무엇이 노화의 원인인지 그리고 무엇이 노화를 억제하는지에 관해서도 과학자들 사이에 점점 의견 일치가 이루어지고 있다. 전체적으로 볼 때 노화는 치료하기가 그리 어렵지 않을 것이다.

최소한 암을 치료하는 것보다는 훨씬 쉬울 것이다.

20세기 후반기까지는 생물이 "종을 위해" 늙어 죽는다고 널리 받아들여졌다. 적어도 아리스토텔레스까지 거슬러 올라가는 개념이다. 이 개념은 꽤 직관적으로 느껴진다. 파티에서 대부분의 사람들이 내놓곤 하는 설명이다.[4] 그러나 이 개념은 완전히 틀렸다. 우리는 다음 세대를 위해 자리를 비켜 주기 위해 죽는 것이 아니다.

1950년대에 "집단 선택group selection"이라는 이 진화 개념의 인기가 시들해져 갈 즈음 J. B. S. 할데인J. B. S. Haldane, 피터 B. 메더워 Peter B. Medawar, 조지 C. 윌리엄스George C. Williams 세 진화생물학자는 우리가 늙는 이유에 관한 몇 가지 중요한 개념을 제시했다. 그들은 수명 문제를 논의할 때 개체가 자기 보전을 추구한다는 데 초점을 맞추어야 한다고 보았다. 개체는 이기적 유전자가 추진하는 대로 가능한 한 일찍부터 그리고 가능한 한 오래 번식을 하고자 애쓴다. 그렇게 하다가 죽지 않은 한 그런다(그러나 때로는 과욕을 부린다. 내 증조할아버지인 헝가리 극작가 미클로시 비테즈가 혼례를 올린 첫날밤 45세나 어린 신부에게 입증했듯이 말이다).

우리 유전자가 죽고 싶어 하지 않는다면 우리는 왜 영원히 살지 못하는 것일까? 세 생물학자는 자연선택의 힘이 우리가 18세일 때는 강인하고 튼튼한 몸을 만들 것을 요구하지만, 그 몸이 일단 40세에 다다르면 이기적 유전자가 자신의 생존이 충분히 확보될 만큼 유전자를 복제했을 가능성이 높기 때문에 몸이 어찌되든 간에 개의치 않는다고 보았다. 그 결과 몸이 급속히 쇠약해져서 노화가 일어난다고 주장했다. 이윽고 우리 몸이 받는 자연선택의 힘은 0에 다다른다. 유전자는 계속 살아간다. 그러나 우리는 그렇지 않다.

장황하게 이야기하는 성향이 있는 피터 B. 메더워는 "맞버팀 다면 발현antagonistic pleiotropy"이라는 이 까다롭고 미묘한 이론을 상세히 설명했다. 간단히 요약하자면, 우리가 젊을 때 번식에 도움을 주는 유전자는 나이 든 뒤에는 도움이 덜 될 뿐 아니라, 우리가 늙으면 사실상 거꾸로 우리 자신을 해칠 수 있다는 이론이다.

20년 뒤 뉴캐슬대학교의 토머스 커크우드Thomas Kirkwood는 우리가 왜 늙는가, 하는 문제를 생물의 가용 자원이라는 관점에서 바라보았다. "일회용 체세포 가설Disposable Soma Hypothesis"이라는 이 개념은 에너지, 양분, 물 등 종이 이용할 수 있는 자원이 언제나 한정되어 있다는 사실에 토대를 둔다. 그래서 종들은 전혀 다른 두 생활방식 사이의 어딘가에 놓이는 쪽으로 진화한다. 빨리 번식하고 일찍 죽거나, 늦게 번식하면서 체세포 즉 몸을 유지하는 방식이다. 커크우드는 생물이 빨리 번식하는 동시에 튼튼하고 건강한 몸을 오래 유지할 수는 없다고 추론했다. 양쪽을 다 할 수 있을 만큼 에너지가 충분하지 않기 때문이다. 달리 말하면 생명의 역사에서 빨리 성장하면서 오래 살기를 도모하게 만드는 돌연변이를 지닌 생물 계통은 곧 자원을 다 소비할 것이고, 따라서 유전자풀에서 사라진다는 것이다.

가상이지만 현실에 있을 법한 사례를 이용하면 커크우드의 이론을 아주 잘 설명할 수 있다. 당신이 맹금류에게 잡힐 가능성이 높은 작은 설치류라고 하자. 잡혀 죽을 가능성이 높으므로 당신은 유전 물질을 재빨리 후대로 전달할 필요가 있다. 당신의 부모와 조부모도 그렇게 했다. 더 오래 사는 몸을 제공했을 유전자 조합은 당신 종에서는 퍼지지 않았다. 당신 조상들이 포식자를 장기간 피해 다닐 수 없었을 가능성이 높기 때문이다(당신도 마찬가지일 것이다).

이제 거꾸로 당신이 먹이사슬의 꼭대기에 있는 맹금류라고 하자. 그러면 당신의 유전자—사실은 당신 조상들의 유전자—는 수십 년 동안 번식할 수 있는 튼튼하고 더 오래 유지되는 몸을 만들 때 혜택을 본다. 그 대신에 한 해에 새끼를 2마리 이상 기를 여유는 없다.

커크우드의 가설은 생쥐가 겨우 3년을 사는 반면 어떤 새들은 100년까지 사는 이유를 설명해 준다.[5] 또 아메리카의 녹색아놀도마뱀*Anolis carolinensis*이 수십 년 전에 포식자가 없는 일본의 외딴 섬들로 들어와서는 수명이 더 길어지는 쪽으로 진화하고 있는 이유도 아주 잘 설명해 준다.[6]

이런 이론들은 관찰 결과에 잘 들어맞고 일반적으로 받아들여지고 있다. 즉 생물의 몸이 이기적 유전자를 후대로 전달하는 일을 완벽하게 잘 해내는 세계에서는 자연선택이 불멸을 선택하지 않기 때문에 개체는 영원히 살지 못한다. 모든 종은 자원이 한정되어 있기에 가용 자원을 번식이나 수명 중 어느 한쪽에 할당하도록 진화해 왔다. 양쪽에 다 투자할 수는 없다. 마그나 수페르스테스가 바로 그러했으며, 그 뒤로 이 행성에서 산 모든 종들은 다 그러했다.

한 종만 빼고. 바로 '호모 사피엔스'다.

비교적 커다란 뇌와 번창하는 문명을 활용해 진화적으로 불리한 약점들—약한 팔다리, 추위에 약한 몸, 약한 후각, 낮에만 잘 보고 가시스펙트럼만 보는 눈—을 극복하면서 이 매우 특이한 종은 혁신을 계속하고 있다. 이미 자신의 식량, 영양소, 물을 풍부하게 공급하고 있으며 포식, 유해 환경 노출, 감염병, 전쟁으로 죽는 사람이 줄고 있다. 그 모두가 더 긴 수명이 진화하는 것을 가로막는 제한 요인들이었다. 이런 것들이 제거되면 진화는 앞으로 수백만 년 사이에 우리의 수명을 2배로 늘림으로써 먹이사슬의 가장 꼭대기에 있는 종들의 수명에 가깝게 할지 모른다. 그러나 그렇게 오래 기다릴 필요는 없을 것이다. 너무 길다. 우리 종은 약물과 기술을 발명해 말 그대로 진화가 제공하지 못하는 모든 일을 해냄으로써, 훨씬 더 오래 사는 강건함을 누리기 위해 열심히 일하고 있다.

노화 이론의 발전과 위기 모드

윌버 라이트Wilbur Wright와 오빌 라이트Orville Wright 형제는 공기 흐름과 부압negative pressure과 풍동wind tunnel의 지식이 없었다면 비행기를 결코 만들지 못했을 수 있다. 또 미국은 야금학, 액체 연소, 컴퓨터를 이해하지 못했다면, 달이 초록 치즈로 되어 있지 않다는 확신을 어느 정도 갖고 있지 않았다면 달에 사람을 보낼 수 없었을 것이다.[7]

마찬가지로 노화에 따른 고통을 덜려는 노력에서도 진정한 발전을 이루려면 진화 수준에서만이 아니라 근본적인 수준에서 우리가 왜 늙는지 통일된 설명이 필요하다.

그러나 노화를 근본적인 수준에서 설명한다는 것은 결코 쉬운 일이 아니다. 알려진 모든 물리 법칙과 화학 법칙을 충족시키고, 수세기에 걸친 생물학적 관찰들에 들어맞아야 할 것이기 때문이다. 또 분자 크기와 모래알 크기 사이의 가장 덜 이해된 세계를 파악하고,[8] 지금까지 존재했던 가장 단순한 생물과 가장 복잡한 생물을 동시에 설명할 수 있어야 한다.

따라서 노화의 통일된 이론이 없었다는 것은 결코 놀랄 일이 아니다. 최소한 검증에서 살아남은 것은 없다. 시도가 없었던 것은 아니지만.

피터 B. 메더워와 레오 실라르드Leo Szilard가 서로 독자적으로 제시한 가설이 있다. 노화가 DNA 손상과 그에 따른 유전 정보의 상실로 생긴다는 것이다. 평생을 생물학자로 살면서 면역학 연구로 노벨상을 받은 메더워와 달리, 실라르드는 다른 분야를 거쳐서 생물학을 연구하는 쪽으로 방향을 틀었다. 부다페스트에서 태어난 박식가이자 발명가인 그는 결코 어느 한 직장이나 집에 정착하지 않고 떠도는 삶을 살았다. 인류가 직면한 크나큰 의문들에 관한 정신적 호기심을 충족시켜 줄 동료들과 어울리면서 시간을 보내는 쪽을 선호했다. 그는 원래 선구적인 핵물리학자이자 원자폭탄 전쟁 시대를 탄생시킨 맨해튼계획의 초기 일원이었다. 그러나 자신의 연구가 무수한 목숨을 해치는 데 일조했다는 사실이 혐오스러웠던 그는 괴

로운 마음을 삶을 최대한 길게 늘일 방법을 찾는 쪽으로 돌렸다.[9]

1950~1960년대에는 과학자와 대중 양쪽 모두 돌연변이 축적이 노화를 일으킨다는 개념을 받아들였다. 인간의 DNA에 방사선이 미치는 효과가 많은 이들의 마음에 새겨진 시대였다. 그러나 비록 방사선이 우리 세포에 온갖 문제를 일으킬 수 있다는 사실이 아주 확실하긴 해도 방사선은 노화 때 우리가 관찰하는 징후와 증상의 일부만을 일으킨다.[10] 따라서 보편적인 이론 역할을 할 수 없다.

1963년 영국 생물학자 레슬리 오겔Leslie Orgel은 "오류 파국 가설Error Catastrophe Hypothesis"을 내놓았다. DNA 복제 과정에서 일어나는 오류가 유전자(DNA를 복제하는 단백질 장치를 만드는 데 필요한 유전자들을 포함해)에 돌연변이를 일으킨다고 추정하는 가설이었다. 그러면 복제 과정이 점점 교란되고 복제가 점점 부정확하게 일어나다가 마침내 유전체가 파괴된다는 것이다.[11]

실라르드가 방사선에 초점을 맞추고 있던 그 무렵에 석유 회사 셸오일Shell Oil 소속 화학자 데넘 하먼Denham Harman 역시 방향은 다르긴 했지만 그 문제를 원자 수준에서 생각하고 있었다. 하먼은 휴직을 하고 스탠퍼드대학교 의대를 다닌 뒤 "노화의 자유 라디칼 이론Free Radical Theory of Aging"을 내놓았다. 노화가 세포 내에 돌아다니는 짝짓지 않은 전자 때문에 일어난다는 이론이다. 이 짝짓지 않은 전자, 즉 자유 라디칼(주로 활성산소를 가리킨다-옮긴이)은 산화를 일으켜서 DNA를 손상시킨다. 특히 미토콘드리아의 DNA를 망가뜨린다. 자유 라디칼이 가장 많이 생기는 곳이 미토콘드리아이기 때문이다.[12] 하먼은 여생의 꽤 많은 시간을 이 이론을 검증하는 일에 썼다.

나는 2013년에 하먼 가족을 만나는 기쁨을 누렸다. 그의 부인은 하먼 교수가 자유 라디칼을 없애기 위해 생애 대부분에 걸쳐서 알파리포산alpha-lipoic acid을 고용량으로 섭취했다고 말했다. 그가 90대까지 지치지 않고 연구를 계속했다는 점을 생각할 때 나는 그 섭취가 적어도 해가 되지는 않았다고 본다.

1970~1980년대에 걸쳐서 하먼을 비롯해 수백 명의 연구자들은 항산화제가 동물의 수명을 늘릴 수 있는지 조사했다. 결과는 전반적으로 실망스러웠다. 하먼은 식품 첨가물인 뷰틸하이드록시톨루엔 같은 항산화제를 써서 설치류의 평균수명을 늘리는 데는 얼마간 성공을 거두었다. 하지만 그 어떤 항산화제도 '최대수명'을 늘리지는 못했다. 다시 말해 실험한 동물 집단 전체로 보면 평균수명이 몇 주 더 늘었지만 수명 최고 기록을 깬 개체는 전혀 없었다. 그 뒤로 연구자들은 항산화제가 풍부한 음식을 먹어서 얻을 수 있는 긍정적인 건강 효과가 항산화제 자체의 활성 때문이 아니라, 몸에서 자유 라디칼을 제거하는 효소의 생산을 자극하는 등 노화를 억제하는 몸의 자연적인 방어 체계를 자극함으로써 나타나는 것일 가능성이 더 높다는 점을 밝혀내 왔다.

그러나 기존 사고 습관을 바꾸기는 쉽지 않으며, 자유 라디칼 개념은 그중에서 최고봉이다. 내가 속한 분야라는 한정된 공간 내에서는 이미 10여 년 전에 과학자들을 통해 그 이론은 뒤집어졌다. 그러나 바깥세상에서는 알약과 음료를 판매하는 이들을 통해 여전히 널리 통용되고 있다. 그들이 판매하는 제품들의 전 세계 매출은 30억 달러에 달한다.[13] 그들이 엄청난 광고를 쏟아붓고 있으니 미국 소비자 중 60퍼센트 이상이 여전히 항산화제 함량이 높은 식품과 음료를 찾는 것은 놀랄 일이 아니다.[14]

자유 라디칼은 돌연변이를 일으킨다. 그 점은 분명하다. 외부로 노출되어 있는 세포[15]와 노인의 미토콘드리아 유전체에는 특히 돌연변이가 많다. 미토콘드리아의 쇠약은 분명히 노화의 한 징표며 이는 신체 기관의 기능 이상으로 이어질 수 있다. 그러나 돌연변이, 특히 세포핵 유전체의 돌연변이가 노화의 유일한 원인이 아니라는 증거가 갈수록 늘어나고 있다.

알런 리처드슨Arlan Richardson과 홀리 밴 레멘Holly Van Remmen은 샌안토니오에 있는 텍사스대학교에서 약 10년 동안 생쥐를 대상으로 자유 라디칼이 일으키는 손상이나 돌연변이 증가가 노화로 이어지는지 조사했다. 아니었다.[16] 우리 연구실을 비롯한 여러 연구실은 늙은 생쥐의 미토콘드리아 기능을 회복시키는 일이 놀라울 만치 간단하다는 것을 밝혀냈다. 이는 적어도 말년이 되기 전까지는 미토콘드리아 DNA의 돌연변이가 노화에 큰 역할을 하지 않는다는 것을 시사한다.[17]

비록 세포핵 DNA 돌연변이가 노화에 기여하는지 여부를 놓고 논쟁이 계속되고 있긴 하지만 이 모든 이론과 모순되는 사실이 한 가지 있다. 게다가 이 사실은 논박하기조차 어렵다.

역설적이게도 레오 실라르드는 1960년 인간 세포의 클론clone을 만드는 법을 알아냄으로써 자기 이론의 몰락을 촉발했다.[18] 클로닝 cloning은 돌연변이가 노화를 일으키는지 여부에 관한 답을 제공한다. 늙은 세포가 정말로 중요한 유전 정보를 잃고 그럼으로써 노화를 일으킨다면 늙은 개체로부터 새로운 동물을 복제할 수 없어야 한다. 클론이 늙은 채로 태어날 것이기 때문이다.

복제된 동물이 이미 나이가 많다는 것은 오해다. 그런데 언론을 통해 그런 주장이 널리 퍼져 왔으며, 심지어 미국국립보건원National Institutes of Health, NIH의 웹사이트에마저 그렇게 적혀 있다.[19] 에든버러대학교 로슬린연구소의 키스 캠벨Keith Campbell과 이언 윌머트Ian Wilmut가 복제한 최초의 클론 양인 돌리Dolly가 정상 수명의 절반을 살다가 진행성 폐질환으로 사망한 것은 사실이다. 그러나 그 뒤로 폭넓게 이루어진 분석 결과들은 돌리가 조기 노화를 겪은 징후가 전혀 없었음을 보여 준다.[20] 반면에 복제되었을 때 정상적으로 건강한 수명을 산다는 것이 입증된 동물 종은 염소, 양, 생쥐, 소 등 죽 이어진다.[21]

세포핵 이식을 통한 복제가 제대로 이루어진다는 사실로부터 우리는 노화가 세포핵 DNA의 돌연변이로 생기는 것이 아니라고 매우 확신을 갖고 말할 수 있다. 몸에 돌연변이를 일으키지 않는 세포들이 있고 그런 세포들이 클론이 되는 것일 가능성도 물론 있겠지만, 그럴 가능성은 극히 낮다. 오래된 동물이 새로운 건강한 동물을 만드는 데 필요한 모든 유전 정보를 지니고 있으며 돌연변이가 노

화의 주된 원인이 아니라는 것이 가장 간명한 설명이다.[22]

뛰어난 연구자들의 이론이 세월의 시험을 견디지 못했다고 해서 결코 수치스러운 일은 아니다. 그런 일은 대부분의 과학에서 일어나며, 아마 모든 이론은 궁극적으로 그렇게 될 것이다. 토머스 쿤 Thomas Kuhn은《과학 혁명의 구조The Structure of Scientific Revolutions》에서 과학적 발견이란 결코 완결되지 않는다고 했다. 즉 예측 가능한 진화 단계들을 거쳐 가는 것이라고 보았다. 어떤 이론이 세계에 관해 이전까지 설명할 수 없었던 관찰을 설명하는 데 성공한다면 그 이론은 과학자들이 더욱 많은 발견을 하는 데 쓸 도구가 된다.

그러나 새로운 발견은 필연적으로 그 이론이 완전히 답할 수 없는 새로운 질문들로 이어지고 그런 질문들은 필연적으로 더 많은 질문들을 낳는다. 곧 그 모형은 위기 모드로 들어서고, 과학자들이 그 모형으로 설명할 수 없는 것을 설명하고자 가능한 한 살짝만 모형을 수정할 방법을 찾으면서 표류하기 시작한다.

위기 모드는 과학에서 언제나 흥미로운 일이 벌어지는 시간이지만 겁쟁이를 위한 시간은 아니다. 기존 세대의 견해에 대한 의구심이 계속 커지면서 기존 주장에 대한 저항이 갈수록 거세지기 때문이다. 그러나 이윽고 패러다임 전환이 일어나면서 이 혼란은 사라진다. 이전 모형보다 더 잘 설명할 수 있는 새로운 합의 모형이 출현하면서다.

약 10년 전에 바로 그런 일이 일어났다. 노화 분야를 이끄는 과학자들의 개념들이 융합되어 새로운 모형을 구축하기 시작하면서다.

이 새 모형은 그토록 많은 뛰어난 과학자들이 노화의 단일한 원인 파악에서 성과를 못 내고 허우적거렸던 것은 노화의 원인이 하나가 아니었기 때문이라고 말한다.

이 더 미묘한 견해에 따르면 노화와 그에 수반되는 질병들은 노화의 여러 "징표hallmark"들의 산물이다.

- DNA 손상으로 생기는 유전적 불안정성
- 염색체를 보호하는 끝부분인 텔로미어telomere의 마모
- 어느 유전자가 켜지고 꺼질지를 조절하는 후성유전체epigenome의 변화
- 단백질 항상성proteostasis이라는 단백질을 건강하게 유지하는 능력의 상실
- 대사 변화로 생기는 영양소 감지 능력의 혼란
- 미토콘드리아 기능 이상
- 건강한 세포에 염증을 일으키는 좀비 같은 노화세포의 축적
- 줄기세포의 소진
- 세포 내 의사소통의 변형과 염증 분자의 생성

연구자들은 조심스럽게 동의하기 시작했다. 이 징표들에 대응하면 노화를 늦출 수 있다는 것이다. 노화를 늦추면 질병 또한 저지할 수 있다. 질병을 저지하면 죽음을 늦출 수 있다.

줄기세포를 예로 들어 보자. 줄기세포는 다른 많은 종류의 세포

로 발달할 잠재력을 갖고 있다. 소진되지 않게 유지할 수 있다면 이 미분화 세포는 손상된 조직을 치유하고 모든 질병에 맞서 싸우는 데 필요한 모든 분화한 세포들을 계속 만들어 낼 수 있다.

현재 우리는 골수 이식의 성공률을 높이고 있는데 골수 이식은 가장 흔한 형태의 줄기세포요법stem cell therapy이다. 또 줄기세포는 관절질환, 1형 당뇨병, 시력 상실, 알츠하이머병과 파킨슨병 같은 신경퇴행질환의 치료에 쓰인다. 이런 줄기세포 기반 치료법들은 삶을 몇 년씩 늘리고 있다.

또는 노화한 세포에 초점을 맞출 수도 있다. 분열 능력을 소진했지만 죽기를 거부하면서 주변 세포로 염증 신호를 마구 내보내는 세포다. 노화한 세포를 죽이거나 애초에 몸에 쌓이지 않게 막을 수 있다면 신체 조직을 더 오래 훨씬 더 건강하게 유지할 수 있다.

텔로미어 단축, 단백질 항상성 감소 등 다른 모든 징표들에도 같은 말을 할 수 있다. 우리는 인간의 건강수명을 늘리는 데 도움을 줄 수 있는 방식으로 각각의 징표를 따로따로 한 번에 조금씩 공략할 수 있다.

지난 4반세기 동안 연구자들은 이 징표들 각각에 대응하는 쪽으로 점점 더 노력을 집중해 왔다. 그리고 이것이 늙어 가는 이들의

[그림 4] 노화의 징표들
과학자들은 노화의 징표가 8가지 또는 9가지라는 데 견해가 일치해 왔다. 이 중 한 가지에 대응하면 노화를 늦출 수 있다. 이 모두에 대응하면 늙지 않을지 모른다.

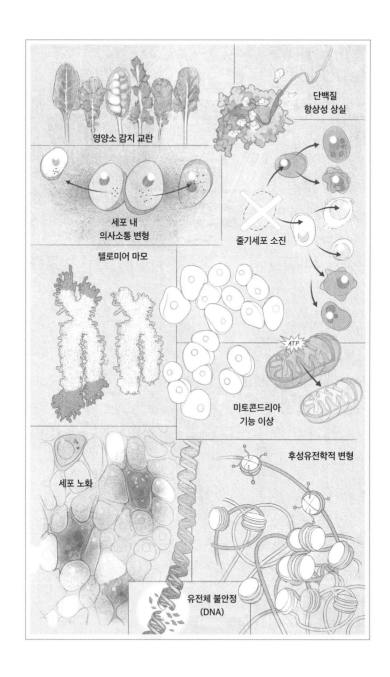

영양소 감지 교란

단백질
항상성 상실

세포 내
의사소통 변형

줄기세포 소진

텔로미어 마모

ATP

미토콘드리아
기능 이상

후성유전학적 변형

세포 노화

유전체 불안정
(DNA)

통증과 고통을 줄이는 최선의 방법일 것이라는 쪽으로 폭넓게 합의가 이루어져 있다.

불완전하긴 하지만 이 징표 목록이 더 오래 더 건강한 삶을 살기 위한 상당히 강력한 전술 지침서 작성의 출발점 역할을 한다는 데는 의심의 여지가 거의 없다. 이런 징표들 중 하나를 늦추는 것을 목표로 한 개입은 우리 삶에서 건강한 기간을 몇 년 더 늘려 줄 수 있다. 이 모두에 대응할 수 있다면 평균수명이 크게 늘어나는 보상을 받을 수 있다.

그렇다면 최대 한계 너머까지 밀어붙이는 일은? 이런 징표들에 대응하는 것만으로는 부족할 수 있다.

그러나 과학은 빨리 발전하며 지금은 더욱더 빨리 발전하는 중이다. 수세기에 걸친 지식의 축적, 매일 수만 가지의 약물 후보를 분석하는 로봇, 하루에 수백만 개의 염기 서열을 읽는 장치, 겨우 10년 전만 해도 상상할 수 없었던 속도로 수조 바이트의 데이터를 처리하는 컴퓨터 성능 덕분이다. 그래서 수십 년에 걸쳐서 조금씩 깨뜨려 왔던 노화의 이론들을 이제는 더 쉽게 검증하고 논박할 수 있다.

그리고 비록 초기 단계이긴 하지만 이제 또다시 새로운 사고의 전환이 일어나고 있다. 우리는 혼돈의 시대로 다시 들어와 있다. 이 징표들과 그 수많은 증상들이 노화의 정확한 지표들임을 매우 확신하고 있지만 애초에 이 징표들이 왜 생겨나는지는 설명할 수가 없기 때문이다.

우리를 늙게 만드는 단일한 원인

이제 이 아주 오래된 질문에 답할 때다.

무언가―노화 같은 복잡한 것까지 가지 않더라도―의 보편적인 설명을 찾는 일은 하루아침에 이루어지지 않는다. 노화를 설명하고자 하는 모든 이론은 과학적 검증을 견뎌야 할 뿐 아니라 노화의 원인 하나하나를 합리적으로 설명해야 한다. 세포 노화의 이유를 제공하는 듯하지만 줄기세포 소진의 이유를 제공하지 못하는 보편적인 가설은 어느 쪽도 설명하지 못할 것이다.

그렇지만 나는 그런 답이 있다고 믿는다. 모든 징표들의 더 위쪽에 존재하는 노화의 원인이 있다고 본다. 그렇다, 우리를 늙게 만드는 '단일한' 원인 말이다.

아주 간단히 말하면, 노화는 "정보의 상실"이다.

이 정보의 상실이 실라르드와 메더워가 서로 독자적으로 제시한 개념의 큰 부분을 차지하는 것 아니었던가 하고 생각할지 모르지만, 틀렸다. 그들의 개념은 "유전 정보의 상실"에 초점을 맞추었기 때문이다.

생물학에는 두 종류의 정보가 있으며 둘은 부호화coding(암호화, 코딩) 방식이 서로 전혀 다르다. 첫 번째 유형의 정보―내 존경받는 선배들이 이해했던 것―는 '디지털'이다. 알다시피 디지털 정보는 가능한 값들의 유한한 집합에 토대를 둔다. 다만 생물의 정보는 0과 1로만 된 이진수 코드가 아니라 DNA의 아데닌adenine, 티민

thymine, 사이토신cytosine, 구아닌guanine 즉 A, T, C, G 4가지로 된 사진수 코드를 쓴다.

DNA는 디지털이므로 정보를 저장하고 복제하는 믿을 만한 방법이다. 사실 원리상 컴퓨터 기억 장치나 DVD에 저장된 디지털 정보와 마찬가지로 대단히 정확하게 되풀이해 복제할 수 있다.

또 DNA는 튼튼하다. 처음 연구실에서 일할 때 나는 이 "생명의 분자"가 끓는 물에서 몇 시간 동안 견딜 수 있다는 사실에 충격을 받았고, 최소 4만 년 된 네안데르탈인의 뼈에서 추출할 수 있다는 데 전율을 느꼈다.[23] 이런 디지털 저장의 장점은 왜 핵산 사슬이 40억 년 동안 생물학적 정보 저장의 주된 분자로 쓰였는지를 설명해 준다.

몸의 두 번째 유형의 정보는 '아날로그'다.

몸의 아날로그 정보 이야기는 그다지 들어 보지 못했을 것이다. 과학계에 뒤늦게 알려졌고, 또 정보의 관점에서 기술되는 일이 거의 없기 때문이다. 유전학자들이 교배하던 식물에서 이 기이한 비유전적 효과를 처음으로 알아차렸을 때 아날로그 정보라는 관점에서 기술하긴 했지만 말이다.

오늘날 아날로그 정보는 흔히 '후성유전체epigenome'라고 불린다. 유전적 수단을 통해 전달되지 않는 유전 가능한 형질을 뜻한다.

'후성유전학epigenetics'이라는 용어는 영국의 발생학자 콘래드 H. 와딩턴Conrad H. Waddington이 1942년 케임브리지대학교에서 일할 때 창안했다. 지난 10년 사이에 후성유전학이라는 말은 배아 발생, 유전자 스위치망, DNA 포장 단백질의 화학적 변형 등 유전과 관계가 덜한 생물학 분야들에까지 확장되어 왔다. 하버드 의대의 우리 학과에 속한 정통 유전학자들은 그런 상황에 분개하고 있지만 말이다.

유전 정보가 DNA에 저장되는 것과 같은 방식으로, 후성유전 정보는 염색질chromatin(DNA와 단백질로 구성된 복합체 - 옮긴이)이라는 구조에 저장된다. 세포의 DNA는 헝클어진 채로 떠다니는 것이 아니라 히스톤histone이라는 작은 공 모양의 단백질을 칭칭 감싸고 있다. 히스톤을 저절로 둘둘 감싸면서 구슬을 줄줄이 꿴 실과 비슷한 모양이 된다. 다 쓴 정원 호스가 구불구불 말려 있는 것과 비슷하다. 염색체의 양끝을 잡고 쭉 잡아당기면 히스톤 단백질들이 죽 박혀 있는 길이 1.8미터의 끈이 될 것이다. DNA의 한쪽 끝을 전원 콘센트에 끼워서 히스톤 단백질의 불빛을 깜박이게 할 수 있다면 세포 몇 개만으로 반짝이는 크리스마스 전등을 만들 수 있을 것이다.

고대의 마그나 수페르스테스와 오늘날의 곰팡이 같은 단순한 종에서는 후성유전 정보의 저장과 전달이 생존에 중요하다. 그리고 복잡한 생물에서는 필수적인 역할을 한다. 여기서 복잡한 생물이란 둘 이상의 세포로 이루어진 것을 뜻한다. 변형균(점균), 해파리, 선충, 초파리, 그리고 당연히 우리 같은 포유동물을 포함한다. 후성유전 정보는 하나의 수정란에서 260억 개의 세포로 이루어진 신생아가 되기까지 발생 과정을 조율하고, 유전적으로 동일한 세포들이 우리 몸에서 수천 가지 세포로 분화할 수 있도록 한다.[24]

유전체가 컴퓨터라면 후성유전체는 소프트웨어에 해당한다. 새로 분열된 세포가 어떤 종류의 세포로 발달할지 지시하고, 뇌의 뉴런과 특정한 면역세포처럼 한 종류의 세포가 길게는 수십 년 동안 정체성을 유지하도록 해 준다.

뉴런이 어느 날은 피부세포처럼 행동하는 일도, 분열하는 콩팥(신장)세포가 간세포를 만드는 일도 일어나지 않는 것이 그 때문이다. 후성유전 정보가 없다면 세포는 금방 정체성을 잃을 것이고, 새로운 세포 역시 정체성을 잃을 것이다. 그러면 조직과 기관은 점점 기능을 잃다가 이윽고 망가질 것이다.

원시 지구의 따뜻한 연못에서 디지털 화학 시스템은 유전 정보를 장기간 저장하는 최고의 방법이었다. 그러나 환경 조건을 기록하고 거기에 반응하는 데 필요한 정보 또한 저장해야 했는데 그런 정보는 아날로그 형식으로 저장하는 것이 최선이었다. 그런 일에는 아날로그 정보가 더 낫다. 세포 안팎의 환경이 필요로 할 때마다 비교적 쉽게 꺼내고 저장하고 수정할 수 있으며, 거의 무한히 많은 가능한 값들을 저장할 수 있기 때문이다. 전에 결코 접한 적이 없는 조건들에도 반응할 수 있다.[25]

무한히 많은 수의 가능한 값들이야말로 많은 음악 애호가들이 여전히 아날로그 저장 시스템의 풍부한 소리를 선호하는 이유다. 그러나 아날로그 장치는 설령 나름의 장점이 있지만 큰 단점을 하나 지니고 있다. 사실 우리가 아날로그에서 디지털로 넘어온 이유가 바로 그것이다. 디지털과 달리 아날로그 정보는 시간이 흐르면서 변질된다. 자기장, 중력, 우주선, 산소가 공모해 퇴락시킨다. 게다가 그 정보는 복제될 때 잃게 된다.

　정보 상실의 문제를 가장 진지하게 연구한 사람은 아마 보스턴에 있는 MIT의 전기공학자 클로드 섀넌Claude Shannon일 것이다. 2차 세계대전을 겪으면서 섀넌은 아날로그 무선 통신에 들어가는 "잡음"이 많은 목숨을 앗아갈 수 있다는 것을 실감했다. 전쟁이 끝난 뒤 그는 정보를 저장하는 방법을 논의한 〈통신의 수학 이론The Mathematical Theory of Communication〉이라는 짧지만 심오한 영향을 끼친 논문을 발표했다. 많은 이들은 이 논문이 정보 이론의 토대를 마련했다고 본다. 우리를 현재 살고 있는 디지털, 무선 세계로 이끈 논문을 하나 꼽으라면 바로 이 논문일 것이다.[26]

　물론 섀넌의 주된 의도는 두 지점 사이의 전자 및 무선 통신의 신뢰도를 높이는 것이었다. 그러나 그의 연구는 궁극적으로 그보다 더욱 중요한 의미를 지닌다는 것이 드러날지 모른다. 정보의 보존과 복원에 관해 그가 발견한 것이 노화에 적용될 수 있다고 나는 믿기 때문이다.

　우리가 낡은 DVD 플레이어의 생물학적 판본이라는 내 주장에 실망하지 말기 바란다. 이는 실제로는 희소식이다. 돌연변이가 노화를 일으킨다는 실라르드의 이론이 옳다고 입증되었다면 우리는 노화에 쉽게 대처할 수 없을 것이다. 정보는 백업이 없는 상태에서 잃으면 영구히 잃어버리기 때문이다. 한쪽 끝이 부서진 DVD를 틀거나 내용을 복원하려고 해 보라. 이 경우 한번 사라진 것은 영원히 사라진다.

그러나 우리는 '긁힌' DVD로부터는 대체로 정보를 복원할 수 있다. 그리고 내 생각이 옳다면 동일한 방법을 써서 노화 역시 되돌릴 수 있을 것이다.

생물 복제가 탁월하게 증명했듯이 우리 세포는 우리가 늙어도 젊었을 때의 디지털 정보를 간직하고 있다. 다시 젊어지기 위해서는 그저 긁힌 자국을 제거할 광택제를 찾기만 하면 된다.

나는 그런 일이 가능하다고 믿는다.

장수와 활력의 근원, 서투인

'노화의 정보 이론'은 우리가 먼 조상으로부터 물려받은 원시적인 생존 회로에서 출발한다.

예상할 수 있겠지만 이 회로는 시간이 흐르면서 진화해 왔다. 예를 들어 포유류는 마그나 수페르스테스에게서 처음 출현한 것과 같은 생존 회로를 구성하는 유전자를 2개만 지니고 있는 것이 아니다. 과학자들은 우리 유전체에서 그런 유전자를 22개 이상 찾아냈다. 내 동료들 대부분은 이것들을 "장수 유전자longevity gene"라고 부른다. 많은 생물에서 이것들이 평균수명과 최대수명을 늘릴 수 있음을 보여 주었기 때문이다. 그러나 이 유전자들은 삶을 더 늘리기만 하는 것이 아니라 더 건강하게 만든다. 그래서 이것들은 "활력 유전자vitality gene"라고도 할 수 있다.

이 유전자들은 우리가 무엇을 먹고, 얼마나 운동을 하고, 하루 중 몇 시인지를 지켜보고 그에 따라 반응하면서 혈액으로 단백질과 화학물질을 분비함으로써, 세포들 사이에 그리고 기관들 사이에 서로 의사소통을 하는 일종의 몸속 감시망을 형성한다. 상황이 안 좋게 돌아갈 때면 가만히 숨죽이고 있으라고 알려 주고, 상황이 나아지면 빨리 성장해 번식하라고 말해 준다.

현재 우리는 이런 유전자들을 알고 있으며 그중에는 어떤 일을 하는지 밝혀진 유전자가 많다. 그러므로 과학적 발견을 통해 이런 유전자들을 탐사하고 이용할 기회가 있다. 또 이것들이 어떤 잠재력을 지녔는지를 상상해 다른 방식으로 활용할 수 있는 기회도 있다. 분자들을 자연적인 방식과 창의적인 방식으로 사용하고, 단순하거나 복잡한 기술을 이용하고, 새로운 지혜와 기존 지혜를 활용함으로써 우리는 이런 유전자들을 파악하고, 이렇게 저렇게 바꾸어 보고, 아예 통째로 바꿀 수도 있다.

내가 연구하고 있는 장수 유전자는 "서투인sirtuin"(시르투인)이라는 단백질을 만드는 것이다. 효모에서 처음 발견된 *SIR2* 유전자의 이름을 땄다. 포유류는 서투인 유전자가 *SIRT1*에서 *SIRT7*까지 7개가 있으며, 서투인 단백질은 몸의 거의 모든 세포에서 만들어진다. 내가 연구를 시작할 당시 서투인은 과학계에 거의 알려지지 않은 상태였다. 현재 이 유전자 집단은 의학 연구와 약물 개발의 최전선에 놓여 있다.

마그나 수페르스테스에게 있던 유전자 B의 후손인 서투인은 히스톤을 비롯한 단백질에서 아세틸기acetyl 꼬리표를 제거하는 효소를 만든다. 이 효소는 꼬리표를 제거해 DNA의 포장 상태를 바꾸며, 그럼으로써 필요할 때 유전자를 켜거나 끈다. 이 중요한 후성유전학적 조절 인자는 세포 제어 시스템의 최상위에 자리하고 있으면서 우리의 번식과 DNA 수선을 제어한다. 효모가 출현한 이래로 수십억 년 동안 진화한 끝에 이 유전자들은 지금 우리의 건강, 적응성, 생존 자체를 맡고 있다. 또 이들은 "NAD"(니코틴아마이드 아데닌 다이뉴클레오타이드nicotinamide adenine dinucleotide)라는 분자를 이용하는 쪽으로 진화했다. 뒤에서 살펴보겠지만 우리가 나이를 먹을수록 NAD는 줄어들며, 그에 따른 서투인 활성 감소가 젊을 때는 없던 질병들이 늙으면 나타나는 주된 이유라고 여겨진다.

서투인은 스트레스를 받을 때는 번식 대신에 수선에 치중하기 위해 몸에 "허리띠를 조이고" 당뇨병과 심장병, 알츠하이머병과 골다공증, 심지어 암까지 포함한 노화의 주요 질병들에 맞서서 몸을 지키라고 명령한다. 그리고 죽상경화증, 대사장애, 궤양대장염, 관절염, 천식 같은 질병을 악화시키는 만성적인 과잉 염증 반응을 억제한다. 또 세포의 죽음을 예방하고 세포의 발전소인 미토콘드리아의 활력을 높인다. 근육소모증, 골다공증, 황반변성도 억제한다. 생쥐 연구에서 서투인을 활성화하면 DNA 수선이 더 잘 이루어지고, 기억력이 좋아지고, 운동 지구력이 향상되고, 얼마나 먹든 간에 살이 찌지 않도록 돕는다는 사실 또한 드러났다. 이런 능력들은 근거 없는 추측에서 나온 것이 아니다. 《네이처》《셀》《사이언스》 같은 학술지에 발표된 동료 심사를 거친 논문들을 통해 확실하게 밝혀진 것들이다.

그리고 매우 중요한 점은 서투인이 다소 단순한 프로그램—생존 회로의 일부인 놀라운 유전자 B—을 토대로 이 모든 일을 하기 때문에 다른 많은 장수 유전자들보다 조작하기가 훨씬 더 쉽다는 사실이 드러나고 있다는 것이다. 서투인은 생명의 거창한 루브 골드버그 장치Rube Goldberg machine(미국 만화가 루브 골드버그의 만화에 흔히 등장하는, 간단한 일을 아주 복잡한 과정을 거쳐 하도록 만든 장치. 인간의 비효율적인 제도를 풍자한 것이다-옮긴이)의 첫머리에 놓인 도미노 중 하나인 듯하다. 즉 유전 물질이 안 좋은 시기에 스스로를 보호함으로써 수십억 년에 걸쳐서 생명이 존속하고 번성할 수 있도록 한 방식을 이해하는 열쇠다.

장수 유전자가 서투인만 있는 것은 아니다. 비슷한 역할을 하는 유전자들 중에서 두 집단은 아주 잘 연구되어 있으며, 더 오래 더 건강한 삶을 제공할 수 있도록 조작이 가능하다는 것이 밝혀져 왔다.

그중 한 집단은 TOR(라파마이신의 표적target of rapamycin)라고 불리는데 성장과 대사를 조절하는 단백질들의 복합체다. TOR—포유류의 것은 mTOR라고 한다—는 서투인과 마찬가지로 지금까지 과학자들이 조사한 모든 생물에 들어 있다. 서투인처럼 mTOR 역시 영양소를 통해 활성이 절묘하게 조절된다. 그리고 mTOR도 서투인처럼 스트레스를 받는 상황에서는 숨을 죽이고 생존을 도모하라고 신호를 보낼 수 있다. DNA 수선 같은 활성을 증진시키고, 노화한 세포가 일으키는 염증을 줄이고, 아마 가장 중요한 기능일 오래된 단

백질을 분해하는 활동에 치중하라고 세포에 지시한다.[27]

모든 상황이 좋을 때 TOR는 세포 성장의 주된 추진력이 된다. 가용 아미노산의 양을 감지하고 그에 반응해 단백질을 얼마나 만들지를 지정한다. 그러나 상황이 안 좋을 때는 숨죽이고 있으라고 세포를 압박한다. 분열을 삼가고 기존 세포 성분들을 재활용해 에너지를 아끼고 생존을 도모하라고 말한다. 새 차를 사는 대신 고물상으로 가서 부품을 찾아서 낡은 차를 수리해 쓰라고 말하는 것과 비슷하다. 이 분해와 재활용 과정을 '자가포식autophagy'이라고 한다. 우리 조상들이 털매머드를 잡는 데 실패하고 단백질이 부족한 상태에서 살아남아야 했을 때 생존할 수 있었던 것은 바로 mTOR가 문을 닫아건 덕분이었다.

AMPK(AMP 활성 단백질 인산화 효소AMP-activated protein kinase)라는 대사 조절 효소가 또 다른 경로로 작용한다. 이 효소는 에너지가 적을 때 반응하도록 진화했다. AMPK 효소 역시 진화적으로 잘 보존되어 왔으며, 우리는 서투인과 TOR처럼 이 효소의 조절 방식을 꽤 많이 밝혀냈다.

이런 방어 체계들은 모두 생물학적 스트레스에 반응해 활성을 띤다. 분명 어떤 스트레스들은 너무나 극심해 극복할 수가 없다. 못을 밟으면 회복되는 데 오래 걸린다. 급성 외상과 통제 불능의 감염은 노화와 무관하게 생물을 죽일 수 있다. 때로는 DNA의 여러 부위가 끊기는 것처럼 세포 내부에 극심한 스트레스 상황이 발생해 대처하기 어려운 경우가 있다. 그럴 때 설령 세포가 돌연변이를 남기지 않으면서 단기간에 끊긴 부위들을 수선할 수 있다고 한들 후성유전 수준에서는 정보 상실이 일어난다.

여기서 착안할 수 있는 한 가지 중요한 사항이 있다. 바로 세포를 손상시키지 않으면서 장수 유전자들을 활성화할 수 있는 스트레스 요인들이 많다는 사실이다. 특정한 유형의 운동, 간헐적 단식, 저단 백질 식단, 고온과 저온 노출 등이 그렇다(이에 관해서는 4장에서 논 의할 것이다). 이렇게 약한 스트레스를 받았을 때 몸이나 세포가 반 응해 활성을 띠는 현상을 "호르메시스hormesis"라고 한다.[28] 호르메 시스는 전반적으로 생물에게 좋다. 그 어떤 지속적인 손상도 일으 키지 않으면서 이 현상을 유도할 수 있을 때면 더욱 그렇다. 호르메 시스가 일어날 때는 모든 것이 좋다. 그리고 사실 단순히 좋은 차원 을 넘어선다. 장수 유전자들이 활성화할 때 생기는 약간의 스트레 스가 몸 방어 체계의 나머지 구성원들에게 숨죽이고, 보존하고, 좀 더 오래 생존을 도모하라고 자극하기 때문이다. 이것이 바로 장수 의 출발점이다.

이런 접근법을 강화하는 것이 바로 호르메시스 모방 분자다. 아 무런 손상을 일으키지 않으면서 몸의 방어 체계를 켤 수 있는 약물 이 현재 최소한 두 종류 시장에 나와 있고 개발 중인 약물들도 있 다. 국방부에 장난 전화를 거는 것과 좀 비슷하다. 군대와 공병대 가 출동하지만 전쟁 같은 것은 없다. 이런 방법을 쓰면 우리는 약 한 알로 운동과 간헐적 단식의 혜택을 모방할 수 있다(이에 관해서는 5장에서 논의할 것이다).

이 모든 유전적 경로들을 제어하는 능력은 의약뿐 아니라 우리의 일상생활까지 근본적으로 바꿔 놓을 것이다. 그리고 사실상 우리 종을 정의하는 방식마저 바꿀 것이다.

그렇다, 어떻게 들릴지 나도 안다. 그러니 왜 이런 주장을 하는지 설명하도록 하겠다.

2장

혼란에 빠진 피아니스트

―

노화 유전자는 없다

2003년 4월 15일 전 세계의 신문, TV, 웹사이트는 같은 소식을 전했다. 인간 유전체의 지도가 완성되었다는 소식이었다.

그런데 성가신 문제가 하나 있었다. 실제로는 완성되지 않았으니까. 사실 그 서열에는 군데군데 크게 누락된 곳들이 있었다.

주류 언론 매체들이 실제보다 과장해서 말한 것은 아니었다.《사이언스》와《네이처》같은 매우 권위 있는 학술지들도 거의 같은 어조의 기사를 실었으니까. 과학자들이 자신의 연구를 과장한 사례도 아니었다. 빠진 곳이 있지만 완성되었다고 발표한 진짜 이유는 13년 동안 10억 달러의 연구비를 들인 그 계획에 참여한 연구자들 대다수가 우리 DNA를 이루는 염기쌍 30억 개를 다 파악하는 과제에서—당시의 기술 수준을 감안할 때—우리가 할 수 있는 만큼 다 했다는 데 동의했기 때문이다.

유전체 가운데에서 빠진 부위들은 대개 동일한 뉴클레오타이드Nucleotide(핵산 즉 DNA와 RNA를 구성하는 기본 단위 분자-옮긴이)들이 반복해서 나타나는 곳이었는데, 당시에는 그리 중요하지 않다고 여겼다. 생명의 부호code(암호, 코드)에서 이런 영역들은 예전에는 "정크 DNAjunk DNA"라고 멸시되었고, 지금은 좀 더 대접받고 있지만 여전히 일반적으로 "비부호화noncoding" 영역이라고 무시된다. 당시의 가장 뛰어난 과학자들 중 상당수는 이 영역이 유전체에 남은 과거의 유령에 불과하다고 보았다. 주로 수십만 년 전 유전체에 무임승차한 바이러스의 죽은 잔해들이라는 것이다. 연구자들은 우리를 우리로 만드는 것들을 대부분 파악했으며, 무엇이 우리를 인간으로 만드는지를 이해하는 데 필요한 것들을 다 확보했다고 생각했다.

그러나 이 유전적 암흑물질이 많으면 유전체의 69퍼센트까지 차지할 것이라는 추정들이 나와 있다.[1] 일부 과학자들은 일반적으로 "부호화" 영역이라고 여겨지는 부위들에서도 아직 해독되지 않은 부위가 최대 10퍼센트에 달하며, 노화에 영향을 미치는 영역이 거기에 속한다고 추정한다.[2]

2003년 이래로 비교적 짧은 기간 동안 우리는 그 유명한 이중 나선 안의 지도에는 기입되지 않았지만 우리 삶에 핵심적인 역할을 하는 서열들이 있음을 알게 되었다. 사실 검출하지 못하고 지나친 서열이 수천 군데는 된다. 처음에 유전자를 검출하기 위해 고안한 알고리듬이 염기쌍 300개 미만의 유전자는 무시하도록 짜였기 때문이다. 그런데 사실 염기쌍이 21개에 불과한 유전자도 있으며, 현재 유전체 전체에서 그런 유전자가 수백 개 발견되고 있다.

이런 유전자들은 우리 세포에 특정한 단백질들을 만들라고 말하며, 그 단백질들은 인간생물학과 인생 경험을 형성하는 여러 과정과 형질의 기본 구성단위다. 그리고 우리 DNA의 서열을 온전히 다 파악하는 날이 가까워질수록 우리 존재의 아주 많은 부분을 제어하는 유전자들의 "지도"를 지닐 날 또한 가까워져 왔다.

그러나 설령 온전한 부호를 지닌다고 해도 우리가 여전히 찾을 수 없는 것이 있다.

우리는 "노화 유전자"는 찾아내지 못할 것이다.

물론 노화의 '증상'들에 영향을 미치는 유전자들은 발견해 왔다. 노화에 맞서 몸의 방어 체계를 제어하는, 따라서 자연적·약학적·기술적 개입을 통해 노화를 늦추는 경로를 제시하는 장수 유전자들을 우리는 발견해 왔다. 그러나 1970년대에 발견되어 암에 맞선 전투에서 좋은 표적이 되어 온 종양 유전자와 달리, 우리는 노화를 일으키는 유전자는 찾아내지 못했다. 그리고 찾아내지 못할 것이다.

우리 유전자는 노화를 '일으키도록' 진화하지 않았기 때문이다.

에덴의 효모를 찾아서

'노화의 정보 이론'을 정립하기까지 내 여정은 아주 길었다. 그리고 그 여정의 상당 부분은 한 과학자의 연구에서 비롯되었다. 그는 명성은 얻지 못했지만 오늘날 전 세계에서 이루어지는 많은 연구를 위한 무대를 마련하는 데 도움을 준 연구를 했다.

그 과학자의 이름은 로버트 모티머Robert Mortimer다. 그리고 그가 세상을 떠난 뒤 그를 가장 적절히 묘사한 듯한 단어 하나를 꼽으라면 "친절한"일 것이다.

또 한 단어는 "선견지명 있는"이다. "명석한" "탐구적인" "근면한"도 그렇다. 모티머가 동료 과학자들을 위해 보여 준 본보기는 오래전부터 내게 영감을 주었다. 2007년에 세상을 떠난 모티머는 효모 *Saccharomyces cerevisiae*(이 학명은 "당분을 좋아하는"이라는 뜻이다)를 충치와 관련 있어 보이는 하등한 단세포생물에서 세계에서 가장 중요한 연구 생물 중 하나라는 적절한 지위로 승격시키는 데 엄청나게 중요한 역할을 했다.

모티머는 수천 가지의 돌연변이 효모 균주를 수집했으며 자신이 연구하는 캘리포니아대학교 버클리캠퍼스에서 개발한 것도 많았다. 그가 그 대학교의 효모유전자원센터Yeast Genetic Stock Center를 통해 과학자 수천 명에게 균주를 돈을 받고 분양했다면 자기 연구에 필요한 연구비를 확보할 수 있었을 것이다. 그러나 그는 가난한 대학생부터 세계에서 가장 연구비가 풍족한 기관의 종신 교수에 이르기까지, 모든 이에게 센터의 균주 목록을 살펴서 원하는 균주를 고를 수 있도록 했고 그 즉시 배송비만 받고 보내 주었다.[3]

그리고 그가 너무나 수월하고 저렴하게 효모를 연구할 수 있도록 한 덕분에 효모 연구는 활기를 띠게 되었다.

1950년대에 모티머가 동료 생물학자 존 존스턴John Johnston[4]과 함께 효모를 연구하기 시작했을 때는 그 생물에 관심을 가진 사람을 찾기가 어려웠다. 이 작은 균류를 연구한다고 해서 복잡한 우리 자신을 이해하는 데 무슨 도움이 되겠냐고 생각한 이들이 대부분이었다. 효모가 빵을 굽고, 맥주를 빚고, 포도주를 빚는 것 말고 다른 일에도 유용할 수 있다고 과학계를 설득하기란 쉽지 않았다.

모티머와 존스턴이 깨달았고 그 뒤로 여러 해에 걸쳐서 다른 많은 연구자들이 깨닫기 시작한 것은 이 작은 단세포생물인 효모가 우리 자신과 그리 다르지 않다는 것이었다. 효모는 크기에 비해 유전적·생화학적 조성이 대단히 복잡하다. 그래서 우리 같은 크고 복잡한 생물의 삶을 지탱하고 수명을 제어하는 생물학적 과정들을 이해하기 위한 아주 좋은 모형이 된다. 효모 세포가 암, 알츠하이머병, 희귀병, 노화에 관해 무언가 말해 줄 수 있으리란 생각이 들지 않는다면, 효모의 유전 연구로 받은 노벨 생리의학상이 5개라는 점을 생각해 보기 바란다. 2009년에 효모를 연구해 세포가 노화의 징표 중 하나인 텔로미어 단축에 어떻게 맞서는지를 발견한 이들이 받은 노벨상이 그중 하나였다.[5]

모티머와 존스턴의 연구—특히 효모의 모세포와 딸세포 간 수명이 크게 다를 수 있음을 보여 준 1959년의 선구적인 논문―는 삶의 한계를 보는 방식에 혁신적인 변화를 일으킬 무대를 마련했다. 그리고 2007년 모티머가 세상을 뜰 무렵에는 전 세계에서 약 1만 명이 효모를 연구하고 있었다.

맞다, 인간과 효모는 진화적으로 10억 년의 거리가 있다. 그러나 여전히 많은 공통점을 지닌다. 효모는 우리와 유전자의 약 70퍼센트가 같다. 그리고 효모가 그런 유전자로 하는 일은 우리가 똑같은 유전자로 하는 일과 그리 다르지 않다. 많은 사람들처럼 효모 또한 거의 언제나 2가지 중 하나를 하려고 시도한다. 먹으려고 하든지 번식하려고 애쓴다. 즉 늘 먹이를 추구하거나 번식을 추구하느라 바쁘다. 효모도 사람과 흡사하게 늙어 가면서 행동이 굼떠지고 더 커지고 둥글어지고 번식을 덜 한다. 그러나 인류가 이 과정을 수십 년에 걸쳐서 거치는 반면 효모 세포는 일주일 안에 겪는다. 그래서 효모는 노화를 이해하려는 연구의 좋은 출발점 역할을 한다.

사실 하찮은 효모가 우리 자신에 관해 많은 것을―그리고 다른 연구 생물들에 비해 아주 빨리―알려 줄 가능성을 지닌다는 점이야말로 내가 효모 연구로 연구자 생활을 시작하기로 결심한 이유에서 큰 부분을 차지한다. 또 효모는 갓 구운 빵 냄새가 난다.

나는 1992년 20대 초반에 빈에서 모티머를 만났다. 국제효모학술대회―맞다, 그런 것이 있다―에 박사 학위 지도교수 두 사람과 참석했을 때였다. 으레 규칙을 어기곤 하는 호주인 이언 도스Ian Dawes 교수[6]와 규칙을 잘 지키는 웨일스 카디프대학교 출신의 영국인 리처드 디킨슨Richard Dickinson 교수였다.

모티머는 중요한 과학적 연구 성과를 발표하러 빈에 왔다. 효모 유전체의 서열 분석이었다. 나는 뭔가 영감을 얻으러 갔다. 그리고 얻었다.[7] 당시 나는 과학자로서 경력을 단세포 균류 연구로 시작하겠다고 결심했지만 한편으로 의구심이 있었다. 그런데 불과 몇 십 년 전에는 거의 존재하지 않던 분야에서 엄청난 지식을 쌓고 있던 사람들과 직접 얼굴을 맞대고 있자니 그 의구심은 완전히 사라졌다.

학술 대회가 끝난 직후 세계 최고의 효모 분야 과학자 중 한 사람인 MIT의 레너드 구아렌테Leonard Guarente가 휴가차 시드니로 왔다가 이언 도스 교수를 방문했다. 그때 구아렌테와 함께 식사를 할 기회가 생겼기에 나는 그의 맞은편 자리에 앉을 수 있도록 수를 썼다.

당시 대학원생이었던 나는 단풍시럽뇨병maple syrup urine disease이라는 유전병을 효모를 이용해 이해하기 위해 애쓰고 있었다. 병명에서 짐작할 수 있겠지만 이 병은 가장 예의 바른 사람들이 식사 자리에서 논의할 만한 주제는 아니다. 그러나 구아렌테는 푹 빠졌다고 할 만큼 열정과 호기심을 드러내면서 나와 열심히 학술 토론을 했다. 곧 대화는 그의 최신 연구 과제로 이어졌다. 그는 지난 몇 달 전부터 효모의 노화를 연구하고 있다고 했다. 모티머가 1970년대 중반에 완성한 유전자 지도를 토대로 한 연구였다.

바로 내가 원하던 것이었다. 나는 노화를 이해하려는 열의에 차 있었고, 현미경과 미세조작기micromanipulator로 효모 세포를 다루는 법을 어느 정도 알고 있었다. 효모가 왜 늙는지 이해하는 데 필수적인 기술이었다. 그날 밤 구아렌테와 나는 한 가지 의견 일치를 보았다. 효모의 노화 문제를 풀 수 없다면 사람의 노화 문제를 풀 가능성은 아예 없다고 말이다.

나는 그와 일하고 싶어졌다. 단순한 바람 차원이 아니었다. 그와 일해야 했다.

도스는 구아렌테에게 내가 그의 연구실로 가고 싶어 하며 "실험을 아주 잘한다"라고 추천서를 써 주었다.

몇 주 뒤 구아렌테는 답장을 보내왔다. "데이비드와 일하면 기쁠 겁니다." 나는 아마 그가 열정이 넘치는 많은 지원자들에게 똑같은 내용의 답장을 보냈을 것이라고 지레짐작했다. "그런데 학비는 자비로 해결해야 할 겁니다." 예전 식사 자리에서 만난 바로 그 학생임을 떠올리며 그가 기뻐했다는 사실을 나는 나중에야 알았다.

이제 문간에 한쪽 발을 들여놓은 셈이었지만 성공할 가능성은 여전히 적었다. 당시에는 외국인이 미국에서 박사후 연구원 장학금을 받는 것이 쉽지 않았다. 그래도 나는 면접을 보겠다고 고집했고 자비를 들여서 비행기를 타고 보스턴으로 향했다. 1947년부터 생명의학 분야의 박사후 연구원들을 죽 지원하고 있던 헬렌헤이휘트니재단Helen Hay Whitney Foundation의 장학금을 신청하기 위해서였다. 나는 줄기세포 분야의 거장인 더글러스 멜턴Douglas Melton에게 면접을 보았다. 다른 신청자 4명과 함께 그의 사무실 바깥에 줄을 서서 기다렸다가 들어갔다. 인생의 갈림길에 선 순간이었다. 초조해하지는 않았던 것으로 기억한다. 어떻게 하든 장학금을 받지 못할 것이라고 생각했다. 그래서 속편하게 면접을 보았다.

나는 멜턴에게 노화를 이해하고 "살아 있게 해 주는 유전자"를 찾는 일을 평생의 과제로 삼을 것이라고 말했다. 그러면서 그의 화이트보드에 그 유전자들이 어떻게 작동할지를 개략적으로 그린 뒤 장학금을 받으면 3년 동안 무슨 연구를 할 예정인지 설명했다. 그리고 성의를 보인답시고 호주에서 가져온 적포도주를 한 병 내밀었다.

그 뒤에 확실해진 것이 2가지 있었다. 하나는 면접을 볼 때 포도주를 가져가지 말라는 것이다. 뇌물로 비칠 수 있기 때문이다. 또 하나는 내가 말한 내용과 설명하는 방식이 멜턴의 마음에 든 것이 틀림없다는 점이다. 나는 집으로 돌아갔다가 장학금을 받게 되어 다시 비행기를 타고 보스턴으로 향했으니까. 그러니 내 인생에 가장 중요한 전기가 된 면접이었다.[8]

1995년 구아렌테의 연구실에 들어갔을 때 나는 베르너증후군 Werner syndrome 을 연구해 노화를 이해하려는 생각을 품고 있었다. 베르너증후군은 신생아 1만 명에 1명 미만으로 나타나는 무서운 질병으로 근력 감소, 주름, 흰머리, 탈모, 백내장, 골다공증, 심장질환 등 노화의 여러 징후를 수반했다. 70~80대보다는 30~40대에 더 흔했다. 베르너증후군 환자의 평균수명은 46세였다.

그런데 내가 미국에 도착한 지 2주가 채 지나기 전에 노화 연구의 할아버지라고 할 현명하고 든든한 조지 마틴 George Martin 이 이끄는 워싱턴대학교 연구진이 WRN이라는 베르너 유전자를 발견했다고 발표했다.[9] 그 유전자에 돌연변이가 일어나면 베르너증후군을 일으킨다고 했다. 당시에는 남이 앞질렀다는 생각에 몹시 낙심했지만 그 발견 덕분에 나는 궁극적인 목표를 향한 첫걸음을 내딛을 수 있었다. 사실 그 발견은 '노화의 정보 이론'을 정립하는 데 핵심적인 역할을 했다.

사람에게서 WRN이라는 베르너 유전자를 찾아냈으므로 다음 단계는 효모에 같은 기능을 지닌 비슷한 유전자가 있는지 알아보는 것이었다. 그런 유전자가 존재한다면 효모를 써서 베르너증후군의 원인을 더 빨리 파악할 수 있을 것이고, 아마 노화 전반을 이해하는 데도 도움이 될 수 있을 터였다. 나는 당당하게 구아렌테를 찾아가서 효모를 대상으로 베르너증후군을 연구할 생각이며 그것이 노화 문제를 해결할 방법이라고 말했다.

사람의 WRN에 해당하는 효모 유전자는 *SGS1*(느린 성장 억제 유전자 1Slow Growth Suppressor 1)이었다. 이 유전자는 DNA가 끊기기 전에 엉킨 가닥을 푸는 일을 하는 DNA 헬리케이스helicase라는 효소를 만든다고 추정되었다(헬리케이스는 DNA를 복제할 때 꼬인 가닥을 푸는 일도 하지만 DNA 수선에도 관여한다-옮긴이). 헬리케이스는 본래 엉키고 끊기기 쉬운 반복 서열을 유지하는 데 특히 중요하다. 따라서 베르너 유전자가 만드는 것과 같은 단백질들이 하는 기능은 생명 유지에 필수적이다. 우리 유전체의 절반 이상은 사실상 반복 서열이기 때문이다.

세포를 속여서 DNA 조각을 받아들이게 만드는 유전자 교환 과정을 통해 우리는 효모 속 정상 *SGS1* 유전자를 돌연변이 유전자로 교체했다. 실제로 효모에게 베르너증후군을 일으킬 수 있는지 알아보는 실험이었다.

유전자를 교체하고 나자 효모의 수명이 절반으로 줄어들었다. 평소라면 그다지 인상적인 소식이라고 할 수 없었을 것이다. 진드기에게 먹히거나 포도 알이 말라붙거나 오븐에 들어가는 것 등 노화와 무관한 많은 사건들이 효모의 수명을 줄일 수 있고 실제로 줄이곤 한다. 그리고 우리가 효모의 DNA에 일으킨 혼란 자체가 세포에 이상을 일으켜서 조기 사망을 가져올 수 있는 경로가 1000가지는 될 터였다.

그런데 이 세포들은 그냥 죽어 가는 것이 아니었다. 건강과 기능이 급격히 쇠약해진 뒤에 죽어 가고 있었다. SGS1 돌연변이체는 나이를 먹을수록 세포 주기가 느려졌다. 그리고 크기가 점점 불어났다. 암수 "교배형mating-type" 유전자들(유전자 A의 후손)이 동시에 켜지는 바람에 이들은 불임이 되어서 짝짓기를 할 수 없었다(효모는 두 세포가 서로 결합한 뒤 홀씨를 만드는 방식으로 번식하며, 결합하는 두 세포에 암컷과 수컷이라는 말 대신 a와 α교배형이라는 표현을 쓴다. 이 책에서는 편의상 암수 교배형이라고 표현했다. 암수 교배형 유전자가 둘 다 켜지면 성별이 정해지지 않아서 번식을 할 수 없다-옮긴이). 이런 변화들은 모두 효모 노화의 징표라고 알려진 것들이었다. 그리고 우리가 만든 돌연변이체에서는 이런 변화들이 더 빨리 나타나고 있었다. 명백히 효모판 베르너증후군처럼 보였다.

우리는 특수한 염색약을 써서 DNA를 파란색, 인을 붉은색으로 물들였다. 인은 모든 진핵세포의 세포핵 안에 들어 있다. 이제 세포 수준에서 어떤 일이 벌어지는지를 현미경으로 더 쉽게 볼 수 있었다.

살펴보니 정말로 흥미로운 일이 벌어지고 있었다.

인은 세포핵 안에서 rDNA(리보솜 DNA)가 모여 있는 곳이다. rDNA는 rRNA(리보솜 RNA)를 만들고, rRNA는 리보솜ribosome(세포질 속에서 아미노산을 연결하여 단백질을 합성하는 세포소기관으로 rRNA와 단백질로 이루어진 복합체다-옮긴이)의 일부가 되어서 아미노산들을 이어 붙여 새로운 단백질을 만드는 일을 한다.

늙은 *SGS1* 세포에서는 인이 마치 폭발한 듯이 보였다. 인은 푸른 바다에서 헤엄치는 하나의 붉은 초승달처럼 보이는 대신에 6개의 작은 섬이 되어 흩어져 있었다. 비극적이면서 아름다운 광경이었다. 그 사진은 1997년 8월 권위 있는 학술지 《사이언스》에 실렸는데 지금도 내 연구실 벽에 걸려 있다.

그 뒤에 벌어진 일은 흥미로우면서 많은 것을 말해 주었다. 마치 피리 부는 사람의 피리 소리에 끌리는 쥐들처럼, 그 손상에 반응하여 Sir2 단백질―서투인 중 최초로 알려진 단백질로서 유전자 B의 후손인 *SIR2* 유전자가 만든다[10]―은 본래 결합하고 있던 교배형 유전자(번식을 제어하는 유전자 A의 후손)를 떠나서 인으로 향했다.

정말로 아름다운 광경이었지만 그 이동은 효모에게 한 가지 문제를 안겨 주었다. Sir2는 중요한 일을 한다. 이 단백질은 후성유전인자다. 유전자에 결합해 그 DNA를 꽉 묶어서 잠재우는 일을 하는 효소다. 분자 수준에서 보면 Sir2는 효소 활동을 통해 그렇게 하는 데, 아세틸기라는 화학물질이 히스톤에 많이 달라붙어서 DNA 포장을 푸는 일을 하지 못하게 막는다.

서투인 단백질들이 교배형 유전자를 떠나자 돌연변이 세포는 암수 유전자들을 양쪽 다 켬으로써 성별을 잃었다. 정상 효모도 늙으면 그렇게 되지만, 그런 일이 훨씬 더 빨리 일어났다.

나는 처음에는 왜 인이 폭발하고 있는지 이해하지 못했다. 세포가 늙어 갈 때 서투인이 인으로 옮겨 가는 이유는 더더욱 알지 못했다. 그래서 몇 주 동안 그 의문을 풀기 위해 머리를 쥐어짰다.

그러던 어느 날 밤 실험실에서 늦게까지 있다가 돌아와서 잠이 들었는데 어떤 생각이 떠오르는 바람에 잠이 깼다.

수면 부족으로 혼미한 상태와 깊은 꿈을 꾸는 상태 사이를 오락가락하다가 어떤 개념이 불현듯 떠올랐다. 몇 개의 단어가 뒤범벅되었다. 뒤죽박죽된 그림이 하나 보였다. 그것으로 충분했다. 나는 벌떡 일어났다.

나는 서둘러 공책을 집어 들고 주방으로 향했다. 1996년 10월 28일 새벽, 나는 식탁에 웅크린 채 떠오른 생각을 적기 시작했다.

"효모와 다른 생물들의 복제 노화에 관한 이론……"

약 1시간에 걸쳐서 떠오른 착상들을 적고, 그림을 그리고, 대강 그래프를 그리고, 새로운 방정식을 적었다.[11] 앞서 내게 아무런 의미가 없었던 과학적 관찰들이 더 큰 그림 속에 완벽하게 끼워지고 있었다. 나는 끊긴 DNA가 유전체를 불안정하게 만들고, 그 결과 Sir2 단백질이 혼란에 빠지고, 그 혼란이 후성유전체에 변화를 일으키고, 그 변화로 세포가 정체성을 잃고, 손상을 수선하느라 불임 상태가 된다고 적었다. 이 변화들은 디지털 DVD의 표면에 난 아날로그 긁힘 자국들이었다. 후성유전학적 변화가 바로 노화를 일으키는 원인이었다.

나는 이 모든 일을 제어하는 단일한 과정이 있을 것이라고 상상했다. 세포에 무수히 많이 일어나는 각각의 변화나 질병이 아니라 말이다. 한 번에 하나씩 대응할 수 있는 징표들의 집합도 아니었다. 그 모든 것보다 더 큰 그리고 더 단일한 무언가가 있었다.

바로 그 착상이 생존 회로와 그것이 노화에서 하는 역할을 이해할 밑그림이 되었다.

다음 날 나는 구아렌테에게 공책을 내밀었다. 나는 한껏 흥분한 상태였다. 여태껏 없었던 가장 원대한 개념처럼 느껴졌다. 그런 한편으로는 초조했다. 그가 내 논리에서 어떤 구멍을 찾아내어 난도질하지 않을까 하는 걱정이 들었다. 그러나 그는 내 공책을 말없이 들여다보면서 몇 가지 질문을 한 뒤 짤막한 말로 내가 갈 길을 알려주었다.

"마음에 들어. 증명해 봐."

후성유전체의 독주회

'노화의 정보 이론'을 이해하려면 세포에서 서투인이 제어에 관여하는 영역인 후성유전체로 다시 돌아갈 필요가 있다.

자세히 살펴보면 후성유전체는 인간이 발명한 그 어떤 것보다 복잡하고 경이롭다. 후성유전체는 히스톤이라는 실패 역할을 하는 단백질을 감싸고 있는 DNA 가닥으로 이루어진다. 이 가닥은 더 큰 규모로 감기고 또 감겨서 염색질을 이루고, 염색질이 더욱 큰 규모로 감기고 감긴 형태를 염색체라고 한다.

서투인은 실패 단백질인 히스톤에게 DNA와 꽉 결합하라고 지시하는 한편으로, 원래 자리를 떠나 다른 곳으로 바삐 돌아다니기도 한다. 이렇게 해서 일부 유전자는 계속 잠자고 있는 반면, 어떤 유전자는 DNA 결합 전사 인자DNA-binding transcription factor가 달라붙어서 켜질 수 있다.[12] 전사 인자가 달라붙을 수 있는 유전자가 있는 부위는 "진정염색질euchromatin"이고, 침묵하는 유전자가 있는 부위는 "이질염색질heterochromatin"에 속한다. 서투인은 히스톤에 붙은 화학적 꼬리표를 제거함으로써 전사 인자가 유전자에 달라붙지 못하게 막아서 진정염색질을 이질염색질로 바꾼다(전사는 DNA에 담긴 유전 정보가 전령 RNA인 mRNA로 옮겨 가는 과정이다. mRNA는 유전 정보를 리보솜으로 운반한다-옮긴이)

우리의 모든 세포에는 당연히 똑같은 DNA가 들어 있다. 그렇기 때문에 후성유전체가 나서서 신경세포와 피부세포를 분화하는 일을 한다. 즉 후성유전체는 어느 유전자를 켜고 어느 유전자를 잠재 우라고 세포에게 알리는 제어 시스템과 세포 내 구조들을 총괄하는 용어다. 따라서 실질적으로 우리 삶의 많은 부분을 제어하는 일은 우리 유전자보다 후성유전체가 훨씬 더 많이 떠맡고 있다.

이를 시각화하는 가장 좋은 방법 중 하나는 우리 유전체를 그랜드피아노라고 생각하는 것이다.[13] 각 유전자는 건반이다. 각 건반은 하나의 음을 낸다. 그리고 똑같이 연주한다고 해도 제작사, 재료, 제작 환경에 따라 각 건반이 내는 소리는 조금씩 다를 것이다. 이 건반 하나하나가 우리의 유전자. 우리는 약 2만 개의 유전자를 지니고 있는데 이보다 약 수천 개까지 더 많거나 적을 수 있다.[14]

또 각 건반은 피아니시모(부드럽게) 또는 포르테(세게)로 연주할 수 있다. 테누토(길게) 또는 알레그로(빠르게)로 연주할 수도 있다. 거장은 각 건반을 수백 가지 방식으로 칠 수 있고, 여러 건반을 무수한 방식으로 조합해 재즈, 래그타임, 록, 레게, 왈츠 등 우리가 아는 온갖 음악을 연주한다.

이런 다양한 연주를 할 수 있는 피아니스트가 바로 후성유전체다. 우리 DNA를 노출시키거나 단백질로 꽉 묶어서 포장하는 과정을 통해, 그리고 유전자에 탄소와 산소와 수소로 이루어진 메틸기와 아세틸기라는 화학적 꼬리표를 붙임으로써 후성유전체는 우리 유전체로 우리 삶이라는 음악을 연주한다.

때로 피아노의 크기, 모양, 상태에 따라 피아니스트가 연주할 수 있는 음악이 한정된다. 건반 18개의 장난감 피아노로 협주곡을 연주하기란 쉽지 않으며, 50년 동안 조율되지 않은 피아노로 아름다운 음악을 연주하기란 대단히 어렵다. 이와 마찬가지로 유전체는 후성유전체가 무엇을 할 수 있을지를 규정한다. 나비 애벌레는 인간이 될 수는 없지만 탈바꿈 때 일어나는 후성유전적 표현의 변화를 통해 나비가 될 수 있다. 유전체는 결코 바뀌지 않지만 그렇다. 마찬가지로 대대로 검은 머리와 갈색 눈이던 양가 집안의 부모에게서 태어난 아이는 금발에 파란 눈을 가질 가능성이 적다. 그러나 실험실에서 자란 설치류 아구티agouti 쌍둥이는 임신기에 후성유전체가 엽산, 비타민 B_{12}, 콩에서 추출한 제니스테인, 독소인 비스페놀 A 같은 물질에 영향을 받아서 유전자가 얼마나 활성을 띠느냐에 따라 털 색깔이 갈색이나 황금색을 띨 수 있다.[15]

마찬가지로 사람의 일란성 쌍둥이 또한 유전체는 동일하지만 후성유전적 힘을 통해 서로 전혀 다른 방향으로 발달할 수 있다. 늙는 속도까지 달라질 수 있다. 쌍둥이 중 한쪽은 흡연자고 다른 쪽은 비흡연자일 때 두 사람의 사진을 나란히 놓으면 이 사실이 명확히 드러난다. DNA는 여전히 대체로 거의 같지만 흡연자는 눈 밑이 더 처지고 양쪽 뺨이 더 늘어지고 눈가와 입가에 주름이 더 많다. 나이는 똑같은데 분명히 더 빨리 늙고 있다. 일란성 쌍둥이 연구들은 유전자가 장수에 미치는 영향이 10~25퍼센트라고 본다. 어느 모로 보나 놀라울 만치 낮은 비율이다.[16]

즉 우리 DNA는 우리 운명이 아니다.

이제 당신이 음악당에 있다고 상상하자. 피아노의 거장이 아주 멋진 스타인웨이steinway 수제 그랜드피아노 앞에 앉아 있다. 독주회가 시작된다. 아름다우면서 경이로운 음악이 흘러나온다. 모든 것이 완벽하다.

그런데 몇 분쯤 지났을 때 연주자가 건반을 하나 잘못 누른다. 처음에는 거의 아무도 알아차리지 못한다. 화음 속에 불필요한 '레' 음이 하나 더 들어갔을 뿐이다. 지금까지 너무나 완벽하게 많은 음을 연주했고, 완벽한 선율의 완전무결한 음들 사이에 숨겨져 있었기에 걱정할 필요는 전혀 없다. 그런데 몇 분 뒤 또 한 번 같은 일이 벌어진다. 그 뒤로 빈도가 점점 늘면서 같은 일이 되풀이된다.

피아노에는 아무런 문제가 없다는 점을 기억하자. 그리고 피아니스트는 작곡가가 지정한 음들을 거의 다 연주하고 있다. 그저 몇 가지 음을 추가로 연주하고 있을 뿐이다. 시간이 흐르면서 여기저기서 수군거리기 시작한다. 이윽고 독주회는 엉망진창이 된다. 우리는 피아니스트에게 뭔가 문제가 생긴 것이라고 추측한다. 피아니스트가 괜찮은지 무대로 뛰어올라가는 사람도 있다.

"후성유전적 잡음epigenetic noise"은 바로 이 같은 유형의 혼란을 일으킨다. 이 혼란은 대체로 DNA가 끊기는 일처럼 세포에 심한 손상이 일어남으로써 생긴다. 마그나 수페르스테스의 원초적 생존 회로에, 그리고 번식 능력을 잃은 늙은 효모 세포에게 일어난 것과 같은 혼란이다. 그리고 '노화의 정보 이론'에 따르면 바로 이것이 우리가 늙는 이유다. 머리가 세는 이유고, 피부에 주름이 생기는 이유며, 관절이 아프기 시작하는 이유다. 나아가 줄기세포 소진과 세포 노쇠에서부터 미토콘드리아 기능 이상과 텔로미어의 빠른 단축에 이르기까지 갖가지 노화의 징표가 나타나는 이유다.

이것이 대담한 이론임을 인정한다. 그리고 한 이론의 강점은 그것이 엄밀한 실험의 결과들, 때로 수백만 건에 달할 결과들을 얼마나 잘 예측하는지, 아주 많은 현상들을 얼마나 잘 설명할 수 있는지, 그리고 얼마나 단순한지에 달려 있다. 이 이론은 단순했으며, 많은 것을 설명했다. 훌륭한 과학자로서 우리에게 남은 일은 이 이론을 반증하기 위해 최선을 다하면서 이 이론이 얼마나 오래 버틸지 알아보는 것이었다.

일을 시작하기 위해 구아렌테와 나는 효모의 몇몇 DNA에 초점을 맞출 수밖에 없었다.

우리는 '서던 블롯Southern blot'(DNA 샘플에서 특정 DNA 서열을 검출하기 위한 방법-옮긴이)이라는 방법을 썼다. 크기와 구조별로 DNA 조각들을 분리한 다음 거기에 방사성 DNA 탐침radioactive DNA probe을 붙여서 식별하는 방법이다. 첫 실험을 했을 때 놀라운 점이 눈에 띄었다. 대개 서던 블롯을 써서 식별할 수 있게 만든 효모 세포의 rDNA는 밧줄을 둘둘 말아 놓은 것처럼 겨우 알아볼 수 있는 몇 가닥의 초나선supercoiled DNA 고리 형태로 꽉 뭉쳐 있다. 그런데 우리가 실험실에서 만든 효모 세포—빨리 늙는 듯한 베르너 돌연변이체—의 rDNA는 진공청소기의 먼지통을 탁 털어 낸 양 여기저기 흩어져 있었다.

rDNA는 혼란에 빠져 있었다. 유전체는 조각나고 있는 듯이 보였다. DNA는 재조합되고 증폭되고 있었으며, 얼마나 꼬이고 비틀렸느냐에 따라 서던 블롯에서 검은 점과 흐릿한 원으로 보였다. 우리는 이런 고리들을 ERC(염색체외 원형 rDNAextrachromosomal ribosomal DNA circle)라고 했다. 돌연변이체가 늙어 감에 따라 ERC들이 세포에 쌓이고 있었다.

우리가 정말로 노화를 유도한 것이라면 정상적으로 늙은 효모 세포에서도 동일한 양상이 나타날 터였다.

그런데 효모 세포의 나이는 생일 초를 몇 번 켰는지 세는 식으로는 알 수 없었다. 그렇게 오래 살지 않으니까. 대신에 효모의 나이는 모세포가 분열해 딸세포를 만든 횟수로 측정한다. 대개 효모 세포는 25번쯤 분열한 뒤 죽는다. 그러나 바로 그 때문에 늙은 세포를 골라내는 일은 극도로 어렵다. 효모 세포가 죽을 무렵이면 2^{25}마리, 즉 3300만 마리의 후손에 에워싸여 있을 테니까.

우리는 일주일 동안 카페인 음료를 계속 들이키면서 숱하게 밤을 샌 끝에 정상적인 늙은 세포를 충분할 만큼 모을 수 있었다. 다음 날 서던 블롯 필름을 현상해 rDNA가 어디 있는지 살펴보았을 때 나는 깜짝 놀랐다.[17]

돌연변이체와 마찬가지로 정상적으로 늙은 효모 세포도 ERC로 가득 차 있었다.

"유레카!"의 순간이었다. 증명은 아니지만—훌륭한 과학자는 결코 무언가를 증명하지 않는다—이론을 처음으로 실질적으로 확인한 사례였다. 그 결과를 토대로 나를 비롯한 연구자들은 그 뒤로 더 많은 발견을 하게 된다.

그 발견 뒤 우리는 ERC를 아주 젊은 효모 세포에 집어넣는다면—그리고 우리는 그렇게 할 유전적 기법을 고안했다—ERC가 불어나면서 서투인을 혼란에 빠뜨릴 것이고, 그 효모 세포는 일찍 늙고, 불임이 되고, 일찍 죽을 것이라는 검증 가능한 예측을 내놓았다. 그 예측은 옳았음이 드러났다. 우리는 1997년 12월 학술지 《셀》에 연구 결과를 발표했고 전 세계 언론에 그 소식이 실렸다. "과학자들이 노화의 원인을 밝혀내다."

바로 그 무렵 연구실에 당시 박사 과정 학생이던 맷 케이버라인 Matt Kaeberlein이 들어왔다. 그가 처음 맡은 실험은 효모의 유전체에 *SIR2* 유전자를 추가로 삽입하면 효모 유전체를 안정시키고 노화를 지연시킬 수 있는지 알아보는 것이었다. *SIR2*를 추가로 넣자 ERC가 억제되었고, 효모 세포의 수명이 우리가 바란 것처럼 30퍼센트 늘어났다. 우리 가설은 엄밀한 검증을 견뎌 내는 듯했다. 효모에게서 불임과 노화의 최상위 근본 원인은 본질적으로 유전체의 불안정성이라는 가설 말이다.

이 초기 효모 연구 결과와 그 뒤로 10년에 걸쳐서 포유동물 세포를 탐구하고 조사해 나온 결과들은 노화를 이해하는 방식을 완전히 혁신시켰다. 서로 별개인 양 보이는 노화의 요인들을 하나의 보편적인 삶과 죽음의 통일된 모형으로 조화시킬 정보 이론이 그것이었다. 그 모형은 이렇게 보였다.

젊음 → 끊긴 DNA → 유전체 불안정 → DNA 포장과 유전자 조절 (후성유전체)의 교란 → 세포 정체성 상실 → 세포 노화 → 질병 → 죽음

여기에는 심오한 의미가 담겨 있었다. 이 단계들 중 어느 한 곳에 든 개입할 수 있다면 사람의 수명을 늘리는 데 도움이 될 수 있다는 것이다.

그렇다면 이 모든 단계들에 개입할 수 있다면 어떨까? 노화를 멈출 수 있을까?

이론은 검증되고 검증되고 또 검증되어야 한다. 한 명이 아니라 많은 과학자들을 통해서다. 그리고 그 목적에 비춰 볼 때 나는 세계에서 가장 명석하고 통찰력 있는 과학자들과 같은 연구진에 속해 있었다는 점에서 행운아였다.

먼저 우리의 불굴의 스승인 레니(레너드) 구아렌테가 있었다. 브라이언 케네디Brian Kennedy는 구아렌테 연구실에서 효모 노화 연구

[그림 5] 효모 세포가 알려 준 우리가 늙는 이유

젊은 효모 세포의 암수 "교배형 정보"(유전자 A)는 첫 번째 서투인 단백질(유전자 B의 후손이 만드는 단백질)인 Sir2 효소의 활동으로 "꺼짐" 상태를 유지하고 있다. 한편 반복되는 서열이 아주 많은(고반복) rDNA는 불안정하며, 그래서 해로운 원형 DNA를 형성한다. 이런 원형 DNA는 재조합되면서 쌓여서 결국 늙은 세포에 독성을 일으킴으로써 세포를 죽인다. 원형 DNA가 늘어나고 유전체가 불안정해진 것을 알아차리면, Sir2는 유전체를 안정시키는 일을 돕기 위해 잠재우고 있던 교배형 유전자에게서 떠난다. 그러면 암수 교배형 유전자들이 한꺼번에 켜지면서 불임 상태가 된다. 이 불임 상태는 효모 노화의 주된 징표다.

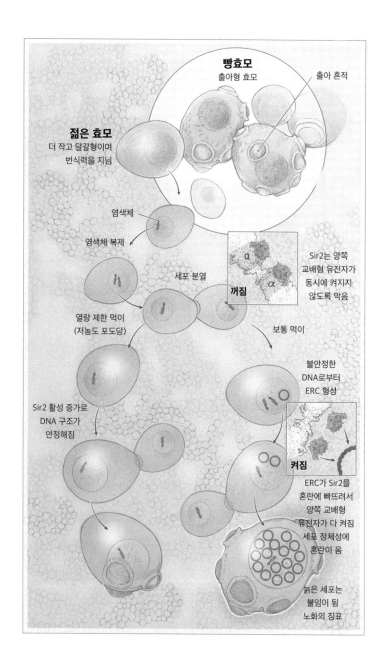

빵효모
출아형 효모

출아 흔적

젊은 효모
더 작고 달걀형이며
번식력을 지님

염색체

염색체 복제

세포 분열

Sir2는 양쪽
교배형 유전자가
동시에 켜지지
않도록 막음

꺼짐

열량 제한 먹이
(저농도 포도당)

보통 먹이

불안정한
DNA로부터
ERC 형성

Sir2 활성 증가로
DNA 구조가
안정해짐

켜짐

ERC가 Sir2를
혼란에 빠뜨려서
양쪽 교배형
유전자가 다 켜짐
세포 정체성에
혼란이 옴

늙은 세포는
불임이 됨
노화의 징표

를 시작했고, 그 뒤로 모델 생물들을 대상으로 조기 노화 질환들 그리고 건강과 수명을 증진시키는 유전자와 분자를 이해하는 데 대단히 중요한 역할을 해 왔다. 또 현재 유전자 조절 분야에서 가장 영향력 있는 연구자에 속하는 제네바대학교의 모니카 가터Monica Gotta와 수전 개서Susan Gasser가 있었다. 서투인이 NAD를 이용하는 효소임을 발견한 신이치로 이마이Shin-ichiro Imai는 현재 워싱턴대학교 교수로 몸이 서투인을 어떻게 제어하는지를 연구하고 있다. 메인대학교에 연구실을 운영했으며 이후 사이테어세러퓨틱스Cyteir Therapeutics의 공동 창업자이자 최고 과학 책임자가 된 케빈 밀스Kevin Mills는 암과 자가면역질환을 치료하는 새로운 방법들을 개발하고 있다. 브라이언 케네디와 함께 연구를 시작했던 니캐너 오스트리아코Nicanor Austriaco는 현재 프로비던스대학교 생물학 및 신학 교수로 있다. 놀라운 조합이다. 토드 스밀Tod Smeal은 세계적인 제약사 일라이릴리Eli Lilly의 암생물학 수석 과학 책임자로 있다. 데이비드 롬버드David Lombard는 현재 미시건대학교에서 노화를 연구한다. 맷 케이버라인은 워싱턴대학교 교수로서 개의 수명에 영향을 미치는 분자들을 조사하고 있다. 아칸소대학교의 데이비드 맥나브David McNabb는 곰팡이 병원체 쪽에서 생명을 구할 중요한 발견들을 해왔다. 브래들리 존슨Bradley Johnson은 펜실베이니아대학교의 인간 노화 및 암 연구자다. 또 말라 머시Mala Murthy는 현재 프린스턴대학교의 저명한 신경과학자다.

나는 주변 사람들의 연구로부터 엄청난 도움을 받는 특권을 계속 누렸다. MIT의 구아렌테 연구실에 있을 때야말로 진정으로 그러했다. 말 그대로 드림팀이었으며, 주변 사람들에 비해 내가 모자란다고 느낄 때가 많았다.

이 분야의 연구를 시작할 때만 해도 내 꿈은 최고의 학술지에 논문 한 편을 싣는 것이었다. 그런데 구아렌테 연구실에서 우리는 몇 달에 한 편씩 논문을 냈다.

우리는 Sir2 효소가 인으로 옮겨 가는 것이 DNA에 끊긴 부위가 많아지는 데 따른 반응이며, 그런 끊김이 ERC가 붙어나 유전체에 다시 끼워지고 서로 합쳐져 더욱 큰 ERC를 이루면서 나타난다는 것을 알았다. Sir2 단백질이 DNA 불안정에 맞서기 위해 움직이면서 부풀어 오른 늙은 효모 세포는 불임이 된다. 생존 회로 작동의 첫 단계였다. 비록 당시에 우리는 그것이 우리의 존재 자체에 필수적이면서 아주 오래전부터 있던 것이라고는 생각 못 했지만 말이다.

우리는 효모에 폭발한 형태의 인을 지닌 유사 베르너증후군을 일으킬 수 있음을 보여 주었다.[18] 또 우리가 만들어 낸 베르너증후군 돌연변이의 효모판인 *SGS1* 돌연변이체에 ERC가 더 빨리 쌓이면서 조기 노화와 수명 단축으로 이어진다는 것도 보여 주었다.[19] 중요한 점은 젊은 세포에 ERC를 집어넣으면 더 일찍 늙는다는 것을 보여 줌으로써, ERC가 단지 늙을 때 생기는 것이 아니라 늙게 하는 원인이라는 중요한 증거를 제시했다는 것이다. 그리고 세포의 DNA를 인위적으로 끊은 뒤 세포의 반응을 관찰함으로써 우리는 서투인이 이동하는 이유를, 즉 DNA 수선을 돕기 위해 이동한다는 것을 보여 주었다.[20] 그것은 생존 회로 작동의 두 번째 단계임이 드러났다.[21] ERC를 생성하는 DNA 손상은 Sir2 단백질이 교배형 유전자를 떠나게 함으로써 효모를 불임으로 만들었다. 불임은 효모 노화의 한 징표였다.

그것은 가장 순수한 형태의 후성유전적 잡음이었다.

효모에서 이루어진 이런 발견들이 효모보다 더 복잡한 생물들과도 관련이 있다는 사실을 알게 된 것은 20년이 지난 뒤였다. 우리 포유류는 서투인 유전자를 7개 지니며, 이 유전자들은 효모의 단순한 *SIR2* 유전자가 할 수 있는 일 외에 다양한 기능을 갖추는 쪽으로 진화했다. *SIRT1*, *SIRT6*, *SIRT7* 3가지는 후성유전체와 DNA 수선에서 중요한 역할을 맡고 있다. *SIRT3*, *SIRT4*, *SIRT5* 3가지는 미토콘드리아에 들어 있으며 에너지 대사를 조절한다. *SIRT2*는 세포질을 바쁘게 돌아다니면서 세포 분열과 건강한 난자 생산을 조절한다.

이렇게 연결되기까지는 많은 단서들이 필요했다. 브라운대학교의 스티븐 헬펀드Stephen Helfand는 초파리에게 dSir2(초파리 Sir2Drosophila Sir2) 유전자의 사본을 추가로 집어넣자 후성유전적 잡음이 억제되고 수명이 늘어난다는 것을 보여 주었다. 우리는 생쥐와 사람의 세포에서 포유류의 SIRT1 단백질이 끊긴 DNA 수선을 돕기 위해 잠든 유전자를 떠난다는 것을 발견했다.[22] 그러나 이 생존 회로가 효모와 인간 사이에서 어느 정도로 보존되었는지는 2017년에야 비로소 밝혀졌다. 그해 독일 바트나우하임에 있는 막스플랑크심장폐연구소Max Planck Institute for Heart and Lung Research의

에바 보버Eva Bober 연구진은 서투인이 인간의 rDNA를 안정시킨다고 발표했다.[23] 이어서 2018년에 스탠퍼드대학교의 캐트린 추아Katrin Chua는 서투인이 사람의 rDNA를 안정시킴으로써 세포 노화를 막는다는 것을 발견했다.[24] 본질적으로 우리가 20년 전 효모의 서투인에서 발견한 것과 동일한 항노화 기능이다.

이런 결과들은 놀라운 계시였다. 효모와 우리 사이에 10억 년이라는 세월이 놓여 있음에도 그 회로는 본질적으로 변하지 않았던 것이다.

이러한 발견들이 나올 무렵에 나는 후성유전적 잡음이 인간 노화의 촉매일 가능성이 높다고 확신했다. 지난 20년 동안의 연구는 우리를 이미 그 방향으로 이끌고 있었다.[25]

1999년 나는 MIT에서 강 건너편에 있는 하버드 의대로 자리를 옮겼다. 그곳 교수로 임용되어 노화를 연구할 새 연구실을 꾸렸다. 그리고 점점 더 강하게 내 머릿속에 자리를 잡고 있는 새로운 의문에 답할 수 있을 것이라 기대했다.

나는 당분을 적게 먹인 효모 세포가 더 오래 살 뿐 아니라 그런 효모의 rDNA가 유달리 압축되어 있다는 사실에 주목하고 있었다. 그 결과 불가피하게 나타나는 ERC 축적, 파국 수준으로 많아지는 DNA 끊김, 인 폭발, 불임, 사망이 현저히 늦추어졌다.

왜 그런 일이 일어나는 것일까?

노화의 정보 이론

우리 DNA는 끊임없이 공격을 받는다. 평균적으로 우리 염색체 46개 각각은 세포가 DNA를 복제할 때마다 어떤 식으로든 끊긴다. 하루 전체로 따지면 우리 몸에서 2조 번 넘게 끊기는 셈이다. 그리고 복제 때만 끊기는 것이 아니다. 자연 방사선, 환경의 화학물질, 병원의 엑스선 촬영과 CT(컴퓨터단층촬영)에도 끊긴다.

DNA를 수선할 방법이 없다면 우리는 오래 살지 못할 것이다. 그것이 원시 생물, 즉 오늘날 이 행성에 사는 모든 생물의 조상에게서 DNA 손상을 감지하고, 세포 성장을 늦추고, 수선이 끝날 때까지 DNA 수선 쪽으로 에너지를 돌리는 과정이 진화한 이유다. 나는 그 과정을 "생존 회로"라고 부른다.

효모를 연구하기 시작한 이래로 효모가 우리와 그리 다르지 않다는 증거가 계속 쌓여 왔다. 2003년 캐나다 오타와대학교의 마이클 맥버니Michael McBurney는 생쥐 배아를 조작해 서투인 효소 7가지 중 하나인 SIRT1 단백질을 생산하지 못하게 만들면 배아가 발생 과정의 마지막 14일을 진행하지 못한다는 것을 발견했다. 즉 생쥐 임신기 중 약 3분의 2가 사라졌다.[26] 연구진은 《캔서셀Cancer Cell》에 논문을 발표하면서, DNA 손상을 감지하고 수선하는 능력에 이상이 생긴 것을 그 원인 중 하나로 들었다.[27] 2006년 하버드대학교의 프레더릭 앨트Frederick Alt, 캐트린 추아, 라울 모스토브슬라브스키Raul Mostovslavsky는 유전공학적으로 SIRT6 단백질을 제거한 생쥐가 전형적인 노화의 징후들을 더 빨리 드러내면서 수명이 더 짧아진다는 것을 보여 주었다.[28] 연구진이 세포에서 이 핵심 단백질을 만들 능력을 없애자 그 세포는 이중 나선 DNA의 끊김을 수선할 능력을 잃었다. 우리가 1999년에 효모에서 보여 준 결과와 똑같았다.

당신이 회의적인 사람이라면, 아니 당연히 모든 사람은 이 SIRT(서투인) 돌연변이 생쥐가 그냥 아파서 일찍 죽었을 수도 있지 않느냐고 반문할 수 있다. 그러나 서투인 유전자 *SIRT1*과 *SIRT6*의 사본을 더 넣으면 정반대 현상이 나타난다. 효모의 *SIR2* 유전자 사본을 효모에 추가로 넣었을 때 일어난 일과 똑같이 생쥐의 건강이 좋아지고 수명이 늘어난다.[29] 내 예전 동료 두 사람이 이런 발견을 해냈다. 구아렌테 연구실 술친구였던 신이치로 이마이와 하버드의 내 첫 박사후 연구원이었던 하임 코언Haim Cohen이 그들이다.

일찍이 우리는 효모에게서 DNA가 끊기면 서투인이 잠든 교배형 유전자를 떠나며 그 결과 늙은 세포가 불임이 된다는 것을 보여 주었다. 단순한 체계였고, 우리는 몇 년 사이에 그것을 밝혀냈다.

그런데 이 생존 회로가 포유류에게서도 노화를 일으킬까? 이 체계 중에서 10억 년 동안 보존된 부위는 어디고, 효모 특유의 부위는 어느 것일까? 이런 질문들은 현재 인류 지식 탐구의 최전선에 놓여 있는데 서서히 답이 드러나기 시작하고 있다.

내 주장은 효모의 *SIR2* 유전자와 포유류의 *SIRT* 유전자가 모두 유전자 B, 즉 원래 마그나 수페르스테스가 지녔던 유전자 침묵 인자의 후손이라는 것이다.[30] 그것이 원래 하는 일은 번식을 억제하는 유전자를 침묵시키는 것이었다.

　포유류에게서 서투인은 생식을 제어하는 일(지금도 여전히 하고 있다) 외에 다양한 새로운 역할을 맡게 되었다. 서투인은 세포에 있는 수백 가지 단백질에서 아세틸기를 제거한다. 히스톤 단백질뿐 아니라 세포 분열, 세포 생존, DNA 수선, 염증, 포도당 대사, 미토콘드리아 활동 등 다른 많은 기능을 담당하는 단백질들에 작용한다.

　나는 서투인을 DNA 안정, DNA 수선, 세포 생존, 대사, 세포 간 의사소통 등의 임무를 띤 다양한 특수 응급 팀을 파견하는, 종합 재난 대응 부대의 지휘관이라고 여기게 되었다. 어떻게 보면 2005년 허리케인 카트리나가 강타해 멕시코만의 루이지애나와 미시시피 지역이 큰 피해를 입자 그곳으로 달려온 수천 명의 공공 부문 기술자들의 지휘 통제소와 비슷하다. 그 기술자들은 대부분 멕시코만 지역에 살지 않았지만 자원해 찾아와서 자기 기술로 망가진 것들을 최선을 다해 복구한 뒤 집으로 돌아갔다. 태풍으로 쑥대밭이 된 지역에서 어떤 이들은 며칠 동안, 또 어떤 이들은 몇 주 동안이나 복구 활동에 힘쓴 뒤에 일상생활로 돌아갔다. 그리고 대부분은 그런 봉사 활동을 줄곧 해 온 이들이었다. 그들은 언제 어디서든 큰 재해로 전기나 수도 시설 등이 피해를 입으면 도움을 주기 위해 모여들었다.

　그들은 자기 집에 있을 때는 가정에서 으레 하는 일들을 하며 지낸다. 요금 청구서를 처리하고 잔디를 깎고 동네 야구팀 코치를 맡는 등의 일을 한다. 그러나 집을 떠나서 멕시코만 지역 같은 곳이 무정부 상태―그런 상태가 되면 국가의 나머지 지역들에도 심각한 피해가 생길 것이다―로 빠져들지 않도록 도울 때는 평소에 하던 많은 일들을 제쳐 두어야 한다.

서투인이 평소에 우선적으로 하던 일을 떠나서 DNA 수선에 매진할 때는 본연의 후성유전적 기능은 얼마간 중단해야 한다. 서투인은 수선을 끝내면 집으로 되돌아가 평소에 하던 일을 다시 시작한다. 즉 유전자를 제어하고 세포의 정체성과 최적 기능이 유지되도록 돕는다.

그러나 응급 상황이 잇달아 일어나면 어떻게 될까? 허리케인이 잇달아 휩쓴다면? 지진이 연달아 일어난다면? 복구 인력은 집에서 오래 떠나 있게 된다. 그러면 집에서는 평소에 하던 일들이 처리되지 못한 채 계속 쌓인다. 요금이 연체가 되고 채권자들이 전화를 하기 시작한다. 마당에는 풀이 무성하게 자라고, 곧 주민 대표가 동네 인상이 나빠진다며 투덜거리는 메시지를 보낸다. 코치 없이 훈련하던 야구팀은 해체 위기에 빠져든다. 무엇보다 그들이 집에 있을 때 하던 가장 중요한 일 중 하나―번식―가 이루어지지 못한다.

호르메시스(약한 스트레스에 반응해 몸과 세포가 활력을 띠는 현상), 즉 원초적인 생존 회로는 단기적으로 생존을 도모하는 일을 잘한다. 장수 분자는 이 호르메시스를 모방해 가짜 응급 상황을 일으킴으로써 서투인, mTOR, AMPK로 하여금 응급 부대를 보내도록 만든다. 그러나 이와 달리 진짜 응급 상황은 생명을 위협하는 손상을 일으킨다.

위에서 예로 든 지진이나 화산처럼 그렇게 많은 응급 상황을 우리 몸에 잇달아 일으킬 수 있는 것이 무엇일까? 바로 DNA 손상이다. 그렇다면 DNA 손상의 원인은 무엇일까? 세월이다. 살면서 접하는 유해 화학물질, 방사선, 심지어 정상적인 DNA 복제조차 손상을 일으킨다. 우리는 그런 것들이 노화의 원인이라고 믿게 되었지만, 이 문제를 생각할 때 한 가지 미묘하면서 중요한 관점의 변화가 이루어져야 한다. 서투인이 압도당하기 때문이 아니라는 것이다. 물론 온몸이 햇볕에 타거나 엑스선에 쪼일 때는 그럴 수 있다. 그러나 매일 실제로 일어나는 일은 후성유전체를 제어하는 서투인과 그 협력자들이 불려 와서 일을 처리한 뒤 집으로, 즉 원래 있던 유전체로 돌아가지 않을 때가 있다는 것이다. 카트리나가 휩쓴 지역에 가서 복구 활동을 하던 기술자 중 일부가 자기 집 주소를 잊어버리는 것이라고 할 수 있다. 거기에다가 재앙이 되풀이해서 일어나면 그들은 끊임없이 이곳저곳으로 옮겨 가야 한다.

후성유전 인자들이 손상에 대응하기 위해 유전체에서 떠날 때마다 본래 꺼져 있어야 하는 유전자들은 켜지고, 켜져 있어야 하는 유전자들은 꺼진다. 그리고 다시 유전체에 결합할 때는 어느 지점에 결합하든 간에 그 반대 현상이 일어난다. 그럼으로써 우리가 태어날 때 결코 의도하지 않았던 방식으로 후성유전체를 바꾼다.

세포는 정체성을 잃고 기능 이상이 생긴다. 혼란이 벌어진다. 바로 이것이 우리 통일 이론의 핵심에 놓인 후성유전적 잡음이다.

SIR2 유전자는 실제로 유전자를 어떻게 끌까? *SIR2* 유전자는

HDAC(히스톤 탈아세틸화효소histone deacetylase)라는 특수한 단백질을 만든다. 이 단백질은 히스톤에 붙은 화학적 꼬리표인 아세틸기를 잘라 낸다. 앞서 말했다시피 히스톤은 DNA를 꽁꽁 감아서 RNA로 전사되지 못하게 막는 일을 한다.

Sir2 효소는 교배형 유전자에 달라붙는다. 그러면 그 유전자가 침묵하면서 세포는 계속 짝짓고 번식한다. 그런데 DNA 끊김이 일어나면 Sir2는 끊긴 지점으로 향한다. DNA가 끊긴 부위의 히스톤에서 아세틸기를 떼어내기 위해서다. 그러면 DNA가 히스톤에 꽉 달라붙으면서 끊긴 부위가 나풀거리다가 잘려 나가는 일이 없어진다. 그리고 다른 수선 단백질들이 활동할 수 있게 된다. 일단 DNA 수선이 끝나면 Sir2 단백질들은 대부분 돌아가서 교배형 유전자를 침묵시키고 생식력을 회복시킨다. 유해한 ERC(염색체외 원형 rDNA)가 늙은 효모 세포의 핵에 축적될 때 생기는 대규모의 유전적 불안정 같은 응급 상황이 다시 발생하지 않는 한 그렇다.

생존 회로가 작동하고 또 노화를 일으키려면 Sir2 단백질을 비롯한 후성유전적 조절 인자들이 "한정된 양"으로 존재해야 한다. 다시 말해 세포가 Sir2 단백질을 교배형 유전자들을 침묵시키는 동시에 끊긴 DNA도 수선할 수 있을 만큼 충분히 만들지 말아야 한다. 그럼으로써 "필요할 때마다" Sir2 단백질을 이곳저곳으로 옮겨 써야 한다. *SIR2* 유전자의 사본을 추가하면 수명이 늘어나고 불임 상태가 더 늦게 찾아오는 이유가 바로 이 때문이다. 세포가 DNA 끊김을 수선하는 Sir2 단백질과 교배형 유전자를 침묵시키는 Sir2 단백

질을 충분히 만들기 때문이다.[31]

지난 10억 년 동안 자연발생적으로 돌연변이를 일으켜서 Sir2 단백질을 더 많이 만드는 효모 세포가 다수 생겨났겠지만 그들은 죽어 사라졌다. 다른 효모 세포에 비해 별 이득을 제공하지 않았기 때문이다. 28번 분열할 때까지 사는 것이 24번 분열할 때까지 사는 것보다 유리할 이유가 없기 때문이다. 그리고 Sir2 단백질은 에너지를 소비하므로 더 많이 지니면 불리하기까지 할 수 있다. 그러나 연구실에서는 효모에게 먹이를 늘 남아돌 만치 공급하므로 이 단백질을 더 많이 지닌다고 해서 불리할 이유가 없다. 따라서 *SIR2* 유전자의 사본을 추가로 넣음으로써 우리는 진화가 제공하지 못한 것을 효모 세포에게 제공했다.

정보 이론이 옳다면, 즉 노화가 세포의 상해와 손상에 대응하는 후성유전 신호 전달자들이 과로해서 생기는 것이라면, 손상이 어디에서 일어나는지는 그리 중요하지 않다. 중요한 것은 손상이 일어나면 서투인이 그 손상에 대응하기 위해 본래 맡은 책임을 버리고 이곳저곳으로 달려간다는 것이고, 그럼으로써 유전체에서 서투인이 침묵시키고 있던 유전자들이 깨어난다는 것이다. 이것이 바로 세포 피아니스트를 혼란시키는 요인이다.

이 점을 입증하려면 생쥐 DNA를 끊을 필요가 있었다.

DNA를 의도적으로 끊는 일은 어렵지 않다. 기계적으로 자르거나 화학요법으로 끊을 수 있다. 엑스선으로 끊을 수도 있다.

그러나 우리는 정확하게 끊을 필요가 있었다. 돌연변이를 일으키거나 세포 기능에 영향을 미칠 영역을 건드리지 않으면서 그렇게 해야 했다. 본질적으로 우리는 유전체의 황무지를 공략할 필요가 있었다. 그렇게 하기 위해 우리는 캐스9Cas9과 비슷한 유전자를 손에 넣었다. 캐스9은 세균에서 얻은 크리스퍼 유전자-편집 도구 CRISPR gene-editing tool로 DNA의 정확한 위치를 찾아 자를 수 있다.

우리가 실험을 위해 고른 효소는 황색망사먼지Physarum polycephalum 라는 노란 점균류에서 얻은 것이다. 이 점균의 학명은 "많은 머리를 지닌 점균"이라는 뜻이다. 대부분의 과학자들은 I-PpoI라고 부르는 이 유전자가 자신을 복제하는 일에만 몰두하는 기생체라고 본다. I-PpoI는 점균의 유전체를 끊은 뒤 그 사이에 자신의 사본을 끼운다. 이기적 유전자의 모범 사례다.

본래 서식지인 점균 안에 있을 때는 그렇다. 그런데 생쥐 세포에 집어넣은 I-PpoI는 상황이 다르다. I-PpoI는 본래 점균의 세포 기구를 써서 자신을 복제하는데 생쥐 세포에는 그런 기구가 없기 때문이다. 그래서 자신을 복제하지 못한 채 그냥 떠돌면서 생쥐 유전체를 여기저기 자르기만 한다. 그리고 세포는 아무런 문제 없이 끊긴 DNA 가닥을 다시 잇는다. 돌연변이를 전혀 일으키지 않으면서 그렇게 한다. 생존 회로를 참여시키고 서투인에 혼란을 일으킬 방법을 찾고 있던 우리에게 딱 맞는 것이었다. 캐스9과 I-PpoI 같은 DNA 편집 유전자는 자연이 과학에 주는 선물이다.

정보 이론을 검증할 생쥐를 얻기 위해 우리는, I-PpoI를 그것을 제어하는 데 필요한 DNA 조절 인자들과 함께 플라스미드plasmid

라는 원형 DNA 분자에 끼운 뒤, 그 플라스미드를 연구실의 플라스틱 접시에 배양하고 있던 생쥐 배아 줄기세포주의 유전체에 삽입했다. 그런 다음 그 유전자 변형 줄기세포를 주머니배blastocyst, 즉 세포 90개로 이루어진 발달 단계의 배아에 집어넣었다. 우리는 그 배아를 생쥐 암컷의 자궁에 착상시킨 뒤 약 20일 동안 새끼가 태어나기를 기다렸다.

아주 복잡하게 들리지만 그렇지 않다. 어느 정도 훈련을 받고 나면 대학생도 할 수 있다. 요즘에는 아주 흔히 쓰여서, 카탈로그를 보고 주문하거나 기업에 돈을 주고 원하는 유형의 생쥐를 만들어 달라고 할 수 있다.

예상한 대로 태어난 새끼는 지극히 정상이었다. 자르는 효소가 그 단계에서는 꺼져 있었기 때문이다. 우리는 그 생쥐에게 "아이스ICE"라는 별명을 붙였다. 아이스는 "유도 가능한 후성유전체 변화Inducible Changes to the Epigenome"의 약자다. 여기서 "유도 가능한"이라는 말이 핵심이다. 우리가 저용량의 타목시펜tamoxifen을 먹이기 전까지는 다른 생쥐들과 아무런 차이가 나타나지 않기 때문이다. 타목시펜은 에스트로겐 차단제로서 대개 사람의 암을 치료하는 데 쓰인다. 하지만 우리가 만든 생쥐는 타목시펜을 먹으면 I-PpoI 유전자가 켜지도록 되어 있었다. 그러면 만들어진 효소가 세포를 죽이지 않으면서 유전체를 여기저기 자르며 생존 회로를 좀 위협할 터였다. 그리고 타목시펜의 반감기는 이틀에 불과하므로 먹이에서 빼면 유전체 절단 활동을 쉽게 중단시킬 수 있었다.

그 생쥐는 죽을 수도 있었다. 암에 걸릴 수도 있었다. 치아 엑스 선 사진을 찍을 때 받는 수준으로 거의 해를 입지 않은 채 완벽하게 건강할 수도 있었다. 생쥐를 대상으로 이런 실험을 한 사람이 아무도 없었으므로 우리 역시 결과가 어떻게 나올지 알지 못했다. 그러나 후성유전적 불안정과 노화에 관한 우리 이론이 옳다면, 타목시 펜은 《해리 포터와 불의 잔Harry Potter and the Goblet of Fire》에서 프레드와 조지 위즐리 쌍둥이 형제가 자신들에게 썼던 약(나이 드는 약-옮긴이)과 비슷하게 작용할 터였다.

그리고 실제로 그랬다. 마법처럼.

타목시펜을 투여하는 동안에도 당연히 생쥐는 몸속에서 한창 DNA 절단과 서투인 혼란이 일어난다는 사실을 모른 채 잘 지냈다. 그런데 몇 달 뒤 내가 호주의 연구실에 가 있는데 우리 연구실의 동물들을 돌보고 있던 박사후 연구원이 전화를 했다.

"생쥐 한 마리가 몹시 아파요. 고이 보내 줘야 할 것 같아요."

나는 어떤 생쥐인지 사진을 찍어서 보내 달라고 했다. 휴대전화로 온 사진을 보았을 때 나는 저도 모르게 웃음을 터뜨렸다.

"아픈 게 아니야. 늙은 거야."

"교수님, 잘못 아신 거 같은데요. 같은 우리에 있는 한 배의 자매들은 너무나 멀쩡하거든요."

그녀가 혼란스러워한 것은 이해할 수 있었다. 보통의 실험실 생쥐는 16개월 즈음에는 여전히 털이 굵고, 꼬리가 튼실하고, 근육질이고, 귀가 통통하고, 눈이 맑다. 나이가 같지만 타목시펜 촉발 아이스 생쥐는 털이 더 가늘면서 희끗하고, 등이 굽고, 귀가 종잇장처럼 얇고, 눈이 흐릿했다.

우리가 유전체에는 아무런 변화를 일으키지 않았다는 점을 기억하자. 그저 그 어떤 유전자도 없는 영역의 DNA를 자른 뒤 세포가 다시 이어 붙이도록 했을 뿐이다. 확실히 하기 위해 우리는 나중에 다른 영역의 DNA를 자르는 실험까지 했는데 결과는 같았다. DNA 자르기는 서투인의 반응을 유도했다. 그 결과 서투인은 수선에 나서면서 유전체의 다른 부위들에서 본래 하던 일을 못하게 되었고, 많은 유전자들이 엉뚱한 시간에 발현되었다.

이런 발견은 캘리포니아대학교 샌디에이고캠퍼스의 트레이 아이데커Trey Ideker와 캉 장Kang Zhang, UCLA의 스티브 호바스Steve Horvath가 한 발견들과 들어맞는다. 스티브의 이름은 귀에 익을지 모른다. 그는 현재 "호바스 시계Horvath Clock"로 유명하다. 메틸화 methylation라는 DNA에 붙는 후성유전 표지 수천 개를 측정해 생물학적 나이를 정확히 추정하는 방식이다. 우리는 노화가 중년에 시작된다고 생각하는 경향이 있다. 그 무렵이 되면 몸에 의미 있는 변화가 일어나는 것을 목격하기 시작하기 때문이다. 그러나 호바스 시계는 우리가 태어날 때부터 째깍거리기 시작한다. 생쥐도 후성유

[그림 6] 노화가 정보 상실 때문인지 검증하기 위한 아이스 생쥐 만들기
DNA의 특정 지점을 자르는 효소를 만드는 점균류의 유전자를 생쥐 줄기세포에 넣어서 배아에 주입한다. 그 배아는 태어나서 아이스 생쥐가 된다. 점균의 유전자를 켜면 DNA가 잘리고, 서투인이 수선에 나서면서 생쥐의 노화가 일어난다.

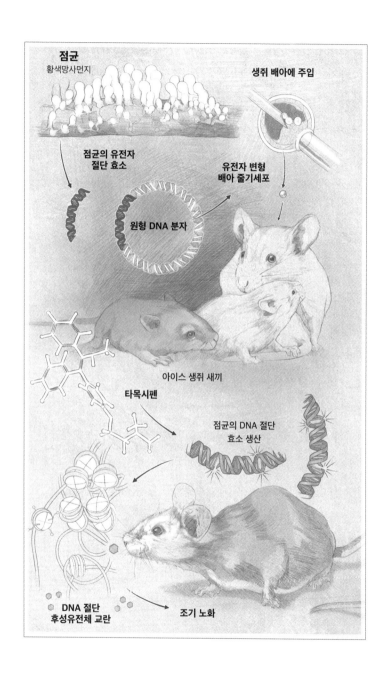

점균
황색망사먼지

생쥐 배아에 주입

점균의 유전자
절단 효소

유전자 변형
배아 줄기세포

원형 DNA 분자

아이스 생쥐 새끼

타목시펜

점균의 DNA 절단
효소 생산

DNA 절단
후성유전체 교란

조기 노화

전적 시계를 지닌다. 아이스 생쥐가 자매들보다 더 늙었을까? 그렇다. 약 50퍼센트 더 늙었다.

우리는 생명의 마스터 시계 감개를 발견한 것이다.

다른 관점에서 보자면 우리는 생명의 DVD를 정상적으로 긁히는 것보다 50퍼센트 더 빨리 긁고 있었다. 생쥐의 기본 청사진인 디지털 부호 자체는 예전이나 지금이나 달라진 것이 없었다. 그러나 그 부호를 읽는 데 쓰는 아날로그 장치는 군데군데 긁히지 않은 곳에서만 데이터를 읽을 수 있었다.

여기서 핵심 교훈은 이것이다. 우리가 노화의 원인이라고 가장 많이 언급되는 것들 중 그 어느 것에도 영향을 끼치지 않으면서 생쥐를 늙게 할 수 있었다는 것이다. 우리는 세포에 돌연변이를 일으키지 않았다. 텔로미어를 건드리지 않았다. 미토콘드리아를 방해하지 않았다. 줄기세포를 직접 소진시키지 않았다. 그런데도 아이스 생쥐는 체중과 미토콘드리아 활성과 근력이 줄어들고, 백내장과 관절염과 치매와 골다공증이 심해지고, 쇠약해졌다.

노화의 이 모든 증상들―사람과 마찬가지로 생쥐를 죽음이라는 벼랑 끝으로 내모는 조건들―은 돌연변이가 아니라 DNA 손상 신호의 결과로 나타난 후성유전적 변화 때문에 생기고 있었다.

우리는 생쥐에게 이 모든 증상들을 부여하지 않았다. 노화를 주었을 뿐이다.

그리고 무언가를 줄 수 있다면, 빼앗을 수도 있다.

모두 같은 생명 나무의 열매들

돌투성이 흙을 뚫고 튀어나오는 거대한 좀비의 울퉁불퉁한 손처럼, 오래된 강털소나무bristlecone pine들이 캘리포니아 화이트산맥의 이슬 맺힌 아침 해를 배경으로 인상적인 모습을 드러내고 있다.

이 나무들 중에서 가장 오래된 것은 이집트 피라미드가 세워지기 전, 스톤헨지가 세워지기 전, 마지막 털매머드가 사라지기 전부터 살고 있었다. 그들은 모세, 예수, 무함마드, 부처가 활동할 때도 살았다. 해발 약 3000미터 높이에 서 있는 이 나무들의 비틀린 몸통은 연간 약 1밀리미터씩 자라며, 번개 폭풍과 주기적인 가뭄에도 꿋꿋이 버티는 최고의 인내력을 자랑한다.

이 거대하고 오래된 존재를 경이롭게 바라보기는 쉽다. 그들의 웅장함과 장엄함에 푹 빠져들기는 쉽다. 경외감에 휩싸여서 멍하니 바라보기는 쉽다. 그러나 이 고대의 족장을 바라보는 또 다른 방식이 있다. 좀 더 어려운 방식이지만 우리가 이 행성의 모든 생물을 바라보기 위해 추구해야 하는 방식이다. 바로 그들을 우리의 교사로 보는 것이다.

아무튼 강털소나무는 우리의 진핵세포 사촌이다. 그들의 유전자 중 약 절반은 우리 유전자와 가까운 친척 관계에 있다.

그러나 그들은 늙지 않는다.

그들의 삶은 해가 가도 계속 이어진다. 수천 년에 다시 수천 년을 덧붙이면서. 속나무에 촘촘히 숨어 있는 나이테들은 거의 현미경으로 봐야 할 정도로 미세하다. 그리고 거기에는 먼 과거에 일어난 기후 사건의 규모, 형태, 화학적 조성도 기록되어 있다. 1883년 전 세계에 화산재 구름을 쏟아 낸 인도네시아 크라카타우 화산 폭발은 1884년 과 1885년의 나이테를 흐릿하게 만들었다. 1883년 나이테는 현재 를 가리키는 바깥 나이테에서 겨우 1센티미터 안쪽에 있다.[32]

그런데 수천 년의 세월이 흘렀지만 그들의 세포는 기능이 전혀 쇠퇴하지 않는 듯하다. 과학자들은 이를 "무시할 수 있는 노화 negligible senescence"라고 부른다. 실제로 숲유전학연구소Institute of Forest Genetics 연구진은 강털소나무에서 세포 노화의 징후를 찾아 나섰지만—23년 된 것부터 4713년 된 것까지 조사했다—빈손으로 돌아와야 했다. 2001년에 내놓은 그들의 연구 결과에 따르면, 젊은 나무와 늙은 나무 사이에 화학물질 운반 체계, 싹 생장률, 꽃가루의 질, 씨의 크기, 씨의 발아 양상에서 의미 있는 차이가 전혀 없었다.[33]

연구진은 해로운 돌연변이가 있는지도 살펴보았다. 당시의 많은 과학자들이 노화의 주요 원인이라고 예상하던 것들을 찾기 위해서였다. 그런데 전혀 없었다.[34] 나는 그들이 후성유전적 변화를 살펴보았더라도 마찬가지로 빈손으로 돌아왔을 것이라고 예상한다.

강털소나무는 생물 세계의 극단값에 속하는 예외적인 존재다. 하지만 노화에 저항하는 것이 그들만은 아니다. 민물 자포동물인 히드라Hydra vulgaris 역시 노화에 저항하는 쪽으로 진화했다. 적절한 조건에 있을 때 이 작은 자포동물은 놀라울 만치 노화를 거부한다. 이들은 야생에서는 포식, 질병, 건조 등의 자연력에 시달려 몇 달밖에 못 살 것이다. 그러나 전 세계의 연구실에서는 지금 40년 넘게 살고 있는 개체들이 있다. 게다가 노화하고 있다는 징후를 전혀 보이지 않는다. 그리고 모든 건강 지표 측정에서 아주 어린 개체든 아주 오래된 개체든 별 차이가 없다.

또 성체로부터 잘려 나간 신체 부위로부터 온전히 재생할 수 있는 해파리 두 종이 있다. 그래서 그들은 "불멸의 해파리"라는 별명을 얻었다. 미국 서해안의 보름달물해파리*Aurelia aurita*와 길이가 1센티미터도 안 되는 지중해의 작은보호탑해파리*Turritopsis dohrnii*가 이렇게 재생한다고 알려져 있다. 하지만 나는 대다수의 해파리가 그렇지 않을까 추측한다. 그저 조사하지 않았을 뿐이다. 이 놀라운 동물 한 마리를 세포 수준으로 산산조각 내면, 세포들은 돌아다니다가 서로 부딪치면 달라붙어서 덩어리를 이루었다가 온전한 개체의 모습으로 돌아갈 것이다. 〈터미네이터 2〉에 나오는 사이보그 T-1000과 흡사하다. 게다가 이들은 대개 노화 시계까지 재설정한다.

물론 우리 인간은 불멸의 존재가 된다고 해도 으깨어져 단세포로 분해되기를 원하지는 않는다. 현재의 삶을 전혀 떠올릴 수 없다면 재조립되거나 산산이 흩뿌려진 뒤 재생된다고 한들 무슨 소용이 있겠는가? 차라리 환생하는 편이 나을 것이다.

여기서 핵심은 F. 스콧 피츠제럴드의 소설 주인공인 나이를 거꾸로 먹는 벤저민 버튼의 생물학적 판본에 해당하는 이런 생물들이 우리에게 가르쳐 주는 교훈이다. 그들이 알려 주는 것은 바로 '세포의 나이가 완전히 재설정될 수 있다'는 것이다. 그래서 나는 우리가 언젠가는 지혜, 기억 또는 영혼을 잃지 않으면서 그렇게 할 수 있을 것이라고 확신한다.

비록 불멸은 아니지만 우리와 유연관계가 훨씬 더 가까운 그린란드상어*Somniosus microcephalus*도 인상적인 동물이다. 이들은 크기가 백상아리만 하며 150세가 되어서야 성적으로 성숙한다. 연구자들은 콜럼버스가 신대륙에 다다르기 전에 태어난 그린란드상어들이 북극해에 살고 있을 것이라고 믿는다. 아주 큰 개체의 방사성 탄소 연대를 측정하니 510년 넘게 살았을 수 있다는 추정값이 나왔다. 최소한 과학자들이 나이를 재기 위해 잡기 전까지 산 햇수가 그러했다. 이 상어의 세포가 노화를 겪는지 여부는 아직 과학적으로 확실히 밝혀지지 않았다. 그린란드상어를 자세히 살펴본 생물학자가 몇 년 전까지 거의 없었다. 어쨌든 이 가장 오래 사는 척추동물은 노화 과정이 아주 느리게 진행된다.

진화적으로 보자면 위에서 살펴본 생물들은 모두 효모에 비해 우리와 더 가깝다. 하지만 우리가 그 작은 균류로부터 인간의 노화에 관해 무엇을 배웠는지를 생각해 보라. 물론 거대한 생명의 나무에서 강털소나무, 히드라, 연골어류, 우리 같은 포유동물 사이 거리를 생각하면 이렇게 말해도 용납될 것이 확실하다. "아니, 이들은 우리와 너무 달라."

그렇다면 다른 포유동물은 어떨까? 피가 따뜻하고 새끼를 낳아서 젖을 먹이는 우리 사촌은?

2007년 알래스카의 원주민 사냥꾼들이 북극고래*Balaena mysticetus*

한 마리를 잡았다. 사체를 해체하던 그들은 오래된 작살 촉이 지방층에 박혀 있는 것을 발견했다. 나중에 역사학자들이 조사하니 1800년대 말에 만들어진 촉임이 드러났다. 그들은 고래의 나이가 약 130세라고 추정했다. 그 발견으로 북극고래는 새롭게 과학적 관심의 대상이 되었다. 고래 눈의 수정체에 든 아스파르산aspartic acid(아스파르트산)의 농도를 측정하는 방법으로 나이를 조사해 보니 원주민들이 잡은 북극고래 중에는 무려 211세로 추정되는 개체까지 있었다.

북극고래가 포유류 중에서 유달리 장수하는 쪽으로 자연선택이 이루어져 왔다고 해서 그리 놀랄 필요는 없을 듯하다. 그들은 포식자가 거의 없으며, 오래 살면서 천천히 번식할 여유가 있다. 그들은 빈틈없이 수선을 하는 세포에 기초한 생존 프로그램을 유지하는 한편으로 안정된 후성유전체를 유지함으로써 수세기 동안 세포들의 교향곡이 연주되도록 할 가능성이 매우 높다.

이런 장수하는 종들은 우리에게 더 건강하게 더 오래 사는 법을 가르쳐 줄 수 있을까?

겉모습과 서식지로 볼 때 강털소나무, 해파리, 고래는 분명히 사람과 전혀 다르다. 그러나 달리 보면 우리는 매우 비슷하다. 북극고래를 생각해 보라. 그들 역시 우리처럼 복잡하고, 사회적이며, 의사소통을 하고, 의식을 지닌 포유동물이다. 그들과 우리가 공통으로 지녔다고 알려진 유전자들만 1만 2787개에 달하며, 그중에는 *FOXO3*라는 유전자의 흥미로운 변이체들 또한 포함된다. 달리

*DAF-16*이라고도 하는 이 유전자는 캘리포니아대학교 샌프란시스코캠퍼스의 신시아 케니언Cynthia Kenyon이 선충에서 처음 발견한 장수 유전자였다. 케니언은 인슐린 호르몬 경로의 결함이 선충의 수명을 2배로 늘리는 데 핵심적인 역할을 함을 알아냈다. 생존 회로에서 필수적인 역할을 하는 *DAF-16*은 DNA 서열 TTGTTTAC에 달라붙는 작은 전사 인자 단백질을 만들며, 이 단백질은 서투인과 함께 상황이 안 좋을 때 세포의 생존 능력을 높이는 일을 한다.[35]

포유류에게는 *FOXO1, FOXO3, FOXO4, FOXO6*라는 4개의 *DAF-16* 유전자가 있다. 이런 명칭들을 보면 과학자들이 일부러 문제를 복잡하게 꼬고 있다는 생각이 들지 모른다. 그러나 이 사례에서는 그렇지 않다. 같은 "유전자족gene family"이지만 DNA 서열 해독이 쉬워지기 전에 이름이 붙여졌기 때문에 다양한 이름을 지니게 되었을 뿐이다. 유전체를 분석했더니 자신이 도시 반대편에 사는 사람과 형제자매라는 사실을 알게 되는 드물지 않은 상황과 비슷하다.[36] *DAF-16*은 "다우어 애벌레 형성dauer larvae formation"의 약자다. "Dauer"는 독일어로 "오랜 시간, 지속"이란 뜻이며 이 이야기와 실제로 관련이 있다. 선충은 굶주리거나 몹시 복작거릴 때 다우어가 되어 상황이 나아질 때까지 웅크리고 있다. *DAF-16*을 활성화하는 돌연변이는 상황이 좋을 때조차 선충의 방어 체계를 켬으로써 수명을 연장한다.

내가 *FOXO/DAF-16*을 알게 된 것은 효모를 통해서였다. 효모에서는 *MSN2*라고 한다. "SNF1(AMPK) 후성유전 조절 인자의 다중 복제 억제 인자multicopy suppressor of *SNF1*(AMPK) epigenetic regulator"라는 뜻이다. *DAF-16*처럼 효모의 *MSN2*도 죽음을 멀리하고 스트레스 내성을 키우는 쪽으로 세포를 내모는 유전자들을 켠다.[37] 우리는 열량이 제한될 때 *MSN2*가 NAD를 재활용하는 유전자들을 켬으로써, 따라서 서투인의 활동을 증진시킴으로써 효모의 수명을 늘린다는 것을 발견했다.[38]

과학자들이 이 분야의 과학을 미로처럼 복잡하게 이야기할 때도 그 안에는 몇 가지 반복되는 주제가 숨어 있다. 저열량 감지기(SNF1/AMPK), 전사 인자(MSN2/DAF-16/FOXO), NAD와 서투인, 스트레스 내성, 장수가 그렇다. 이 점은 우연이 아니다. 이것들은 모두 고대 생존 회로의 핵심 부품이기 때문이다.

그렇다면 사람의 *FOXO* 유전자는 어떨까? *FOXO3*의 특정 변이체는 중국의 홍강 골짜기 주민들처럼 수명과 건강수명이 둘 다 길다고 알려진 집단들에서 발견되어 왔다.[39] 이 *FOXO3* 변이체는 상황이 안 좋을 때만이 아니라 평생에 걸쳐서 질병과 노화에 맞서는 몸의 방어 체계를 켜는 듯하다. 누구든 자신의 유전체를 분석하면 장수와 관련이 있다고 알려진 *FOXO3* 변이체를 지니고 있는지 알수 있다.[40] 한 예로 rs2764264 위치의 염기가 T가 아니라 C일 때 수명이 더 길다고 한다. 우리 집 아이들인 알렉스와 내털리는 이 위치에 C를 쌍으로 지닌다. 아내 샌드라와 내게서 하나씩 물려받았다. 그래서 다른 모든 유전자가 같다고 할 때 지독히 나쁜 생활습관만 들이지 않는다면 우리 아이들은 95세까지 살 확률이 나보다 더 높다. 나는 C와 T를 하나씩 지니기 때문이다. 그래도 T만 둘인 사람보다는 평균수명이 꽤 길다.

여기서 잠시 숨을 돌려서 나무, 효모, 선충, 고래, 인간 등 지구의 모든 생물에 본질적으로 동일한 장수 유전자가 들어 있다는 사실이 얼마나 놀라운 일인지를 생각해 볼 가치가 있다. 모든 생물은 동일한 원시 생물에서 진화했으며, 우리 역시 마찬가지다. 현미경으로 들여다보면 모두 동일한 원료로 이루어져 있다. 모두 동일한 생존 회로, 즉 상황이 안 좋을 때 보호하는 세포 내 연결망을 갖고 있다. 그런데 이 연결망은 우리의 몰락 원인이기도 하다. DNA 가닥이 끊기는 일처럼 우리가 피할 수 없는 유형의 손상들이 있다. 그런 손상들은 생존 회로를 과로시키고 세포의 정체성을 바꾼다. '노화의 정보 이론'에 따르면 우리 모두는 노화를 일으키는 후성유전적 잡음에 시달린다.

그렇지만 생물마다 늙는 속도는 제각각이다. 그리고 전혀 늙지 않는 것처럼 보이는 생물도 있다. 북극고래가 후성유전적 교향악을 교란하지 않으면서 생존 회로를 계속 유지할 수 있는 이유는 무엇일까? 피아니스트의 실력이 쇠퇴하는 것이라면 해파리는 어떻게 그 능력을 복원할 수 있는 것일까?

이런 의문들은 우리 연구가 어디로 향할지를 생각할 때 내 사고의 길잡이가 되어 왔다. 허무맹랑한 착상이나 공상과학소설에서 곧바로 튀어나온 개념처럼 보일지 모르지만 연구에 확고히 뿌리를 박고 있다. 게다가 우리 인간의 몇몇 가까운 친척들이 노화를 회피하는 법을 배웠다는 사실이 그런 개념이 옳다는 것을 뒷받침한다.

그리고 그들이 그럴 수 있다면, 우리도 그럴 수 있다.

우리 삶의 후성유전적 경관

우리 유전체의 지도를 작성한다는 개념을 대다수가 그다지 생각도 못 한 시절에, 우리가 세포의 후성유전체 전체를 지도로 작성할 기술도 없고 후성유전체가 DNA를 어떻게 묶어서 유전자를 켜고 끄는지도 이해하지 못한 시절에, 발생학자 콘래드 와딩턴은 이미 더 깊이 생각하고 있었다.

1957년 당시 에든버러대학교의 유전학 교수였던 와딩턴은 미분화 세포들—모습과 DNA가 서로 정확히 똑같은 세포들—의 덩어리에 불과한 초기 배아가 어떻게 인체의 수천 가지 세포로 분화할 수 있는지를 이해하려고 애쓰고 있었다. 아마 우연의 일치가 아니었겠지만 와딩턴이 고심하던 때는 디지털 혁명의 여명기였다. 그 무렵에 컴퓨터 프로그래밍의 어머니인 그레이스 호퍼Grace Hopper 는 최초로 널리 쓰인 컴퓨터 언어인 코볼COBOL의 토대를 구축하고 있었다. 본질적으로 와딩턴은 모두 동일한 부호를 토대로 작동하는 세포들이 어떻게 서로 다른 프로그램을 만들어 낼 수 있는지를 알아내고자 했다.

유전학 말고 다른 무언가가 작동하는 것이 분명했다. 부호를 제어하는 프로그램이 있는 것이 틀림없었다.

와딩턴은 "후성유전적 경관epigenetic landscape"이 있다고 상상했다. 우리 유전자가 존재하는 역동적인 세계를 나타내는 3차원 입체지도다. 이 와딩턴의 경관은 반세기 넘게 지난 지금까지도 여전히 우리가 늙는 이유를 이해하는 데 유용한 비유로 남아 있다.

와딩턴의 지도에서 배아 줄기세포는 산꼭대기에 있는 조약돌로 표현된다. 배아가 발생할 때 이 조약돌은 비탈로 구르기 시작해 이 윽고 수백 곳의 골짜기 중 하나로 떨어진다. 각 골짜기는 몸에 존재할 수 있는 각각의 세포 종류를 나타낸다. 이 과정을 "분화"라고 한다. 후성유전체는 조약돌에게 길을 안내하지만 세포가 일단 자리를 잡은 뒤에는 중력 역할을 한다. 즉 비탈을 다시 올라가서 다른 골짜기로 떨어지는 일이 없도록 잡아 두는 역할을 한다.

세포가 최종적으로 자리를 잡은 장소를 세포의 "운명"이라고 한다. 우리는 이 과정이 일방통행이라고, 즉 되돌아갈 수 없는 길이라고 생각해 왔다. 그러나 생물학에서 운명 같은 것은 결코 없다. 지난 10년 사이에 우리는 와딩턴 경관의 조약돌이 한자리에 고정되어 있지 않다는 것을 깨달았다. 시간이 흐르면서 옮겨지는 몹시 안 좋은 경향을 보인다는 것이다.

분자 수준에서 보면 조약돌이 비탈로 굴러 내려갈 때 실제로 일어나는 일은 이렇다. 전사 인자 그리고 서투인과 DNMT(DNA 메틸전달효소DNA methyltransferase)와 HMT(히스톤 메틸전달효소)—DNA와 그 포장 단백질에 화학적 꼬리표를 붙여서 세포와 후손 세포들에게 특정한 방식으로 행동하라고 지시를 내리는 일을 한다—의 안내에 따라 각 유전자들이 저마다 다른 방식으로 켜지고 꺼지는 것이다.

그런데 과학계에서조차 깨닫고 있는 사람이 적은 것이 하나 있다. 이 정보의 안정성이 우리의 장기적 건강에 매우 중요하다는 점이다. 그러니 후성유전학은 생명의 출발점을 연구하는 과학자들이 보기에는 꽤 오래된 학문이지만 나처럼 생명의 반대쪽 끝을 연구하는 이들에게는 그렇지 않은 셈이다.

와딩턴 경관에서 조약돌은 일단 정착하면 그곳에 머무는 경향이 있다. 수정이 이루어지는 순간부터 모든 일이 잘 풀리면 배아는 태아로 발달하며 이어서 갓난아기, 걸음마를 떼는 아기, 10대 청소년을 거쳐서 성인으로 발달한다. 성인이 된 뒤에도 젊은 동안에는 별문제가 일어나지 않는 경향이 있다. 그러나 시계는 계속 째깍거리고 있다.

그런데 DNA가 햇빛이나 엑스선에 손상될 때처럼 후성유전체에 과격한 조정이 이루어질 때마다 조약돌은 들썩거린다. 약한 지진이 일어나 지형이 아주 조금씩 바뀌는 것과 비슷하다. 시간이 흐르면서 지진이 반복되고 산이 침식됨에 따라 옆쪽 비탈로 튀어 올라서 새로운 골짜기로 들어가는 조약돌들이 나타난다. 세포의 정체성이 바뀌는 것이다. 피부세포는 자궁에 있을 때 차단된 상태로 계속 유지되어야 할 유전자들을 켬으로써 다르게 행동하기 시작한다. 이제 그 세포는 90퍼센트는 피부세포지만 나머지 10퍼센트는 뉴런과 콩팥세포 같은 다른 세포들의 특성이 뒤섞인 잡탕이다. 그 세포는 털을 만들고, 탄력성을 유지하고, 상처를 치유하는 등 피부세포가 해야 하는 일을 제대로 못하게 된다.

우리 연구실에서는 그런 세포를 "외분화되었다ex-differentiated"고 부른다(탈분화는 분화된 세포가 미분화 상태로 돌아가서 분열 능력을 회복하는 것을 가리키기에 외분화라고 옮겼다-옮긴이).

각 세포는 후성유전적 잡음에 굴복한다. 수천 개의 세포로 이루어진 조직은 잡다한 세포들의 잡탕, 뒤범벅, 잡동사니가 되어 간다.

앞서 말했지만 후성유전체는 아날로그 정보—무한히 많은 가능한 값들을 토대로 하는 정보—기 때문에 본질적으로 불안정하다. 따라서 잡음이 쌓이는 것을 막기 어렵고 복제할 때면 어느 정도 정보를 상실할 수밖에 없다. 지진은 삶의 현실이다. 경관은 늘 바뀌고 있다.

후성유전체가 아날로그가 아니라 디지털 형태로 진화했다면 골짜기는 수직으로 높이 150킬로미터까지 벽이 서 있는 것과 같을 것이고 중력 또한 대단히 강할 것이다. 조약돌이 옆 골짜기로 튀어 넘어가는 일은 결코 일어나지 못할 것이다. 세포는 정체성을 결코 잃지 않을 것이다. 우리가 그런 식으로 만들어졌다면 수천 년 동안, 아니 아마 그보다 더 오래 건강하게 살 수 있을 것이다.

그러나 우리는 그런 식으로 만들어지지 않았다. 진화는 불멸이 아니라 생존을 충분히 확보할 수 있을 만큼만—그리고 운이 좋다면 좀 더 많이—교체가 이루어지도록 유전체와 후성유전체를 만든다. 그래서 우리 골짜기의 벽은 완만하게 비탈져 있고 중력도 그렇게 강하지 않다. 200년을 사는 고래에게서는 골짜기 벽이 아마 더 가파른 형태로 진화해 세포가 우리 세포보다 2배 더 오래 정체성을 유지할 것이다. 그러나 그렇다고 영원히 살지는 못한다.

나는 이 모든 일이 마그나 수페르스테스와 그 생존 회로에서 비롯되었다고 본다. 서투인을 비롯한 후성유전 인자들이 유전자를 떠나 DNA가 끊긴 자리로 가서 수선을 한 뒤에 되돌아가는 일을 반복하는 방식은 단기적으로는 도움이 되지만, 궁극적으로는 우리를 늙게 하는 원인이다. 시간이 흐르면서 엉뚱한 시간에 엉뚱한 곳에서 발현되는 유전자들이 늘어난다.

아이스 생쥐를 다룰 때 말했듯이 DNA를 끊어서 생존 회로가 대처하도록 만들어 후성유전체를 교란할 때, 우리는 잡음을 도입함으로써 후성유전적 경관을 침식시키는 것이라고 할 수 있다. 그 생쥐의 몸은 잘못 안내되어서 기능 이상이 일어난 세포들의 키메라로 변하게 된다.

이것이 바로 노화다. 이 정보 상실이 바로 우리 모두를 심장병, 암, 통증, 쇠약, 죽음의 세계로 이끈다.

아날로그 정보의 상실이 우리가 늙는 단일한 이유라면, 거기에 우리가 할 수 있는 일이 있을까? 높은 골짜기 벽과 강한 중력을 유지함으로써 조약돌을 안정시킬 수 있을까?

그렇다. 나는 자신 있게 그렇다고 말할 수 있다.

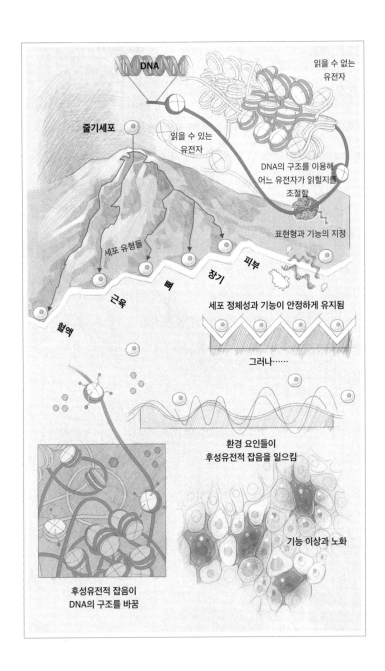

읽을 수 없는
유전자

DNA

줄기세포

읽을 수 있는
유전자

DNA의 구조를 이용해
어느 유전자가 읽힐지를
조절함

표현형과 기능의 지정

세포 유형들

피부

장기

뼈

근육

혈액

세포 정체성과 기능이 안정하게 유지됨

그러나……

환경 요인들이
후성유전적 잡음을 일으킴

기능 이상과 노화

후성유전적 잡음이
DNA의 구조를 바꿈

노화 역전의 시대가 온다

텍사스대학교 교수 벤저민 러바인Benjamin Levine은 규칙적인 운동이 "일종의 책무다"라고 말한다. "나는 사람들에게 운동을 이를 닦는 일처럼 개인위생의 일부로 생각하라고 말한다. 자신의 건강을 지키기 위해 당연히 해야 하는 일이어야 한다."⁴¹

나는 그 말이 옳다고 믿는다. 체육관에 가는 것이 이를 닦는 것만큼 쉽다면 대부분의 사람들은 훨씬 더 많이 운동할 것이다.

아마 언젠가는 그렇게 될 것이다. 우리 연구실에서 한 실험은 그것이 가능함을 시사한다.

2017년 어느 가을날 아침에 내가 연구실에 들어서자 박사후 연구원인 마이클 본코브스키Michael Bonkowski가 말했다. "문제가 생겼어요."

그 순간 나는 하루가 그리 잘 풀릴 것 같지 않은 예감이 들었다.

"그래?" 나는 심호흡을 한 번 하면서 최악의 소식을 들을 준비를 했다. "뭔데?"

[그림 7] 우리 삶의 경관 변화

와딩턴 경관은 세포가 어떻게 정체성을 찾는지를 보여 주는 비유다. 여기서 배아세포는 으레 조약돌로 표현되는데, 비탈을 따라 굴러 내려가서 자신의 정체성을 규정하는 골짜기에 정착한다. 그런데 우리가 나이를 먹을수록 DNA가 끊기는 것 등 생존을 위협하는 사건들이 일어나면서 생존 회로를 활성화하고 후성유전체를 미미하게 재조정한다. 시간이 흐르면서 옆 골짜기로 넘어가 원래의 정체성을 잃는 세포들이 늘어나며, 이윽고 그런 세포들은 늙은 조직에서 좀비 같은 노화세포로 변한다.

"생쥐들이요, 달리기를 멈추려 하지 않아요."

그가 말하는 생쥐들은 약 20개월 된 녀석들이었다. 사람으로 치면 약 65세였다. 우리는 그 생쥐들에게 체내 NAD 농도를 증진시키는 분자를 먹여 왔다. 우리는 NAD 농도가 증가하면 서투인 활성이 증가할 것이라고 믿었다. 생쥐들이 달리기 중독 현상을 보이고 있다면 아주 좋은 징후일 터였다.

"왜 그게 문제라는 거지? 아주 좋은 소식이잖아!"

"그게요, 계속 달렸을 거란 말이죠. 트레드밀이 망가지지 않았다면요."

우리는 생쥐들이 최대 3킬로미터까지 달릴 수 있도록 트레드밀의 프로그램을 설정했다. 늙은 생쥐가 그 거리만큼 달린다면 트레드밀의 전원이 꺼지도록 한 것이다.

"실험을 처음부터 다시 해야 돼요." 본코브스키가 말했다.

잠시 뒤에야 무슨 상황이 벌어졌는지 실감이 났다.

생쥐에게 1킬로미터는 달릴 만한 거리다. 2킬로미터—표준 육상 트랙의 약 5배—는 젊은 생쥐에게도 꽤 긴 거리에 해당한다.

그런데 3킬로미터로 프로그램을 설정한 이유가 있었다. 그저 생쥐가 그렇게 멀리까지 달리지 않아서다. 그런데 이 늙은 생쥐들은 울트라마라톤을 하고 있었다.

왜 그랬을까? 2018년에 발표한 우리의 주요 발견 중 하나는, SIRT1 효소를 활성화하는 NAD 증진 분자를 투여했을 때 늙은 생쥐의 혈관 벽을 이루는 내피세포들이 혈류가 그리 좋지 않은 근육 부위까지 뻗어 나간다는 것이었다.[42] 그 결과 새로운 미세한 혈관, 즉 모세혈관이 형성되어서 근육이 몹시 필요로 하는 산소를 공급하고, 근육에서 젖산 같은 유해 대사산물을 제거하고, 생쥐와 인간의 몸을 노쇠하게 만드는 가장 주된 원인 중 하나를 되돌렸다. 그것이 바로 이 늙은 생쥐들이 갑자기 그렇게 경이로운 마라톤 선수가 된 이유였다.

서투인의 활성이 증가했기에 생쥐의 후성유전체는 더 안정해지고 있었다. 골짜기의 벽이 점점 더 높아지고 있었다. 중력도 점점 더 세지고 있었다. 그리고 와딩턴의 조약돌은 자신이 본래 속한 곳으로 돌아가라고 계속 밀리고 있었다. 모세혈관의 벽은 생쥐가 운동을 한 양 반응하고 있었다. 그 실험은 일종의 '운동 효과 약물exercise mimetic'이 있다는 것을 처음으로 제시한 사례였으며, 노화의 몇몇 측면을 되돌리는 것이 가능하다는 확실한 신호였다.

우리는 그런 일이 일어나는 이유를 아직 다 알지 못한다. 서투인 활성화 효과가 가장 뛰어난 분자가 어떤 것인지, 또 얼마만큼 투여해야 효과가 가장 좋은지 아직 알지 못한다. 지금까지 합성된 NAD 전구물질precursor은 수백 종류가 있으며, 이 의문들에 대한 답을 알기 위해 임상 시험들이 진행되고 있다.

그렇다고 해서 후성유전적 생존 회로와 더 건강하게 장수하는 삶에 관해 우리가 알아낸 것들을 활용하려면 더 오래 기다려야 한다는 뜻은 아니다. '노화의 정보 이론'을 활용하는 데는 굳이 기다릴 필요가 없다.

훨씬 더 오래 더 건강하게 살기 위해 우리가 지금 당장 취할 수 있는 단계들이 있다. 노화의 이런저런 측면들을 늦추거나, 멈추거나, 심지어 되돌리기 위해 우리가 할 수 있는 것들이 있다.

그러나 노화에 맞서 어떤 단계들을 취할지를 이야기하기 전에, 노화를 생각하는 방식을 근본적으로 바꾸겠다는 가장 엄청난 약속을 하기 전에, 우리 종에게 획기적인 전환을 가져올 치료법과 약물을 이야기하기 전에, 우리는 한 가지 아주 중요한 질문에 답할 필요가 있다.

과연 그래야 할까?

3장

눈먼 관행

―――

노화 자체가 질병이다

때는 2010년 5월 10일이었고 런던은 시끌벅적했다. 영국 프로축구 프리미어리그의 대미를 장식하는 경기에서 런던 연고지 팀 첼시가 위건을 무려 8-0으로 대파하고 네 번째 우승을 차지한 참이었다. 한편 고든 브라운Gordon Brown은 선거에서 노동당이 참패한 책임을 지고 총리직에서 물러날 것이라고 발표했다. 바로 지난주에 있었던 국회의원 선거에서 노동당은 90석 이상을 잃었다.

런던의 한쪽은 영국 스포츠 세계에 시선이 쏠려 있고 다른 한쪽은 정치계에 눈을 돌리고 있는 가운데, 칼턴하우스테라스에서는 거의 오로지 '자연 지식 향상을 위한 런던왕립협회Royal Society of London for Improving Natural Knowledge'의 회장, 위원, 회원만이 가장 열심히 이목을 집중하고 있는 가운데 행사가 열리고 있었다.

그냥 단순히 '왕립협회'라고 더 잘 알려져 있는, 세계에서 가장 오래된 이 국립 과학 기관은 1660년 계몽주의를 앞장서 이끌면서 "생명 연장"을 꿈꾸었던 프랜시스 베이컨Francis Bacon 같은 당대의 위대한 사상가들이 "신과학new science"을 장려하고 보급하기 위해 설립했다.[1] 자신들의 풍성한 과학적 역사에 걸맞게 이 협회는 해마다 과학 행사를 주최했다. 아이작 뉴턴Isaac Newton의 중력 강연, 찰스 배비지Charles Babbage의 기계식 컴퓨터 강연, 학계에 알려지지 않았던 1000점이 넘는 식물 표본을 갖고 호주에서 막 돌아온 조지프 뱅크스의 강연이 대표적이었다.

계몽주의 시대가 한참 지난 뒤인 오늘날에도 이 협회에서 이루어지는 행사들은 설령 세계를 바꿀 정도는 아니지만 대체로 흥미를 끈다. 그러나 2010년 봄에 이틀 동안 열린 행사는 거의 세계를 바꿀 수준이었다. 월요일과 화요일에 모인 이들은 중요한 "새로운 과학"을 논의하기 위해 온 다양한 분야의 연구자들이었기 때문이다.

모임은 유전학자 린다 패트리지Linda Partridge, 생물분석학의 개척자 재닛 손턴Janet Thornton, 분자신경과학자 질리언 베이츠Gillian Bates가 주최했다. 모두 자기 분야에서 쟁쟁한 인물들이다. 참석자들 또한 그에 못지않았다. 신시아 케니언은 DAF-16을 활성화함으로써 선충의 수명을 2배로 늘린 IGF-1 수용체 유전자의 한 돌연변이에 관한 기념비적인 연구 결과를 발표했다.[2] 처음에 패트리지는 그것이 선충에게만 나타나는 사례가 아닌지 의문을 제기했지만,[3] 곧 그녀를 비롯한 손꼽히는 연구자들은 노화가 단 하나의 유전자를 통해 제어될 수 있다는 오래된 믿음을 직시하지 않을 수 없었다. 구텐베르크대학교의 토마스 뉘스트룀Thomas Nyström은 Sir2 단백질이 효모에게서 유전체 및 후성유전체의 안정성에 중요할 뿐 아니라 산화된 단백질이 딸세포로 전달되는 것을 막는 일도 한다고 발표했다.

예전에 구아렌테의 학생이었고 곧 벅노화연구소Buck Institute for Research on Aging 소장으로 취임할 예정이던 브라이언 케네디는 다른 종 계통에서 비슷하게 보존된 유전적 경로들이 포유동물 노화에서 비슷한 역할을 한다고 설명했다. 내 박사후 연구원 마이클 "마라톤 생쥐" 본코브스키의 박사 학위 지도교수였던 서던일리노이대학교의 안드레이 바트키Andrzej Bartke는 왜소한 생쥐가 어떻게 정상 생쥐보다 2배까지 더 오래 살 수 있는지 발표했다. 분자생물학자 마리아 블라스코María Blasco는 포유동물의 늙은 세포가 젊은 세포보다 어떻게 정체성을 잃고 발암성을 띨 가능성이 높은지를 설명했다. 유전학자 니르 바질라이Nir Barzilai는 장수하는 사람들이 지닌 유전적 변이를 이야기하면서, 자신이 비교적 쉬운 약물 처방을 통해 모든 노화 관련 질환들을 상당히 예방할 수 있고 수명도 꽤 늘릴 수 있다고 믿는다고 말했다.

이 이틀 동안에 세계 최고의 연구 기관들에서 온 과학자 19명은 도발적인 합의에 이르렀고, 인간의 건강과 질병에 관한 기존 상식에 도전하는 압도적인 논리를 구축하기 시작했다. 그해 가을 왕립협회에 낼 요약문을 쓰면서, 생물노년학자 데이비드 젬스David Gems는 생물의 노화를 이해하려는 분야에서 이루어진 발전들이 모두 중대한 단일 결론으로 이어진다고 썼다. 노화가 삶의 불가피한 일부가 아니라 "폭넓은 병리학적 결과들을 빚어내는 질병 과정"이라는 것이었다.[4] 이 사고 방식에 따르면 우리가 으레 노년과 연관 짓곤 하는 심장병, 알츠하이머병 같은 증상들은 반드시 질병 자체가 아니라 더 큰 무언가의 증상이다.

아니 더 단순하면서 아마 더 선동적일 방식으로 표현하면 이렇다. "노화 자체가 질병이다."

인간 사망률 법칙

노화가 질병이라는 개념이 이상하게 들릴 수 있다. 당신만 그런 것이 아니다. 의사와 연구자는 오랫동안 그런 말을 하는 것을 회피해 왔다. 우리는 노화가 그저 늙어 가는 과정이라는 말을 오래전부터 들어 왔다. 그리고 늙는다는 것은 오래전부터 삶의 불가피한 일부라고 여겼다.

아무튼 우리는 주변의 거의 모든 것에서, 특히 우리와 닮아 보이는 주변의 것들에서 노화를 본다. 우리 농장의 소와 돼지는 늙는다.

집에 있는 개와 고양이도 늙는다. 하늘의 새도 늙는다. 바다의 물고기도 늙는다. 숲의 나무도 늙는다. 배양 접시의 세포도 늙는다. 모두 똑같은 방식으로 끝을 맺는다. 먼지로 돌아간다.

죽음과 노화가 너무나 강하게 연결되어 있어서 죽음의 필연성이 우리가 노화를 정의하는 방식을 결정했다. 유럽 사회가 1600년대에 공식 사망확인서를 작성하기 시작했을 때 노화는 사망의 공식 원인 중 하나였다. "노쇠"나 "늙어서 쇠약해짐" 같은 말들은 사망의 설명으로 흔히 받아들여졌다. 《다음 지수에 제시되고 사망표에 토대를 둔 자연적·정치적 고찰Natural and Political Observations Mentioned in a Following Index, and Made upon the Bills of Mortality》을 쓴 17세기 영국 인구통계학자 존 그란트John Graunt는 그렇기에 노화가 너무나 "두렵고" "슬프고" "역겹다"고 했다.

더 후대로 오면 더 이상 사망을 노년 탓으로 돌리지 않게 된다. 이제 "늙어서" 죽는 사람은 없다. 지난 세기에 걸쳐서 서양 의학계는 언제나 노화보다 더 직접적인 사망 원인이 있을 뿐 아니라 그 원인을 파악하는 것이 절실하다고 믿게 되었다. 사실 지난 수십 년 사이에 우리는 사망의 원인을 좀 더 까다롭게 따지게 되었다.

세계보건기구WHO의 질병, 증상, 외상 원인의 목록인 《국제질병분류International Classification of Diseases》는 1893년 처음 발간될 때는 항목이 161가지였다. 하지만 지금은 1만 4000가지가 넘으며, 사망 기록을 보관하는 대다수 지역에서 의사와 공중 보건 담당자는 이 분류 기호를 써서 장애와 사망의 직접적이면서 근본적인 원인을 기록한다.[5] 그리고 전 세계의 의료 책임자와 정책 결정자는 그 자료를 토대로 공중 보건 정책을 결정한다. 대체로 어떤 원인이 사망확인 서에 더 자주 적힐수록 사회는 그 원인에 대처하기 위해 더 주의를 기울인다. 심장병, 2형 당뇨병, 치매가 연구와 의료의 주된 관심사 인 반면 노화는 이 모든 질병의 가장 큰 원인임에도 별 관심을 끌지 못하는 이유가 바로 그 때문이다.

늙음은 때로 삶을 끝내는 근본 요인이라고 여겨지지만 의사들은 그것이 사망의 직접적인 원인이라는 말은 결코 하지 않는다. 그렇 게 말했다가는 담당 공무원의 분노를 자극할 위험이 있다. 더 구체 적으로 적으라고 증명서를 의사에게 돌려보낼 가능성이 높다. 게다 가 동료들로부터 조롱받을 가능성도 높다. 런던유니버시티칼리지 의 건강노년연구소Institute of Healthy Ageing 부소장이자 왕립협회에 서 열린 "노화의 새로운 과학" 학술 대회 보고서를 쓴 당사자인 데 이비드 젬스는 2015년 《메디컬데일리Medical Daily》에 "사람이 병 없 이 오로지 노화로 죽는다는 생각은 말이 안 된다"라고 했다.[6]

그러나 그 말은 요점을 놓친 것이다. 노화를 질병과 분리하는 관 점은 우리가 어떻게 삶의 끝에 다다르는지 진실을 제대로 못 보게 만든다. 우리가 왜 벼랑에서 떨어지는지를 아는 것은 분명히 중요 하다. 하지만 애초에 우리를 그 벼랑 끝으로 데려온 것이 무엇인지 를 아는 것 역시 마찬가지로 중요하다.

우리를 그 벼랑 끝으로 데려가는 것이 바로 노화다. 100년쯤 뒤 면 우리 모두는 노화의 손에 이끌려서 그 벼랑 끝에 선다.

1825년 왕립협회 회원인 박식한 영국 계리사 벤저민 곰퍼츠 Benjamin Gompertz는 "인간 사망률 법칙Law of Human Mortality"으로 이 상한을 설명하려고 시도했다. 본질적으로 노화를 수학적으로 기술하려는 시도였다. 그는 이렇게 썼다. "사망은 대체로 공존하는 두 원인의 결과일 수 있다. 하나는 사망이나 노화의 징후가 전혀 없는 상태에서 일어나는 우연이고, 다른 하나는 노화, 즉 파괴를 견디지 못하는 무능력의 증가다."[7]

이 법칙의 앞부분은 식당에서 컵이 깨질 확률처럼 무작위로 째깍거리는 체내 시계가 있다고 말한다. 즉 이 우연은 본질적으로 방사성 붕괴와 비슷한 일차 반응이며, 대부분의 컵보다 훨씬 더 오래가는 컵도 있다. 뒷부분은 줄곧 치닫는 미지의 과정 때문에 시간이 흐르면서 사망 확률이 기하급수적으로 증가한다고 말한다. 곰퍼츠는 이 두 요소를 더함으로써 노화에 따른 사망률을 정확히 예측할 수 있었다. 50세를 넘으면 생존자 수가 급격히 줄어들지만, 그래프에서 길게 늘어지는 꼬리에 해당하는 사람들, 즉 예상보다 훨씬 더 오래 사는 "운 좋은" 소수가 있다는 것이다. 그의 방정식은 친척인 얼라이언스 보험사의 소유주 모지스 몬테피오레Moses Montefiore와 네이선 메이어 로스차일드Nathan Mayer Rothschild에게 큰 부를 안겨 주었다.

곰퍼츠는 대다수 생물이 자신이 제시한 법칙에 따른다는 것을 아마 몰랐을 수 있지만 짐작은 했을 것이다. 초파리, 선충, 생쥐, 심지어 효모까지 그렇다. 우리는 더 큰 생물들에게서는 그 두 시계를 이루는 것이 정확히 무엇인지 알지 못하지만 효모에게서는 안다. '우연 시계chance clock'는 원형 rDNA의 생성이며, '기하급수 시계 exponential clock'는 원형 rDNA의 복제와 기하급수적 증가다. 그럼으로써 침묵하는 교배형 유전자에 결합되어 있던 Sir2 단백질이 이동함으로써 불임이 야기된다.[8]

인간은 더 복잡하지만 19세기에 유아 사망, 사고, 감염 등 노화와 무관한 사망이 점점 줄어들면서 영국의 사망률은 단순한 수학 모형에 점점 들어맞고 있었다. 이로써 늘 똑같은 속도로 움직이는 체내 시계 때문에 사망률이 점점 기하급수적으로 증가한다는 사실이 갈수록 뚜렷해졌다. 당시에 사망 확률은 8년마다 2배로 증가했으며 그 방정식에 따르면 100세 이후에는 생존자가 거의 없었다.

이 상한은 그 뒤로 대체로 유지되었다. 1960년부터 현재에 이르기까지 세계 평균수명이 20년이나 급증했음에도 그렇다.[9] 나이를 먹을수록 사망 확률이 2배씩 계속 불어나기 때문이다. 따라서 설령 현재 선진국 국민 대다수가 자신이 80세까지는 살 것이라고 확신한다 할지라도 한 개인이 100세까지 살 확률은 100명 중 3명에 불과하다. 115세에 다다를 확률은 1억 분의 1이다. 그리고 130세에 다다를 확률은 수학적으로 있을 법하지 않을 만큼 낮다.

적어도 지금으로서는 그렇다.

죽음을 부르는 한 줄기 산들바람

1990년대 중반에 내가 호주 뉴사우스웨일스대학교의 박사 과정에 있을 때 어머니의 왼쪽 폐에서 오렌지만 한 종양이 발견되었다.

어머니는 평생 흡연을 하셨기에 나는 때가 오고 있구나 하고 추측했다. 흡연은 우리가 가장 많이 언쟁을 벌인 문제일 것이다. 아주 어릴 때 나는 어머니의 담배를 훔쳐서 숨기곤 했다. 그럴 때마다 어머니는 화를 냈다. 그리고 제발 담배 좀 끊으라고 아무리 애원해도 꿈쩍하지 않는 태도에 나 역시 화가 났다.

"난 그동안 꽤 잘 살았어. 나머지 인생은 덤이야." 어머니는 40대 초에 그렇게 말하곤 했다.

그러면 나는 이렇게 받아쳤다. "태어났다는 게 얼마나 행운인 줄 아세요? 그런 삶을 내동댕이치는 거라고요! 암에 걸렸을 때 병원에 모셔갈 거라고 기대하지 마세요."

10년쯤 뒤 마침내 어머니가 암에 걸렸을 때 나는 분노하지 않았다. 분노보다 슬픔이 더 컸기 때문이다. 나는 어떤 문제든 해결하겠다고 결심하고서 병원으로 향했다.

어머니는 본인의 행동 때문에 암에 걸렸지만 한편으로는 부도덕한 산업의 희생자였다. 담배 단독으로 사람을 죽이는 것은 아니다. 사망으로 이어지는 것은 담배, 유전, 세월의 조합일 때가 더 많다. 어머니는 50세에 암 진단을 받았다. 첫 폐암 진단을 받는 평균 연령보다 21년 더 빨랐다. 지금의 내 나이다.

물론 어머니가 그렇게 이른 나이에 암에 걸린 것이 그저 운이 나빴기 때문이라고 볼 수도 있었다. 어머니는 등을 갈라 열고서 척추뼈에서 갈비뼈를 몇 개 잘라 내고 주요 동맥들을 재배치하는 수술을 받은 뒤 여생을 한쪽 폐로만 사셨다. 삶의 질은 확연히 떨어졌고 좋은 삶은 몇 년밖에 이어지지 못했다.

어머니는 유전학 관점에서 볼 때도 운이 나빴다. 할머니부터 내 막내아들에 이르기까지, 나는 유전자 분석 서비스를 하는 기업에다가 우리 집안 사람들의 유전자 분석을 의뢰한 바 있다. 어머니는 암을 치료한 뒤 SERPINA1 유전자에 돌연변이를 하나 물려받았음을 알게 되었다. 만성폐쇄폐병인 폐기종에 취약하게 만드는 돌연변이었다. 그 말은 어머니의 시계가 더 빨리 째깍거리고 있다는 의미였다. 폐를 하나 떼어 낸 뒤 오른쪽 폐가 몸에 산소를 공급했지만, SERPINA1에 결함이 있다는 것은 백혈구가 남은 폐를 마치 침입자인 양 공격해 조직을 파괴한다는 것을 의미했다. 이윽고 폐는 굴복했다.[10]

그러나 다른 관점에서 보면 어머니는 매우 운이 좋았다. 모든 흡연자가 중독이라는 지독히 강한 힘에 맞서 싸우는 데 필요한 깨달음을 그나마 일찍 얻은 덕분에 지구에서 20년을 더 사셨다. 어머니는 세계 여행을 하면서 18개국을 방문했다. 손주들도 보았다. 시드니 오페라하우스에서 아들이 TED 강연을 하는 모습도 보았다. 물론 그럴 수 있었던 것은 암에 걸린 폐를 떼어 낸 의사들 덕분임이 분명하다. 하지만 우리는 나이가 좋은 영향을 미쳤다는 점 또한 인정해야 한다. 어쨌거나 누군가가 병에 걸렸을 때 살아남을 가능성을 예측하는 가장 좋은 방법 중 하나는 병 진단을 받았을 때 몇 살인지를 보는 것이다. 상대적으로 볼 때 어머니는 아주 젊으셨다.

바로 그 점이 핵심이다. 우리는 흡연이 노화 시계를 가속시키고 흡연자를 비흡연자보다 더 일찍 죽음에 이르게 할 가능성이 높다는 것을 안다. 평균 15년 더 빠르다. 그래서 우리는 공중 보건 정책, 집단 소송, 담배세, 법규를 통해 흡연에 맞서 왔다. 우리는 암에 걸리면 사망할 가능성이 더 높다는 것을 알며, 암을 영구히 박멸하기 위해 수십억 달러를 쓰면서 연구를 해 왔다. 그런 한편으로 우리는 노화 역시 사망 확률을 높인다는 것을 안다. 그런데 우리는 노화를 삶의 일부로 받아들여 왔다.

또 어머니가 폐암 진단을 받기 전부터—사실 폐에서 암세포가 마구 자라기 시작하기 전부터—노화하고 있었다는 점을 언급할 필요가 있다. 그리고 물론 그 점에서는 다른 이들도 마찬가지다. 우리는 노화 과정이 우리가 알아차리기 훨씬 전에 시작된다는 것을 안다. 유전병의 조기 발병이나 치명적인 병원체 감염으로 일찍 삶을 마감한 불행한 이들을 제외하고, 대다수는 우리가 흔히 늙는 것과 연관 짓곤 하는 누적되는 질병들에 영향을 받기 훨씬 전부터 노화의 영향을 어느 정도 겪기 시작한다. 분자 수준에서 보면 이 일은 많은 이들이 아직 젊어 보이고 젊다고 느낄 때부터 시작되곤 한다. 예를 들어 정상적인 나이보다 더 일찍 사춘기를 겪는 소녀는 후성유전 시계가 빨라져 있다. 그 나이에는 연주하는 피아니스트가 실수로 잘못 친 소리가 들리지 않는다.[11] 그러나 그런 실수는 일어난다. 10대라고 해도 말이다.

40~50대에는 늙는다는 것이 어떤 느낌인지 대개 그다지 생각하지 않는다. 나는 강연을 할 때면 "노화복age suit"을 가져와서 자원하는 젊은 청중에게 입어 보라고 한다. 목에는 목 움직임을 제약하는 죔쇠가 들어 있고, 쇠약해진 근육을 모사하기 위해 재킷과 온몸을 감싸는 외투에는 납덩어리가 들어 있다. 또 청력을 약화시키는 귀마개와 백내장을 모사한 스키 고글을 착용한다. 이런 복장을 하고 몇 분을 걸은 뒤 벗으면 자원자는 몹시 안도한 표정을 짓는다. 다행스럽게도 벗을 수 있다.

나는 말한다.

"그렇게 입고서 10년을 지낸다고 상상해 보세요."

늙은 마음 상태가 어떤 것인지를 느껴 보고 싶다면 작은 실험을 하나 해 보라. 주로 쓰는 손이 아닌 다른 손으로 자신의 이름과 주소와 전화번호를 적으면서 반대편 발을 시계 반대 방향으로 돌려 보라. 바로 그때의 느낌과 비슷하다.

체력은 사람마다 또 신체 기능마다 정점에 이르는 시기가 다르지만 전반적으로 20~30대부터 줄어들기 시작한다. 예를 들어 남자 중거리 달리기 선수는 25세 무렵에 최고 기록을 내며 그 뒤로는 아무리 열심히 훈련해 봤자 그 기록을 넘지 못한다. 최고의 여성 마라토너는 20대 말에서 30대 초까지는 경기력을 유지할 수 있지만 40세를 넘으면 빠르게 쇠퇴하기 시작한다. 미국 프로미식축구 NFL

의 쿼터백 톰 브래디Tom Brady, 미국여자축구연맹의 수비수 크리스티 피어스Christie Pearce, 미국 프로야구 메이저리그의 외야수 스즈키 이치로鈴木一朗, 테니스의 전설 마르티나 나브라틸로바Martina Navratilova처럼 예외적으로 비범한 인물들은 운동선수가 40대까지 경기력을 유지할 수 있다는 것을 보여 준다. 하지만 이런 종목들이나 다른 어떤 프로 스포츠 분야에서든 간에 40대 중반을 넘어서 그런 최고 수준의 경기력을 유지하는 사람은 거의 전무하다. 나브라틸로바 같은 회복력이 뛰어난 선수도 20대 초에서 30대 초까지가 전성기였다.

자신의 생물학적 나이가 얼마인지를 파악하는 단순한 검사가 몇 가지 있다. 팔굽혀펴기 횟수는 좋은 지표다. 45세 이상이면서 20회 이상 할 수 있다면 몸 관리를 꽤 잘하는 편이다. 나이를 알아보는 또 한 가지 방법은 앉았다 일어서기 검사sitting-rising test, SRT다. 먼저 맨발로 바닥에 다리를 꼬고 앉는다. 그런 뒤 몸을 앞으로 홱 수그렸다가 한 번에 벌떡 일어날 수 있는지 알아보는 것이다. 젊은 사람은 할 수 있다. 중년인 사람은 대개 한쪽 손을 짚고 밀면서 일어나야 한다. 노인은 한쪽 무릎을 대야만 일어날 수 있을 때가 많다. 51~80세 사람들을 조사한 한 연구에 따르면 SRT에서 만점을 받지 못한 사람 159명 중 157명이 검사를 받은 지 75개월 이내에 세상을 떠났다.

신체 변화는 모두에게 일어난다. 피부에는 주름이 생긴다. 머리는 하얘진다. 관절이 아파 온다. 일어날 때 저도 모르게 끙 소리를 내기 시작한다. 회복력이 떨어지기 시작해 질병뿐 아니라 일상생활에서 부딪히거나 해서 생기는 혹과 멍도 낫는 데 더 오래 걸린다.

다행히 10대 때는 엉덩뼈 골절이 일어나는 일이 극히 드물며 부러져 봤자 거의 모두 회복된다. 50대에는 그런 사고로 인생이 바뀔 수도 있지만 대체로 치명적인 문제는 아니다. 그러나 그 나이 이후로 엉덩뼈 골절은 삶을 위협하는 대단히 위험한 요인이 된다. 65세 이후에 엉덩뼈 골절이 일어나면 6개월 이내에 사망할 확률이 거의 절반에 달한다는 보고서들이 있다.[12] 그리고 생존한 이들도 제대로 돌아다니지 못하고 통증에 시달리면서 여생을 살아갈 때가 많다. 내 할머니 베라는 88세 때 주름진 카펫에 발이 걸려 넘어져서 넓적다리뼈가 부러졌다. 그런데 수술을 받는 도중에 그만 심장이 멈추었다. 다행히 살아나셨지만 이미 뇌에 산소 부족이 일어난 상태였다. 할머니는 다시는 걷지 못했고 몇 년 뒤 세상을 떠나셨다.

또 나이를 먹을수록 상처가 낫는 데 더 오래 걸린다. 이 현상은 프랑스 생물물리학자 피에르 르콩트 뒤 노위Pierre Lecomte du Noüy가 1차 세계대전 때 처음 과학적으로 연구했다. 그는 부상당한 병사들의 나이에 따라서 낫는 속도가 다르다는 것을 알아차렸다. 아이와 노인의 상처가 낫는 양상을 보면 이 차이가 훨씬 더 두드러짐을 알수 있다. 아이는 발이 베였을 때 감염이 일어나지 않으면 금방 나을 것이다. 이런 상처를 입은 경우 대부분의 아이에게는 뽀뽀를 하고 반창고를 붙여 준 뒤 금방 나을 것이라고 안심시키기만 하면 된다. 반면에 노인에게 발의 상처는 고통스러울 뿐 아니라 위험하다. 특히 당뇨를 앓는 노인에게는 작은 상처조차 치명적일 수 있다. 당뇨 환자의 발에 궤양이 생겼을 때 5년 이내에 사망할 확률은 50퍼센트가 넘는다. 갖가지 암 사망률을 더한 것보다 더 높다.[13]

그런데 발의 만성 상처는 드물지 않다. 그다지 들어 보지 못했을 뿐이다. 그런 상처는 거의 언제나 그저 발의 감각이 좀 둔해진다거나 발바닥이 약해졌는데 마사지를 하면 괜찮아진다는 식의 이야기로 시작된다. 물론 반드시 그런 것은 아니다. 당뇨 환자의 발 상처를 예방하는 일에 더 관심을 기울여야 한다고 열정적으로 설파하는 내 친구인 서던캘리포니아대학교의 데이비드 암스트롱David Armstrong은 한 환자의 사례를 종종 이야기하곤 한다. 그 환자는 발에 못이 박혔는데 나흘 동안 몰랐다. 돌아다닐 때마다 바닥을 탁탁 두드리는 소리가 나서 어디에서 나는지 살펴보다가 그제야 알아차렸다.

당뇨 환자의 발 상처는 크든 작든 거의 낫지 않는다. 누군가가 양쪽 발바닥 앞쪽을 사과 속을 파내는 도구로 쿡 쑤신 양 보일 수도 있다. 몸에 혈액 흐름이 제대로 이루어지지 않고 세포 재생 능력마저 떨어진 상태라서 이 축축하고 살집 두툼한 상처는 세균이 번식하기에 좋은 환경이 된다. 현재 자리에 누운 채 죽음을 기다리며 이런 악몽 상태에서 살아가는 이들이 4000만 명에 달한다. 죽었거나 죽어 가는 조직을 잘라 내고, 이어서 더 잘라 내고 또 잘라 내고 하는 것 말고는 그들을 위해 할 수 있는 일이 거의 없다. 그러다가 결국 그들은 일어설 능력을 잃고 누워만 지내게 되며 차라리 죽음이 가까워졌다는 것이 고마울 따름인 상황에 처한다. 해마다 미국에서만 이런 상처 때문에 다리를 절단하는 노인이 8만 2000명에 이른다. 1시간에 10명꼴이다. 이 모든 고통과 비용이 처음에 비교적 사소해 보였던 상처, 발의 상처에서 시작된다.

나이를 먹을수록 상처나 질병이 우리를 죽음으로 몰고 가기가 더 쉬워진다. 우리는 벼랑 끝으로 점점 더 가까이 밀리다가 결국에는 한 줄기 산들바람만으로도 벼랑 너머로 떨어지게 된다. 노쇠의 정의가 바로 그것이다.

간염, 신장병, 흑색종이 노화가 하는 식으로 우리를 몰아간다면 우리는 그런 질병들을 세상에서 가장 치명적인 질병 목록에 넣을 것이다. 그러는 대신에 과학자들은 우리에게 일어나는 그 일을 "회복력 상실"이라고 부른다. 그리고 우리는 대체로 그것을 인간 조건의 일부로 받아들여 왔다.

우리에게 노화보다 위험한 것은 없다. 그러나 우리는 노화의 힘이 우리를 정복하도록 용인해 왔다. 그리고 더 건강한 삶을 위해 싸우는 우리의 노력을 다른 방향으로 돌려 왔다.

헛수고에 불과한 각종 치료

내 교수실에서 몇 분 거리에 대형 병원 세 곳이 있다. 브리검여성병원, 베스이즈리얼디커니스메디컬센터, 보스턴아동병원인데 각각 주로 치료하는 환자 유형과 전문 분야가 다르다. 그러나 구성은 모두 똑같은 방식으로 되어 있다.

브리검여성병원의 로비로 들어가서 승강기 옆 안내판을 훑어보면 거의 보편적인 의학 풍경을 한눈에 살펴볼 수 있다. 1층은 외상 치료를 맡는다. 2층은 정형외과다. 3층은 산부인과다. 4층은 호흡기 환자를 치료한다.

보스턴아동병원 역시 전문 분야는 다르지만 비슷하게 나뉘어 있다. 이 놀라운 병원에는 어린 환자들의 눈높이에 더 알맞게 안내판이 붙어 있지만 말이다. 배가 그려진 안내판을 따라가면 정신의학과가 나온다. 꽃이 그려진 안내판은 낭성섬유증센터로 향한다. 물고기 그림을 따라가면 면역학과가 나온다.

이제 베스이즈리얼병원으로 가 보자. 이쪽 복도는 암센터로 향한다. 저쪽 복도는 피부과다. 또 저쪽은 감염병을 치료하는 곳이다.

이 세 병원을 둘러싸고 있는 연구소들도 거의 같은 식으로 구성되어 있다. 한 연구실에는 암을 치료하는 일을 하는 연구자들이 모여 있다. 다른 연구실에는 당뇨병과 싸우는 연구자들이 있다. 또 한 연구실에서는 심장병을 연구한다. 노인병 연구자들도 있지만 그들은 거의 언제나 이미 병든 환자들에게 초점을 맞춘다. 30년쯤 뒤늦게 치료하는 셈이다. 그들은 노화가 아니라 늙은 사람들을 치료한다. 오늘날 노화라는 의학 분야를 전공으로 택하는 의사가 거의 없는 것은 놀랄 일이 아니다.

병원과 연구 기관이 이런 식으로 조직된 데는 나름의 이유가 있다. 현대 의료 체계는 대부분 의학적 문제를 한 가지씩 나누어서 대응하도록 구축되어 왔다. 이런 칸막이 설치야말로 죽음으로 이어지는 각각의 질환들을 분류하는 일에 우리가 강박적으로 매달리게 된데 큰 기여를 해 왔다.

수백 년 전 이 체계가 확립될 당시에는 이런 방식에 아무런 문제가 없었다. 그리고 이 체계는 대체로 오늘날까지 잘 작동하고 있다. 그러나 이 접근법은 한 질병의 진행을 중단시킨다고 해서 다른 질병으로 죽을 가능성이 더 줄어드는 것이 아니라는 점을 무시한다. 사실 때로는 한 질병의 치료제가 다른 질병을 악화시킬 수 있다. 예를 들어 화학요법은 몇몇 유형의 암을 완치시킬 수 있지만 환자의 몸을 다른 유형의 암들에 더 취약하게 만들기도 한다. 그리고 내 할머니의 사례에서 보듯이 정형외과 수술처럼 으레 이루어지는 치료는 심장기능상실(심부전)에 더 취약하게 만들 수 있다.

이런 의료 기관에서 치료받는 환자의 입장에서는 지금 자신이 앓고 있는 병의 치료 자체에 너무나 많은 것이 걸려 있다. 그렇기 때문에 그들은 대개 이런 개별 전선에서 벌어지는 싸움에서 이긴다고 한들 인간 사망률 법칙에 비춰 볼 때는 별 차이가 없다는 점을 알아차리지 못한다. 암이나 심장병에서 살아남는다고 해도 인간의 평균 수명은 그다지 늘어나지 않는다. 그저 암이나 심장병으로 죽을 확률이 줄어드는 것일 뿐이다.

일리노이대학교의 인구통계학자 S. 제이 올샨스키s. Jay Olshansky는 오늘날 의사가 질병을 치료하는 방식이 "단순하다"고 썼다. "병이 생기자마자 마치 다른 것은 전혀 존재하지 않는 양 그 병을 공격한다. 병을 쓰러뜨리는 데 일단 성공하고 나면 환자를 문 밖으로 내

몬다. 다음 질병에 걸릴 때까지. 다음 병에 걸리면 다시 그 병을 쓰러뜨린다. 실패할 때까지 이 과정을 되풀이한다."[14]

미국은 해마다 심혈관질환에 맞서 싸우느라 수천억 달러를 쓰고 있다.[15] 그러나 모든 심혈관질환을—모든 사례를 한꺼번에—막을 수 있다고 해 봤자 평균수명은 그다지 여러 해 늘어나지 않을 것이다. 겨우 1.5년 늘어날 뿐이다. 암 역시 마찬가지다. 우리를 괴롭히는 모든 유형의 암을 다 막는다면 평균수명은 겨우 2.1년 더 늘어날 뿐이다. 다른 모든 사망 원인들이 기하급수적으로 늘어나기 때문이다. 어쨌든 우리는 여전히 늙어 가고 있다.

최종 단계의 노화는 등산과 결코 비슷하지 않다. 가다가 잠시 쉬면서 물을 마시고 간식으로 에너지 보충을 하고 젖은 양말을 갈아 신은 뒤 해지기 전에 다시 10킬로미터를 걷는 것과는 전혀 다르다. 그보다는 갈수록 높이가 높아지고 간격도 점점 짧아지는 장애물들을 뛰어넘으면서 빠르게 달리는 장애물 경주에 더 가깝다. 우리는 결국 이 장애물 중 하나에 걸려 넘어질 것이다. 그리고 어느 한 장애물에 걸려 넘어지면 다시 일어난다고 해도 또다시 넘어질 확률이 점점 더 높아질 뿐이다. 장애물 하나를 치운다고 해서 앞에 놓인 길이 실제로 덜 위험해지는 것은 결코 아니다. 이것이 바로 개별 질병의 치료에 초점을 맞춘 현행 해결책들이 우리의 건강수명을 늘리는 쪽으로 큰 발전을 이룬다는 측면에서는 효과가 거의 없을뿐더러 비용만 많이 드는 이유다. 우리에게 필요한 것은 이 '모든' 장애물을 쓰러뜨릴 의학이다.

스타틴statin(혈중 콜레스테롤을 줄이는 약물-옮긴이), 심장동맥우회로조성술Triple bypass surgery(관상동맥우회술), 제세동기, 장기 이식 등의 의학적 조치들 덕분에 우리 심장은 전보다 더욱 오래 뛰고 있다. 그러나 가장 중요한 기관인 뇌를 비롯한 다른 기관들은 심장보다 관심을 덜 받아 왔다. 그 결과 치매 같은 뇌질환을 더 많은 이들이 더 여러 해 동안 앓고 있다.

서던캘리포니아대학교에서 건강, 사망률, 노화를 연구하는 에일린 크리민스Eileen Crimmins는 최근 수십 년 사이에 미국인의 평균수명은 늘어난 반면 건강수명은 그만큼 증가하지 않았다는 것을 알아냈다. 그녀는 2015년에 이렇게 썼다. "우리는 이환율(일정 기간에 인구 중 병에 걸리는 사람의 비율-옮긴이)을 억제하기보다는 사망률을 줄여 왔다."[16]

조기 사망률과 이환율이 한데 얽혀 빚어지는 문제가 너무나 만연해서 별도로 통계 항목이 설정되어 있다. '장애보정생존연수disability-adjusted life year, DALY'라는 것인데, 때 이른 사망과 나쁜 건강 상태 둘 다 때문에 잃는 수명 햇수를 측정한 것이다. 유럽에서는 러시아의 장애보정생존연수가 가장 높다. 1인당 건강한 삶에서 25년을 잃는다. 이스라엘은 겨우 10년이다. 미국은 무려 23년이다.[17]

평균 사망 연령은 시간이 흐르면서 상당히 달라질 수 있으며 비만, 앉아 생활하는 습관, 약물 과다 복용 등 많은 요인들에 영향받는다. 마찬가지로 나쁜 건강이라는 개념 또한 주관적이며 지역마다 다르게 측정된다. 그래서 연구자들은 미국에서 장애보정생존연수

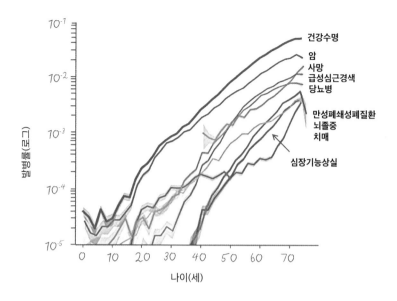

[그림 8] 개별 질병 치료 방식이 수명 연장에 거의 효과가 없는 이유

이 그래프는 20세 이후로 해가 지날수록 질병에 걸리는 이들이 기하급수적으로 증가함을 보여 준다. 지수 그래프는 알아보기가 어렵다. 이 그래프의 세로축을 선형 단위로 표시했다면 그래프가 2층 건물 높이까지 올라갔을 것이다. 즉 20세에서 70세 사이에 한 가지 치명적인 질병에 걸릴 확률이 1000배 증가한다는 뜻이다. 따라서 특정한 질병을 막아 봤자 수명에는 별 차이가 없다.

출처: A. Zenin, Y. Tsepilov, S. Sharapov, et al., "Identification of 12 Genetic Loci Associated with Human Healthspan," *Communications Biology* 2 (2019, 1).

가 증가하고 있는지 줄어들고 있는지를 놓고서 의견이 갈린다. 그러나 가장 낙관적인 평가조차 최근 들어서 대체로 현상 유지 상태에 머물러 있음을 시사한다. 나는 그 자체가 미국 시스템의 문제를 고발한다고 본다. 다른 선진국들처럼 미국도 장애보정생존연수와 다른 이환율 척도 값들을 줄이는 쪽으로 엄청난 개선을 이루었어야 하지만 기껏해야 제자리걸음만 하고 있는 듯하다. 새로운 접근법이 필요하다.

그러나 굳이 연구 자료와 통계를 들여다보지 않더라도 무슨 일이 일어나는지 알 수 있다. 주위를 둘러보기만 하면 된다. 게다가 우리가 늙어 갈수록 더 뚜렷이 드러난다. 50세에 다다르면 우리는 머리가 세고 주름이 늘면서 자신이 부모와 닮아 간다는 것을 알아차리기 시작한다. 65세에 다다랐을 때 아직 질병이나 장애가 없다면 자신이 운이 좋다고 생각한다. 80세까지 산다면 어떤 질병에 시달리느라 삶이 더 힘겹고, 덜 편안하고, 덜 즐거울 것이 거의 확실하다. 85세에 남성은 평균 4가지 질병, 여성은 5가지 질병에 시달린다는 연구 결과가 있다. 심장병과 암. 관절염과 알츠하이머병. 신장질환과 당뇨병 등이다. 또 대부분은 고혈압, 허혈심장병, 심방세동, 치매 등 아직 진단을 받지 않은 질병을 몇 가지 더 지니고 있다.[18] 그리고 이 질병들은 각각 미국국립보건원의 서로 다른 건물과 대학의 서로 다른 학과에서 서로 다른 병리로 다루어진다.

노화는 이 모든 것들을 일으키는 어떤 위험 요인이다.

아니, 실제로 '바로 그' 위험 요인이다. 그에 비하면 다른 온갖 요인들은 사실 하찮다.

내 어머니의 생애 말년은 그렇다는 것을 보여 주는 좋은 사례다. 거의 모든 사람들이 알고 있듯이 나도 흡연 때문에 어머니가 폐암에 걸릴 가능성이 높아질 것임을 알고 있었다. 또 나는 그 이유도 알고 있었다. 담배 연기에는 벤조피렌이라는 화학물질이 들어 있는데 벤조피렌은 DNA의 구아닌에 결합해 이중 나선이 끊어지게 함으로써 돌연변이를 일으키기 때문이다. 수선 과정 또한 암세포의 증식으로 이어질 수 있는 후성유전적 변동과 대사 변화를 야기한다. 이 노화 때 일어나는 대사 변화로 암이 생기는 과정을 "노화종양발생geroncogenesis"이라고 한다.[19]

담배 연기에 다년간 노출됨으로써 생기는 유전적·후성유전적 변화의 조합은 폐암에 걸릴 가능성을 약 5배 증가시킨다.

엄청난 증가율이다. 그리고 그 때문에—또 집안이 거덜 날 정도로 비싼 암 치료비 때문에—세계 대다수 국가는 금연 프로그램을 지원한다. 또 대다수 국가는 담뱃갑에 건강 경고문을 적고 종양과 검게 변한 폐의 섬뜩한 사진까지 싣는다. 대다수 국가는 특정한 유형의 담배 광고를 법으로 금지하고 있다. 그리고 죄악세를 부과해 소비를 줄이려고 애쓴다.[20]

모두 몇몇 종류 암 발생률의 5배 증가를 억제하려는 조치들이다. 그리고 어머니가 그런 종류의 암으로 고통을 겪는 모습을 지켜보았기에 나는 이런 조치들이 대단히 가치 있다고 먼저 말해 둔다. 경제적으로나 정서적으로나 좋은 투자다.

그러나 이 점을 생각해 보라. 흡연이 암에 걸릴 위험을 5배 증가시키지만 50세가 되면 암에 걸릴 위험이 100배 증가한다. 70세가 되면 1000배로 증가한다.[21]

이런 기하급수적으로 증가하는 확률은 심장병에도 적용된다. 당뇨병에도 적용된다. 치매에도 적용된다. 이 목록은 계속 이어진다. 그러나 세계에서 국민이 노화와 싸우는 일을 돕기 위해 의미 있는 수준으로 자원을 쓰는 나라는 한 곳도 없다. 사람들 사이에 의견 일치를 보이는 것이 거의 없는 듯한 세상인데, "인생은 본래 그런 거야"에는 거의 모두가 동의하는 듯이 보인다.

이 질병은 치료할 수 있다

노화는 신체 능력을 쇠퇴시킨다.

삶의 질을 떨어뜨린다.

그리고 특정한 병리 증상을 지닌다.

노화는 이 모든 일을 하며, 그럼으로써 우리가 질병이라고 부르는 것의 모든 범주를 충족시킨다. 단 하나, 인구의 절반 이상에게 영향을 미친다는 점만 빼고.

《머크노인의학편람The Merck Manual of Geriatrics》에 따르면, 병이란 인구의 절반 미만에 영향을 미치는 질환을 말한다. 그러나 노화는 당연히 모든 이에게 영향을 미친다. 그래서 그 편람은 노화를 이렇게 정의한다. "부상, 질병, 환경 위험이나 안 좋은 생활습관이 없어도 시간이 흐르면서 일어나는 신체 기능의 불가피하면서 돌이킬 수 없는 쇠퇴."

암이 불가피하면서 돌이킬 수 없는 것이라고 말하는 걸 상상할 수 있겠는가? 당뇨는? 괴저는?

나는 상상할 수 있다. 예전에는 그렇게 말해 왔기 때문이다.

이 모든 것들이 자연적으로 생기는 문제일지 모른다. 하지만 그렇다고 해서 그것들이 불가피하면서 돌이킬 수 없다는 의미는 아니다. 그리고 반드시 받아들여야 한다는 의미는 더더욱 아니다. 그 편람은 노화를 잘못 말하고 있다.

그러나 노화의 정의가 잘못된 탓에 기존 상식은 공공 정책에 부정적인 영향을 미칠 수밖에 없었다. 그리고 널리 받아들여진 그 정의에 따르면 노화는 병이 아니기에 의학 연구 지원, 약물 개발, 보험사의 의료비 항목을 위해 구축한 기존 체계에 잘 들어맞지 않는다. 용어는 중요하다. 정의도 중요하다. 체계도 중요하다. 그리고 우리가 지금까지 노화를 기술하기 위해 써 온 용어, 정의, 체계는 모두 불가피성을 전제로 한다. 우리는 싸움이 시작되기 전에 수건을 던진 것만이 아니라, 해야 할 싸움이 있다는 것을 미처 알아차리기조차 전에 수건을 던져 버렸다.

하지만 우리가 해야만 할 싸움이 '있다'. 영광스러우면서 세계적인 싸움이다. 그리고 나는 이길 수 있는 싸움이라고 생각한다.

인구의 49.9퍼센트에게 일어나는 것은 병이고 50.1퍼센트에게 일어나는 것은 병이 아니라고 말해야 할 타당한 이유 따위는 전혀 없다. 사실 그렇게 정반대로 문제에 접근하는 방식이야말로 전 세계의 병원과 연구소에 헛된 의료 체계가 구축된 이유다.

모든 사람에게 영향을 미치는 문제에 대응할 수 있다면, 특히 그렇게 함으로써 다른 모든 더 작은 문제들에 상당한 영향을 미칠 수 있다면, 더 적은 수의 사람들에게 영향을 미치는 문제들에 초점을 맞추는 쪽을 택할 이유가 어디 있단 말인가?

우리는 전자 쪽을 택할 수 있다.

나는 노화가 질병이라고 믿는다. 노화를 치료할 수 있다고 믿는다. 더 나아가 우리 생애 내에 치료할 수 있다고 믿는다. 그리고 그럼으로써 인간의 건강에 관해 우리가 알고 있는 모든 내용이 근본적으로 바뀔 것이라고 믿는다.

노화가 질병임을 아직 확신하지 못하는 이들을 위해 한 가지 비밀을 알려 주고 싶다. 내게는 미래를 내다보는 창이 있다. 2028년에 어느 과학자가 LINE-1이라는 새로운 바이러스를 발견할 것이다. 곧 우리 모두가 그 바이러스에 감염되어 있다는 사실이 드러날 것이다. 모두 부모로부터 물려받은 것이다. 또 LINE-1 바이러스가 당뇨병, 심장병, 암, 치매 등 대다수 주요 질병의 원인이라는 사실이 드러날 것이다. 그 바이러스는 느리게 진행되는 섬뜩한 만성 장애를 일으키고, 설령 약한 수준의 감염이라고 해도 모든 사람이 결국 그 장애에 굴복할 것이다. 다행히 전 세계가 치료제를 찾기 위해 수십억 달러를 쏟아붓는다. 2033년에 한 기업이 LINE-1 감염을 예방하는 백신을 개발하는 데 성공할 것이다. 신생아 때 백신 접종을 받은 세대는 부모 세대보다 50년 더 오래 살 것이다. 그리고 마침내 그 길어진 삶이 우리가 이전까지는 전혀 몰랐던 우리의 '자연 수명'임이 드러날 것이다. 새로운 세대의 건강한 사람들은 이전 세대 사람들을 딱하게 여길 것이다. 50세에 신체 능력이 쇠퇴하는 것은 자연스러운 일이며 80세까지 살면 잘 산 것이라고 맹목적으로 받아들인 사람들 말이다.

물론 이 내용은 내가 방금 창작한 공상과학소설 같은 이야기다. 그러나 당신이 생각하는 것보다 더 진실에 가까울지 모른다.

최근에 우리 모두의 유전체에 들어 있는 이른바 이기적 유전자, 실제로 LINE-1 인자라고 부르는 것이 우리가 나이를 먹을수록 증식해 세포를 엉망으로 만들어서 신체적 종말을 앞당긴다고 시사하는 몇 가지 연구 결과가 나왔다. 이 이야기는 뒤에서 더 자세히 하기로 하고, 여기서는 그것이 중요한 의문들을 제기하기 때문에 잠시 언급하고 넘어가겠다. LINE-1이 부모에게서 직접 유전되는지, 아니면 바이러스를 통해 들어오는지 여부가 중요할까? 인류에게서 LINE-1을 없애고 싶은가, 아니면 자녀들에게서도 계속 증식하면서 끔찍한 질병을 일으키도록 놔두기를 원하는가? LINE-1이 질병을 일으킨다고 말하겠는가, 아니라고 말하겠는가?

아니면 그저 인류의 절반 이상이 지니고 있는 것이기 때문에 중요한가?

그것이 바이러스인지, 이기적 DNA 인자인지, 그냥 단순히 건강 문제를 일으키는 우리 세포의 구성 요소인지에 따라 뭔가 달라지는 것이 있을까? 최종 결과는 동일하다.

노화가 '자연적인 과성'이라는 믿음은 뿌리 깊다. 그러니 노화를 질병으로 봐야 한다고 어느 정도 설득했다고 생각하지만, 한 가지 사고 실험을 더 해 보도록 하자.

지구의 모든 사람이 평균적으로 150세까지 건강하게 잘 산다고 상상해 보자. 그런데 당신의 가족은 그렇지 못하다. 당신 가족은 80세에 쭈글쭈글해지고 머리가 세고 당뇨에 시달리고 쇠약해진다. 이 딱하고 불행한 상태에 놓인 딱하고 불행한 이들 중 한 사람을 진찰한 의사가 질병에 걸렸다고 진단한 뒤 그 사람 이름을 따서 병명을 붙이고 눈을 검은 막대로 가린 사진을 의학 학술지에 발표하지 않으란 법이 있을까? 사회는 당신 가족의 딱한 유전병을 연구하고 치료제를 찾기 위해 기금을 모을 것이다.

독일 의사 오토 베르너Otto Werner가 40대임에도 외모와 신체 능력이 80세로 보이는 증후군을 처음 학계에 발표했을 때 바로 그런 일이 일어났다. 그 질병이 내가 1990년대에 MIT에 왔을 때 연구한 베르너증후군이다. 당시 어느 누구도 내가 불가피하거나 불가역적인 질병을 연구하고 있다고 말하지 않았다. 베르너증후군을 질병으로 보고 돌파구가 될 치료법을 찾는 연구를 하는 것이 미친 짓이라고 말하는 사람은 아무도 없었다. 베르너증후군 환자나 내게 "인생은 본래 그런 거야"라고 말한 사람은 아무도 없었다.

우리 앞에는 지구상에서 가장 치명적이고 가장 비용이 많이 드는 질병이 있다. 게다가 이 병은 연구하거나 치료하는 사람이 거의 없다. 마치 지구 전체가 멍하니 지켜보고만 있는 듯하다. "하지만 난 90세 너머까지 살고 싶지 않아"라고 선뜻 생각할 당신에게, 확실히 말하고 싶다. 나는 당신이 바라는 나이보다 겨우 1년 더 살게 해 주고 싶다는 말을 하는 것이 아니다.

당신이 결정을 내리기 전에 사고 실험을 하나 더 해 보자.

시청 공무원이 당신의 출생증명서에 오류가 있음을 알아냈다고 하자. 당신이 실제로는 92세인데 잘못 적혀 있다는 것이다.

"수정된 사항은 인터넷으로 확인하실 수 있어요. 좋은 하루 보내세요."

이제 92세로 바뀌었다고 해서 당신은 뭔가 달라진 느낌을 받을까? 당신의 삶에서 변한 것은 전혀 없다. 그저 증명서에 적힌 숫자 몇 개만 달라졌을 뿐이다. 갑자기 자살하려는 충동을 느낄까?

물론 그렇지는 않을 것이다. 우리가 건강하고 활기차게 지내는 한, 신체적으로 정신적으로 젊다고 느끼는 한, 나이는 중요하지 않다. 32세든 52세든 92세든 마찬가지다. 미국의 중년과 노년의 사람들은 대부분 자기 나이보다 10-20세 젊다고 느낀다고 한다. 아직 건강하다고 느끼기 때문이다. 그리고 자기 나이보다 젊다고 느끼면 더 나이 들었을 때의 사망률이 더 낮고 인지력 또한 덜 쇠퇴하는 경향이 있다.[22] 일종의 선순환이다. 계속 그런 상태를 유지하는 한 그렇다.

그러나 지금 이 순간 당신이 어떻게 느끼고 있든 간에, 설사 몸 상태가 좋고 생활습관이 건강하다고 해도, 당신은 질병을 하나 갖고 있다. 그리고 뭔가 조치를 취하지 않는다면 그 질병은 조만간 당신을 따라잡을 것이다.

노화를 '질병'이라고 부르는 것이 건강과 복지에 관한 주류 견해로부터 근본적으로 벗어나는 것임을 나는 인정한다. 다양한 사망 원인들에 대응하는 다양한 의학적 조치들의 체계를 확립한 바로 그 견해 말이다. 그러나 그런 체계는 주로 노화가 왜 일어나는지를 우리가 이해하지 못했기 때문에 나온 것이다. 아주 최근까지도 우리가 손에 든 것은 기껏해야 노화의 징표 목록뿐이었다. '노화의 정보 이론'은 이 상황을 전면적으로 바꿀 수 있다.

그 징표들을 의학적 조치의 지침으로 삼는 방식에 잘못된 점은 전혀 없다. 그런 방식은 각각의 징표에 대처함으로써 사람들의 삶에 긍정적인 영향을 미칠 수 있을 것이다. 텔로미어 단축을 늦추는 것을 목표로 한 조치는 장기적으로 건강 상태를 개선할 가능성이 있다. 단백질 항상성을 유지하고, 영양소 감지의 혼란을 막고, 미토콘드리아 기능 이상을 억제하고, 노쇠를 중단시키고, 줄기세포의 활력을 높이고, 염증을 줄이는 조치들은 그 불가피한 일을 지연시킬 방안들이 될 수 있다. 실제로 나는 전 세계의 학생, 박사후 연구원, 기업과 함께 이 각각의 징표에 대한 해결책을 개발하고 있으며, 그런 노력이 계속되기를 바란다.[23] 고통을 줄이기 위해 할 수 있는 일은 무엇이든지 해야 한다.

그러나 우리는 여전히 그 9개의 지류에다 9개의 댐을 건설하고 있다.

2010년 왕립협회에 모인 이들이 이 싸움에 붙인 명칭인 "노화의 새로운 과학"에 달려든 과학자들 중에서 우리가 더 상류로 올라가는 것이 가능하며 그럴 가치 또한 충분하다고 인정하는 이들이 점점 늘고 있다.

우리는 댐 하나만 건설할 수 있다. 수원에다 말이다. 문제가 생길 때 조치를 취하는 식이 아니다. 잘못된 일의 진행을 단지 늦추는 식이 아니다. 우리는 노화의 증상들을 한꺼번에 없앨 수 있다.

이 질병은 치료할 수 있다.

2부

우리가 배우고 있는 것(현재)

4장

건강하게 장수하는 법

노화는 삶의 불가피한 일부가 아니다

매일 아침 일어나서 받은편지함을 열어 보면 전 세계에서 온 메일로 가득하다. 평소에는 양이 들쭉날쭉하지만 우리 연구진이나 다른 연구진이 새로운 연구 결과를 발표한 뒤에는 왈칵 밀려드는 양상을 보인다.

그들은 이렇게 묻는다. "뭘 해야 하죠?"

이렇게 애원하기도 한다. "임상 시험에 뽑히려면 어떻게 해야 하는지 알려 줄 수 있나요?"

"우리 딸 햄스터의 수명을 늘려 줄 수 있나요?" 진짜로 온 편지다.

훨씬 더 안타까운 내용들도 있다. 최근에 한 남성은 어머니를 기리기 위해 우리 연구실에 기부를 하겠다고 제안했다. 어머니가 노화 관련 질환들로 여러 해 동안 심하게 시달리다가 돌아가셨다고 했다. "다른 사람들이 그런 일을 겪지 않도록 미력하나마 도와야 한다고 절실히 느낍니다." 다음 날에는 한 여성이 아버지가 알츠하이머병에 걸렸는데 연구에 참가할 방법이 없냐고 묻는 편지를 보냈다. 그녀는 애원했다. "뭐든지 할 수 있어요. 어디어디로 오라고 하면 얼마든지 모시고 갈게요. 아빠를 위해서라면 마지막 한 푼까지 다 쓸 거예요. 아빠는 내 유일한 가족이에요. 아빠가 잘못된다는 생각만 해도 견딜 수가 없어요."

해결될 날이 멀지 않았다고 희망을 품을 근거가 꽤 있긴 하지만, '지금 당장' 노화의 파괴에 맞서 싸우는 이들은 대다수 의사가 노화를 '어떻게' 치료할지는커녕 우리가 '왜' 늙는지를 생각조차 해 본 적 없는 세상에서 싸워야만 한다.

이 책에서 논의하는 치료법과 생명 연장 기법 중에는 이미 나와 있는 것들이 있다. 몇 년 지나면 나올 것들도 있다. 10년쯤 더 걸릴 것들도 있다. 그런 것들까지 살펴보기로 하자.

그런데 이런 개발 중인 기술을 접하지 않고서도, 누구든 어디에 살든 몇 살이든 소득이 얼마든 상관없이 지금 당장 시작해 자신의 장수 유전자를 활성화할 수 있는 방법들이 있다.

일본 오키나와, 코스타리카 니코야, 이탈리아 사르데냐 등 100세 이상 사는 사람이 많은 장수 마을들에서 오랜 세월 주민들이—자신들조차 모르게—써 온 방법들이다. 이 지역들이 작가인 댄 뷰트너Dan Buettner가 2000년대 중반부터 세계에 소개하기 시작한 이른바 '블루존Blue Zone'에 속한다는 것을 알아차린 사람이 있을 것이다. 그 뒤로 이런 장수 지역들에서 얻은 교훈을 적용하고자 애쓰는 이들은 블루존 주민들이 무엇을 먹는가에 주로 초점을 맞추어 왔다. 그 결과로 나온 것이 이른바 "장수 식단longevity diet"이다. 100세 장수자가 많은 지역들에서 먹는 음식의 공통점을 토대로 나온 식단이다. 육류, 유제품, 설탕을 덜 먹고 채소, 콩, 통곡물을 더 많이 먹으라는 조언이 압도적으로 많다.

그리고 식단은 출발점으로 삼기에 나쁘지 않다. 사실 아주 좋은 출발점이다. 호모 사피엔스에게 "최고의" 식단이 무엇인지는 세계 최고의 영양학자들 사이에서조차 의견이 갈린다. 이유는 사실 최고의 식단이라는 것이 아예 없기 때문일 가능성이 높다. 식단이 미묘하게, 때로는 상당히 달라야 할 만치 사람들은 각양각색이기 때문이다. 그러나 한편으로 우리 모두는 폭넓게 보면 여러 가지 공통점을 지녔다고 할 만큼 서로 비슷하다. 채소를 더 많이 먹고 육류를 덜 먹어라. 가공식품을 줄이고 신선한 식품을 더 먹어라. 누구나 다 아는 내용이다. 실천하기가 어려울 수는 있지만 말이다.

그토록 많은 이들이 이 도전 과제를 받아들이기 어려워하는 이유는 뭘까? 우리가 언제나 노화를 삶의 불가피한 일부라고 생각하는 것이 큰 부분을 차지한다. 좀 일찍 찾아오거나 좀 늦게 찾아올 수 있지만 노화는 반드시 우리 모두에게 닥친다고 들어 왔기 때문이다.

예전에는 폐렴, 독감, 결핵, 위창자관질환을 두고 그렇게 말했다. 1900년 이 4가지 질병이 미국 사망자 중 약 절반을 차지하던—그런 병에 걸릴 수 있을 나이까지 생존했을 때—시절에는 그중 하나가 결국은 목숨을 앗아갈 것이라고 거의 확신할 수 있었다.

오늘날 결핵이나 위창자관질환으로 사망하는 사람은 극히 드물다. 폐렴과 독감으로 사망하는 사람은 한 세기쯤 전에 비해 10퍼센트 미만으로 줄었다. 그리고 그 사망자 중 대다수는 노화로 약해진 사람들이다.

뭐가 달라진 것일까? 체계 자체는 전혀 바뀌지 않았다. 의학 발전, 기술 혁신, 생활습관 개선을 돕는 더 나은 정보 덕분에 그런 질병들이 "본래 그런 것"이라는 개념을 더 이상 받아들일 필요가 없는 세상이 되었기 때문이다.

마찬가지로 우리는 노화 역시 그런 식으로 받아들일 필요가 없다.

그러나 앞으로 수십 년 안에 등장해 더 오래 더 건강한 삶을 제공할 약물과 기술을 가장 직접적으로 접할 사람들조차 최적의 수명과 건강수명에 다다르는 일이 전등 스위치를 누르는 것만큼 쉽지는 않을 것이다.

언제나 좋은 선택과 나쁜 선택이 있을 것이다. 그리고 그런 선택은 우리 몸에 '무엇을 집어넣을 것인가'에서 시작한다.

또 '무엇을 집어넣지 않을 것인가'에서도.

적게 먹어라

25년 동안 노화를 연구하고 수백 편의 논문을 읽은 내가 할 수 있는 조언이 하나 있다면, 즉 건강하게 더 오래 살 확실한 방법, 지금 당장 수명을 최대화하는 데 쓸 수 있는 방법을 하나 꼽으라면 바로 이것이다. "적게 먹어라."

물론 이 말은 결코 혁신적인 것이 아니다. 고대 그리스 의사인 히포크라테스 때부터 의사들은 덜 먹는 것이 좋다고 말해 왔다. 기독교 수도사 에바그리우스 폰티쿠스Evagrius Ponticus가 4세기에 조언했듯이, 폭식이라는 치명적인 죄악을 거부할 뿐 아니라 "의도적인 금욕"을 통해서 그렇게 하라고 말이다.

영양실조에 걸리라는 말이 아니다. 굶주림에 시달리라는 말이 아니다. 그런 방식은 더 나은 여생을 살기는커녕 더 오래 사는 길도 아니다. 그러나 절식(단식)—이 풍요로운 세상에서 우리 대부분이 허용할 수 있는 것보다 더 자주 몸을 결핍 상태로 두는 것—은 분명히 우리의 건강과 장수에 좋다.

히포크라테스는 이 점을 알고 있었다. 폰티쿠스도 알고 있었다. 그리고 15세기 베네치아 귀족인 루이지 코르나로Luigi Cornaro도 알고 있었다. 그는 자기계발서의 아버지라고 할 수 있는, 아마 그렇게 대우해야 마땅할 인물이다.

여관집 아들인 코르나로는 기업가가 되어서 한 재산 모은 뒤 포도주를 즐기고 여자들과 어울리느라 흥청망청 써 댔다. 그러다가

30대 중반에 음식과 술과 섹스로 피폐해지자—불쌍한 사람—절제하기로 결심했다. 인생을 바꾸는 결정을 내린 뒤 그의 성생활이 어때했는지는 기록상 좀 모호하지만[1] 먹고 마시는 습관은 잘 알려져 있다. 그는 하루에 겨우 340그램의 음식과 포도주 2잔만 먹었다.

코르나로는 저서 《절제하는 삶에 관한 담론Discourses On the Temperate Life》 중 〈첫 번째 담론〉에서 이렇게 썼다. "더 많이 먹을 수 있지만 식탁을 떠남으로써, 먹거나 마시는 쪽으로 내 식욕을 결코 완전히 충족시키지 않는 습관에 익숙해졌다."[2]

코르나로의 절제하는 삶의 혜택에 관한 담론은 자신의 조언이 가치가 있음을 증명하는 매우 압도적인 개인적 증거를 남기지 않았더라면 잊혔을지 모른다. 그가 자신의 지침서를 출간한 것은 80대였는데 그때도 그는 유달리 건강했으며, 거의 100세에 다다른 1566년에 사망했다(일부 출처에 따르면 100세를 넘겼다고 한다).

더 최근인 20세기로 들어선 직후에 파리의학한림원 원장 알렉상드르 게노Alexandre Guéniot는 절식 생활로 유명세를 얻었다. 당시 사람들은 그를 조롱했다고 한다. 그 시절에는 허기가 건강하게 해 줄 것이라는 그의 추측을 뒷받침할 과학적 증거가 전혀 없었다. 그의 직감만 있을 뿐이었다. 그러나 그는 그들 중 어느 누구보다 더 오래 살았다. 그는 102세까지 장수했다.

심한 절식이 생애에 미치는 효과를 최초로 과학적으로 살펴보기 시작한 것은 1차 세계대전 막바지였다. 평생 함께 생화학을 연구한 라파엣 멘델Lafayette Mendel과 토머스 오스본Thomas Osborne—비타민 A의 공동 발견자들—은 에드나 페리Edna Ferry와 공동으로 생애 초기에 먹이가 부족한 탓에 제대로 자라지 못한 쥐 암컷들이 풍족하게 먹은 암컷들보다 훨씬 더 오래 산다는 것을 발견했다.[3]

1935년 지금은 유명한 인물이 된 클라이브 매케이Clive McCay라는 코넬대학교 교수는 그 증거를 토대로 후속 연구를 했다. 그는 소화가 안 되는 섬유질—사실상 마분지—이 20퍼센트 섞인 먹이를 준 생쥐가 일반적인 먹이를 먹인 생쥐보다 상당히 더 오래 산다는 것을 보여 주었다. 그 뒤로 80년에 걸쳐 수행된 연구들을 통해 다양한 생물에서 '영양실조 없는 열량 제한calorie restriction without malnutrition, CR'이 장수로 이어진다는 결과가 반복해서 나왔다. 그 뒤로 열량이 건강과 수명에 미치는 영향을 알아보기 위해 수백 건의 생쥐 연구가 주로 수컷을 대상으로 이루어졌다.

열량 제한은 효모에게도 효과가 있다. 나는 1990년대 말에 처음으로 그렇다는 것을 알아차렸다. 포도당을 덜 먹인 효모는 더 오래 살았고 DNA가 유달리 압축되어 있었다. 불가피하게 일어나는 ERC(염색체외 원형 rDNA) 축적, 인 폭발, 불임이 상당히 지연되었다.

이 현상이 효모에게만 일어난다면 그저 흥미로운 일에 불과했을 것이다. 그러나 우리는 먹이를 제한했을 때 설치류 역시 더 오래 산다는 것을 알고 있었기에—그리고 나중에 초파리도 그렇다는 것을 알았다[4]—이 유전적 프로그램은 아주 오래된 것임이, 아마 거의 생명 자체만큼 오래된 것임이 명백했다.

동물 연구는 열량 제한을 통해 위기 상태를 유지시키는 것이 서투인을 끌어들이는 요인이 됨을 보여 준다. 기능이 건강하게 유지될 만큼만 먹이를 주는 것이다. 이는 일리가 있다. 장수 유전자에게 원시 시대 이래로 죽 해 온 일을 하라고 알려 줌으로써 생존 회로를 동원하게 하는 방식이기 때문이다. 세포의 방어 체계를 자극하고, 안 좋은 시기에 생존을 도모하고, 질병과 쇠퇴를 막고, 후성유전적 변화를 최소화하고, 노화를 늦추라고 말이다.

그러나 이 현상이 사람에게 나타나는지를 조사하려면 통제된 과학적 실험 조건에 실험 대상자를 놓고 실험해야 하는데 쉽지 않다. 우리가 잘 아는 이유들 때문이다. 식량이 없는 상황에서 살아남아야 했던 사례들을 찾기는 어렵지 않지만 안타깝게도 그런 시기에는 대개 식량 부족으로 영양실조에 시달리기 마련이다. 다방면으로 통제된 연구를 하는 데 필요할, 장기간에 걸쳐서 실험 대상자들을 간당간당한 상태로 둔 채 실시하는 검사를 지속하기란 쉽지 않을 것이다.

그러나 1970년대까지 거슬러 올라가면 장기적인 열량 제한이 사람도 더 오래 더 건강하게 살도록 도움을 줄 수 있음을 강하게 시사하는 관찰 자료들이 있다.

1978년 100세를 넘는 장수자들이 많은 것으로 유명한 오키나와 섬에서 생물노년학자 가가와 야스오香川靖雄는 섬 학생들이 일본 본토 아이들에 비해 열량 섭취량이 3분의 2에 못 미친다는 것을 알았다. 또 본토 성인에 비해 오키나와 성인은 열량 섭취량이 약 20퍼센트 적어서 더 마른 편이었다. 가가와는 오키나와 사람이 수명이 더 길 뿐 아니라 건강수명 또한 더 길다는 것을 발견했다. 뇌혈관질환, 악성종양, 심장병을 앓는 사람이 훨씬 적었다.[5]

1990년대 초의 바이오스피어 2Biosphere 2 실험은 또 다른 증거를 제공했다. 1991년부터 1993년까지 2년 동안 애리조나 남부에 지은 면적 1.2헥타르의 폐쇄된 돔형 생태계에 8명이 들어가서 자급자족 생활을 한 실험이었다. 그들은 스스로 식량을 기르며 살아갈 예정이었다. 그러나 경작 능력이 뛰어나지 않았던 그들이 기른 식량은 전형적인 식단을 제공하기에는 부족하다는 것이 드러났다. 식량 사정이 영양실조가 일어날 만큼은 아니었지만 그들이 종종 허기진 상태에서 지내야 했다는 것은 분명했다.

갇힌 사람("실험 참가자"를 뜻한다)들 중에 우연히 로이 월포드Roy Walford가 있었다. 생쥐의 수명 연장을 연구한 캘리포니아 연구자였는데, 그의 논문들은 지금도 노화 연구자들의 필독 문헌으로 꼽힌다. 나로서는 월포드가 일부러 작물 재배를 방해했다고 의심할 이유가 전혀 없지만, 그 우연의 일치로 그의 연구에 좀 안성맞춤인 상황이 벌어졌다. 생쥐에게서 발견한 사항을 사람에게 적용할 기회를 얻은 것이다. 실험 참가자들은 돔에 들어가기 전, 들어가 있는 동안, 나온 뒤에 철저히 의료 검진을 받았으므로 월포드를 비롯한 연구자들은 열량 제한의 다양한 생물학적 효과를 관찰할 특별한 기회를 얻었다. 그들의 몸에서 일어난 생화학적 변화들은 월포드가 열량 제한을 했을 때 장수한 생쥐에게서 본 것과 거의 비슷했다. 체중 감소(15~20퍼센트), 혈압 저하(25퍼센트), 혈당 저하(21퍼센트), 콜레

스테롤 저하(30퍼센트) 등의 변화가 일어났다.[6]

최근에 정식으로 인간을 대상으로 한 연구가 이루어지기 시작했다. 하지만 실험 자원자들에게 음식 섭취량을 줄이도록 하고 그 섭취량을 장기간 유지하도록 하기가 대단히 어렵다는 것이 드러났다. 내 동료들인 리오니 하일브론Leonie Heilbronn과 에릭 래버신 Eric Ravussin은 2003년《미국임상영양학회지The American Journal of Clinical Nutrition》에 이렇게 썼다. "질 좋은 열량 제한 식단이 비만이 아닌 사람들에게 미치는 효과에 관한 정보가 부족한 것은 과식하기 아주 쉬운 환경에서 장기 연구를 수행하기가 어렵기 때문이다. 또 자유로운 생활을 하는 사람들을 대상으로 그런 연구를 한다는 것은 윤리적·방법론적 문제를 일으킨다."[7] 듀크대학교 연구진은 2017년《노년학회지The Journals of Gerontology》에 발표한 논문에서, 성인 145명에게 건강한 라이프스타일을 위해 으레 권하는 열량보다 25퍼센트를 줄인 식사를 하도록 했을 때 어떤 일이 일어나는지를 조사했다. 사람이 달리 사람이겠는가. 실질적으로는 2년 동안 평균 12퍼센트의 열량 제한이 이루어졌다. 그러나 그 정도로 충분했다. 과학자들은 혈액 생체표지biomarker들의 변화를 토대로 건강이 상당히 개선되고 생물학적 노화가 느려진 것을 볼 수 있었다.[8]

요즘에는 열량 섭취를 상당히 제한한 생활습관을 받아들이는 사람들이 많다. 약 10년 전, 즉 절식이 가장 최근에 부활하기 전 그런 사람들 중 몇몇이 하버드의 내 연구실을 방문한 적이 있다.

"하는 일이 어렵지 않나요?" 나는 당시 국제열량제한협회CR

Society International의 회원이었고 지금도 여전히 열량 제한을 열심히 옹호하고 있는 메러디스 에이브릴Meredith Averill과 폴 맥글로신Paul McGlothin 부부에게 물었다. 그들은 의사들이 으레 권고하는 열량의 약 75퍼센트만 섭취하고 있으며 때로는 그보다 훨씬 덜 먹기도 한다. "늘 배가 고프지 않나요?"

맥글로신이 답했다. "처음에는 분명히 그래요. 하지만 익숙해져요. 그러면 정말 기분이 좋아져요!"

그날 점심 때 맥글로신은 오렌지를 으깬 것처럼 보이는 것을 후루룩 마시면서 유기농 이유식의 장점을 상세히 설명했다. 나는 그 부부가 터틀넥을 입고 있다는 것을 눈치 챘다. 겨울이 아니었다. 그리고 우리 연구실 사람들은 대부분 티셔츠만 입고 전혀 추운 기색이 없었다. 그러나 그들은 몸에 지방이 아주 적어서 좀 따뜻하게 입어야 했다. 식단 때문에 기운이 좀 떨어지지 않을까 하는 생각이 들겠지만 당시 60대 후반이던 맥글로신은 그런 징후를 전혀 보이지 않았다. 그는 잘나가는 마케팅 기업의 CEO이자 전 뉴욕 체스 챔피언이었다. 그러나 자기 나이보다 훨씬 젊어 보이지는 않았다. 나는 주된 이유가 지방 부족으로 주름이 생겼기 때문이라고 추측했다. 그런데 그의 혈액 검사는 전혀 다른 이야기를 들려주었다. 70세 생일 때 혈압과 LDL 콜레스테롤에서부터 휴지기 심장 박동수와 시력에 이르기까지 그의 건강 지표들은 훨씬 더 젊은 사람의 것이었다.[9] 열량 제한을 한 장수하는 쥐들에게서 보이는 것과 실제로 비슷했다.

평생에 걸친 열량 제한이 사람에게 미치는 영향에 관해 우리가 아는 지식이 단기적인 연구와 개인적인 일화 경험에서 나온 것이라는 말은 맞다. 그런데 이런 라이프스타일의 장기적인 혜택을 파악하는 데 도움을 준 우리의 가까운 친척이 있다.

1980년대 이래로 연구자들은 유전적으로 우리와 아주 가까운 붉은털원숭이를 대상으로 장기적인 열량 제한 연구를 해 왔다. 결과는 놀라웠다. 연구를 시작하기 전 붉은털원숭이의 최대수명은 40년이라고 알려져 있었다. 그런데 열량 제한 식단을 지키며 산 20마리 중에서 6마리가 그 나이에 다다랐다. 사람으로 치면 약 120세에 해당한다.

그 나이에 다다르기 위해 열량 제한 식단을 굳이 평생 유지할 필요조차 없었다. 중년 때부터 열량을 30퍼센트 줄인 식사를 하기 시작한 원숭이 중에서도 그 나이에 도달한 개체들이 나왔다.[10]

사람으로 치면 60~65세인 19개월 된 생쥐 역시 열량 제한을 시작하면 수명이 늘어나는데 더 일찍 시작할수록 수명은 더 늘어난다.[11] 이런 동물 연구들은 나이가 들었다고 해서 열량 제한의 장수 혜택을 못 받는 것은 아니지만 아마 일찍 시작할수록 더 나을 것임을 시사한다. 분자 수준에서 보자면 쇠퇴 추세가 실질적으로 시작되는 40세 이전에 말이다.

그렇다고 해서 영양실조 없는 열량 제한 식단이 모두에게 좋은 계획이라는 말은 아니다. 내 학생이었다가 지금은 위스콘신대학교의 유명한 교수가 되어 붉은털원숭이 연구에서 탁월한 업적을 내고 있는 로절린 앤더슨Rozalyn Anderson조차 사람이 장기간 30퍼센트 줄

인 식단을 유지한다는 것은 "미친 식단"이라고 말한다.[12]

물론 모두에게 미친 식단인 것은 분명히 아니다. 열량 제한이 수명을 늘릴 뿐 아니라 심장병, 당뇨, 뇌졸중, 암을 억제한다는 점을 생각하면 더욱 그렇다. 열량 제한은 장수 계획만이 아니다. 활력 증진 계획이다.

그럼에도 많은 이들에게는 힘들다. 집의 냉장고나 직장의 간식에 손을 대지 않으려면 강한 의지력이 필요하다. 우리 분야에는 이런 격언이 있다. "설령 열량 제한으로 당신의 수명이 늘어나지 않더라도 그렇게 느끼게 해 줄 것은 확실하다."

그러나 열량 제한을 할 자신이 없다고 해도 괜찮다. 엄격하면서 완고한 열량 제한이 주는 혜택 중 상당수를 다른 식으로 얻을 수 있음을 보여 주는 연구 결과가 점점 늘고 있기 때문이다. 사실 이쪽이 더 나을 수 있다.

간헐적 단식 또는 주기적 단식

음식 부족에 따른 유전적 반응을 이끌어 내고자 반드시 배고픈 상태를 계속 유지할 필요는 없다. 어쨌든 일단 스트레스에 익숙해지면 그것은 더 이상 스트레스가 아니다.

'간헐적 단식intermittent fasting, IF'—정상적으로 식사를 하다가 주기적으로 식사를 중단하는 방식—은 혁신적인 새로운 건강 유지 방식이라고 묘사되곤 한다. 그러나 UCLA의 내 친구 발터 롱고Valter

Longo가 간헐적 단식의 혜택을 설파하기 오래전부터 거의 한 세기 내내 과학자들은 주기적인 열량 제한의 효과를 연구하고 있었다.

1946년 시카고대학교의 앤턴 카슨Anton Carlson과 프레더릭 휠젤 Frederick Hoelzel은 쥐들에게 주는 먹이를 주기적으로 제한하는 실험을 했다. 그러자 사흘마다 굶긴 쥐들이 규칙적으로 먹은 쥐들보다 수명이 15~20퍼센트 늘었다.[13]

당시에는 단식이 몸에 "휴식"을 제공한다고 보았다.[14] 먹이 없이 지내는 스트레스를 몸이 받을 때 세포 수준에서 어떤 일이 일어나는지 우리가 현재 알고 있는 것과 정반대로 믿은 것이다. 아무튼 칼슨과 휠젤의 연구는 불규칙적인 열량 제한이 장기적으로 어떤 결과를 낳는지 가치 있는 정보를 제공했다.

그들이 연구를 통해 알아낸 사실을 자신의 삶에 적용했는지 여부는 불분명하지만 둘 다 당시 기준으로 볼 때 비교적 장수했다는 점은 분명하다. 카슨은 81세까지 살았다. 휠젤은 이런저런 것들이 몸속을 통과하는 데 얼마나 걸리는지 알아보겠다고 스스로 조약돌, 유리구슬, 볼베어링 같은 것들을 삼키는 등의 실험을 다년간 했음에도 74세까지 살았다. 정말이다. 연구에 미친 사람이었다.

현재 주기적인 열량 제한이 사람에게서 엄청난 건강 혜택을 가져올 수 있다는 연구 결과들이 나오고 있다. 아주 잠깐씩만 절식을 할 때도 그렇다.

한 연구에서는 실험 참가자들에게 죽 정상적으로 식사를 하다가 매달 5일씩만 주로 야채수프, 에너지 바, 영양 보충제로 이루어진 매우 제한적인 식사를 하도록 했다. 그렇게 3개월을 보내자 이 "단식 흉내" 식단을 유지한 이들은 체중이 줄고, 체지방이 줄고, 혈압이 낮아졌다. 더욱 중요한 사실은 주로 간에서 생산되는 호르몬인 IGF-1(인슐린 유사 성장 인자 1insulin-like growth factor 1)의 농도가 낮아졌다는 것이다. IGF-1과 IGF-1 수용체 유전자에 생기는 특정한 돌연변이는 낮은 사망률 및 이환율(질병 발생률)과 관련이 있으며, 100세 넘게 사는 이들이 많다고 알려진 집안의 여성들에게서 자주 발견된다.[15]

IGF-1 농도는 장수와 밀접한 관련이 있다. 사실 연관성이 너무 강해서 뉴욕 예시바대학교 알베르트아인슈타인의과대학의 노화 연구자 니르 바질라이와 서유신Yousin Suh은 누가 얼마나 살지를—아주 정확히—예측하는 데 쓸 수 있다고 본다.

유전학자들인 바질라이와 서유신은 노화 관련 질환들에 시달리지 않은 채 100세까지—그리고 그 이상—사는 사람들에게 초점을 맞추어서 연구를 한다. 그런 사람들은 중요한 연구 집단이다. 대다수가 늙고 싶어 하는 방식의 노화를 보여 주는 모델이기 때문이다. 사는 햇수가 더 늘어난다고 해서 반드시 고통에 시달리며 사는 햇수가 더 느는 것은 아님을 보여 주는 모범 사례다.

이들을 보면 무엇을 먹느냐가 사실상 중요하지 않은 사례도 있음을 알 수 있다. 그들은 무엇을 먹는지에 상관없이 단식 상태에 놓이게 하는 듯한 유전자 변이체를 지니고 있다. 100세까지 산 사람이라면 누구나 장담할 수 있겠지만 평생 100퍼센트 건강한 결정을 내려야만 100세에 다다르는 것은 아니다. 바질라이 연구진이 95세 이상인 아시케나지 유대인 약 500명을 조사했더니 의사들이 오래전부터 우리에게 삼가라고 권해 온 바로 그런 행동들을 하는 이들이 많았다. 튀긴 음식을 먹고, 담배를 피우고, 늘 앉아 생활하고, 과음을 하는 행동 말이다. 바질라이는 평생 해 오던 습관인 흡연을 끊으라고 의사들이 오랫동안 강력하게 권했지만 요지부동이던 장수자 중 한 여성에게 왜 안 끊는지 물은 적이 있었다. 그러자 그녀는 비꼬는 양 웃었다. "나한테 담배 때문에 죽을 거라고 말한 의사가 4명이었어요. 그런데 그 의사들은 지금 다 죽고 없어요."

즉 그저 유전적 제비뽑기를 잘했을 뿐인 이들이 있다. 나머지 사람들은 좀 더 노력을 해야 한다. 다행스럽게 후성유전체는 우리 노력에 잘 반응한다. 디지털이 아니므로 영향을 미치기가 더 쉽다. 우리는 살아가는 방식을 통해 우리 생물학의 이 아날로그 요소 행동을 제어할 수 있다.

중요한 점은 '무엇을' 먹느냐가 아니라 '어떤 식으로' 먹느냐다. 그리스 이카리아섬 같은 블루존을 보면 단식 행동과 장수 사이에 강한 상관관계가 있음이 드러난다. "사람들이 죽는 법을 잊은 섬"이라고 불리는 이곳은 주민 중 3분의 1이 90세 넘게 산다. 고령자들이 거의 다 그리스정교회의 독실한 신자로서 한 해 중 절반 이상을 어떤 식으로든 금식하라고 말하는 종교 일정표를 철저히 따른다.[16] 금식일 중에는 고기, 유제품, 달걀, 때로는 포도주나 올리브유까지 금지하는 날이 많다. 일부 그리스인 입장에서는 사실상 아무것도 먹지 말라는 말이나 다름없다. 게다가 많은 그리스인은 성체 성사를 받기 전에 일정 기간 철저히 금식을 한다.[17]

또 다른 장수촌인 중국 남부 바마야오족자치현巴馬瑤族自治縣 주민들은 질 좋은 건강한 음식을 충분히 접하지만 하루 중 오랜 시간을 먹지 않고 지내는 쪽을 택한다.[18] 이곳의 장수자들 중 상당수는 아침 식사를 거르는 생활을 해 왔다. 그들은 대개 정오 무렵에야 소량의 식사를 하고 해 질 무렵에 가족과 함께 좀 더 많이 먹는 식사를 한다. 이런 식으로 그들은 하루 중 대개 16시간 이상을 먹지 않고 지낸다.

이런 지역들을 조사할 때, 금식 연구를 통해 알아낸 지식을 현대 생활에 적용하려고 시도할 때, 우리는 열량 제한을 지속 가능하게 할 수 있는 방법이 수십 가지는 된다는 것을 알게 된다. 그중 상당수는 '주기적 단식periodic fasting'이라는 범주에 속한다. 줄곧 굶는 것이 아니라 그 시간 중 일부만 허기지게 함으로써 우리 생존 회로를 활성화하는 것이다.

좀 더 시간이 지나면 음식을 제한하는 이 방법들 중에서 더 효과 있는 것이 무엇인지 드러날 것이다. 현재 한 가지 인기 있는 방법은 아침을 거르고 점심을 늦게 먹는 것이다(16:8 식단). 또 한 방법은 일주일에 이틀은 열량을 75퍼센트로 줄인 식사를 하는 것이다(5:2 식단). 좀 더 모험심이 강한 사람이라면 일주일에 이틀은 식사를 아예 거를 수 있나(먹고 거르고 먹기), 또는 건강 전도사 피터 아티아Peter Attia가 하듯이 분기마다 일주일씩 굶는 것이다. 수명 연장과 건강 증진을 위한 이런 여러 모델들은 다양하게 조합되면서 동물을 대상으로 실험이 이루어지고 있으며 머지않아 사람에게까지 적용될 것이다. 단기적인 연구들은 전망이 엿보인다. 나는 장기 연구들에서도 그런 결과가 나올 것이라고 예상한다. 아무튼 결과가 나오기 이전이긴 하지만 영양실조를 일으키지 않는 주기적 단식법은 거의 모두 더 오래 더 건강하게 살게 하는 쪽으로 장수 유전자를 활성화할 가능성이 높다.

또 이런 식으로 먹는 데는 돈이 들지 않는다. 사실 오히려 돈을 아껴 준다. 게다가 원할 때마다 배불리 먹곤 하는 데 익숙하지 않은 사람들이라면 매달 며칠 동안 음식 섭취량을 대폭 줄이는 일에 성공할 가능성이 더 높을 것이다.

그런데 적어도 우리 식습관 진화의 현시점에서 보자면 어떤 형태로 단식을 시도하든 간에 실패하고 말 사람이 꽤 많다.

나도 열량 제한을 시도하곤 했다. 그런데 할 수가 없다. 배고프면 기분이 안 좋아지고 음식은 너무나 기분 좋게 만드니까. 최근에 주기적 단식—하루에 한 끼나 두 끼를 거르는 방식—을 하곤 했지만 대개 의도적으로 한 것은 아니었다. 그냥 바쁘다 보니 때를 놓쳤을 뿐이다.

지금까지 우리는 '얼마나 먹느냐'로 생존 회로를 활성화하는 이야기만 했다. 그러나 '무엇을 먹느냐' 역시 중요하다.

육식을 줄여라

우리는 아미노산이 없으면 금방 죽을 것이다. 아미노산은 인체 내 모든 단백질의 기본 구성단위 역할을 하는 유기 화합물이다. 아미노산─특히 우리 몸에서 합성할 수 없어 음식으로 섭취해야 하는 9가지 필수 아미노산─이 없다면 우리 세포는 생명 활동에 필요한 효소를 만들 수 없다.

육류에는 이 9가지 필수 아미노산이 다 들어 있으며 또 에너지를 수월하게 제공한다. 하지만 거기에는 대가가 따른다. 사실 꽤 많은 대가를 치러야 한다. 윤리적으로 육식을 어떤 관점에서 보든 간에 육류는 매우 위험하기 때문이다. 우리 몸에 말이다. 그렇다면 단백질을 그냥 멀리하면 안 될까? 역설적이게도 우리에게 포만감을 주는 것은 단백질이다. 생쥐 역시 그렇다. 먹이가 부족해 떼 지어 다니는 메뚜기도 마찬가지다. 그들이 서로를 잡아먹는 이유가 그 때문이다.[19] 동물은 단백질 섭취를 제한하면 굶주림이라는 고통을 겪기 때문에 쉽게 제한할 수가 없는 듯하다.

동물 단백질 섭취의 단점을 둘러싸고는 그다지 논란의 여지가 없다. 동물성 식품 위주의 식단이 높은 심혈관질환 사망률 및 암 발병률과 관련이 있다는 연구 결과들은 많다. 붉은 가공육이 특히 나쁘다. 핫도그, 소시지, 햄, 베이컨은 너무나 맛있지만 불명예스럽게도 발암성을 띤다. 이런 식품들이 잘록곧창자암(결장직장암), 췌장암(이자암), 전립샘암과 관련이 있음을 밝힌 연구가 수백 건이나 된다.[20]

또 붉은 고기에는 카르니틴carnitine이 들어 있다. 장내 세균은 이 물질을 심장병을 일으키는 것으로 추정되는 화학물질인 TMAO(트리메틸아민 N-옥사이드trimethylamine N-oxide)로 바꾼다.

그렇다고 해서 붉은 고기를 조금만 먹어도 죽는다는 뜻은 아니다. 수렵채집인의 식단은 섬유질과 영양소가 풍부한 식물에다가 붉은 고기와 생선을 약간 곁들인 형태다.[21] 그러나 건강하게 오래 살고 싶다면 사자의 저녁보다 토끼의 점심에 훨씬 더 가깝게 식단을 짤 필요가 있을 것이다. 연구 결과들은 동물성 단백질을 식물성 단백질로 더 많이 대체할수록 온갖 질병에 따른 사망률이 상당히 줄어든다는 것을 보여 준다.[22]

에너지의 관점에서 볼 때 좋은 소식은 식물성 단백질 섭취만으로 모든 아미노산을 얻을 수 있다는 것이다. 안 좋은 소식은 대다수 육류와 무게로 비교했을 때 식물 섭취로 얻을 수 있는 아미노산 양이 더 적다는 것이다.

그러나 활력이라는 관점에서 보면 그 점은 희소식이다. 그럴 경우 몸에 공급되는 아미노산의 양이 전반적으로 또는 어느 한 가지라도 부족하기 마련이므로 몸이 스트레스를 받아서 생존 회로를 활성화하기 때문이다.

앞에서 mTOR라는 효소가 억제될 때 세포가 분열에 분배하던 에너지를 덜 쓰고 자가포식 과정에 에너지를 더 쓰며, 그럼으로써 손상되거나 비정상적인 구조를 지닌 단백질을 분해해 재활용을 도모한다고 말한 바 있다. 이렇게 몸을 사리는 행동은 우리가 연구한 모든 생물에게서 활력을 지속시키는 역할을 한다는 것이 드러났다. 알아 둘 것은 mTOR가 열량 제한에만 영향받지 않는다는 사실이다.[23] 이 유전자가 너무 많이 또는 너무 자주 활성화되지 않기를 원한다면 아미노산 섭취량을 제한하는 것이 좋은 출발점이다. 그러므로 사실상 육류와 유제품의 섭취를 줄이는 단순한 방식으로 이 장수 유전자를 억제할 수 있다.

또 모든 필수 아미노산이 동등하지 않다는 점도 점점 명확해지고 있다. 미국국립보건원의 라파엘 데 카보Rafael de Cabo, 미시건대학교의 리처드 밀러Richard Miller, 하버드 의대의 제이 미첼Jay Mitchell은 다년간의 실험을 통해 필수 아미노산인 메티오닌methionine 농도가 낮은 식단을 생쥐에게 먹이는 것이 몸의 방어 체계를 켜고, 수술 때 저산소증으로부터 기관을 보호하고, 건강한 수명을 20퍼센트 증가시키는 아주 좋은 방법임을 알아냈다.[24] 내 학생이었고 지금은 위스콘신대학교에 있는 더들리 래밍Dudley Lamming은 메티오닌을 제한했을 때 비만이던 생쥐에게서 지방이 대부분, 그것도 빠르게 사라진다는 것을 보여 주었다. 래밍이 "소파 뒹굴이"라고 부르는 끊임없이 먹어 대고 운동은 안 하는 생쥐들조차 한 달 사이에 지방이 약 70퍼센트가 빠지고 혈당 수치가 낮아졌다.[25]

우리는 메티오닌 없이는 살 수 없다. 그러나 몸에 집어넣는 메티오닌 양을 제한하는 일은 더 잘할 수 있다. 메티오닌은 쇠고기, 양고기, 닭고기, 돼지고기, 달걀에 많은 반면 식물성 단백질에는 전반적으로 적게 들어 있다. 말하자면 필요한 만큼은 공급할 수 있지만 생물학적 만족감을 주기에는 부족할 만큼 들어 있다.

조건부 필수 아미노산인 아르기닌arginine과 곁가지 사슬이 달린 세 필수 아미노산인 류신leucine, 아이소류신Isoleucine, 발린Valine 또한 마찬가지다. 모두 mTOR를 활성화할 수 있다. 이 세 아미노산의 낮은 농도는 수명 증가와 상관관계가 있다.[26] 또 사람을 대상으로 한 연구에서 곁가지 사슬을 지닌 아미노산의 섭취량 감소는 대사 건강 지표들을 상당히 개선한다는 것이 드러났다.[27]

우리는 이런 아미노산들이 없으면 살 수 없지만 우리 대다수는 분명히 이것들을 덜 섭취하고 견딜 수 있다. 그리고 많은 사람들이 "좋은 동물성 단백질"이라고 여기는 닭고기, 생선, 달걀의 섭취량을 줄임으로써 그렇게 할 수 있다. 그런 식품들이 신체적 스트레스나 부상에서 회복하는 데 쓰이지 않는 상황일 때 더욱 그렇다.

이 모든 이야기가 직관에 반하는 양 들릴지 모른다. 어쨌거나 아미노산은 도움이 된다고 말하지 않는가? 맞다, 도움이 될 수 있다. 예를 들어 류신은 근육을 강화한다고 잘 알려져 있다. 보디빌더가 운동 전, 운동 도중, 운동 후에 꿀꺽꿀꺽 마시는 단백질 음료에 류신이 다량 들어 있는 이유가 그 때문이다. 그러나 근육 강화는 어느 정도는 류신이 mTOR를 활성화해서 본질적으로 우리 몸에 이렇게 외치기 때문에 이루어진다. "지금은 아주 좋은 시기야. 생존 회로에 관심 끊어."[28] 그러나 장기적으로 보면 단백질 음료는 mTOR 경로가 장수 혜택을 제공하지 못하게 막을 수 있다. 생쥐의 식단에서 류신을 완전히 뺐더니 일주일 만에 건강 개선의 주요 지표인 혈당 수치가 상당히 줄어들었다.[29] 물론 류신은 조금 필요하지만 조금만으로도 오래 쓸 수 있다.

이 모든 발견은 채식주의자가 육식을 하는 사람보다 심혈관질환과 암에 걸리는 비율이 상당히 낮은 이유를 설명해 줄 수 있다.[30] 이 과정에 관여하는 것이 아미노산 섭취량 감소—따라서 mTOR의 억제—만은 아니다. 열량 제한, 폴리페놀polyphenol 섭취량 증가(폴리페놀은 과일, 야채, 시리얼, 차, 커피 등에 많이 함유되어 있다-옮긴이), 자신이 남들보다 낫다는 자신감 역시 도움이 된다. 마지막 항목을 제외한 모든 것들이 채식주의자가 더 건강하게 더 오래 사는 이유를 설명해 줄 수 있다.

단백질 함량이 적고 채소가 풍부한 식사를 하면 더 오래 살지는 모르지만 우리의 수명이 최대로 늘어나지는 않을 것이다. 몸의 영양 상태를 안 좋게 만든다고 해서 장수 유전자가 최대로 자극받지는 않을 것이기 때문이다. 그렇다면 우리는 자신의 생존 회로를 더욱 자극할 기회를 놓치고 있는 셈이다. 일요일 아침마다 멋진 스포츠카를 한 블록만 몰고 갔다가 되돌아오는 것처럼 우리 장수 유전자는 안타까울 만치 덜 이용될 것이다.

우리 장수 유전자는 훨씬 더 많은 출력을 낼 수 있다. 그저 시동을 걸고서 달리기만 하면 된다.

땀을 흘려라

수세기 전부터 운동이 활력 충전 처방으로 권장되어 온 이유가 하나 있다. 그러나 그 이유는 대다수 사람들—심지어 많은 의사들—이 생각하는 것과는 다르다.

영국 의사 윌리엄 하비William Harvey가 복잡하게 얽힌 혈관들을 통해 피가 온몸으로 흐른다는 사실을 발견한 뒤로 거의 400년 동안, 의사들은 운동을 하면 건강해지는 이유가 피가 순환계를 더 빨리 돌면서 혈관에 쌓인 찌꺼기를 씻어 내기 때문이라고 생각했다.

그러나 그런 식으로 이루어지는 것이 아니다.

운동으로 혈액 흐름이 개선되는 것은 맞다. 폐와 심장이 더 건강해지는 것도 맞다. 근육이 더 굵어지고 힘세지는 것도 맞다. 그러나 그런 것들보다 더 중요한 것—그리고 사실상 그런 개선들의 많은 부분을 책임지는 것—은 훨씬 더 작은 규모에서 일어나는 단순한 일이다. 그 일은 세포 수준에서 일어난다.

운동 습관이 저마다 다른 성인 수천 명의 혈구에 있는 텔로미어를 조사했더니 한 가지 놀라운 상관관계가 드러났다. 운동을 더 많이 하는 사람일수록 텔로미어가 더 길었다. 그리고 미국질병통제예방센터Centers for Disease Control and Prevention의 지원을 받아 2017년에 발표된 한 연구 결과에 따르면, 운동을 더 많이—적어도 일주일에 5일 30분씩 달리기를 하는 것에 해당하는 수준으로—한 사람이 앉아서 생활하는 사람보다 거의 10년 이상 젊어 보이는 텔로미어를 지녔다고 한다.[31] 그런데 운동을 하면 왜 텔로미어의 마모가 느려지는 것일까?

장수 유전자가 작동하는 방식—고대의 생존 회로 동원—을 생각하면 이 모든 것이 이해가 간다. 우리 세포가 생존 모드에 들어가도록 장수 유전자를 활성화하는 방법이 음식 섭취량을 줄이고 대부분의 식단에 많이 들어 있는 아미노산의 양을 줄이는 것만 있는 것은 아니다. 정의상 운동은 몸에 스트레스를 주는 활동이다. 운동은 NAD 농도를 증가시키며, NAD 농도 증가는 생존 회로를 활성화하고, 생존 회로가 활성화하면 에너지 생산량과 근력이 늘면서 산소를 운반하는 모세혈관이 더 성장한다. 장수 조절 인자인 AMPK, mTOR, 서투인은 모두 열량 섭취에 상관없이 운동을 통해 새 혈관을 생성하고, 심장과 폐를 더 건강하게 하고, 몸을 더 튼튼하게 하고, 텔로미어를 늘리는 올바른 방향으로 조절된다. 예를 들어 *SIRT1*과 *SIRT6* 유전자는 텔로미어가 늘어나도록 돕고 또 그것을 잘 감싸서 해지지 않도록 보호한다. 음식이나 어떤 특정한 영양소가 부족해서 이런 유전자들이 활성을 띠는 것이 아니다. 대신에 생존 회로의 통제를 받는 '호르메시스' 프로그램, 즉 너무 심하게 파괴를 일으키지 않으면서 세포 방어 체계를 깨우고 작동시키는 약한 형태의 역경이 그 일을 한다.

사실 운동은 우리 몸에 꼭 필요하다. 우리 모두는 자신을 밀어붙일 필요가 있다. 나이를 먹을수록 더욱 그렇다. 그런데 65세 이상의 사람 중 10퍼센트만이 운동을 한다.[32] 좋은 소식은 기력이 다할 때까지 몇 시간씩 운동을 할 필요는 없다는 것이다. 최근의 한 연구에 따르면 일주일에 6~8킬로미터를 뛰는—대다수에게는 하루에 15분 이내로 할 수 있는 운동량이다—사람도 심장마비로 사망할 확률이 40퍼센트 줄고 갖가지 원인에 따른 사망률이 45퍼센트 줄어든다고 한다.[33] 엄청난 효과다.

또 다른 연구에서는 5만 5000명이 넘는 사람들의 의료 기록과 15년에 걸쳐서 발행된 사망확인서에 적힌 내용을 비교 분석했다.[34] 그리 놀랄 결과가 아니겠지만, 사망자 3500명 중에서 자신이 달리기를 으레 한다고 의사에게 말한 이들은 심장병으로 죽을 확률이 훨씬 낮았다. 비만과 흡연을 감안했을 때도 달리기를 하는 이들이 연구 기간 동안에 사망한 확률이 훨씬 적었다. 대단히 충격적인 사실은 달리기를 많이 하든 적게 하든 얻는 건강 혜택은 놀라울 만치 비슷했다는 점이다. 하루에 적절한 강도로 약 10분만 뛰면 수명이 몇 년 더 늘어났다.[35]

그러나 한가로이 걷는 것과 경쾌하게 달리는 것은 다르다. 수명 유전자들을 전면적으로 가동하려면 강도가 중요하다. 메이오병원Mayo Clinic의 연구진은 연령 집단별로 서로 다른 운동을 하도록 한 뒤 효과를 조사했다. 많은 유형의 운동들이 건강에 유익한 효과를 일으키긴 했다. 하지만 건강을 개선하는 유전자들을 가장 많이 참여시키는 운동은 고강도 인터벌 트레이닝high-intensity interval training, HIIT이었다(인터벌 트레이닝은 강한 운동 사이에 가벼운 운동을 섞어 반복하는 방식이다-옮긴이). 심장 박동수와 호흡률을 상당히 높이는 운

동이다. 나이 든 사람일수록 효과가 더 좋았다.[36]

힘들다는 느낌이 들 때까지 격렬하게 운동하라. 빠르고 깊이 호흡을 하면서 최대 심장 박동수의 70~85퍼센트로 뛰어야 한다. 땀을 흘려야 하고 숨을 고르지 않고서는 몇 마디 이상 말할 수 없을 정도로 해야 한다. 이것이 저산소증 반응이며, 영구히 피해를 입지 않으면서 몸의 노화 방어 체계를 활성화할 만큼 스트레스를 일으키는 아주 좋은 방법이다.[37]

이 모든 장수 유전자들이 무슨 일을 하는지 아직 다 밝혀내지는 못했지만 한 가지는 확실하다. 운동할 때 활성을 띠는 장수 유전자들 중 상당수가 텔로미어 연장, 세포에 산소를 전달하는 새 모세혈관 형성, 산소를 태워서 화학 에너지를 생산하는 미토콘드리아의 활성 강화 같은 운동의 건강 혜택을 책임지고 있다는 것이다. 우리는 나이를 먹을수록 이런 신체 활동들이 약해진다는 것을 오래전부터 알고 있었다. 또 운동이 유도한 스트레스에 가장 영향을 받는 유전자들이 그런 활동들을 젊을 때의 수준으로 되돌린다는 것을 안다. 다시 말해 운동은 그 유전자들을 켬으로써 세포 수준에서 우리를 다시 젊게 만든다.

나는 이런 질문을 종종 받는다. "그냥 원하는 대로 먹으면서 남는 열량을 빼면 안 되나요?" 나는 "가능성이 적다"라고 답한다. 생쥐에게 고열량 먹이를 주면서 그 에너지를 태워서 없애도록 할 때는 수명 연장 효과가 최소한으로 나타난다. 열량 제한 식단도 마찬가지다. 열량만 제한하면서 음식을 배불리 먹는다면 열량 제한의 건강 혜택 중 일부가 사라진다. 열량 제한이 작동하려면 허기를 느껴야 한다. 알베르트아인슈타인의과대학의 둥성 차이Dongsheng Cai가 최근에 내놓은 연구 결과에 따르면, 허기가 뇌에서 장수 호르몬을 분비하는 유전자들을 활성화하는 데 도움을 주기 때문이다.[38]

단식과 운동을 결합하면 수명이 더 늘어나지 않을까? 확실히 그렇다. 양쪽을 다 하고 있다면, 축하한다. 제대로 잘하고 있는 것이다.

게다가 더 할 수 있는 것들이 많이 있다.

몸을 차갑게 하라

20대 초에 보스턴으로 오기 전까지 나는 줄곧 호주에서 살았다. 미국으로 옮겨 왔다고 해서 문화적으로 별 이질감은 없었다. 일주일 사이에 나는 어느 상점에서 베지마이트Vegemite(야채 즙과 소금과 효모로 만든 호주의 국민 잼-옮긴이)를 파는지 알아냈다. 아이 때 늘 접하면서 상당한 수준으로 후성유전적 적응이 이루어져야만 어른이 되어서 음미할 수 있다고 할 만한 검은색의 효모 발효 잼이다. 고기 파이, 바이올렛 크럼블Violet Crumble, 팀탐Tim Tam, 머스크 스틱musk stick을 사려면 좀 더 멀리까지 가야 했지만 이윽고 고향에서 먹던 그 모든 간식거리를 구하는 방법을 알아냈다. 그리고 얼마 지나지 않아서 미국인이 호주와 영국 억양을 잘 구별하지 못하는 것 같다는 데도 더 이상 개의치 않게 되었다(구별하기는 어렵지 않다. 호주 억양이 좀 더 매력적이다).

가장 고역스러운 것은 추위였다.

어릴 때 나는 추위가 어떤 것인지 안다고 생각했다. 운영된 지 한 세기가 넘은 시드니의 공식 기상관측소가 있는 옵저버토리힐의 기온이 섭씨 0도에 가까워질 때(현대 역사에서 그 이하로 떨어진 적은 없었다)가 바로 추울 때였다.

보스턴은 전혀 다른 세계였다. 정말로 얼어붙는 세계였다.

나는 외투, 스웨터, 긴 속옷을 사 입고 주로 실내에서 버텼다. 박사후 연구원들이 으레 그렇듯이 나도 밤을 새면서 연구할 때가 많았다. 나는 진정으로 연구에 몰두했지만 사실 밤에 집에 가기 위해 추운 바깥으로 나가고 싶지 않다는 마음도 얼마간은 작용했다.

요즘 같아서는 다른 접근법을 취하고 싶다. 용감하게 나가 보라고 스스로에게 말하고 싶다. 매서운 추위 속을 걸어 보라고. 1월 중순의 차가운 찰스강에 발을 담가 보라고. 몸을 편안하지 않은 온도에 노출시키는 것이 장수 유전자를 켜는 매우 효과적인 방법이기 때문이다.

온열중성대thermoneutral zone—체온을 유지하기 위해 몸이 따로 일할 필요가 없는 좁은 온도 범위—에서 벗어나면 온갖 일들이 일어난다. 먼저 호흡 패턴이 바뀐다. 또 몸에서 가장 큰 기관인 피부로 향하고 통하는 혈액 흐름이 달라진다. 심장 박동은 빨라지거나 느려진다. 이런 반응들은 단순히 무엇 "때문에" 일어나는 것이 아니다. 모두 유전적으로 수십억 년 전 마그나수페르스테스의 생존 투쟁에 뿌리를 두고 있다.

항상성, 즉 생물이 안정된 평형 상태를 추구하는 경향은 보편적인 생물학 원리 중 하나다. 사실상 생존 회로를 인도하는 힘이다. 따라서 어디에서든 그것을 볼 수 있다. 추울 때 특히 그렇다.

과학자들이 음식 섭취량 감소가 인체에 미치는 영향에 점점 주의를 기울이면서 열량 제한이 심부 체온core body temperature(신체 내부 기관의 온도-옮긴이)을 낮추는 효과를 일으킨다는 것이 곧 분명해졌다. 처음에는 이 효과가 활력 지속에 기여하는지, 아니면 그저 이 특정한 스트레스에 노출됨으로써 인체에 일어나는 모든 변화들의 부산물인지가 불분명했다.

그러다가 2006년에 스크립스연구소Scripps Research Institute의 과학자들이 유전공학적으로 체온이 정상보다 섭씨 0.5도 낮은 생쥐를 만들었다. 생쥐의 생물학적 체온계를 교묘하게 속임으로써 해냈다. 연구진은 생쥐의 피부, 땀샘, 혈관을 조절하는 기관인 시상하부에 생쥐의 *UCP2* 유전자 사본을 집어넣었다. *UCP2*는 시상하부에 있는 미토콘드리아의 회로를 방해함으로써 에너지 생산을 저해했다. 그 결과 생쥐는 체온이 약 0.5도 낮아졌다. 이 생쥐 중 암컷은 수명이 20퍼센트 더 늘었다. 사람으로 치면 건강하게 약 7년 더 사는 셈이었다. 한편 수컷은 수명이 12퍼센트 늘었다.[39]

이 유전자—사람에게도 상동 유전자가 있다—는 생쥐의 몸이 실제보다 더 따뜻하다고 생각하도록 시상하부를 속이는 복잡한 기구의 일부였다. 또 장수와 관련이 있다는 말이 계속 나온 것이기도 했다. 5년 전 베스이즈리얼디커니스메디컬센터와 하버드 의대 공동 연구진은 UCP2 유전자를 무력화시킨 생쥐가 더 빨리 늙는다는 것을 보여 주었다.[40] 2005년 코네티컷대학교 보건센터의 스티브 헬펀드 연구진은 한 상동 유전자의 상향 조절upregulation(세포가 외부 자극에 반응해 RNA, 단백질 같은 구성 성분을 증가시키는 과정-옮긴이)이 초파리 암컷의 수명은 28퍼센트, 수컷의 수명은 11퍼센트 늘릴 수 있다는 것을 보여 주었다.[41] 그리고 2017년 퀘벡에 있는 라발대학교 연구진 덕분에 UCP2 유전자와 노화의 연결 고리가 마침내 완성되었다. 그들은 UCP2가 생쥐를 "차갑게" 만들 뿐 아니라, 거꾸로 더 차가워진 체온이 이 유전자의 작동 양상을 바꿀 수 있다는 것 또한 보여 주었다. 바로 갈색지방조직brown adipose tissue을 활성화하는 UCP2의 능력을 통해서였다.[42]

"갈색지방brown fat"이라고도 하는 이 미토콘드리아가 풍부한 조직은 최근까지는 유아에게만 있다고 생각했다. 지금은 이 조직이 성체에도 있다는 것이 알려져 있다. 나이를 먹을수록 양이 줄어들긴 한다. 그래서 시간이 흐를수록 찾기가 점점 어려워진다. 갈색지방은 백색지방white fat과 섞이며 몸 전체에 더 불균일하게 퍼져 있다. 사람마다 남아 있는 부위가 다른데 배에 있는 사람도 있고 등 위쪽에 있는 사람도 있다. 그래서 사람에게서 이 조직을 연구하기가 좀 어렵다. 대개는 PET(양전자방출단층촬영) 영상을 찍어서—방사성 포도당을 주사해야 한다—어디 있는지 찾는다. 그러나 과학자늘은 설치류를 연구해 갈색지방과 장수 사이에 상관관계가 있음을 꽤 많이 밝혀냈다.

예를 들어 유전공학적으로 만든 유달리 장수하는 에임스 왜소 생쥐Ames dwarf mice(성장호르몬이 분비되지 않아서 작게 자라는 생쥐로 노화 연구에 흔히 쓰인다-옮긴이)의 몸에서는 갈색지방이 더 활발하게 활동한다는 것이 드러났다.[43] 또 갈색지방이 풍부한 이 생쥐를 하루에 3시간씩 추위에 떨게 하자 UCP 단백질의 지원을 받는 미토콘드리아의 서투인 물질인 SIRT3가 훨씬 더 많아지고 당뇨병, 비만, 알츠하이머병의 발병률이 상당히 줄어들었다.[44]

이것이 바로 갈색지방조직 열발생thermogenesis을 화학적으로 대체할 방법을 알아낼 필요가 있는 이유다.[45] 미토콘드리아 짝풀림제uncoupler라는 화학물질들은 UCP2 단백질의 효과를 흉내 낼 수 있다. 수력발전소의 댐에 구멍을 뚫는 것처럼 미토콘드리아 막을 통해 양성자가 새어나오게 만들어서다. 그 결과 미토콘드리아 회로에 단락이 일어나면서 부산물로 온도 저하가 아니라 열이 발생한다.

DNP(2,4-다이니트로페놀2,4-dinitrophenol)라는 달콤한 냄새를 풍기는 미토콘드리아 짝풀림제는 1차 세계대전 때 폭발물 제조에 쓰였다. 그런데 곧 그 화학물질에 노출된 직원들의 체중이 급속히 줄어든다는 것이 밝혀졌다. 과다 노출된 한 명은 사망하기까지 했다.[46] 1933년 스탠퍼드 의대의 윈저 커팅Windsor Cutting과 모리스 테인터

[그림 9] 추위는 장수 유전자를 활성화한다
1999년 저자가 MIT에서 "한랭요법cold therapy"을 시도하는 모습이다. 추위는 서투인을 활성화하고, 서투인은 등과 어깨에 있는 몸을 보호하는 갈색지방을 활성화한다.

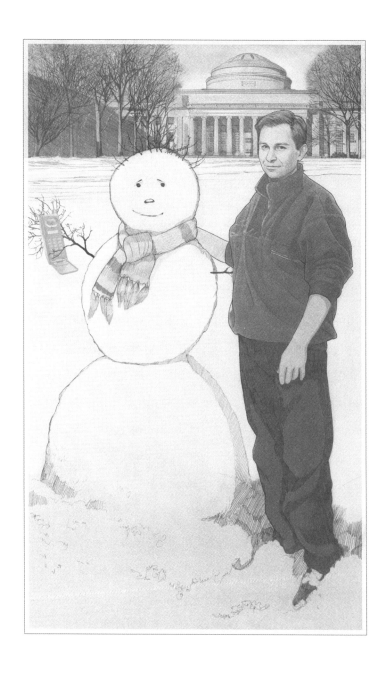

Maurice Tainter는 일련의 논문들에서 DNP가 대사율을 확연히 높인 다는 것을 보여 주었다.[47] 그해에 "특정한 잠재적 위험들"이 있다고 테인터와 커팅이 경고했지만 미국에서 20개 기업이 DNP를 판매하기 시작했다. 곧 영국, 프랑스, 스웨덴, 이탈리아, 호주에서도 판매가 시작되었다.

그 물질은 효과가 좋았다. 사실 너무 좋았다.

겨우 1년 뒤 테인터는 미국공중보건협회American Public Health Association에서 이렇게 말했다. "이 제품이 너무나 관심을 끌고 열광적으로 널리 쓰이는 바람에 공중 보건 측면에서 볼 때 우려가 되고 있습니다. 이 약물의 사용량을 보면 입을 다물 수 없어요."

얼마 뒤 그는 충격적인 발표를 했다. "지난해에 스탠퍼드대학병원은 0.1그램짜리 DNP 캡슐을 120만 개 넘게 처방했다."[48]

100만 개가 넘는 캡슐을? 한 대학병원에서? 그것도 1년 사이에? 놀라 자빠질 지경이었다. 게다가 때는 캘리포니아의 인구가 지금의 8분의 1에 불과했던 1933년이었다. 한 사람이 일주일 사이에 1.5킬로그램이나 체중이 줄었다고 했다. 대중은 안도했다. 마침내 듣는 약이 나온 것이다. 비만은 이제 옛날이야기에나 등장하는 주제가 될 터였다.

그러나 그 열광은 오래 지속되지 못했다. 과다 투여로 죽는 사람들이 생기기 시작했고 장기 투여의 다른 부작용들도 나타났다. 1938년 미국연방식품의약화장품법United States Federal Food, Drug, and Cosmetic Act of 1938은 DNP를 "극도로 위험하고 사람에게 사용하기에 적합하지 않는" 물질로 지정했다. 여담이지만 그 법안을 작성한 사람은 상원의원 로열 코플랜드Royal Copeland다. 동종요법 의사였던 그는 사망하기 며칠 전에 천연 식품 보조제natural supplement를 보호하는 조항이 담긴 그 법을 통과시킴으로써 오늘날 매출액 1220억 달러에 달하는 거의 규제를 받지 않는 산업이 발달할 실마리를 제공했다.

그 법은 위험한 물질을 제대로 금지시키긴 했지만 비만이 과거의 일이 될 것이라는 희망 또한 무너뜨렸다.[49] 말이 나온 김에 덧붙이자면 DNP는 2차 세계대전 때 러시아 군인들이 체온 유지를 위해 쓰곤 했고,[50] 지금도 몇몇 부도덕한 이들이 인터넷에서 팔고 있다. 위험을 무릅쓰고서 하는 짓이다. 2018년 버나드 레벨로Bernard Rebelo는 자신이 판 DNP를 투여한 여성이 사망하면서 원인을 제공한 죄로 7년 형을 선고받았다. 미국에서는 공식 기록상 1918년 이후 이 약물로 62명이 사망했다고 하지만 실제로는 훨씬 더 많을 가능성이 높다.[51]

한 가지는 분명하다. DNP가 극도로 위험하다는 것이다. 좀 덜 먹고, 더 많이 움직이고, 채식 위주의 식단을 짜는 것이 훨씬 더 안전한 대안이다.

시도할 수 있는 또 한 가지는 좀 춥게 지냄으로써 갈색지방에 든 미토콘드리아를 활성화하는 것이다. 가장 좋은 방법은 아주 간단할 수 있다. 보스턴 같은 도시에서 겨울날에 티셔츠 차림으로 활기차게 걷는 것이다. 특히 추운 곳에서 운동을 하면 갈색지방조직이 급격히 늘어나는 듯하다.[52] 잘 때 창문을 열어 두거나 얇은 이불만 덮고 자는 것도 도움이 될 수 있다.

건강 산업계가 이런 연구 결과들을 놓칠 리 없다. 그래서 지금 추위를 이용하려는 열기가 달아오르고 있다. 저온요법cryotherapy(섭씨 영하 110도까지 냉각된 방에 몇 분 동안 들어가 있는 것)은 이런 유형의 스트레스를 몸에 가하는 방법으로 갈수록 인기를 얻고 있다. 이런 요법이 어떻게 왜 작동하는지, 아니 실제로 작동하는지 여부가 아직 결론이 나지 않았지만 그렇다.[53] 그렇긴 해도 나는 언론계의 거물이자 코미디언인 조 로건Joe Rogan이 저온요법 스파에 가자고 청했을 때 응했다. 화성의 기온과 비슷한 온도에서 나는 속옷 차림으로 3분 동안 서 있었는데, 그 결과 내 갈색지방이 활성을 띠고 그에 따른 엄청난 건강 혜택을 보았을지 모른다. 아무튼 최소한 그 방을 나서자 활기가 돌고 살아 있다는 사실에 감사하는 마음을 갖게 된 것은 분명하다.

인생에서 대부분의 것들이 그렇듯이 당신이 젊다면 생활습관을 바꾸는 쪽이 최선일 것이다. 나이를 먹을수록 갈색지방은 만들기가 더 어려워지기 때문이다. 추위에 노출하는 쪽을 택한다면 적당히 노출하는 것이 핵심이다. 단식과 마찬가지로 벼랑 끝에 가까이 다가가지만 그 너머로는 가지 않는 이들이 가장 큰 혜택을 얻을 가능성이 높다. 저체온증은 건강에 좋지 않다. 동상도 마찬가지다. 그러나 소름, 딱딱거리는 이, 떨리는 팔은 위험한 상태가 아니다. 그저 시드니에 있지 않다는 표시다. 그리고 그런 상태를 충분히 자주 겪을 때 우리 장수 유전자는 건강한 지방을 추가로 주문하는 데 필요한 스트레스를 얻는다.

온도계의 반대쪽 끝에서는 어떤 일이 일어날까? 좀 불분명하지만 우리 친구인 효모는 꽤 유망한 변화를 보여 준다. 우리는 효모의 온도를 올리면—섭씨 30도에서 이 단세포생물이 견딜 수 있는 한계의 바로 밑인 섭씨 37도로—*PNC1* 유전자가 켜지고 NAD 생산량이 늘어나 Sir2 단백질이 훨씬 더 열심히 일할 수 있다는 실험 결과를 얻었다. 흥미로운 점은 이런 온도 스트레스를 받은 세포가 30퍼센트 더 오래 살았다는 것이 아니라 이 메커니즘이 열량 제한을 했을 때 작동하는 것과 동일했다는 사실이다.

그렇다면 열이 인체에 좋을까? 그럴 가능성이 있지만 정확히 동일한 방식으로는 아니다. 우리는 정온동물이므로 우리 효소는 큰 온도 변화를 견디도록 진화하지 않았다. 심부 체온을 그냥 올린다고 해서 더 오래 살 것이라고 기대할 수는 없다. 그러나 북부 독일 출신인 내 아내 샌드라가 지적하곤 하듯이 피부와 폐를 적어도 일시적으로 고온에 노출시키면 많은 혜택이 있다.

고대 로마 전통을 계승해 유럽 북부와 동부의 많은 이들은 휴식과 건강을 위해 규칙적으로 "사우나 목욕"을 하곤 한다. 핀란드인이 가장 열심이다. 1년 내내 일주일에 한 번은 사우나를 한다고 답하는 이들이 대다수다. 아내는 "sauna"를 "소나"가 아니라 "자우나"라고 발음하면서 내게 모름지기 집이라면 사우나실이 하나 있어야 한다고 알려 준다. 그래도 나는 사우나를 좋아하는 사람처럼 들릴까 봐 그냥 "소나"라고 부른다. 우리가 집을 새로 지을지는 모르겠지만 아내가 뭔가 염두에 두고 있다는 생각이 든다.

2018년 헬싱키에서 이루어진 연구를 보면 "사우나를 하는 사람이 그렇지 않은 사람보다 신체 기능, 활력, 사회 활동, 전반적인 건강 상태가 상당히 더 낫다"라고 한다. 비록 연구진은 이 효과가 어느 정도는 병들거나 장애가 있는 사람은 사우나를 하러 가지 않는 사실 때문에 나타나는 것일 수 있다고 제대로 지적했지만 말이다.[54]

더 설득력 있는 증거는 핀란드 동부에서 2300명이 넘는 중년 남성들을 25년 넘게 조사한 연구다.[55] 사우나를 자주 하는 이들—일주일에 7번까지—은 일주일에 한 번 뜨끈한 목욕을 하는 사람들보다 심장병, 치명적인 급성심근경색, 그리고 전반적인 사망률이 절반에 불과했다.

사우나 연구들 중에서 왜 열기에 일시적으로 노출되는 것이 우리에게 그렇게 좋은지를 깊이 파헤친 사례는 전혀 없다. 효모를 안내자로 삼는다면 우리 몸에서 NAD를 재활용하는 유전자인 *NAMPT*가 관여하는 것일 수 있다. *NAMPT*는 단식과 운동을 비롯한 다양한 형태의 역경을 통해서도 활성화한다. 그 결과 NAD가 더 많아지고 서투인이 더 열심히 일함으로써 우리를 더 건강하게 만들 수 있다.[56] 우리는 열기에 *NAMPT*가 켜지는지를 검사한 적이 없지만 실제로 활성화한다면 뭔가 일을 할 것이다. 아무튼 한 가지는 확실하다. 온열중성대에서만 지내는 것이 몸에 좋을 리 거의 없다는 것이다. 우리 유전자는 안락하기 그지없는 삶에 맞게 진화한 것이 아니다. 이따금씩 호르메시스를 유도하는 약한 스트레스는 큰 도움이 된다.

그러나 생물학적 역경에 대처하는 것과 압도적인 유전적 손상은 전혀 다른 문제다.

후성유전적 경관을 흔들지 마라

약간의 역경이나 세포 스트레스는 장수 유전자를 자극하기 때문에 우리 후성유전체에 좋다. AMPK를 활성화하고, mTOR를 억제하고, NAD 농도를 높이고, 서투인—질병 대응팀—을 활성화함으로써 이 지구에서 살아가는 과정에서 정상적으로 일어나는 마모와 손상에 대처하도록 돕는다.

그러나 "정상적"이란 편의상 쓰는 말이다. 노화를 이야기할 때 "정상적"이란 아주 안 좋은 것을 말하기 때문이다. 서투인이 많은 재앙들—특히 이중 나선 DNA를 끊는 재앙들—에 반응해야 할 때 이런 후성유전적 신호 전달자들은 자기 자리를 떠나서 DNA 끊김이 일어난 유전체 쪽으로 가야 한다. 그런 뒤에 원래 자리로 돌아간다. 그러나 제자리를 못 찾아갈 때가 있다.

우리는 모든 DNA 손상을 막을 수 없다. 그리고 다 막기를 원하지도 않을 것이다. DNA 끊김은 면역계 기능과 기억 응고memory consolidation(기억 강화)에 필수적이기 때문이다.[57] 그러나 우리는 그 이상의 손상은 원치 않는다.

그런데 세상에는 손상을 일으키는 요인들이 아주 많다.

먼저 담배를 생각해 보자. 흡연자가 매일 몸에 집어넣는 수천 종류의 치명적인 화학물질 혼합물만큼 후성유전체에 해를 끼치는 합법적인 물품은 그리 많지 않다. 흡연자가 더 빨리 늙는 듯한 이유가 하나 있다. 정말로 더 빨리 늙기 때문이다. 흡연은 DNA 수선 요원들을 계속 과로시키는 결과를 빚어냄으로써 DNA를 손상시키고 그 때문에 나타나는 후성유전적 불안정이 노화를 일으킬 가능성이 높다. 그리고 아마 이런 이야기를 하는 사람이 내가 처음은 아니겠지만 그래도 다시금 강조할 필요가 있다. 흡연은 남에게 피해를 끼치지 않는 자기만의 행동이 아니라는 것이다. 담배 연기에 든 방향성 아민류는 DNA를 손상시키는데 직접 흡연보다 간접 흡연으로 들이마시는 양이 약 50~60배 더 많다.[58] 담배를 피우는 사람이라면 끊으려고 애쓸 만한 가치가 충분하다.

피우지 않는다고? 아주 좋다. 그러나 연기가 없어도 불은 난다. 선진국의 많은 지역—그리고 개발도상국의 더 많은 지역—에서는 사실상 DNA를 손상시키는 화학물질로 목욕하는 것과 다를 바 없는 상황이 벌어진다. 특히 사람과 자동차가 우글거리는 도시 지역에서는 숨을 쉬는 것만으로 DNA에 손상이 일어날 수 있다. 또 많은 플라스틱 병과 일회용 포장 용기를 비롯한 플라스틱에 들어 있는 PCB(폴리염화바이페닐polychlorinated biphenyl) 같은 화학물질도 조심하는 편이 현명할 것이다[59](플라스틱을 전자레인지에 넣지 말도록 하자. PCB가 더 많이 빠져나온다). 폭죽에서부터 가정용 프린터의 노란 잉크에 이르기까지 온갖 용도로 쓰이는 아닐린옐로aniline yellow 같은 아조azo 염료 역시 우리 DNA를 손상시킬 수 있다.[60] 그리고 유기할로겐화합물organohalide —용매, 세정제, 살충제, 유압유로 쓰이는 할로겐 원자가 든 화합물—도 유전체에 손상을 일으킬 수 있다.

물론 제정신이 박힌 사람이라면 용매, 세정제, 살충제, 유압유를 일부러 삼키지 않겠지만 우리가 먹고 마시는 것들 중에서도 DNA에 손상을 일으키는 것이 많다. 몇몇 맥주, 대다수 절인 고기, 특히 요리한 베이컨 등 아질산나트륨 처리를 한 식품에 N-니트로소화합물N-nitroso compound이 들어 있다는 것은 반세기 전부터 알려져 있었다. 그 뒤로 수십 년이 흐르는 동안 우리는 이 화합물이 강력한 발암 물질임을 알게 되었다.[61] 또 우리는 암이 질산염 처리 식품이 가져오는 불행의 출발점에 불과하다는 것을 알게 되었다. 니트로소화합물이 DNA를 손상시킬 수 있기 때문이다.[62] 과로에 시달리는 서투인을 더 열심히 일하라고 내모는 역할을 한다.

또 방사선이 있다. 자외선, 엑스선, 감마선, 집 안의 라돈(흡연에 이어서 두 번째 폐암 원인[63]) 같은 자연적이거나 인위적인 방사선은 DNA 손상을 일으킴으로써 가뜩이나 힘겨워하는 후성유전체 수선 팀을 불러 댈 수 있다. 나는 업무 때문에 비행기를 자주 타는데 그래서 좀 고민이 많다. 사실 보안 구역을 통과할 때마다 고민한다. 현재 공항에서 쓰이는 스캐너를 조사한 연구들 대부분은 그 장치가 DNA에 그다지 손상을 입히지 않을 것임을 시사한다. 하지만 그것이 우리 후성유전체와 노화 과정에 장기적으로 어떤 영향을 미칠 것인지까지 살펴본 사례는 거의 없다. 생쥐를 그런 장치에 반복해서 노출시킨 뒤 2년 지나서 어떤 모습일지 살펴본 사람은 아무도 없다. 아이스 생쥐는 염색체만 손상시키면 얼마든지 노화를 가속시킬 수 있음을 보여 준다. 나는 밀리미터 파장의 스캐너가 이전 스캐너보다 방사선을 덜 내뿜는다는 것을 알고 있다. 장치 옆 보안 요원은 여행객에게 노출량이 "비행하는 것과 같은 수준"이라고 알려 준다. 그러나 수없이 비행기를 타는 나로서는 굳이 이중으로 노출되고 싶지가 않다. 그래서 가능하다면 사전 보안 검색 서비스를 이용하거나 몸수색 방식으로 해 달라고 요청한다.

이런 이야기를 듣고 있자면 DNA 끊김과 그에 따른 후성유전적 결과를 완전히 피하기란 불가능하다는 생각이 들 것이다. 그 생각은 맞다. DNA를 복제하는 자연스러우면서 필요한 활동조차 DNA 끊김을 일으킨다. 매일 우리 몸 전체서 수조 번 그런 일이 벌어진다. 바다 밑에 설치한 납 상자 안에 들어가 살지 않는 한 우리는 라돈 입자나 우주 복사선을 피할 수 없다. 그리고 설령 무인도로 이사한다 한들 어쩔 수 없이 먹어야 하는 생선에는 수은, PCB, PBDE(폴리브롬화디페닐에테르), 다이옥신, 염소계 살충제가 들어 있을 가능성이 높다. 모두 DNA를 손상시킬 수 있는 물질이다.[64] 현대에는 가장 "자연적인" 생활습관을 지닌다고 해도 이런 유형의 DNA 손상을 피할 수가 없다.

당신이 몇 살이든 간에, 아니 설령 10대라고 한들 이미 그런 손상은 일어나고 있다.[65] DNA 손상은 몸의 시계를 가속시키며 삶의 모든 단계에 영향을 미친다. 배아와 아기마저 노화를 겪는다. 그렇다면 60대, 70대, 80대는 어떨까? 이미 노쇠해 있고 열량을 제한하거나 달리기를 하거나 한겨울에 눈사람을 만들러 나가지 못하는 사람들은? 이미 너무 늦은 것일까?

결코 그렇지 않다.

그러나 지금 이 순간 후성유전적 변화와 노화가 얼마나 일어났는지에 상관없이, 앞으로 더 오래 더 건강하게 살고자 한다면 추가로 뭔가 도움이 필요할 것이다.

먹기 좋은 알약

―

삶이 끝나야 한다고 말하는 법칙은 없다

하늘을 난다는 꿈이 20세기 초에 시작된 것이 아니듯이 수명 연장의 꿈 또한 21세기 초에 시작된 것이 아니다. 이런 꿈들은 과학이 등장하면서 시작된 것이 아니다. 모두 이야기로 시작된다.

126년 동안 우루크를 통치했다는 수메르 왕 길가메시부터 969세까지 살았다는 《성경》의 히브리 족장 므두셀라에 이르기까지, 인류 신화들은 우리가 장수를 몹시 꿈꾸어 왔음을 말해 준다. 그

러나 신화와 설화를 벗어나서 보면 인류가 100세를 훨씬 넘길 정도
까지 수명을 연장하는 데 성공했다는 과학적 증거는 거의 없다.

생명이 어떻게 작동하는지 깊이 이해하지 못했기에 수명을 연장
하려는 희망이 충족될 가능성은 거의 없었다. 그러나 지금 몇몇 동
료들과 나는 불완전하긴 하지만 우리가 마침내 그 지식을 지니게
되었다고 믿고 있다.

그 지식은 1665년 "영국의 레오나르도"인 로버트 훅Robert Hooke
이 코르크 껍질의 세포를 관찰한 결과를 담은《미크로그라피아
Micrographia》를 출간하면서 시작되었다. 이 발견으로 우리는 근대
생물학 시대로 진입했다. 그러나 세포가 분자 규모에서 어떻게 작
동하는지 단서를 얻기까지는 수백 년을 더 기다려야 했다. 그 지식
은 현미경, 화학, 물리학, 유전학, 나노기술, 컴퓨터 분야에서 이루어
진 일련의 엄청난 도약들이 결합된 뒤에야 나올 수 있었다.

노화가 어떻게 일어나는지 이해하려면 세포보다 더 작은 나노 단
위의 세계로 들어가야 한다. 세포막을 뚫고서 세포핵으로 들어가야
한다. 거기에서 더 작은 규모인 아미노산과 DNA의 세계까지 들어
가야 한다. 그 규모에서 보면 우리가 왜 영원히 살지 못하는지가 명
백히 드러난다.

나노 규모에서 생물을 이해하기 전까지는 우리가 왜 사는지조차
수수께끼였다. 양자물리학을 발전시킨(그리고 살아 있는 동시에 죽어
있는 고양이가 나오는 유명한 사고 실험의 창안자인) 오스트리아의 탁월
한 이론물리학자 에르빈 슈뢰딩거Erwin Schrödinger는 생명을 설명하

겠다고 덤벼들었다가 고민거리만 안고 말았다. 1944년 그는 포기하고서 저서 《생명이란 무엇인가What Is Life?: The Physical Aspect of the Living Cell》에서 생명에는 "지금까지 알려지지 않은 '다른 물리 법칙'이 관여할 가능성이 높다"라고 선언했다.[1] 그 말이 그가 당시에 할 수 있었던 최선의 대응이었다.

그러나 그로부터 수십 년 사이에 상황은 빠르게 변했다. 그리고 슈뢰딩거가 1944년에 물었던 질문에 대한 답은 오늘날 완벽하지는 않지만 분명히 완전한 수준에 가까이 다가가 있다.

생명을 설명하기 위해 다른 새로운 법칙은 필요하지 않다는 것이 드러났다. 나노 규모에서 보면 생명은 그저 정상적으로는 결코 조립되지 않을 원자들을 모으고 조립하거나 정상적으로는 결코 분해되지 않을 분자들을 쪼개는 화학 반응들의 질서 있는 집합일 뿐이다. 생명은 꼬이고 층층이 겹쳐지는 아미노산 사슬들로 이루어진 효소라고 부르는 단백질, 팩맨Pac-Man(노란색 동그라미에 입만 달린 게임 캐릭터-옮긴이)처럼 움직이는 단백질을 써서 그런 반응들을 일으킨다.

효소는 무작위 분자 운동을 이용해 생명 활동을 일으킨다. 우리가 살아 있는 1초마다 수조 개에 이르는 세포 하나하나에서 포도당인산화효소glucokinase라는 것이 수천 개의 포도당 분자를 붙잡는다. 이 효소는 포도당 분자에 인 원자를 붙여서 에너지 생산에 쓸 수 있도록 준비시킨다. 생산되는 에너지 대부분은 여러 RNA와 단백질의 복합체인 리보솜이 사용한다. 리보솜은 아미노산들을 모아

이어 붙여서 단백질을 만드는 일을 한다.

이런 내용은 그냥 넘어가겠다고? 당신만 그런 것이 아니니 탓할 일은 아니다. 우리 교육자들은 멋진 과학을 지루하게 만듦으로써 사회에 매우 불친절하게 굴어 왔다. 교과서와 과학 논문은 생물학을 정적인 2차원 세계로 기술한다. 화학물질은 막대기로, 생화학 경로는 화살표로, DNA는 선으로, 유전자는 직사각형으로, 효소는 타원형으로 세포 크기에 비해 실제보다 수천 배 더 커진 모습으로 세포 안에다가 그려 넣는다.

그러나 세포가 실제로 어떻게 작동하는지를 이해하면 너무나 놀랍다는 점을 깨닫게 된다. 이 경이로움을 교실에서 전달하고자 할 때의 문제는 세포가 4차원 시공간에 존재하며 우리 인간이 지각하거나 심지어 상상할 수조차 없는 속도와 규모로 바쁘게 움직인다는 것이다. 초와 밀리미터는 시간과 공간을 아주 짧게 나눈 단위다. 하지만 크기가 약 10나노미터에 1초에 1000조 번 진동하는 효소에게는 1밀리미터가 대륙만 한 크기고 1초가 1년보다 더 긴 시간이다.[2]

1초에 과산화수소 분자 1만 개를 분해해 독성을 없앨 수 있는 보통 크기의 흔한 효소인 카탈레이스catalase(카탈라아제)를 생각해 보자. 대장균 안에는 이 효소 100만 개가 들어갈 것이고, 핀 머리에는 대장균 100만 마리를 올려놓을 수 있다.[3] 이 수들은 상상하기 어렵다는 차원을 넘어선다. 아예 상상할 수가 없다.

세포 하나에는 카탈레이스 같은 효소가 총 7만 5000가지 들어 있으며[4] 모두 약간 짭짤한 세포 바다 속에서 서로 부딪히며 돌아다닌다. 나노 규모에서 보면 물은 젤라틴 같고, 분자들이 부딪히는 사건은 5등급 태풍보다 더 격렬하다. 분자들은 시속 약 1700킬로미터에 달하는 속도로 이리저리 밀려다닌다. 효소 반응은 1000분의 1 확률로 일어나는 사건이지만 나노 규모에서 이런 확률로 일어난다는 것은 단 1초 만에 수천 번 일어날 수 있다는 뜻이다. 생명을 지탱하기에 충분하다.

이렇게 말하니 혼돈이 가득한 양 들리겠지만 질서가 출현하려면 이 혼돈이 필요하다. 혼돈이 없다면 생명을 지탱하기 위해 함께 어울려야 할 분자들이 서로 만나지 못할 것이고 합쳐지지도 못할 것이다. SIRT1이라는 사람의 서투인 효소는 좋은 사례다. SIRT1 단백질의 정밀하게 진동하는 홈들에는 NAD 분자 하나와 히스톤이나 FOXO3 같은 곳에서 떼어 내기를 원하는 아세틸기가 동시에 하나씩 딱 끼워져야 한다. 붙들린 두 분자는 즉시 서로 결합하고, SIRT1 효소는 그것들을 다른 방식으로 쪼개어서 비타민 B$_3$와 아세틸화한 아데닌 리보스adenine ribose를 부산물로 내놓는다. 후자는 NAD 생산에 재활용된다.

더 중요한 점은 표적 단백질에서 다른 무언가가 달라붙지 못하게 막고 있던 아세틸기가 제거되었다는 사실이다. 이제 히스톤은 DNA와 더 꽉 달라붙어서 유전자를 침묵시킬 수 있고, FOXO3는 족쇄가 제거됨으로써 보호 유전자의 방어 프로그램을 작동시킬 수 있다.

혼돈이 중단되고 우리 효소들이 갑작스럽게 하던 일을 멈춘다면 우리는 몇 초 지나지 않아서 죽을 것이다. 에너지와 세포 방어 체계가 없다면 생명은 존재할 수 없다. 마그나 수페르스테스는 더껑이에서 결코 출현할 수 없었을 것이고, 이 책의 단어를 이해할 수 있는 후손도 나오지 못했을 것이다.

따라서 근본적인 수준에서 보면 생명은 꽤 단순하다. 우리는 혼돈에서 빚어진 질서의 은혜로 존재하는 것이다. 우리가 삶을 찬미하며 건배할 때 우리는 사실 효소에 건배해야 한다.

이 규모에서 생명을 연구함으로써 우리는 또 다른 중요한 교훈을 배웠다. 노벨상을 받은 물리학자 리처드 파인먼Richard Feynman은 그 교훈을 간결하게 표현한 바 있다. "지금까지 생물학에서 죽음의 불가피성을 시사하는 그 무엇도 발견되지 않았다. 그래서 나는 죽음이 결코 불가피하지 않으며, 생물학자들이 우리에게 그 불행을 안겨 주는 원인을 발견하는 것은 시간문제일 뿐이라고 본다."[5]

그 말이 맞다. 삶이 끝나야 한다고 말하는 생물학적·화학적·물리학적 법칙 따위는 없다. 물론 노화는 엔트로피의 증가, 무질서로 나아가는 정보 상실이다. 그러나 생물은 '닫힌 계closed system'가 아니다. 생명은 중요한 생물학적 정보를 보존하고 우주의 어딘가에서 에너지를 흡수할 수 있는 한 영구히 존속할 수 있다. 우리가 내일 당장 불멸의 존재가 될 수 있다는 말이 아니다. 1903년 12월 18일에 달까지 곧장 날아갈 수 없었던 것과 마찬가지다. 과학은 작은 걸음을 딛거나 큰 걸음을 딛으면서 나아가지만 언제나 한 번에 한 걸음씩 내딛는다.

바로 여기에 놀라운 점이 있다. 사실상 우리는 길가메시와 므두

셀라의 시대 이래로, 아니 마그나 수페르스테스 이래로 첫걸음은 뗀 상태였다. 그리고 지난 수백 년 사이에, 또 우연히 그보다 더 일찍 우리는 약물이라고 부르는 분자를 써서 효소를 화학적으로 조절하는 방법들을 발견해 왔다.

우리는 생명이 어떻게 작동하는지 알고, 유전적·후성유전적 수준에서 작동 패턴을 바꿀 도구를 지니고 있으므로 이 아주 오래된 지혜를 토대로 삼아 건축을 할 수 있다. 그리고 건강한 수명을 연장한다는 목표를 이루고자 할 때 가장 손쉽게 쓸 수 있는 방법은, 사람의 노화에 영향을 미칠 수 있다고 이미 알려져 있는 다양한 약물을 이용하는 것이다.

이스터섬에서 발견한 장수약, 라파마이신

칠레에서 서쪽으로 3700킬로미터 떨어진 외딴 화산섬 라파누이 Rapa Nui는 흔히 이스터섬이라고 불리며, 섬 가장자리를 따라 놓여 있는 거의 900개에 달하는 거대한 석상으로 더 잘 알려져 있다. 마찬가지로 더 널리 알려져야 하는—아마 언젠가는 그렇게 되겠지만—이야기가 하나 있다. 그 섬이 어떻게 세상에서 가장 효과적인 수명 연장 분자의 원천이 되었나 하는 이야기다.

1960년대 중반에 한 무리의 과학자들이 그 섬으로 갔다. 모아이 석상의 기원을 찾으려는 고고학자들이 아니라 토착 미생물을 찾으려는 생물학자들이었다.

그 섬의 유명한 석상 중 하나가 박힌 흙에서 그들은 새로운 방선균을 발견했다. 이 단세포생물은 스트렙토미세스 히그로스코피쿠스*Streptomyces hygroscopicus*였다. 제약학자인 수렌 세갤Suren Sehgal은 이 방선균이 항균 화합물을 분비한다는 것을 발견했다. 세갤은 이 화합물에 "라파마이신rapamycin"이라는 이름을 붙였다. 발견된 섬을 기념하는 이름이었다. 그리고 무좀균 같은 곰팡이 질환의 치료제로 쓸 수 있을지 연구하기 시작했다.[6] 이 화합물은 그 목적에 유망해 보였지만 세갤이 일하던 몬트리올의 연구소가 그만 1983년에 문을 닫았다. 연구소는 세갤에게 이 화합물을 폐기하라고 지시했다.

그러나 세갤은 차마 버릴 수가 없었다. 그래서 그는 연구실에서 이 세균이 담긴 병을 몇 개 슬쩍해 집의 냉장고 냉동실에 보관했다. 그러다가 1980년대 말에 그는 회사 경영진을 설득해 뉴저지에 새 연구실을 마련해 연구를 재개할 수 있었다.

머지않아 연구자들은 이 화합물이 면역계를 억제하는 효과가 있다는 것을 알아냈다. 그럼으로써 항균제로 쓸 수 있을 가능성은 사라졌다. 면역계를 억제하지 않으면서 무좀균을 치료하는 약이 이미 많이 나와 있었기 때문이다. 대신에 연구진은 새로 발견한 그 특성을 연구하기 시작했다.

1960년대에 이미 연구자들은 장기 이식이 실패하는 가장 흔한 이유 중 하나가 환자의 몸이 이식받은 장기를 거부하기 때문임을 알고 있었다. 그렇다면 라파마이신이 장기가 받아들여질 수 있을 만큼 면역 반응을 억제할 수 있지 않을까? 정말로 그랬다.

혹시나 당신이 라파누이로 순례를 떠난다면 이 방선균이 발견된 지점에서 작은 안내판을 볼 수 있을 것이다. 포르투갈어로 이렇게 적혀 있다. "1965년 1월 이곳에서 채취한 토양 표본에서 장기 이식 환자들에게 새 시대를 열어 준 물질인 라파마이신을 얻었다."

나는 머지않아 더 큰 기념판이 설치되지 않을까 추측한다. 스트렙토미세스 히그로스코피쿠스의 발견으로 수많은 연구가 촉발되었다. 그중 상당수는 지금도 진행되고 있으며 무수한 사람들의 활력을 오래 연장시킬 가능성을 보여 주는 결과들이 나오고 있다. 최근 들어서 라파마이신이 단순한 항균 화합물, 단지 면역 억제제만이 아니라는 사실이 점점 명확히 드러나고 있다. 이 물질은 수명 연장 효과가 있다는 연구 결과가 가장 일관되게 나온 화합물 중 하나다.

전 세계 연구실에서 다양한 모델 생물들을 대상으로 이루어진 실험들에서 일관된 결과가 나왔다. 그리고 우리가 효모를 대상으로 실험한 결과 역시 마찬가지였다. 라파마이신의 효과를 이해하려는 초기 연구 중에는 효모를 대상으로 한 것이 많았다. 정상 효모 세포 2000마리를 배양하면 6주 뒤 살아 있는 것은 몇 마리에 불과할 것이다. 그러나 그 효모들에게 라파마이신을 먹이면 6주 뒤까지 약 절반이 여전히 건강하게 활동하고 있을 것이다.[7] 또 이 약물은 NAD 생산을 자극함으로써 모세포가 만드는 딸세포의 수를 늘린다.

초파리에게 라파마이신을 먹이면 수명이 약 5퍼센트 늘어난다.[8] 그리고 몇 달 이내로 정상 수명이 다할 생쥐에게 소량의 라파마이신을 투여하자 암수에 따라 수명이 9~14퍼센트 늘었다. 사람으로

치면 건강하게 약 10년을 더 사는 셈이다.[9]

우리는 부모의 나이가 더 많을수록 자식이 질병에 걸릴 위험이 높아진다는 것을 오래전부터 알고 있었다. 이것이 바로 후성유전의 힘이다. 그러나 라파마이신을 투여한 생쥐는 이 추세에 저항한다. 독일신경퇴행질환센터German Center for Neurodegenerative Diseases 연구진이 더 늙은 아비에게서 태어난 생쥐의 mTOR를 억제하자 늙은 부모의 부정적 영향이 사라졌다.[10]

세계에서 가장 저명한 과학 평가 기관들은 TOR와 그것을 억제하는 분자들이 세상을 바꿀 잠재력을 지니고 있다는 견해를 어떻게 생각할까? 효모의 TOR를 발견한 세 과학자 조지프 하이트먼Joseph Heitman, 마이클 홀Michael Hall, 라오 모바Rao Movva는 많은 이들이 노벨 생리의학상 후보자로 꼽고 있다. MIT에 있는 내 동료 데이비드 사바티니David Sabatini는 mTOR를 발견한 사람으로, 동료 심사를 거치는 최고의 학술지에 가장 많이 인용되는 논문을 쓴 "클래리베이트 인용 우수자Clarivate Citation Laureate' 명단에 올라가 있다. 이 명단에 올랐다가 나중에 노벨상을 받은 사람은 2002년 이래로 40명이 넘는다.[11]

라파마이신은 만병통치약이 아니다. 더 오래 사는 동물은 더 짧은 삶을 사는 동물보다 이 물질에 안 좋은 영향을 받을 수 있다. 이 물질은 고용량으로 장기간 복용하면 콩팥에 독성을 일으킨다는 것이 드러났다. 또 시간이 흐르면서 면역계를 멈추게 할 수 있다. 그렇다고 해서 TOR 억제가 막다른 벽에 부닥쳤다는 의미는 아니다. 소량으로 또는 간헐적으로 복용하는 것이 안전할 수 있다. 그랬을 때 생쥐의 수명을 늘렸으며[12] 사람에게서는 독감 백신 접종을 한 노인들의 면역 반응을 대폭 향상시켰다.[13]

대학과 생명공학 기업에서 "라파마이신 유사물질rapalog"을 찾기 위해 TOR 억제 쪽을 연구하는 이들이 수백 명은 된다. 라파마이신과 비슷한 방식으로 TOR에 작용하지만 더 특수성을 띠고 독성은 덜한 화합물들을 말한다.[14]

이런 계통의 연구와 개발에 참여한 이들의 수준을 보면 TOR 억제가 인간의 건강과 활력을 증진시키는 경로가 아니라고 말하기가 어렵다. 그러나 설령 라파마이신 유사물질이 성공하지 못한다고 할지라도, 효과적이면서 비교적 안전하다고 이미 입증된 활력을 연장시키는 또 다른 약학적 경로들이 존재한다.

커피 한 잔보다 싼 항노화제, 메트포르민

갈레가 오피키날리스Galega officinalis는 세상을 향해 경배하듯이 맞물려 있는 섬세한 자주색 꽃잎들이 돋보이는 예쁜 꽃을 피운다.

"염소의 한탄goat's rue"이라는 좀 딱한 이름과 훨씬 더 매혹적인 이름인 "프랑스라일락French lilac"으로 불리며 유럽에서 수백 년 전부터 약초로 쓰였다. 구아니딘guanidine이라는 화학물질이 많이 들어 있어서다. 이 작은 화학물질은 사람의 소변에도 들어 있는데 단백질 대사가 잘 이루어지는지 알려 주는 지표 역할을 한다. 1920년대에 의사들은 구아니딘을 당뇨병 환자의 혈당을 낮추는 약으로 처방하기 시작했다.

1922년 토론토의 한 병원에서 죽어 가고 있던 레너드 톰프슨Leonard Thompson이라는 14세 소년은 동물 연구에서 매우 밝은 전망을 보여 주었던 새로운 췌장(이자) 펩티드 호르몬pancreatic peptide hormone을 투여받은 최초의 당뇨병 환자가 되었다. 2주 뒤 소년은 다시 주사를 맞았고 증세가 놀라울 마치 개선되었다는 소식이 곧 전 세계로 퍼졌다. 당이 있다고 몸에 알리는 데 쓰이는 이 펩티드 호르몬, 즉 인슐린을 췌장이 충분히 생산하지 못할 때 생기는 당뇨를 1형 당뇨병이라고 한다. 현재 1형 당뇨병은 대개 인슐린 추가 투여로 치료한다. 그러나 당뇨와의 싸움은 끝난 것이 아니었다.

2형 당뇨병, 이른바 연령 관련 당뇨병age-associated disease은 췌장이 인슐린을 충분히 생산할 수 있지만 몸이 인슐린에 반응하지 않을 때 나타난다. 전 세계 성인의 약 9퍼센트가 이 병을 앓고 있는데 몸의 인슐린 민감성을 회복시켜 줄 약물을 투여해야 한다. 그래야 세포가 혈액을 타고 돌아다니는 당을 흡수해 사용할 수 있다. 이런 약물은 적어도 2가지 이유에서 중요하다. 과로하는 췌장에게 휴식 시간을 주며, 자유롭게 떠도는 많은 양의 당이 단백질에 달라붙어서 끈적거리는 덩어리가 되지 않도록 막는다. 최근에는 고혈당이 후성유전 시계를 가속시킬 수 있다는 연구 결과들이 나오고 있다.

주로 앉아서 생활하는 이들이 점점 늘고, 전 세계 슈퍼마켓에서 설탕과 탄수화물로 뒤범벅된 식품이 늘어남에 따라 해마다 380만 명이 고혈당 때문에 때 이른 죽음을 맞이하고 있다. 이런 죽음은 빠르고 자비롭게 일어나지 않는다. 실명, 콩팥기능상실(신부전), 뇌졸중, 낫지 않는 발 상처, 다리 절단을 수반하는 끔찍한 양상으로 일어난다.

1950년대 중반에 제약학자 장 아롱Jan Aron과 의사 장 스테른Jean Sterne은 인슐린이 듣지 않는 2형 당뇨병에 프랑스라일락에서 추출한 물질이 효과가 있을지 다시 조사하기로 결심했다―두 사람 다 프랑스인으로 자기네 고향에 지천으로 피던 이 자주색 꽃에 아주 친숙했을 것이다.[15]

1957년 스테른은 디메틸 바이구아나이드dimethyl biguanide를 복용하면 2형 당뇨병 치료에 효과가 있다는 논문을 발표했다. 지금은 주로 "메트포르민metformin"이라고 불리는 이 약물은 그 뒤로 세계에서 가장 널리 처방하는 효과적인 약 중 하나가 되었다. 세계보건기구가 세계에서 가장 흔한 의학 증상들에 가장 효과적이고 안전하고 비용 효과적인 치료제라고 꼽는 '필수 의약품 모델 목록Model List of Essential Medicines'에도 들어가 있다. 복제약을 처방받는다면 세계 대다수 지역에서 한 달 치료비로 채 5달러가 안 든다. 젖산산증lactic acidosis이라는 극도로 희귀한 증상을 제외하면 속이 좀 거북한 것이 가장 흔한 부작용이다. 많은 이들은 위장을 지난 뒤에야 녹는 형태로 제조된 알약을 먹거나 우유 또는 음식과 함께 먹는 식으로 이 부작용을 줄인다. 설령 그런 방법들이 먹히지 않을 때도 약간 거북한 느낌은 유익한 혜택을 제공하는 측면이 있다. 과식을 억제하기 때문이다.

그런데 당뇨병 치료제가 활력 연장과 무슨 관계가 있다고 여기서 말하고 있는 것일까? 몇 년 전 연구자들이 한 가지 신기한 현상을 알아차리지 못했다면 아마 이 자리에 끼지 못했을 것이다. 바로 메트포르민을 복용하는 이들이 눈에 띄게 더 건강한 생활을 하고 있다는 것이었다. 당뇨병에 미치는 약효와 무관하게 말이다.[16]

미국국립보건원의 라파엘 데 카보 연구진은 생쥐에게 메트포르민을 아주 낮은 용량으로 투여하자 수명이 거의 6퍼센트 증가했다는 연구 결과를 내놓았다.[17] 비록 그 효과가 주로 체중 감소 때문에 나타나는 것이라고 주장하는 이들이 있긴 하지만 어느 쪽이든 간에 사람으로 치면 5년을 더 건강하게 사는 것과 같다. 여기서 중요한 점은 건강한 삶이 늘어났다는 것이다. 생쥐는 LDL 콜레스테롤 수치가 낮아지고 신체 능력이 향상되었다.[18] 그 뒤로 시간이 흐를수록 증거가 점점 쌓여 갔다. 설치류에게 메트포르민을 투여한 연구 26건 중 25건에서 암 발생이 억제되었다는 결과를 얻었다.[19]

라파마이신과 마찬가지로 메트포르민은 열량 제한의 몇몇 측면을 흉내 낸다. 그러나 TOR를 억제하는 대신에 미토콘드리아의 대사 반응을 제한함으로써 우리의 세포 발전소가 다량영양소(탄수화물, 지방, 단백질 등 인체에 가장 많이 들어 있는 영양 성분-옮긴이)를 에너지로 전환하는 과정을 늦춘다.[20] 그 결과 AMPK가 활성화된다. 낮은 에너지 수준에 반응해 미토콘드리아의 기능을 복원한다고 알려진 효소다. 또 우리 연구실에서 주로 연구하는 단백질 중 하나인

SIRT1이 활성화된다. 아울러 메트포르민은 암세포 대사를 억제하고, 미토콘드리아 활성을 증진시키고, 잘못 접힌 단백질을 없애는 등의 다른 유익한 효과들을 일으킨다.[21]

68~81세 메트포르민 복용자 4만 1000명 이상을 조사한 연구진은 메트포르민이 치매, 심혈관질환, 암, 노쇠, 우울증의 확률을 낮춘다는, 그것도 적잖게 낮춘다는 결론을 내렸다. 이미 노쇠한 상태에서 9년 동안 메트포르민을 복용한 집단을 조사해 보니 치매는 4퍼센트, 우울증은 16퍼센트, 심혈관질환은 19퍼센트, 노쇠는 24퍼센트, 암은 4퍼센트가 낮아졌다.[22] 다른 연구들에서는 메트포르민의 암 억제 효과가 그보다 더 크다고 나왔다. 모든 암이 억제되는 것은 아니지만—전립샘암, 방광암, 신장암, 식도암은 완강하게 버티는 듯하다—폐암, 잘록곧창자암, 췌장암, 유방암을 비롯한 여러 암은 때로 40퍼센트까지 억제되는 효과가 나타났다는 연구 결과가 25건이 넘는다.[23]

이런 결과들은 단순한 숫자놀음이 아니다. 맛없는 커피 한 잔보다 더 값싼 안전한 알약 하나로 사람들의 삶이 현저히 개선된다.

메트포르민이 할 수 있는 일이 암 발병 억제뿐이라고 해도 널리 처방될 가치가 있을 것이다. 미국인이 생애 동안 암 진단을 받을 가능성은 40퍼센트를 넘는다.[24] 그러나 메트포르민은 암을 직접 예방하는 차원을 넘어서는 혜택이 있다. 대다수 사람들이 고려하지 않는 것인데 바로 늘어난 수명에 부수적으로 나타나는 효과다. 90세 이후에는 암으로 죽을 확률이 상당히 낮아진다는 사실이다.[25] 물론 사람들은 다른 질환으로 사망하겠지만 암에 따른 엄청난 고통과 비용은 대폭 줄어들 것이다.

메트포르민의 탁월한 점은 많은 증상들에 영향을 미친다는 것이다. AMPK를 활성화함으로써 NAD가 더 많이 생산되고 노화 전체에 맞서는 서투인을 비롯한 방어 체계들을 켠다. 이런 증상들의 더 상류에 있는 생존 회로를 동원해 후성유전 정보의 상실을 늦추고 대사 활동을 억제함으로써 모든 기관을 더 젊고 건강하게 유지한다.

대다수 사람들은 메트포르민 같은 알약이 노화에 어떤 알아차릴 수 있을 만큼의 효과를 발휘하려면 여러 해가 걸릴 것이라고 짐작하지만 그렇지 않을 수도 있다. 건강한 자원자들을 대상으로 한 어느 소규모 연구는 용량이 850밀리그램인 메트포르민 알약 하나를 먹은 뒤 일주일 이내에, 더 나아가 놀랍게도 10시간 만에 혈구의 DNA 메틸화 나이가 역전되었다고 보고했다.[26] 그러나 메트포르민이 장기적으로 노화 시계를 지연시킬 수 있는지 확실히 알려면 더 많은 이들을 대상으로 더 많은 연구가 이루어져야 한다.

아직 대다수 국가에서는 메트포르민을 항노화 약으로 처방할 수 없지만 당뇨병을 앓는 전 세계 수억 명은 메트포르민 처방을 쉽게 받는다. 태국 같은 몇몇 나라에서는 심지어 메트포르민을 약국에서 처방전 없이 구입할 수 있다. 한 알에 몇 센트 수준이다. 다른 나라들에서는 당뇨병 전기여도 의사에게 메트포르민 처방을 받기가 어려울 수 있다. 건강을 잘 유지해 왔다면, 그리고 피에 든 헤모글로빈(혈색소)의 93.5퍼센트 이상이 포도당과 영구히 결합되지 않는다면―당화헤모글로빈HbA1c 형태가 아니라 대부분 정상 헤모글로빈 단백질HbA1이라는 뜻이다―당신은 운이 좋은 것이다. 의사들 대다수가 방금 말한 내용을 모를 뿐 아니라 설령 안다고 해도 노화를 아직 질병이라고 여기지 않기 때문이다.

알베르트아인슈타인의과대학의 니르 바질라이도 메트포르민을 복용한다. 그리고 그 약물이 사람의 노화에 장기적으로 어떤 영향을 미치는지 평가하는 일을 맡고 있다. 이스라엘계 미국인 의사이자 유전학자인 그는 의대 동료들과 함께 FOXO3를 제어하는 인슐린 유사 성장 호르몬 수용체, 콜레스테롤 유전자 CETP(콜레스테롤에스테르전달단백질), 서투인 단백질 SIRT6에서 몇몇 장수 유전자 변이체를 발견했다. 이 변이체들은 모두 아시케나지 유대인 혈통의 일부 운 좋은 이들이 100세 너머까지 건강하게 살도록 돕는 듯하다.

그렇다. 비록 유전자는 후성유전체보다 뒷전에 놓여 있지만 디지털 수준에서 어떤 이들에게는 유전적으로 장수하도록 미리 정해 놓는 듯하다. 즉 그 사람들은 후성유전체를 안정시킴으로써 시간이 흘러도 아날로그 정보가 상실되지 않도록 막는 유전자 변이체 덕분에 어떻게 살든 거의 상관없이 더 오래 사는 듯하다. 그러나 바질라이는 그들을 승리자라기보다는 표지―다른 대다수 사람들이 오래 건강하게 살 잠재력을 지녔음을 나타내는 표지―라고 보며, 설령 우리가 결코 120세 너머까지 삶을 연장하지 못한다고 해도 120세가 가능하다는 것은 알려 준다고 지적한다. 그는 내게 이렇게 말했다. "그러니 우리 대다수에게는 늘릴 기간이 40년은 더 있는 겁니다."

바질라이는 메트포르민을 가장 흔한 노화 관련 질환들을 지연시키는 용도로 쓸 첫 약물로 승인받기 위한 임상 시험을 책임지고 있다. 그런 질환들의 가장 근본 원인인 노화 자체를 규명함으로써 말이다. 바질라이 연구진이 현재 진행하고 있는 메트포르민 노화 표적화Targeting Aging with Metformin, TAME 연구에서 가시적인 혜택이 있음을 보여 줄 수 있다면 미국식품의약국FDA은 노화가 치료 가능한 증상이라고 생각하게 될 것이다. 그러면 세상이 바뀔 것이다. 노화가 "본래 그런 거야"인 시대의 종말이 시작될 것이다.

바질라이는 그런 날이 오고 있다고 믿는다. 그는 "120세까지 장수하시기를Ad me'ah ve-essrim shana"이라는 히브리인들이 전통적으로 하는 축복의 말이 머지않아 바뀌어야 할 것이라고 예상한다. 그 나이가 장수의 소망이 아니라 그저 평균적인 삶의 소망이 될 것이기 때문이다.

스택, 건강수명을 책임지는 물질들

1999년으로 돌아가면 당시 우리가 MIT의 레너드 구아렌테 연구실에서 발견한 서투인 장수 경로의 이야기는 점점 열띤 화제가 되고 있었다.

그때 우리는 효모 세포의 분자 수준에서 노화의 원인을 마침내 파악한 상태였다. 생물 종 중에서 최초였다. 과학자들이 자신이 대단히 명석하다는 것을 보여 주는 새로운 연구 결과를 발표했을 때 느끼는 한껏 들뜬 기분이 아직 가시지 않았을 때였다. 우리는 과학계의 상상을 사로잡은 일련의 유명한 논문들을 통해 효모의 노화 원인이 DNA 끊김과 그에 따른 유전체 전체의 불안정에 대처하고자 Sir2 단백질이 교배형 유전자를 떠나기 때문임을 보여 주었다.[27] 또 효모에 *SIR2* 유전자 사본을 추가하면 rDNA가 안정되고 수명이 늘어날 수 있다는 것을 밝혀냈다. 우리는 유전적 불안정이 후성유전적 불안정과 관련이 있음을 보여 주었고, 최초로 진정한 장수 유전자 중 하나를 발견했다. 그리고 효모가 굶주리지 않고서도 그 유전자의 혜택을 볼 수 있다는 것을 밝혀냈다.

그러나 유전자 사본을 더 복잡한 생물에 집어넣는 것은 단세포생물에 추가하는 일에 비하면 훨씬 어렵다. 게다가 윤리적 문제도 훨씬 많다. 이것이 바로 내가 몇몇 연구자들과 함께 서투인 유전자를 추가로 삽입하지 않으면서 포유류의 서투인 활성을 증진시킬 방법을 찾는 일에 뛰어든 이유였다.

과학이 논리적인 추측과 약간의 구태의연한 행운의 결합물이 되는 지점이 바로 여기다. 과학계에 알려진 화학물질이 1억 가지가 넘기 때문이다. 과연 어디에서 시작할지조차 알 수 있을까?

다행히 콘래드 하위츠Konrad Howitz가 그 일에 뛰어들었다. 코넬대학교 출신의 생화학자인 그는 당시 생명과학 연구자들에게 실험용 물질을 공급하는 펜실베이니아 기업 바이오몰Biomol의 분자생물학 부장이었다. 하위츠는 SIRT1 효소를 억제할 화학물질을 찾고 있었다. 그 효소를 연구하기 시작한 점점 늘어나는 연구자들에게 판매하기 위해서였다. 그는 다양한 후보 물질을 평가하다가 SIRT1을 억제하기보다는 자극하거나 "활성화"함으로써 속도를 10배 더 높이는 화학물질을 2가지 발견했다. 우연히 찾아온 행운이었다. 본래는 억제 물질을 찾으려고 했을뿐더러 자연에 활성 물질이 아주 드물기 때문이다. 사실 너무 드물기 때문에 대다수 제약사들은 어쩌다가 발견해 봤자 잘못 안 것이 틀림없다고 생각해서 굳이 살펴보려고 하지 않는다.

"SIRT1 활성 화합물SIRT1-activating compound" 즉 "스택STAC" 중 최초로 발견된 분자는 폴리페놀류인 "피세틴fisetin"으로 딸기와 감 같은 열매의 색깔을 만드는 역할을 할 뿐 아니라 지금은 노화세포를 죽이는 일을 한다는 것이 밝혀졌다. 두 번째로 발견된 분자는 "부테인butein"으로 옻나무라는 유독한 식물을 비롯해 많은 꽃식물에 들어 있다. 이 두 물질은 SIRT1에 상당한 영향을 미친다. 비록 후속연구를 자극할 만큼 엄청난 속도로 화학 반응을 일으키지는 않지만 말이다.

하위츠는 초기 연구 결과를 바이오몰 창업자이자 과학 책임자인 로버트 지프킨Robert Zipkin에게 보고했다. 지프킨은 화학물질의 구조 쪽으로 백과사전적인 지식을 갖춘 탁월한 화학자이자 기업가였다. "허, 피세틴과 부테인이라고? 그 두 분자가 어떤 구조인지 알아요? 쌍으로 된 구조예요. 페놀 고리 2개가 다리로 연결된 겁니다. 그런 구조를 지닌 분자가 또 있다는 거 알아요? 바로 레스베라트롤resveratrol이에요."

2002년은 항산화제 열풍이 한창 불 때였다. 항산화제가 일부에서 믿는 것처럼 노화 억제와 건강에 좋은 만병통치약이 아닐 수 있지만 당시에는 아직 그렇다는 것을 몰랐다. 폴란드 카롤마르친코프스키 의대(현재 포즈난 의대)의 과학자들은 "레스베라트롤"이 항산화제임을 발견했다. 적포도주에 들어 있으며 많은 식물이 스트레스를 받을 때 만드는 천연 분자다.[28] 몇몇 연구자는 레스베라트롤이 "프랑스 역설"을 설명해 줄지 모른다고 주장해 왔다. 프랑스 역설이란 프랑스인이 식단에 버터와 치즈처럼 포화지방이 많이 든 식품의 비율이 상대적으로 높음에도 심장병 발병률이 낮다는 사실을 가리킨다.

지프킨은 레스베라트롤이 피세틴이나 부테인과 비슷한 효과를 낼 것이라고 추정했는데 정말로 그랬다. 우리 하버드 연구실에서 조사했더니 실제로 나머지 두 분자보다 훨씬 뛰어난 효과를 보였다.

앞서 말했다시피 효모의 노화는 모세포가 분열해 딸세포를 만드는 횟수로 측정하곤 한다. 대개 효모 세포는 25번쯤 분열한 뒤 죽는다. 분열 횟수를 재려면 일주일 동안 현미경을 들여다보면서 세포를 미세 조작해야 한다. 효모를 냉장고에 넣고서 잠을 자러 가는 횟수가 적을수록 효모가 더 오래 살기 때문에 나는 집의 식탁에다가 간이 실험실을 차렸다.

그런데 내 눈을 믿을 수 없는 결과가 나왔다. 레스베라트롤을 먹인 효모가 그렇지 않은 효모보다 좀 더 작고 좀 더 느리게 성장했으며 평균 34회 분열을 한 뒤에야 죽었다. 마치 열량 제한을 한 듯했다. 사람으로 치면 무려 50년이나 수명이 늘어난 것과 같았다. 또

5장 먹기 좋은 알약 235

최대수명이 늘어났다. 레스베라트롤을 먹인 효모는 35회 이상까지 계속 분열했다. *SIR2* 유전자가 없는 효모 세포에게는 레스베라트롤을 먹여 봤자 아무런 효과가 나타나지 않았다. 우리는 열량을 제한한 효모로도 실험했는데 더 이상의 수명 연장 효과는 나타나지 않았다. 열량 제한과 레스베라트롤이 활성화하는 경로가 동일함을 시사했다. 즉 열량 제한이 어떤 식으로 작동하는지 말해 주는 실험 결과였다.

정곡을 찌르는 농담 같았다. 허기 없이 수명을 늘릴 수 있는 열량 제한 모방 분자를 발견했을 뿐 아니라 이 물질이 적포도주에 들어 있다는 것까지 알아냈으니 말이다.

하위츠와 나는 포도 같은 식물들이 스트레스를 받을 때 레스베라트롤이 더 많이 생산된다는 사실에 흥미를 느꼈다. 또 우리는 건강을 증진시키는 다른 많은 분자들과 그 화학적 유도체들이 스트레스를 받는 식물에서 다량 생산된다는 것을 알았다. 우리는 포도에서 레스베라트롤을, 버드나무 껍질에서 아스피린을, 갈레가(프랑스라일락)에서 메트포르민을, 녹차에서 에피갈로카테킨 갈레이트 epigallocatechin gallate를, 과일에서 케르세틴quercetin을, 마늘에서 알리신allicin을 얻는다.

우리는 이것이 "이종호르메시스xenohormesis"의 증거라고 본다. 스트레스를 받는 식물이 자신의 세포에게 숨죽이고 생존하라고 말하는 화학물질을 우리가 같은 용도로 이용한다는 개념이다. 식물 역시 생존 회로를 지니고 있다. 우리는 식물이 스트레스를 받을 때 생산하는 이런 화학물질을 감지해 몸에 숨죽이라고 경고하는 일종의 조기 경보 시스템으로 삼는 쪽으로 인간이 진화했다고 본다.[29]

이 생각이 옳다면 자연에서 새로운 약물을 찾을 때 스트레스를 받는 생물을 찾아야 한다는 것을 뜻한다. 스트레스를 받는 식물, 스트레스를 받는 곰팡이, 우리 창자에서 스트레스를 받는 미생물군 등을 말이다.

이 이론은 우리가 먹는 음식과도 관련이 있다. 스트레스를 받는 식물은 인간이 그것들을 감지해 자신의 생존 회로를 투입시키도록 경보를 발령하는 이종호르메시스 분자들을 더 많이 함유하고 있다. 가장 색깔이 선명한 것을 고르자. 이종호르메시스 분자는 노란색, 빨간색, 주황색, 파란색을 띠곤 하기 때문이다. 그리고 혜택이 하나 더 있다. 그런 것들은 대개 더 맛있다. 세계 최고의 포도주는 피노누아르Pinot Noir처럼 스트레스에 민감한 품종이나 햇볕이 강하고 메마른 토양에서 생산된다. 짐작할 수 있겠지만 그런 포도주에는 레스베라트롤이 가장 많이 들어 있다.[30] 가장 맛좋은 딸기는 물이 부족해서 스트레스를 받은 것이다. 그리고 잎채소를 길러 본 사람이라면 다 알듯이 열기와 추위 모두에 노출된 양상추가 가장 잘 자란다.[31] 흔히 스트레스를 더 많이 받는 조건에서 기르는 유기농 식품이 왜 몸에 더 좋은지 생각해 본 적 있는가?

레스베라트롤은 단순한 단세포생물인 효모의 수명을 늘렸다. 그런데 다른 생물들에게도 같은 효과를 보일까? 동료 연구자인 브라운대학교의 마크 타터Marc Tatar가 보스턴으로 나를 찾아왔을 때, 나

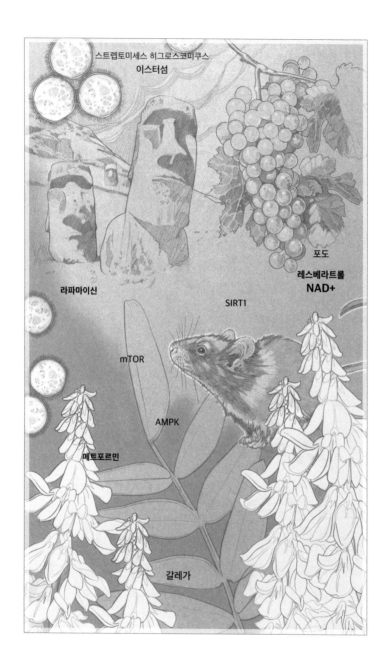

스트렙토미세스 히그로스코피쿠스
이스터섬

포도

레스베라트롤
NAD+

라파마이신

SIRT1

mTOR

AMPK

메트포르민

갈레가

는 그의 연구실에 있는 곤충에게 써 보라며 보풀거리는 흰 레스베라트롤 가루가 든 작은 병―R이라고만 적혀 있는―을 건넸다. 그는 그것을 자기 연구실로 가져가서 먹이에 섞어 초파리에게 먹였다.

몇 달 뒤 그가 전화를 걸었다. "데이비드! 이 R이라는 거 대체 뭡니까?"

초파리*Drosophila melanogaster*는 실험실 조건에서는 평균 약 40일을 산다. 타터는 내게 말했다. "수명이 일주일, 때로는 그보다 더 늘어났어요. 평균적으로 50일 넘게 살아요."

사람으로 치면 14년을 더 사는 셈이었다.

우리 연구실에서 레스베라트롤을 먹인 선충도 더 오래 살았는데 선충의 서투인 유전자가 동원되면서 나타난 효과였다. 그리고 우리가 배양하는 사람 세포에 레스베라트롤을 투여하자 DNA 손상이 억제되었다.

나중에 12개월 된 비만 생쥐에게 레스베라트롤을 먹이자 흥미로운 현상이 나타났다. 생쥐는 여전히 살진 모습이었다. 그래서 현

[그림 10] 3가지 주요 장수 경로

역경을 겪는 동안 생존 메커니즘을 활성화함으로써 몸을 보호하도록 진화한 경로들이다. 저열량이나 저아미노산 식단 또는 운동을 통해 이 경로들이 활성하되면 생물은 더 건강해지고 더 질병 내성을 띠고 더 오래 살게 된다. 라파마이신, 메트포르민, 레스베라트롤, NAD 증진제 등 저열량 식단과 운동의 혜택을 흉내 내어 이 경로들을 자극하는 분자들은 다양한 생물들의 수명을 연장할 수 있다.

재 펜실베이니아대학교 교수로 있는 당시 박사후 연구원 조지프 바우어Joseph Baur는 내가 무모한 실험을 시키는 바람에 1년 넘게 시간을 낭비해 경력에 피해가 갈 것 같다고 결론 내렸다. 그런데 그는 미국국립보건원의 공동 연구자인 라파엘 데 카보와 함께 생쥐를 해부했다가 깜짝 놀랐다. 레스베라트롤을 먹인 생쥐는 심장, 간, 혈관, 근육의 건강이 정상 먹이를 먹인 비만이 아닌 생쥐와 똑같아 보였다. 또 미토콘드리아가 더 건강하고, 염증이 더 적고, 혈당 수치가 더 낮았다. 해부하지 않은 개체들은 정상 생쥐보다 약 20퍼센트 더 오래 살았다.[32]

레스베라트롤이 생쥐를 각종 암, 심장병, 뇌졸중과 급성심근경색, 신경퇴행질환, 염증질환, 상처 치유를 비롯해 수십 가지 질병들로부터 보호하고, 전반적으로 더 건강하게 만들고 회복력을 더 향상시킨다는 연구 결과가 수백 건 발표되었다.[33] 그리고 우리는 레스베라트롤을 간헐적 단식과 결합하면 단식만 했을 때보다 평균수명과 최대수명이 둘 다 크게 늘어날 수 있음을 데 카보와 공동으로 발견했다. 생쥐 50마리 중에서 1마리는 3년 넘게 살았다. 사람으로 치면 약 115년을 산 셈이다.[34]

레스베라트롤이 노화에 미치는 효과를 살펴본 최초의 논문은 2006년에 가장 많이 인용된 논문에 포함되었으며 주류 언론들에서 널리 언급되었다.[35] 우리 모두 여러 TV에 출연했고, 나는 대중에게 알려지기 시작했다. 견디다 못한 나는 아내가 태어난 부를로라는 작은 독일 마을로 피했는데 그곳 역시 뉴스에서 그 이야기를 하고 있었다. 적포도주는 판매량이 30퍼센트까지 늘어났다. 적포도주를 좋아하는 데 마실 만한 좋은 핑계가 필요하다면 로버트 지프킨에게 감사하기 바란다.[36]

우리 집 주방 벽에는 그날부터 신문들에 실린 여러 시사만화가 걸려 있다. 내가 좋아하는 것은 톰 톨스Tom Toles가 그린 것이다. 소파의 대부분을 차지하고 널브러져 있는 비대한 남편이 흥분한 모습을 아내는 무시하려고 애쓴다.

아내는 말한다. "그 연구에 따르면 매일 적포도주를 750잔에서 1000잔은 마셔야 생쥐에게 준 만큼 되는 거라고."

그러자 남편이 대꾸한다. "그 말을 들으니 더 맘에 드는데."

그런데 레스베라트롤은 그다지 강력한 물질이 아니며 사람의 장내에서 그리 잘 녹지 않는다는 것이 드러났다. 약물이 질병을 치료하는 데 효과가 있으려면 이 2가지 속성이 중요한데 말이다. 이렇게 약물로서는 한계가 있었지만 레스베라트롤은 한 분자가 굶을 필요 없는 열량 제한의 혜택을 제공할 수 있다는 중요한 첫 증거를 제공했다. 그래서 전 세계에서 노화를 지연시킬 수 있는 다른 분자들을 찾으려는 경쟁이 시작되었다. 마침내 적어도 과학계에서는 약물로 노화를 늦추는 일이 더 이상 미친 짓이 아니라고 여겨지게 되었다.

레스베라트롤을 연구함으로써 우리는 화학물질로 서투인을 활성화하는 것이 가능하다는 점도 깨달았다. 그래서 동물을 대상으로 생존 회로를 자극하고 건강한 수명을 연장하는 효과가 레스베라트롤보다 더 강력한 다른 스택(서투인 활성 화합물)을 찾으려는 노력이 활기를 띠었다. 예를 들어 SRT1720과 SRT2104 같은 화합물은 생쥐의 말년에 투여했을 때 건강한 삶을 더 늘리는 효과를 보였다.[37] 지금은 레스베라트롤보다 서투인 활성화 효과가 더 뛰어나다는 것이 드러난 화학물질이 수백 종류가 알려져 있으며, 일부 물질은 이미 임상 시험을 통해 지방산과 콜레스테롤 수치를 낮추고 건선을 치료하는 효과[38]가 있음이 밝혀졌다.

최고의 스택, NAD

그런 스택 중 하나가 "NAD"다("NAD+"라고도 한다).[39] NAD는 다른 스택들보다 한 가지 장점이 있다. 7가지 서투인의 활성을 다 증진하기 때문이다.

NAD는 20세기 초에 알코올 발효 증진제로 발견되었다. 운이 좋았다. 이 물질이 우리가 마실 술을 빚는 데 도움을 줄 능력을 지니지 않았더라면 과학자들이 그토록 애호하지 않았을 것이기 때문이다. 과학자들은 수십 년 동안 이 물질을 연구했고 1938년 새로운 특성을 찾아냈다. NAD는 개의 흑설병black tongue disease을 치료할 수 있었다. 사람의 펠라그라pellagra(나이아신, 즉 비타민 B3의 부족으로 생기는 비타민 결핍증으로 홍반병, 니코틴산결핍증이라고도 한다-옮긴이)에 해당하는 개 질환이었다. 곧 NAD가 비타민인 나이아신niacin의 산물임이 드러났다. 나이아신이 몹시 부족하면 피부 염증, 설사, 치매, 피부 궤양이 잦아지고 궁극적으로 죽음에 이른다. 그리고 NAD는

500가지가 넘는 효소에 쓰이므로 이 물질이 없으면 우리는 30초 안에 사망할 것이다.

그런데 1960년대 초에 연구자들은 NAD에 관한 모든 흥미로운 연구는 다 이루어졌다고 결론지었다. 그 뒤로 수십 년 동안 NAD는 그저 10대 학생들이 생물학 시간에 으레 배워야 하는 화학물질 중 하나일 뿐이었다. 미적지근한 열의를 갖고 말이다. 그러다가 1990년대에 상황이 완전히 바뀌었다. NAD가 단지 세포 활동을 유지하는 일만 하는 것이 아니라는 사실을 우리 연구진이 깨닫기 시작하면서였다. NAD가 노화와 질병을 비롯한 많은 주요 생물학 과정의 핵심 조절 인자임이 드러난 것이다. NAD가 서투인의 연료 역할을 한다는 것을 신이치로 이마이와 레니 구아렌테가 보여 준 덕분이다. NAD가 부족하면 서투인은 효율적으로 작동하지 않는다. 히스톤에서 아세틸기를 제거하지 못하고, 유전자를 침묵시키지 못하고, 나아가 수명을 연장하지 못한다. 그리고 활성 인자인 레스베라트롤의 수명 연장 효과 또한 나타나지 않는다. 또한 우리를 비롯한 여러 연구자들은 나이를 먹을수록 뇌, 혈액, 근육, 면역세포, 췌장, 피부, 심지어 모세혈관 안쪽을 덮고 있는 상피세포에 이르기까지 몸 전체에서 NAD 농도가 줄어든다는 것을 알아차렸다.

그러나 NAD가 너무나 많은 근본적인 세포 과정들에 핵심 역할을 하므로, 20세기의 그 어떤 연구자도 NAD 수치를 높일 때 어떤 효과가 나타나는지를 알아보는 일에 관심을 갖지 않았다. "NAD를 건드리면 안 좋은 일만 생길 거야." 그들은 그렇게 생각했다. 건드리려는 시도조차 하지 않았기에 연구자들은 실제로 건드렸을 때 어떤 일이 일어날지 전혀 알지 못했다.

하지만 효모를 대상으로 실험을 한다면 최악의 결과가 나온들 그저 효모가 다 죽는 것에 불과했다.

효모의 NAD를 늘리는 방법을 찾는 일에 위험할 것이 뭐가 있겠는가? 그래서 우리 연구실은 그 일에 뛰어들었다. 가장 쉬운 방법은 효모의 NAD를 만드는 유전자를 찾아내는 것이었다. 우리가 맨 처음 발견한 유전자는 *PNC1*이었다. 비타민 B_3(나이아신)를 NAD로 바꾸는 유전자다. 이어서 우리는 효모 세포에 *PNC1*의 사본을 추가로 4개 집어넣어서 그 유전자가 총 5개 들어 있도록 만들어서 NAD를 늘리려고 시도했다. 이 효모 세포는 정상 효모 세포보다 50퍼센트 더 오래 살았다. 그런데 *SIR2* 유전자를 제거하면 그 효과가 나타나지 않았다. 다시 말해 세포에서 NAD가 추가로 만들어지자 서투인 생존 회로가 작동했던 것이다!

사람에게도 그렇게 할 수 있을까? 이론상으로 보면 그렇다. 우리 연구실은 그렇게 할 기술을 이미 갖고 있다. 바이러스를 이용해 *PNC1* 유전자에 상응하는 사람의 유전자인 *NAMPT*의 사본을 추가로 집어넣는 방법이다. 그러나 사람을 형질 전환 생물로 만들려면 더 많은 연구가 필요하고 과연 안전한지 더 많이 알아보아야 한다. 효모의 전멸보다 걸린 것이 더 많기 때문이다.

이것이 바로 우리가 동일한 결과를 얻을 수 있는 안전한 분자를 찾는 일을 다시 시작한 이유였다.

현재 아이오와대학교의 생화학 학과장인 찰스 브레너Charles Brenner는 2004년에 비타민 B_3의 한 형태인 "NR"(니코틴아마이드 리보사이드nicotinamide riboside)가 NAD의 핵심 전구물질임을 발견했다. 나중에 그는 우유에 미량 들어 있는 이 NR가 NAD를 늘리고 Sir2 단백질의 활성을 증가시킴으로써 효모 세포의 수명을 늘릴 수 있다는 것을 알았다. 그 연구 덕분에 전에는 희귀한 화학물질이었던 NR는 현재 매월 몇 톤씩 팔리는 영양제가 되어 있다.

한편 나를 비롯한 연구자들은 비슷한 경로를 통해 "NMN"(니코틴아마이드 모노뉴클레오타이드nicotinamide mononucleotide)이라는 화학물질에 도달했다. 우리 세포에서 만들어지고 아보카도, 브로콜리, 양배추 같은 식물에도 들어 있는 물질이다. 몸에서 NR는 NMN으로 전환되고, 이 NMN이 NAD로 전환된다. 동물에게 NR나 NMN이 섞인 음료를 먹이면[40] 2시간 동안 체내 NAD 농도가 약 25퍼센트까지 증가한다. 단식이나 많은 운동을 했을 때와 비슷한 양상이다.

2011년에 같은 구아렌테 연구실 출신인 내 친구 신이치로 이마이는 NMN이 NAD 농도를 회복시킴으로써 늙은 생쥐의 2형 당뇨병 증상들을 치료할 수 있다고 발표했다. 그 뒤에 우리 하버드 연구실은 NMN을 겨우 일주일 동안 주사했는데 늙은 생쥐의 미토콘드리아가 젊은 생쥐의 것처럼 복구된다는 것을 밝혀냈다.

2016년 호주 뉴사우스웨일스대학교의 내 연구실은 마거릿 모리스Margaret Morris와 공동으로 NMN이 비만인 생쥐 암컷들과 그 새끼들의 2형 당뇨병을 치료한다는 것을 보여 주었다. 그리고 내 하버드 연구실에서는 NMN을 투여한 늙은 생쥐가 젊은 생쥐만큼 지구력을 보인다는 것을 밝혀냈다. 2017년에는 생쥐 트레드밀 대실패를 일으킨 녀석까지 나타났다. 늙은 생쥐가, 아니 그 어떤 생쥐든 거의 3킬로미터를 달릴 수 있으리라고는 생각조차 못했기에 그 생쥐 운동 기구의 최댓값을 3킬로미터로 설정했는데, 한계를 넘는 녀석이 나타나는 바람에 장치를 재설정해야 하는 상황까지 벌어진 것이다.

이 분자는 늙은 생쥐를 울트라마라톤 선수로 바꿔 놓는 것만이 아니다. 균형 감각, 신체 조정 능력, 속도, 근력, 기억력 또한 마찬가지로 향상시켰다. 이 분자를 투여한 생쥐와 그렇지 않은 생쥐의 차이는 경이로웠다. 사람이었다면 이미 노인 할인 조건을 충족시키고 남을 쥐들이었다. NMN은 그 생쥐들을 스포츠 예능 프로그램 〈아메리칸 닌자 워리어American Ninja Warrior〉의 출연자 수준으로 팔팔하게 만들었다. 다른 연구실들에서도 NMN이 콩팥 손상, 신경퇴행, 미토콘드리아질환, 프리드라이히실조Friedreich's ataxia(한창 활동할 20대에 휠체어 신세로 지내게 만드는 유전병)를 억제할 수 있다는 것을 보여 주었다.

이 글을 쓰는 현재 말년부터 NMN을 투여해 온 한 생쥐 집단은 정말로 오래 살고 있다. 처음 40마리 중 7마리만 살아 있지만 모두 건강하며 여전히 활기차게 돌아다니고 있다. NMN을 투여하지 않은 대조군 생쥐들은 몇 마리나 살아 있느냐고?

0마리다.

매일 나는 사람들로부터 이런 질문을 받는다. "어느 분자가 더 낫나요? NR예요, NMN이에요?" 우리는 NMN이 NR보다 더 안정하다는 것을 알아냈으며, 생쥐 실험에서 NR를 투여했을 때는 보이지 않았던 몇 가지 건강 혜택이 있다는 것도 밝혀냈다. 그러나 생쥐의 수명을 연장한다는 것이 입증된 쪽은 NR다. NMN은 아직 실험 중이다. 그러니 적어도 아직까지는 어느 쪽이 확실히 더 낫다고는 말할수 없다.

사람을 대상으로 한 NAD 증진제 연구 역시 진행되고 있다. 지금까지 아무런 독성을 일으킨 적이 없으며, 그렇다는 기미조차 없다. 근육질환과 신경질환에 어떤 효과를 미칠지도 연구가 진행되거나 진행될 예정이며, 결과가 나온 지 2년쯤 뒤에는 아주 강력한 NAD 증강제가 개발될 것이다.

그러나 이런 연구 결과들이 나올 때까지 기다리지 못하는 이들이 많다. 이런 연구에는 여러 해가 걸릴 수 있다. 그러니 이 분자들, 아니 이 분자들처럼 작용하는 것들이 우리를 어디로 이끌고 갈지 미리 내다보는 것 역시 흥미로울 듯하다.

불임 치료의 새로운 희망

우리는 NAD 증진제가 생쥐의 다양한 질환들을 치료하는 데 효과가 있으며, 말년에 투여해도 수명을 연장한다는 것을 안다. 또 사람의 건강에도 똑같지는 않지만 비슷한 효과를 일으킬 수 있음을 강력하게 시사하는 연구 결과들이 나오고 있다는 것을 안다.

그리고 후성유전적 경관 측면에서 볼 때 이런 효과가 적절한 수준의 스트레스를 일으킴으로써 나타나는 것이라는 사실을 안다. 후성유전적 변화를 억제해 젊음의 프로그램을 유지하도록 우리 장수 유전자를 그저 충분히 밀어붙임으로써 말이다. NMN과 메트포르민과 라파마이신 같은 활력 분자들은 그렇게 함으로써 노화를 일으키는 정보 잡음이 누적되는 것을 줄여서 젊음의 프로그램을 복구시킨다.

이 물질들은 어떻게 그런 일을 할까? 우리는 후성유전적 잡음이 분자 수준에서 어떻게 줄어드는지 아직 덜 이해한 상태지만 작동 원리는 알고 있다. 서투인 같은 침묵시키는 단백질을 증진시키면 DNA 손상이 일어나고 있을 때조차 후성유전체를 젊은 상태로 유지할 수 있다. *SIR2* 유전자의 사본을 추가로 지닌 장수하는 효모 세포처럼 말이다. DNA 손상이 일어나도 어떻게든 대처할 수 있다. 그저 DNA 손상을 수선하고서 다시 본래 자리로 돌아가는 일이 대단히 효율적으로 일어나는 것일 수도 있고, 아니면 서투인의 절반만 자리를 떠나고 나머지 절반은 굳건히 요새를 지키고 있는 것일 수도 있다.

어느 쪽이든 간에 서투인 활성 증가는 와딩턴의 조약돌이 골짜기에서 달아나지 못하게 막을 수 있을 것이다. 그리고 설령 골짜기 밖으로 이미 나가기 시작했다고 해도 NMN 같은 분자는 중력을 더 가하는 것처럼 그 조약돌을 다시 원래 자리로 밀어내릴 수 있다. 본질적으로 그 결과 몸의 몇몇 부위에서 "노화 역전"이 일어날 것이다. 작은 첫걸음이지만 노화 역전은 일어난다.

생쥐보다 큰 동물에게서 마찬가지로 그럴 것임을 보여 주는 첫 단서 중 하나는 우리 하버드 연구실에 있던 한 학생이 어느 날 오후 내 교수실을 찾았을 때 얻었다.

그는 조용히 말했다. "교수님, 시간 좀 있으세요? 논의할 일이 있어서요. 제 어머니 일로요."

표정과 목소리가 너무 심각해서 나는 다른 나라에서 온 그 학생의 어머니가 아픈 것이 아닐까 하는 걱정이 들었다. 나 또한 어머니가 죽음을 앞두고 있을 때 지구 반대편에 있었기에 어떤 심정일지 잘 알았다.

나는 불쑥 내뱉었다. "얼마든지."

그러자 학생은 좀 당황해하는 기색이었다. 나는 가장 적절한 질문을 하지 않았다는 사실을 깨달았다. "어머니는 괜찮으셔?"

"네. 괜찮으시긴 한데요…… 그게…… 좀."

학생은 어머니가 NMN 보충제를 먹어 왔다는 점을 상기시켰다. 내 학생들과 그 가족 중에는 그런 이들이 꽤 있다. 그의 목소리가 속삭일 정도로 줄어들었다. "그러니까요…… 어머니가 다시 시작했어요…… 주기를요."

나는 몇 초쯤 뒤에야 그가 말한 주기가 무엇을 가리키는지 알아차렸다.

여성이 폐경기에 접어들 무렵이면 월경주기가 매우 불규칙해진다. 대다수 의사가 생리 없는 상태기 1년쯤 지속된 뒤에야 폐경이라고 말하는 이유가 그 때문이다.

폐경기에 들어선 뒤에는 그런 피가 비치면 문제가 될 수 있다.

암, 섬유종, 감염, 약물 부작용의 징후일 수 있기 때문이다.

"의사에게 진찰받아 보셨어?"

"네. 아무 문제 없대요. 정상적인 생리처럼 보인대요."

나는 흥미를 느꼈다. "좋아, 그럼 우리에게 정말로 필요한 건 더 많은 정보야. 어머니께 전화해서 몇 가지 질문을 하면 좋겠는데?"

그러자 학생의 얼굴이 새빨개졌다. 사람의 얼굴색이 그렇게 빨리 변하는 광경은 처음 보았다.

"교수님, 제발요. 제발. 어머니께 그 문제로 더 이상 질문하고 싶지 않아요!"

그 대화는 2017년 가을에 있었는데, 그 뒤로 내가 아는 여성 중 2명이 같은 현상을 보였고 뉴스 등을 통해서도 비슷한 경험을 했다는 이들의 이야기를 접했다. 이런 사례들은 플라세보 효과일 수 있다. 그러나 2018년에 NAD 증진제가 늙은 말의 생식력을 회복할 수 있는지 예비 실험한 결과는 성공적이었다. 회의적인 태도로 그 실험을 지켜보던 수의사는 깜짝 놀랐다. 내가 아는 한 말은 결코 플라세보 효과를 겪지 않는다.

그렇긴 하지만 이런 일화와 임상 결과는 무작위 우연의 산물일 수 있다. 이런 문제는 앞으로 연구들을 통해 훨씬 더 상세히 규명될 것이다. 그러나 암말과 여성이 다시 생식 능력을 갖출 수 있다는 것이 드러난다면 번식의 생물학에 관해 우리가 이해하고 있는 내용은 완전히 뒤집힐 것이다.

우리는 학교에서 여성이 태어날 때 이미 난자를 다 지니고 있다고 배웠다(많으면 약 200만 개). 이 난자는 대부분 사춘기가 되기 전에 죽는다. 나머지는 거의 다 여성이 살아가는 동안 생리 때마다 죽거나 그냥 도중에 죽어 사라진다고 했다. 더 이상 남지 않을 때까지 말이다. 그 뒤로는 생식 능력이 없다고 배웠다.

생리가 재개되고 말의 생식 능력이 돌아왔다는 이런 일화는 NAD 증진제가 기능을 잃어 가거나 상실한 난소를 회복시킬 수 있음을 말해 주는 흥미로운 초기 방향 지시자 역할을 한다. 또 우리는 NMN이 화학요법으로 난자를 모두 죽이거나 "폐경기"에 접어든 늙은 생쥐의 생식력을 회복시킬 수 있음을 안다. 그런데 이 연구 결과들은 두 연구실에서 서로 다른 연구자들이 여러 차례 재연한 것이지만 너무나 큰 논란을 불러일으킬 수 있어서 어느 쪽도 감히 발표하려 하지 않았다. 나는 예외였다. 그들은 여전히 발표하지 않고 있다. 지금까지는 말이다.

내가 보기에는 우리 생물학자들이 뭔가 놓치고 있는 것이 분명하다. 아주 큰 무언가를 말이다.

2004년 조너선 틸리Jonathan Tilly─생식생물학계의 매우 논쟁적인 인물─는 새로운 난자를 만들 수 있는 줄기세포가 인생의 말년까지 난소에 들어 있다고 주장했다. 이 이론은 논란을 불러일으키긴 하지만 늙거나 화학적으로 난자를 제거한 생쥐까지 생식력을 회복할 수 있는 이유를 설명할 수 있다.[41, 42]

"난모세포"가 난소에 존재하든 아니든 간에 여성이 훨씬 더 오랜 기간 생식 능력을 간직할 수 있고 잃었다고 해도 다시 회복될 가능성이 있는 세상을 향해 인류가 엄청난 속도로 나아가고 있다고 나는 지금 굳게 믿는다.

아이를 갖고 싶지만 여러 사회적·경제적·의학적 이유로 가질 수 없는 이들에게는 당연히 좋은 소식이다. 그런데 이 내용이 노화와 무슨 관련이 있다는 것일까?

이 질문에 답하려면 난소가 무엇인지 떠올릴 필요가 있다. 학교에서 배운 것과 달리 난소는 난자를 그저 서서히 하나씩 방출하는 장치가 아니다. 심장, 콩팥, 폐와 마찬가지로 난소 역시 배아 발달 단계에서 만든 난자들을 담고 있을 뿐 아니라 더 훗날 난모세포에서 추가로 난자를 만들 가능성까지 지니고 있는 신체 기관 중 하나다.

또 난소는 인간과 모델 동물들에게서 똑같이 노화할 때 가장 먼저 기능을 잃는 주요 기관이다. 이는 생쥐가 "노년"에 다다를 때까지 2년 동안 기다릴 필요 없이 약 12개월 때, 즉 대개 암컷이 생식 능력을 잃는 시기에 노화의 원인과 치료법을 조사하는 일을 시작할 수 있다는 의미다.

또한 우리는 NMN이 무슨 일을 하는지 떠올릴 필요가 있다. 바로 NAD를 증진시키며, 그 결과 SIRT2 효소의 활성이 증가한다. 효모의 세포질에 들어 있는 Sir2 효소에 상응하는 인간의 효소다. 우리는 SIRT2 효소가 미성숙한 난자가 분열할 때 나중에 부계 염색체를 받아들일 수 있도록 모계 염색체 중 반만 난자에 들어가게 하는 과정을 제어한다는 것을 밝혀냈다. 늙은 생쥐에게 NMN이나 추가 SIRT2가 없을 때 난자는 말라붙는다. 염색체 쌍들은 정확히 둘로 나뉘어서 양쪽으로 끌려가는 대신에 여러 방향으로 찢겨 나간다. 그런데 늙은 생쥐에게 몇 주 동안 NMN을 먹이자 난자가 젊은 생쥐의 것과 똑같이 생생해 보였다.[43]

사람의 난소 기능이 회복되었음을 시사하는 초기 사례들이 비록 일화적이어도 그토록 흥미로운 이유가 바로 이 때문이다. 실제로 회복된다고 밝혀진다면 난소의 노화를 늦추고 되돌리고 역행시키는 메커니즘은 다른 신체 기관에 똑같이 쓸 수 있는 경로가 된다.

염두에 두어야 할 중요한 사항이 하나 더 있다. 이 분야에서 유망해 보이는 장수 분자가 NMN만이 아니라는 것이다. 앞서 언급한 항노화제 메트포르민은 다낭난소증후군polycystic ovary syndrome 때문에 월경주기가 불규칙하거나 늦어지는 여성들의 배란 개선용으로 이미 널리 쓰이고 있다.[44] 한편 포유류에게서 라파마이신의 표적인 mTOR의 억제가 화학요법을 받을 때 난소 기능과 생식력을 보존해줄 수 있음을 시사하는 최신 연구 결과가 있다.[45] 또 동일한 유전자 경로가 수컷의 생식력에 중요한 역할을 하며 정자의 생산과 발달에 핵심적인 역할을 한다는 연구 결과도 있다.[46]

아버지의 반란

대개 연구는 설치류를 대상으로 이루어진 지 한참 뒤에야 정식으로 인간을 대상으로 이루어지기 마련이다. NAD 증진제 연구 역시 그러하다. 그러나 효모, 선충, 설치류에게서 이런 분자들이 안전하고 효과가 있음을 보여 주는 연구 결과들이 나왔기에 이미 많은 이들이 자신을 실험 대상으로 삼아서 실험에 착수한 상태다.

내 아버지도 그중 한 사람이었다.

아버지의 원래 전공은 생화학이었지만 컴퓨터에 푹 빠져 있었다. 그래서 한 병리학 기업의 컴퓨터 부서에서 일했다. 그 말은 앞뒤로 컴퓨터 화면이 가득한 방에 앉아서 많은 시간을 보냈다는 의미다. 전문가들이 우리 건강에 몹시 나쁘다고 말하는 환경이다. 흡연만큼 안 좋을 수 있다고 주장하는 연구자들마저 있다.

2014년 어머니가 임종할 무렵에 아버지의 건강도 이미 돌이킬 수 없이 노쇠해지는 양상이 시작된 듯했다. 67세에 퇴직한 아버지는 당시 70대 중반이었는데 여전히 꽤 활동적이었다. 아버지는 여행과 정원 가꾸기를 좋아했다. 그러나 이미 2형 당뇨병에 걸려 있었고, 귀가 잘 안 들리고, 시력이 떨어지기 시작한 상태였다. 또 금방 지치곤 했다. 했던 말을 또 하곤 했다. 그리고 늘 언짢은 기색이었다. 원기 왕성한 모습을 보이는 날이 거의 없었다.

아버지는 경계성 2형 당뇨병일 때부터 메트포르민을 복용하기 시작했다. 다음해에는 NMN을 복용하기 시작했다.

아버지는 평생을 회의주의자로 사셨다. 그러나 늘 호기심이 가득해서 내가 우리 연구실의 생쥐에게 일어난 일을 들려주자 관심을 보였다. NMN은 규제 물질이 아니다. 즉 영양 보충제로 구입할 수 있다. 그래서 아버지는 시험 삼아 복용했다. 소량을 복용하는 것으로 시작했다.

하지만 아버지는 생쥐와 사람이 엄청나게 다르다는 사실을 잘 알고 있었다. 처음에는 나를 비롯해 어떠냐고 묻는 사람들에게 이렇게 대답하곤 했다. "아무 변화 없어. 난들 어떻게 알겠어?"

그런데 NMN을 복용하기 시작한 지 6개월쯤 되었을 때부터 말이 달라지기 시작했다.

"너무 흥분하고 싶지는 않지만 뭔가 일어나고 있어."

아버지는 피곤한 느낌이 줄어들었다고 했다. 아프고 쑤시는 곳이 줄어들고 정신이 더 맑아졌다고 했다. "친구들보다 더 잘 걸어. 친구들은 자신이 늙은 기분이 든다고 불평하곤 해. 등산할 때 더 이상 날 못 따라와. 난 이제 늙었다는 기분이 안 들어. 아프고 쑤시는 곳도 없어. 체육관에서 운동을 할 때 훨씬 더 젊은 사람들보다 더 잘해." 의사는 아버지의 간 효소 수치가 20년 동안 비정상이었는데 정상으로 돌아왔다는 사실에 놀랐다.

그 뒤 아버지가 미국을 방문했을 때 나는 아주 미묘하긴 한데 뭔가 달라졌음을 눈치 챘다. 뭐가 달라졌는지 유심히 살펴보다가 이윽고 알아차렸다. 어머니가 임종한 뒤로 결코 보지 못했던 웃음이 아버지의 얼굴에 피어 있었다.

요즘 아버지는 10대 청소년처럼 돌아다닌다. 호주 대륙 동남쪽 태즈메이니아섬에서 가장 높은 산봉우리까지 바람과 눈을 뚫고 6일 동안 등산을 했다. 오지 숲을 삼륜 바이크로 횡단했다. 미국 서부의 오지 폭포들을 탐사했다. 독일 북부 숲에서 짚라인Zip-line을 타며 스릴을 즐겼다. 미국 몬태나에서 래프팅을 하고, 오스트리아에서 얼음 동굴을 탐사했다.

아버지는 이른바 "재가 노인aging in place"이었지만 거의 집에 머물러 있지 않았다.[47]

그리고 아버지는 일을 하고 싶어 했기에 호주의 가장 큰 대학교 중 한 곳에서 새 일자리를 얻었다. 당신의 과학적 엄밀함, 의학 경력, 데이터 보안 관련 지식을 두루 활용할 수 있는, 인간을 대상으로 한 연구를 심사하는 윤리위원회의 위원이었다.

평생을 그런 식으로 살아온 사람이라서 그럴 거라고 짐작할지 모르지만 아버지는 결코 그렇게 산 분이 아니다. 아버지는 늙는 게 별로 달갑지 않다고 말하곤 했다. 천성이 외향적이거나 낙천적이지도 않았다. 《곰돌이 푸Winnie-the-Pooh》에 나오는 울적한 늙은 당나귀 이요르에 더 가까웠다. 자신이 퇴직한 뒤 10년쯤 적당히 지내다가 요양원으로 들어가겠거니 예상했다. 아버지가 보기에는 미래가 뻔했다. 할머니가 어떻게 사셨는지를 지켜봤기 때문이기도 했다. 할머니가 70대와 80대에 쇠약해지고 마지막 10년 동안 병마와 치매에 시달리면서 살아간 모습 말이다.

그런 온갖 생각을 하고 있었으니 아버지는 70대 너머까지 산다는 생각에 별 관심이 없었다. 사실 꽤 두려워했다. 그러나 지금은 매일 아침 흥분을 자아내는 새로운 경험으로 인생을 채우고자 하는 욕구가 가득한 채 일어나기에 몹시 행복해한다. 그렇게 살기 위해 아버지는 매일 아침 꼭 메트포르민과 NMN을 복용하며, 알약이 다 떨어져 갈 때면 초조해한다. 활력, 삶의 기쁨, 늙음을 바라보는 관점이 놀라울 만치 바뀌었다. 물론 이 모든 것이 아버지가 먹는 분자들과 무관할 수 있다. 아버지의 신체적·정신적 변화가 그저 일부 사람들이 늙어 가는 방식일 수도 있다. 그러나 우리 집안의 친척 중에서 그런 식으로 늙어 간 분이 없다는 것은 확실하다.

또 아버지는 이런 변화를 어떻게 봐야 할지 고민한다. 아무튼 우리는 과학자 집안에 속하니까. 최근에 아버지는 이렇게 말했다. "NMN 덕분이라고 확신할 수는 없어." 아버지는 자신의 삶을 잠시 생각하더니 빙긋 웃으면서 어깨를 으쓱했다. "하지만 사실 달리 설명할 수가 없겠지."

최근에 아버지가 미국 동부 해안 곳곳을 여행한 뒤 호주의 집으로 돌아갈 즈음 나는 아버지에게 다음 달 열릴 행사에 맞추어서 다시 미국으로 오실 수 있느냐고 슬며시 여쭈었다. 나는 앞서 호주 훈장 수상자로 결정된 터였다. "노화생물학의 의학적 연구와 차단 방역biosecurity 사업에 혁혁한 기여를 하고 과학 진흥에 이바지한" 공로로 주는 훈장이었다. 미국 수도 워싱턴의 호주대사관에서 훈장 수여식이 있을 예정이었다.

나는 말했다. "아내는 다시 오시라고 말씀드리는 게 옳지 않다고 해요. 겨우 4주밖에 안 남았고 거의 80세신데 장거리 여행이 무리가 아닐까……."

"나야 좋지. 하지만 시간을 낼 수 있는지 확인해 봐야겠어."

아버지는 몇 가지 약속을 취소하고서 여행 시간을 비웠다. 그리고 아내랑 우리 아이들과 함께 행사에 참석했다. 그날은 내 인생 최고의 날 중 하루였다. 식구들과 함께 있는 아버지를 보면서 나는 생각했다. "자녀와 손주의 중요한 순간에 건강한 모습으로 함께할 수 있다는 거, 이게 바로 진정한 장수야."

그리고 나중에 아버지는 내게 그 자리에서 이런 생각을 했다고 말해 주었다. "이게 바로 장수지. 자식의 중요한 순간에 함께한다는 거 말이야."

물론 아버지가 활력을 되찾았다는 이야기는 입증되지 않는 일화에 불과하다. 내가 당장 학술지에 발표할 내용이 아니다. 어쨌거나 플라세보도 아주 강력한 약물이 될 수는 있다. NMN과 메트포르민의 조합이 아버지를 더 활기차게 만든 것인지, 아니면 우연히 아버지가 무의식적으로 인생관을 크게 바꾸고자 마음먹은 바로 그 시기에 이 약물들을 복용하기 시작한 것인지 쉽게 파악할 방법은 전혀 없다.

노화의 시계를 되돌릴 수 있다는 압도적인 증거는 인간을 대상으로 한 잘 계획된 이중 맹검 임상 시험이 끝날 때야 나올 것이다. 그때까지 나는 아버지를 매우 자랑스럽게 여길 것이다. 아버지는 70대 말에 인생을 새롭게 시작하기 위해 용감하게 나선 보통 사람이다. 노화를 "본래 그런 거야"라고 받아들이지 않는다면 어떤 삶을 살 수 있을지를 탁월하게 보여 주는 사례다.

그렇긴 해도 아버지에게 일어난 일을 지켜본 나를 비롯한 사람들은 뭔가 특별한 일이 일어나고 있다고 추측하지 않기가 무척 어렵다.

또 내가 아는 것과 내가 보아 온 것—나머지 세계가 알기 여러 해 전에 전 세계에서 이루어지는 실험과 임상 시험의 결과들—을 알고 보면서, 심오한 무언가가 인류에게 일어나려 하고 있다고 믿지 않기가 또한 몹시 어렵다.

우리 앞에 펼쳐질 미래

진정한 역경이 없는 상태에서 몸의 생존 메커니즘을 동원함으로써 수명을 오늘날 할 수 있는 것보다 훨씬 더 늘리게 될까? 그리고 그렇게 할 최선의 방법은 무엇일까? AMPK 활성 인자가 그럴 수 있을까? TOR 억제 인자는? 스택이나 NAD 증진제는? 또는 간헐적 단식과 고강도 인터벌 트레이닝의 조합은? 거의 무한히 많은 조합이 가능하다.

아마 현재 연구가 진행되고 있는 노화에 맞서 싸우는 이런 분자적 접근법 하나하나는 건강한 삶을 5년쯤 늘려줄지 모른다. 이런 화합물들과 최적 생활습관의 조합은 추가로 20년을 늘릴 특효약이 될지 모른다. 또는 이런 분자들에 열광하던 태도를 무색하게 만들 무언가가 발견될 수도 있다.

여기서 묘사한 분자들이 발견된 것은 많은 경우 우연히 찾아온 행운 덕분이라고 할 수 있다. 그런데 현재 우리가 적극적이고 계획적으로 우리에게 내재된 방어 세계를 동원할 분자를 찾고 있다는 점을 생각할 때 세계가 앞으로 무엇을 발견할지 상상해 보라. 현재 수많은 화학자들은 후성유전적 잡음을 억누르고 우리의 후성유전적 경관을 재설정하는 일을 더욱 잘할 가능성을 지닌 천연 및 인공 분자들을 만들고 분석하는 연구를 하고 있다.

이미 이쪽으로 가능성을 보여 준 화합물이 수백 종류에 달하며 연구를 기다리는 화합물이 수만 종류는 더 있다. 그리고 이스터섬의 스트렙토미세스 히그로스코피쿠스 같은 미생물이나 갈레가 오피키날리스(프랑스라일락) 같은 꽃에 숨겨진 채로, 우리 몸이 건강하게 더 오래 살도록 도울 또 다른 방법이 있음을 보여 주기 위해 마냥 기다리고 있는 아직 미발견된 화학물질들이 있을 가능성은 매우 높다. 천연 화학물질만 따져도 그렇다. 천연 화학물질에서 영감을 얻어 합성된 약물은 천연 물질보다 훨씬 더 약효가 뛰어나다. 실제로 내가 앞서 기술한 분자들을 토대로 개발된 유사물질들은 인간을 대상으로 한 초기 단계의 임상 시험에서 훨씬 더 뛰어난 잠재력을 보이고 있다.

이런 분자들 중 어느 것이 언제 누구에게 가장 효과가 좋은지를 분류하는 데도 시간이 걸릴 것이다. 그러나 우리는 하루하루가 지날수록 점점 더 목표에 다가가고 있다. 알약 몇 개로 활력을 상당히 더 오래 유지할 날이 올 것이다. 유망한 단서들이 아주 많고, 재능 있는 연구자들이 아주 많고, 상황을 바꿀 계기들이 너무나 많다.

이 중 어떤 것이 노화의 "완치법"이 될 수 있을까? 그렇지 않다. 그보다는 연구자들이 후성유전적 잡음을 줄이고 세포 조직을 회춘시키는 일을 점점 더 잘 해낼 분자들을 계속 찾아내는 식으로 일이 진행될 가능성이 높다. 따라서 우리는 활력을 상당히 더 오래 지속시켜 줄 새로운 발전이 이루어질 때까지 시간을 버는 방식으로 일을 계속하게 될 것이다.

그런데 그런 일이 일어나지 않는다고 가정해 보자. 강조와 동시에 논쟁을 위해 이런 분자들이 전혀 발견된 적 없고, 어느 누구도 약물을 써서 노화에 대응한다는 생각을 한 적 없는 세계에서 산다고 치자.

그렇다고 해서 더 건강하게 더 오래 살고자 하는 우리의 욕망은 바뀌지 않을 것이다. 결코 그럴 리 없다. 우리 안의 고대 생존 메커니즘을 동원하는 약물은 수많은 방법 중 하나일 뿐이다. 과학자, 공학자, 기업가가 우리 종이 진화한 이래로 가장 큰 변화를 일으킬 무대를 마련하기 위해 쓸……

……그리고 그 일은 계속될 것이다……

……영원히.

6장

원대한 도약

우리 몸의 좀비, 노화세포

우리는 설령 무언가를 바꿀 수 있다 한들 바꾸는 일이 아주 복잡할 것이라고 생각하는 경향이 있다. 물론 그런 생각조차 거의 하지 않지만 어쩌다가 생각할 때도 그렇다.

인류 역사의 대부분에 걸쳐서 우리는 노화를 그저 계절이 찾아오는 것과 비슷하다고 여겼다. 실제로 봄에서 여름과 가을을 거쳐서 겨울로 가는 것은 유년기에서 청년기와 중년기를 거쳐서 인생의

"황금기"로 접어드는 과정을 묘사하는 비유로 흔히 쓰였다. 더 최근에는 노화가 바꿀 수 없는 냉혹한 과정이긴 하지만 그 과정을 꼴사납게 만드는 질병 중 일부에 우리가 대처할 수 있을 거라고 판단했다. 그리고 좀 더 뒤인 아주 최근에는 노화의 각 징표들을 공략할 수 있으며 일부 증상들은 한 번에 하나씩 치료할 수 있을 것이라고 판단했다. 그리고 그럴 때조차 노화에 대응하는 일은 엄청나게 힘들 것 같아 보였다.

그러나 실제로는 그렇지 않다. 전혀.

효모에서 선충과 생쥐를 거쳐 인간에 이르는 모든 생물에 쓰이는 노화의 보편적인 조절 인자가 있다는 것을 알게 된다면……

……그리고 그런 조절 인자를 NMN 같은 분자나 몇 시간의 격렬한 운동이나 몇 끼 덜 먹는 방법으로 바꿀 수 있다는 사실을 알게 된다면……

……그리고 그 모든 일이 그저 단 하나의 질병에서 비롯된다는 것을 깨닫게 된다면……

……모든 것이 명확해진다.

노화는 놀라울 만치 대처하기가 쉬울 것이라고 말이다.

암보다 쉽다.

이 말이 어떻게 들릴지 나도 안다. 미친 소리 같다.

그러나 안톤 판 레이우엔훅Anton van Leeuwenhoek이라는 아마추어 과학자가 1671년에 직접 만든 현미경으로 들여다본 이른바 "미소동물"의 세계를 처음 기술하기 전까지는 미생물이라는 개념 역시 그렇게 들렸다. 그 뒤로도 수백 년 동안 의사들은 수술하기 전에 손을 씻어야 한다는 개념에 반발했다. 그러나 수술 이후 환자가 사망하는 주된 이유 중 하나인 감염은 이제 수술실에서 의료진이 가장 세심하게 신경 쓰는 부분 중 하나가 되어 있다. 수술 전에 손을 씻기만 해도 환자가 생존할 확률이 크게 개선되었다. 그렇게 문제가 무엇인지를 일단 이해하자 우리는 쉽게 해결할 수 있게 되었다.

우리는 그 문제를 비누로 해결했다.

백신이라는 개념도 대다수 사람들에게 미친 소리로 들렸을 것이다. 영국 의사 에드워드 제너Edward Jenner가 우두 종기에서 짜낸 액체를 제임스 핍스James Phipps라는 8세 소년에게 접종해 성공을 거두기 전까지는 말이다. 지금 보면 터무니없을 만치 비윤리적인 실험이지만 당시에는 면역의학의 새 시대를 연 실험이었다. 큰 질병을 예방하기 위해 환자에게 작은 질병을 일으킨다는 개념은 1796년에 제너가 실행할 때까지 많은 이들에게 정말이지 제정신이 아닌—더 나아가 살인하겠다는 것이나 다름없는—소리처럼 들렸을 것이다. 오늘날 우리는 백신이 생명을 구하고 수명을 연장한다는 측면에서 볼 때 인류 역사상 가장 효과적인 의학적 조치임을 알고 있다. 여기서도 일단 문제가 무엇인지를 이해하자 쉽게 풀 수 있었다.

스택, AMPK 활성 인자, mTOR 억제 인자의 성공은 우리가 모든 주요 노화 관련 질병들보다 더 위쪽에 놓인 것을 연구하고 있음을 보여 주는 대단히 강력한 지표다. 이 분자들이 지금까지 살펴본 거의 모든 생물의 수명을 연장했다는 사실은 우리가 고대로부터 내려온 강

력한 생명 연장 프로그램을 동원하고 있다는 추가 증거가 된다.[1]

그런데 장수 분자들이 관여한다고 믿고 있는 과정들보다 좀 더 아래쪽에, 노화의 많은 증상들보다는 좀 더 위쪽에 놓인 영역을 약물의 표적으로 삼아서 수명을 연장하는 방법이 있다.

앞에서 노화의 핵심 징표 중 하나가 노화세포의 축적이라고 말한 바 있다. 노화세포는 번식을 영구히 멈춘 세포들이다.

우리 사람의 몸에서 떼어내 배양 접시에서 키우는 젊은 세포는 약 40~60번 분열하면 텔로미어가 위태로울 만치 짧아진다. 이 현상을 발견한 사람이 해부학자 레너드 헤이플릭Leonard Hayflick이기에, 이 시점을 지금은 "헤이플릭 한계Hayflick limit"라고 한다. 텔로머레이스telomerase(텔로머라아제)라는 효소가 텔로미어를 늘릴 수 있긴 하다—이 과정을 발견한 공로로 엘리자베스 블랙번Elizabeth Blackburn, 캐럴 그라이더Carol Greider, 잭 쇼스택Jack Szostak은 2009년 노벨상을 공동 수상했다. 하지만 줄기세포를 제외한 다른 세포들에서는 암을 예방하기 위해 이 효소를 만드는 유전자가 꺼져 있다. 그런데 1997년에 배양하는 피부세포에 텔로머레이스를 집어넣자 세포가 노화하지 않는다는 놀라운 사실이 발견되었다.

왜 텔로미어가 짧아지면 노화가 일어나는지는 거의 다 밝혀졌다. 끝부분을 감싸고 있던 애글릿이 빠져 달아난 신발 끈처럼, 아주 짧아진 텔로미어는 히스톤 포장이 떨어져 나가고 염색체의 끄트머리에 있는 DNA가 그대로 노출된다. 세포는 DNA 끝이 드러난 것을 알아차리는데 그 부위가 끊겼다고 판단한다. 세포는 DNA 끝을 수선하려고 시도한다. 그러다가 서로 다른 염색체들의 양쪽 끝을 하나로 잇기도 한다. 그 결과 유전체 전체가 불안정해진다. 그렇게 이어진 염색체는 세포 분열 때 조각났다가 다시 융합되는 일이 되풀이될 것이며 그런 세포는 이윽고 암세포로 변질될 수 있다.

짧은 텔로미어 문제를 해결할 더 안전한 방법은 그냥 세포의 활동을 중단시키는 것이다. 나는 이 과정이 생존 회로를 영구히 동원하는 방식으로 이루어질 것이라고 믿는다. 서투인 같은 후성유전 인자들은 노출된 텔로미어를 DNA 끊김이라고 판단하고서 그 손상을 수선하려고 본래 있던 자리를 떠난다. 그런데 DNA의 끝자락이므로 이어붙일 가닥이 없다. 그 결과 늙은 효모에게서 끊긴 DNA 때문에 Sir2 효소가 교배형 유전자를 떠나면서 세포의 생식력이 상실되는 것과 비슷한 양상으로 세포 복제가 중단되는 것일 수 있다.

사람의 노화세포에서 DNA 손상 반응이 촉발되고 후성유전체에 큰 변형이 일어난다는 것은 잘 알려져 있다. 그리고 아이스 생쥐의 세포에 후성유전적 잡음을 일으키자 그렇지 않은 세포보다 더 일찍 노화가 일어난다는 것은 이 개념이 들어맞음을 시사할 수 있다. 나는 원래 그다지 분열하지 않는 신경세포와 근육세포에서는, 노화가 세포의 정체성을 잃게 만들고 활동을 중단시키는 후성유전적 잡음의 결과물이 아닐까 추측한다. DNA 손상 때 세포가 생존하는 데 도움을 주도록 진화한 본래는 이로운 이 반응에는 한 가지 어두운 이면이 있다. 영구히 공황 상태에 빠진 세포가 주변 세포들로 위기 신호를 계속 보냄으로써 그 세포들까지 공황 상태로 빠뜨린다는 것이다.

노화세포는 달리 "좀비세포"라고 불리곤 한다. 죽어서 사라져야 하는데 죽지 않고 버티기 때문이다. 배양 접시의 조직이나 동결해 얇게 자른 조직 표본에 든 좀비세포는 파란색으로 염색할 수 있다. 베타갈락토시데이스beta-galactosidase(락테이스)라는 드문 효소를 만들기 때문이다. 이렇게 염색하면 좀비세포를 뚜렷이 볼 수 있다. 더 오래된 세포일수록 더 파랗게 보인다. 예를 들어 백색지방조직은 20대에는 하얗게 보이지만 중년에는 옅은 파란색을 띠고 노년에는 짙은 남색을 띤다. 겁나는 소식이다. 몸에 이런 노화세포가 많다는 것은 노화가 더욱 세게 우리를 옥죄고 있다는 명확한 표시이기 때문이다.

노화세포는 적게 있어도 몸 전체에 혼란을 야기할 수 있다. 분열을 멈추긴 했지만 노화세포는 사이토카인cytokine이라는 단백질을 계속 분비한다. 이 단백질은 염증을 일으키고 대식세포라는 면역세포를 끌어들여서 조직을 공격하게 만든다. 만성 염증은 몸의 건강을 약화시킨다. 다발경화증, 염증성창자병, 건선을 앓는 사람들에게 한번 물어보라. 이 질병들은 사이토카인 단백질이 지나치게 많아지는 현상과 관련이 있다.[2] 또 염증은 심장병, 당뇨병, 치매를 악화시킨다. 염증이 노화 관련 질환의 진행에 너무나 핵심적인 역할을 하므로 과학자들은 그 과정을 아예 "염증성 노화inflammaging"라고 부르곤 한다. 그리고 사이토카인은 염증만 일으키는 것이 아니다. 다른 세포들까지 좀비로 만든다. 마치 세포 수준에서 종말론적인 세상이 펼쳐지는 듯하다. 그런 세상이 펼쳐질 때 주변 세포가 종양으로 변해서 퍼지도록 자극하기까지 한다.

이미 우리는 생쥐의 몸에서 노화세포를 파괴하면 생쥐가 상당히 더 건강하고 더 오래 살 수 있다는 것을 알고 있다. 콩팥이 더 오래 더 건강하게 활동한다. 심장도 스트레스에 더 잘 견딘다. 메이오병원의 분자생물학자 대런 베이커Darren Baker와 얀 판 되르선Jan van Deursen의 연구에서는 그 결과 수명이 20~30퍼센트 늘어났다.[3] 질병의 동물 모델들에게서 노화세포를 죽이자 폐의 섬유증이 완화되고 녹내장과 뼈관절염의 진행이 느려지고 갖가지 종양의 크기가 줄어드는 결과가 나타났다.

노화가 진화한 이유를 이해하는 일은 단지 학술적인 차원의 문제가 아니다. 노화세포를 막거나 죽일 더 좋은 방법을 고안하는 데 도움을 줄 수 있기 때문이다. 세포 노화는 우리가 원시적인 생존 회로를 물려받은 결과다. 이 회로는 DNA가 끊겼음을 알아차렸을 때 세포 분열과 번식을 멈추도록 진화했다. 늙은 효모 세포에게서처럼 DNA 끊김이 너무 자주 일어나거나 생존 회로가 감당하지 못할 지경에 이르면 사람의 세포는 분열을 멈출 것이고, 공황 상태에 빠진 채 손상을 수선하려고 시도하고, 그러면서 후성유전체가 더 뒤엉키고, 사이토카인을 계속 분비한다. 이것이 바로 세포 노화의 최종 단계다. 그리고 멋진 것과는 거리가 멀다.

좀비세포가 건강에 그렇게 나쁘다면 몸은 왜 그냥 죽여 없애지 않는 것일까? 노화세포가 수십 년 동안 버티면서 문제를 일으키도록 놔두는 이유가 무엇일까? 이미 1950년대에 진화생물학자 조지

C. 윌리엄스는 그 문제로 고심했다. 캘리포니아에 있는 벅노화연구소의 주디스 캠피시Judith Campisi에 따르면, 윌리엄스는 노화가 우리가 30~40대가 되었을 때 암을 막기 위해 진화한 꽤 영리한 책략이라고 주장했다. 아무튼 노화세포는 분열하지 않으며 그 말은 돌연변이를 지닌 세포가 불어나서 종양을 형성할 수 없다는 의미가 된다. 그러나 노화가 암을 막기 위해 진화한 것이라면 다른 많은 노화관련 증상들은 말할 것도 없고 결국에는 인접한 조직에 암을 유발시키는 이유는 무엇일까?

바로 여기서 "맞버팀 다면 발현"이 작동한다. 젊을 때 우리에게 유용한 생존 메커니즘이 늙었을 때 나타날 문제들보다 훨씬 더 중요하기 때문에 진화를 통해 보존된다는 개념이다. 그렇다, 자연선택은 무정하다. 그러나 그 방식은 잘 작동한다.

대형 유인원인 사람과hominid 동물의 1500만 년에 걸친 역사를 생각해 보자. 사람과는 진화하는 동안 거의 내내 포식, 기아, 질병, 출산 시의 사망, 감염, 험한 날씨, 종 내 폭력 같은 힘들에 짓눌려 살았고, 그 결과 10~20년 넘게 사는 개체가 거의 드물었다. 사람속Homo의 역사에서 비교적 최근까지도 우리가 "중년"이라고 말하는 것은 예외적으로 새롭게 등장한 현상이었다.

우리 진화 역사 대부분의 기간에 걸쳐서 평균수명이 50세를 넘는 일은 거의 찾아볼 수 없었다. 따라서 암의 확산을 늦추는 메커니즘이 나중에 궁극적으로 암을 비롯한 질환들을 일으킬지 여부는 중요하지 않았다. 사람들이 자식을 낳고 기를 수 있을 때까지 멀쩡하기만 하다면 그것으로 충분했기 때문이다. 그 뒤에는 흔히 칼이빨 호랑이(검치호랑이)라고 부르는 스밀로돈이 물어 갔을 테니까.

물론 요즘에는 굶주린 포식자에게 물려 갈 일을 걱정해야 할 사람은 거의 없다. 굶주림과 영양실조는 여전히 아주 흔하지만 굶어 죽는 사람은 점점 드물어지고 있다. 우리는 유년기 질환을 물리치는 일을 점점 더 잘하고 있으며 거의 완전히 없앤 질병도 몇 가지 있다. 출산은 점점 더 안전해져 왔다(비록 개발도상국 등에서는 개선할 여지가 아직 많긴 하지만). 또 현대 위생 시설은 감염병 사망률을 대폭 줄여 왔다. 현대 기술은 태풍이나 화산 분출 같은 격변이 임박할 때 우리에게 경고하는 데 도움을 준다. 그리고 비록 세계가 때로 사악하고 폭력적인 장소처럼 보일 때가 종종 있긴 해도 세계의 살인율과 전쟁 발생 횟수는 수십 년째 줄어들고 있다.

따라서 우리는 더 오래 산다. 그리고 진화는 아직 그 증가한 수명에 맞추어 적응할 기회를 얻지 못했다. 우리는 노화세포에 시달리고 있으며, 노화세포는 방사성 폐기물이나 다름없다. 젊은 생쥐의 피부 밑에 이 세포들을 조금만 주사하면 머지않아 염증이 온몸으로 퍼지면서 생쥐의 몸 전체에 조기 노화의 징후를 일으킬 좀비세포가 가득해질 것이다.

노화세포제거제(세놀리틱senolytic)라는 약물은 이 전선에서 노화에 맞서 싸우는 데 필요한 좀비 살해자가 될 것이다. 이 작은 분자 약물은 본래 일어났어야 할 사망 프로그램을 유도함으로써 노화세포를 콕 찍어서 죽이도록 고안되어 있다.

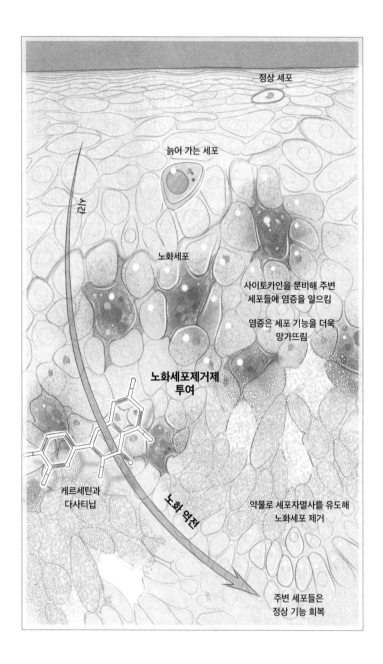

정상 세포

늙어 가는 세포

시간

노화세포

사이토카인을 분비해 주변
세포들에 염증을 일으킴

염증은 세포 기능을 더욱
망가뜨림

**노화세포제거제
투여**

케르세틴과
다사티닙

노화 역전

약물로 세포자멸사를 유도해
노화세포 제거

주변 세포들은
정상 기능 회복

272 노화의 종말

메이오병원의 제임스 커클랜드James Kirkland가 해 온 일이 바로 그것이다. 그는 단 2가지 노화세포제거제 분자만으로 생쥐의 노화 세포를 제거해 수명을 36퍼센트까지 늘렸다.[4] 케이퍼, 케일, 붉은 양파에 들어 있는 케르세틴과 백혈병의 화학요법에 으레 쓰이는 약물인 다사티닙dasatinib이다. 이 연구가 지닌 의미는 아무리 강조해도 지나치지 않다. 노화세포제거제가 든다면 일주일 동안 투여해 회춘한 뒤 10년 뒤에 다시 투여를 할 수 있을 것이다. 한편 이 약물들은 뼈관절염에 걸린 관절, 시력을 잃어 가는 눈, 섬유증이 생겼거나 화학요법으로 치료가 잘 안 되는 폐에 집어넣어서 그 부위들의 노화를 되돌릴 수 있을 것이다.[5] (이스터섬의 장수 분자인 라파마이신은 "노화조절제senomorphic"라고 한다. 노화세포를 죽이지는 않지만 염증 분자의 분비를 막는 역할을 하기 때문이다. 이 방법도 거의 마찬가지로 좋을 수 있다.)

사람을 대상으로 노화세포제거제를 투여하는 첫 번째 임상 시험은 2018년에 시작되었다. 노화세포가 쌓일 수 있는 질환인 뼈관절염과 녹내장을 치료하는 용도였다. 이런 약물들이 모두에게 처방할

[그림 11] 늙은 조직에서 좀비 노화세포 없애기

조상으로부터 물려받은 원시적인 생존 회로 덕분에 우리 세포는 이윽고 정체성을 잃고 분열을 멈춘다. 일부 세포는 그런 상태에서 수십 년 동안 조직에 죽치고 있는 좀비가 된다. 좀비세포는 암과 염증을 촉진하고 다른 세포들까지 좀비로 변하도록 돕는 인자를 분비한다. 노화세포는 노화를 되돌리기 어렵게 만들기 때문에 죽여 없애는 것이 최선이다. 그런 일을 할 노화세포제거제가 현재 개발 중에 있으며 이런 약물은 우리를 빠르게 회춘시킬 수 있을 것이다.

수 있을 만큼 효과와 안전성을 갖추고 있는지 알려면 몇 년 더 걸리겠지만 정말로 듣는다면 엄청난 가능성을 지닌 셈이다.

그러나 다른 방안도 있다. 이보다 좀 더 위쪽을 겨냥하는 방법인데 효과가 더 좋을 수 있다.

무임승차자 제거하기

앞서 2장에서 논의한 이기적 유전자인 LINE-1 레트로트랜스포존retrotransposon과 그 화석 잔재들은 사람 유전체의 약 절반을 차지한다. 예전에는 흔히 쓰레기에 불과하다는 뜻으로 "정크 DNA"라고 부르곤 했다.

그만큼 유전적으로 많은 짐을 들고 다니는 것과 같다. 그리고 이들은 무임승차자다. 트랜스포존transposon이라고 하는 이런 고대의 "이동성 유전 인자mobile DNA element"는 DNA를 끊은 뒤 자신의 사본을 끼워 넣는 방식으로 유전체의 여기저기로 옮겨 다닌다.(트랜스포존은 유전체 내에서 위치를 이동할 수 있는 일종의 염기 서열이다. 레트로트랜스포존은 트랜스포존의 한 종류로 DNA에서 RNA로 유전 정보를 전사하는 방식이 아니라 RNA를 DNA로 역전사한 다음 역전사된 DNA가 유전체에 끼워지는 방식으로 이동한다-옮긴이) 젊은 세포에서는 염색질이 이 이동을 억제한다. 우리를 비롯한 여러 연구자들은 서투인이 LINE-1 유전자를 감싸서 침묵시킨다는 것을 밝혀냈다.[6] 그러나 생쥐—아마 우리도 마찬가지겠지만—가 늙어 갈수록 서투인은

DNA 끊김을 수선하기 위해 동원되면서 점점 유전체 전체로 흩어지며, 그중에는 원래 자리를 찾아서 돌아가지 못하는 것이 많아진다. 또 NAD 농도가 낮아지는 것이 상황을 더 악화시킨다. 이 농도 저하는 우리가 늙은 효모에게서 처음으로 관찰했다. 서투인이 염색질을 단단히 묶어서 트랜스포존 DNA를 침묵시키지 않는다면 세포는 이 내생 바이러스를 RNA로 전사할 것이다.

그러면 안 좋아진다. 게다가 상황은 더욱 나빠지기만 한다.

생쥐가 늙어 갈수록 예전에는 침묵했던 LINE-1 죄수들이 풀려나서 RNA를 만들고, RNA는 DNA를 만들고, 그 DNA는 유전체의 이곳저곳으로 끼워진다. LINE-1 DNA는 염증을 일으키는 후성유전적 잡음과 유전체 불안정을 일으킬 뿐 아니라 세포핵에서 세포질로 새어 나간다. 세포질에서는 외래 침입자로 인식된다. 그 결과 세포는 면역자극성immunostimulatory 물질인 사이토카인을 더 많이 분비함으로써 염증을 몸 전체로 퍼뜨린다.

브라운대학교의 존 세디비John Sedivy와 로체스터대학교의 베라 고부노바Vera Gorbunova는 SIRT6 유전자 돌연변이 생쥐가 아주 빨리 늙는 주된 이유 중 하나가 이런 레트로바이러스retrovirus들이 전혀 억제되지 않고 마구 날뛰는 바람에 DNA의 무수한 지점이 끊기고 후성유전체가 천천히 변형되는 것이 아니라 급속히 변질되기 때문일 수 있다는 새로운 연구 결과를 내놓았다. HIV(인간면역결핍바이러스)를 막을 때 쓰는 것과 같은 종류의 항레트로바이러스제가 SIRT6 유전자 돌연변이 생쥐의 수명을 약 2배 늘린다는 것을 보여 준 실험들은 설득력 있는 증거를 제시해 왔다. NAD 농도가 나이를 먹으면서 줄어들기 때문에 서투인이 레트로트랜스포존 DNA를 침묵시킬 수 없기 때문일 수 있다. 아마 언젠가는 안전한 항레트로바이러스제나 NAD 증진제가 이 "도약 유전자jumping gene"들을 계속 침묵시키는 데 쓰이게 될 것이다.[7] 우리는 노화를 근원적으로 완전히 차단하지는 못할지라도, 완전한 무질서 상태에 이르러서 노화라는 지니genie를 다시 병 속으로 돌려보내기가 너무나 어려워지기 전에 맞설 수 있게 될 것이다.

노화 예방 접종: 미래의 백신을 찾아서

2018년 스탠퍼드대학교 연구진은 접종을 통해 생쥐의 유방암, 폐암, 피부암에 걸릴 확률을 상당히 낮추는 방법을 개발했다고 발표했다. 방사선을 쬐어 불활성화한 줄기세포를 생쥐에게 주사한 뒤 사람의 파상풍, B형 간염, 백일해를 치료할 때 하는 식으로 그 줄기세포를 2차 추가 접종까지 했다. 그러자 그 줄기세포는 본래 생쥐의 면역계가 알아차리지 못했던 암을 공격하도록 면역계를 자극했다.[8] 다른 면역종양학적 접근법들은 더욱 큰 도약을 이루고 있다. PD-1(세포예정사단백질 1Programmed cell death protein 1)과 PD-L1(예정사리간드 1Programmed death-ligand 1) 억제제 같은 약물을 쓰는 요법은 암세포를 노출시켜서 면역계가 죽일 수 있게 만든다(PD-1은 면역세포인 T세포의 표면, PD-L1은 암세포의 표면에 있는 단백질로 두 단백질이 결합하면 T세포는 암세포를 공격할 수 없다-옮긴이). CAR-T요법(키메라 항원 수용체 T세포 요법chimeric antigen receptors T-cell therapy)은 환자의 면역 T세포를 변형시켜서 다시 주입해 암세포를 죽이게 만든다. 둘 다 몇 년 전만 해도 집에 돌아가서 장례 치를 준비를 하라는 말을 들었을 환자들의 목숨을 구하고 있다. 현재 그런 환자들 중에 새롭게 수명이 연장되는 이들이 늘고 있다.

면역계를 이용해 암세포를 죽일 수 있다면 당연히 노화세포에도 그 방법을 쓸 수 있다. 그래서 몇몇 과학자들이 연구를 하고 있다. 벅노화연구소의 주디스 캠피시와 바르셀로나대학교의 마누엘 세라노Manuel Serrano는 암처럼 노화세포 역시 "여기에 좀비세포는 없어"라고 적힌 작은 단백질 팻말을 흔들어서 면역계에 들키지 않은 채 있는 것이라고 본다.

캠피시와 세라노가 옳다면 우리는 그런 팻말을 빼앗아서 면역계가 노화세포를 죽일 수 있도록 할 수 있어야 한다. 현재 아기가 소아마비, 백일해, 이하선염, 풍진에 걸리지 않게 일정표에 따라서 백신 접종을 받듯이, 아마 수십 년 뒤에는 중년이 되었을 때 노화 예방 접종을 하게 될지 모른다.

그저 노화의 증상을 치료하거나 노화를 늦추는 차원이 아니라 노화를 막는 백신 접종이 가능할 수 있다는 말이다. 이런 말을 처음 들으면 곧바로 우리가 "신 놀음을 한다"라거나 "어머니 자연의 일을 방해한다"라고 우려를 표명하는 이들이 많다. 어쩌면 그럴지 모르겠다. 하지만 설령 그렇다고 한들 노화에 맞선 싸움만 그런 것이 아니다. 우리는 신이나 어머니 자연이 우리에게 준 온갖 질병과 맞서 싸우고 있다. 오랜 세월 그래 왔으며 앞으로도 기나긴 세월을 그렇게 할 것이다.

1980년에 천연두가 박멸되었을 때 전 세계는 당당하게 축배를 들었다. 마찬가지로 말라리아가 박멸될 때—나는 앞으로 수십 년 사이에 그렇게 될 것이라고 믿는다—전 세계는 다시금 환호할 것이다. 그리고 내가 지금 당장 세계에 HIV 백신을 제공할 수 있다면 "자연을 있는 그대로 놔두라"라고 말할 사람은 그리 많지 않을 것이다. 적어도 제정신이 박힌 사람이라면 그렇게 말하지 않을 것이다. 그러나 이 사례들은 우리가 오래전부터 질병이라고 여긴 것들이다. 노화 역시 전혀 다르지 않다. 이 사실을 사람들에게 설득시키려면 좀 더 시간이 필요할 것이다.

나는 다음과 같은 사고 실험이 그 목적을 달성하는 데 도움이 된다는 것을 알아차렸다. 승객 600명이 탑승할 수 있는 이층 구조의 "초대형" 항공기인 에어버스 A380기가 로스앤젤레스로 다가가고 있다고 하자. 이 비행기에는 착륙 바퀴가 없고 낙하산만 있다. 그리고 열리는 문은 하나뿐이다. 그래서 승객들이 내리려고 한다면 낙하산을 매고 한 명씩 뛰어내려 미국에서 가장 인구 밀도가 높은 도시의 상공으로 흩어질 것이다.

아, 한 가지가 더 있다. 승객들은 아프다. 심하게 앓고 있다. 그들이 지닌 병은 감염성이 아주 강하다. 먼저 기력이 떨어지고 관절이 욱신거리는 것으로 시작하여, 청력과 시력이 떨어지고, 100년 된

찻잔이 깨지는 것만큼 뼈가 쉬이 부러지고, 몹시 고통스러운 심근경색이 일어나고, 뇌의 신호가 심하게 교란되어서 자신이 누구인지 기억할 수조차 없는 이들이 많다. 이 질병에 걸리면 그 누구도 살아남지 못하며 거의 언제나 괴롭게 죽음을 맞이한다.

미국을 위해 평생 충실하게 봉사한 끝에 지금 당신은 백악관 집무실의 결단의 책상 앞에 앉아 있다. 전화가 울린다. 질병예방통제센터의 감염병 부장이 말한다. 승객 한 사람이라도 낙하산을 타고 대도시로 내려온다면 수만 명이 그 병에 감염되어 죽을 것이라고. 내려오는 승객이 한 명씩 늘어날수록 사망자가 기하급수적으로 늘어날 것이라고.

전화기를 내려놓는 순간 다시 벨이 울린다. 합동참모본부 의장이 태평양 상공에서 맴돌고 있는 여객기를 공군 F-22 랩터 전투기 6대가 추적하고 있다고 말한다. 조종사들은 표적을 겨냥하고 있으며 미사일 발사 준비를 끝마친 상태다. A380기는 연료가 떨어지기 직전이다. 승객들의 운명, 그리고 미국의 운명은 당신의 명령에 달려 있다.

당신은 어떻게 하겠는가?

물론 이것은 "트롤리 문제trolley problem"(전차 문제)의 일종이다. 철학자 필리파 풋Philippa Foot을 통해 널리 알려진 유형의 윤리적 사고 실험인데, 남에게 해를 끼치지 말아야 한다는 우리의 도덕적 의무를 더 많은 인명을 구해야 한다는 사회적 책임과 맞대응시키는 문제다. 하지만 여기서 든 사례는 쉽게 알아차릴 수 있는 비유다. 당신은 당연히 알아차렸겠지만 승객들이 지닌 감염성이 강한 질병은 바로 빠르게 진행되는 형태의 노화다.

수많은 사람들을 감염시켜서 죽일 수 있는—게다가 끔찍한 증상들까지 수반하는—질병이 있을 때, 비행기를 쏘아 떨어뜨려서 수백만 명의 목숨을 지키기 위해 수백 명의 목숨을 희생시키는 결단을 두렵긴 하지만 내리지 않을 사람은 거의 없을 것이다.

이 점을 염두에 두고서 이런 질문을 생각해 보자. 수백만 명을 감염시킬 빠르게 진행되는 형태의 질병을 막기 위해 수백 명을 희생시키겠다면, 사실상 지구의 모든 이들이 걸리는 노화라는 질병을 막기 위해서라면 무슨 일이든 하지 않겠는가?

걱정하지 말기를. 내가 여기서 하려는 제안은 누군가의 목숨을 희생시키자는 것이 아니니까. 수백만 명도 아니다. 수십 명도 아니다. 단 한 명도 희생시키지 않는다.

그런데 많은 이들이 경계할 만한 한 가지 획기적인 개념이 있다. 이를 우리는 정면으로 마주보아야 한다. 그것은 바로 인체의 모든 세포로 빠르게 침투하는 바이러스를 우리 몸에 감염시켜서 우리 자신을 유전자변형생물Genetically Modified Organism, GMO로 만든다는 개념이다. 이 바이러스는 우리를 죽이지 않을 것이다. 오히려 정반대일 것이다.

세포를 재프로그래밍하다

노화세포 백신, 영양실조 없는 열량 제한 흉내 물질, 레트로트랜스포존 억제제는 활력을 지속시킬 가능성이 있는 방법들로 이미 전 세계의 많은 연구실과 병원에서 연구가 진행되고 있다. 그런데 이 모든 것들이 아예 필요가 없다면 어떨까? 노화 시계를 다시 맞추어서 애초에 세포가 정체성을 잃고 노화하는 일 자체를 막을 수 있다면 어떨까?

그렇다. 노화의 해결책은 "세포 재프로그래밍cellular reprogramming", 경관 자체의 재설정일 수 있다. 해파리의 떨어져 나간 작은 조각 하나가 원통 모양의 폴립polyp들을 재생한 뒤 10여 마리의 각각 새로운 해파리로 자라듯이 말이다.

어쨌거나 젊은 DNA 청사진은 우리가 늙어도 그대로 남아 있다. 그렇다면 어떻게 하면 세포가 그 청사진을 다시 읽게 할 수 있을까? 여기서 다시 DVD에 비유하는 것이 도움이 된다. 계속 사용하고 또 잘못 다루거나 하는 탓에 시간이 흐를수록 DVD의 플라스틱 표면에는 깊거나 얕게 긁힌 자국들이 난다. 그러면서 안쪽의 알루미늄 판에 줄줄이 난 구멍 형태로 담긴 디지털 정보가 흐릿해진다. 그래서 DVD 플레이어가 디스크를 읽기가 점점 어려워진다. DVD는 디스크의 가장자리에서 안쪽까지 약 45킬로미터 길이의 나선형으로 데이터가 저장되어 있으므로 표면이 긁히면 특정한 노래가 시작되는 부분을 찾기가 매우 어려워진다.

늙은 세포 역시 마찬가지인데 상황이 훨씬 더 안 좋다. 우리 세포의 DNA에는 DVD와 거의 비슷한 양의 데이터가 들어 있다. 하지만 길이 약 1.8미터인 DNA는 칭칭 감겨서 크기가 먼지 알갱이의 10분의 1에 불과한 세포 안에 들어가 있다. 우리 몸의 모든 세포에 있는 DNA를 죽 이어 붙이면 길이가 태양계 지름의 2배는 될 것이다. 그러나 단순한 DVD와 달리 우리 세포의 DNA는 축축하며 3차원에서 흔들거린다. 그리고 노래를 50곡이 아니라 2만 곡 넘게 담고 있다. 그러니 나이 먹을수록 유전자를 읽기가 어려워지는 것은 놀랄 일이 아니다. 애초에 세포가 원하는 유전자를 제대로 찾아내는 것 자체가 기적이다.

여기저기 긁힌 오래된 DVD를 제대로 읽을 방법은 2가지다. 하나는 긁힌 자국 더 아래쪽에 있는 데이터를 인식할 수 있는 더 강력한 레이저를 지닌 더 성능 좋은 DVD 플레이어를 사는 것이다. 또 하나는 정보가 다시 잘 보이도록 디스크를 잘 닦아서 새것처럼 만드는 것이다. 천에 치약을 묻혀서 잘 문지르면 된다고 흔히 말한다.

생물의 젊음을 되찾는 일은 치약으로 디스크를 닦는 것처럼 간단

[그림 12] 우리는 아날로그며, 그래서 늙는다

'노화의 정보 이론'은 세포가 젊음의 정보를 상실하기 때문에 우리가 늙고 병에 잘 걸리게 된다고 말한다. DNA는 정보를 오래가는 디지털 형식으로 저장하는 반면, 후성유전체는 아날로그 형식으로 저장하기 때문에 후성유전적 "잡음"이 늘어나기 쉽다. 1990년대의 DVD 플레이어에 비유하면 딱 좋다. 정보는 디지털이다. 움직이면서 그 정보를 읽는 판독 장치는 아날로그다. 노화는 디스크에 점점 늘어나면서 정보를 제대로 읽기 어렵게 만드는 긁힌 자국과 비슷하다. 닦아 낼 치약은 어디 있을까?

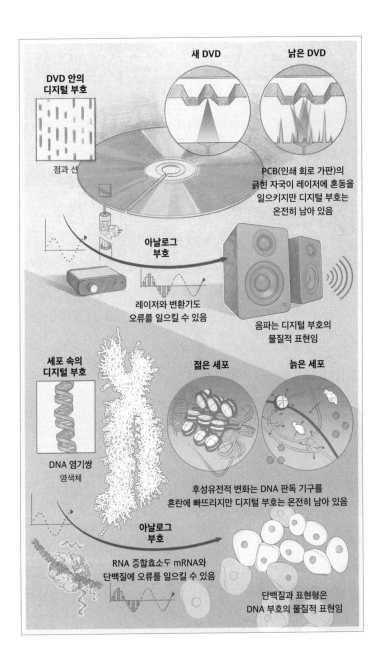

새 DVD

낡은 DVD

DVD 안의
디지털 부호

점과 선

PCB(인쇄 회로 가판)의
긁힌 자국이 레이저에 혼동을
일으키지만 디지털 부호는
온전히 남아 있음

아날로그
부호

레이저와 변환기도
오류를 일으킬 수 있음

음파는 디지털 부호의
물질적 표현임

세포 속의
디지털 부호

DNA 염기쌍
염색체

젊은 세포

늙은 세포

후성유전적 변화는 DNA 판독 기구를
혼란에 빠뜨리지만 디지털 부호는 온전히 남아 있음

아날로그
부호

RNA 중합효소도 mRNA와
단백질에 오류를 일으킬 수 있음

단백질과 표현형은
DNA 부호의 물질적 표현임

할 리가 없다. 하지만 첫 번째 방법, 즉 긁힌 DVD를 새 플레이어에 집어넣는 방법은 옥스퍼드대학교의 존 거든John Gurdon이 1958년에 처음으로 시도했다. 개구리 알의 염색체를 제거한 뒤 성체 개구리의 염색체를 집어넣어서 올챙이로 자라게 하는 데 성공했다. 그리고 1996년 에든버러대학교의 이언 윌머트 연구진은 양의 난자에 든 염색체를 제거하고 유방세포의 염색체를 대신 집어넣었다. 그 결과 돌리가 탄생했다. 돌리는 이른바 클로닝의 위험을 둘러싼 열띤 논쟁에 불을 지폈다. 이 논쟁에 밀려서 가장 중요한 점이 가려졌다. 바로 늙은 DNA가 다시 젊어지는 데 필요한 정보를 간직하고 있다는 사실이다.

그 뒤로 시간이 흐르면서 그 논쟁은 수그러들었다. 오늘날 세계는 다른 걱정거리들로 바쁘다. 현재 클로닝은 가축, 경주마, 심지어 반려동물을 복제하는 데 으레 쓰이고 있다. 2017년에는 4만 달러라는 "할인" 가격으로 개를 복제할 수 있었다. 바브라 스트라이샌드Barbra Streisand는 털이 곱슬곱슬한 코튼드툴리어 품종인 반려견 새미를 잃자 복제했다.[9] 새미는 죽을 때 14세였다. 하지만 새미가 기증한 세포—사람으로 치면 75세쯤인 세포—는 클론을 만드는 데 아무런 영향을 미치지 않았다.

이런 실험이 지닌 의미는 심오하다. 이것은 '노화 시계를 재설정할 수 있다'는 것을 보여 준다. DVD에 난 긁힌 자국을 제거할 수 있고, 원래의 정보를 복구할 수 있다는 것을 보여 준다. 후성유전적 잡음은 일방통로가 아니다.

그런데 클론이 되지 않으면서 재설정하려면 어떻게 해야 할까?

1948년 클로드 섀넌Claude Shannon이 발표한 데이터 전송 과정에서 정보 보존 방안에 관한 논문은 유용한 단서를 제공한다.[10]

그는 추상적인 의미에서 정보 손실이 그저 엔트로피의 증가, 즉 메시지 해독의 불확실성 증가라고 주장했다. 그러면서 자신의 개념을 뒷받침하는 탁월한 방정식을 제시했다. 그의 연구는 1920년대에 정보 전송을 보는 관점을 혁신시킨 벨연구소Bell Labs의 두 공학자 해리 니퀴스트Harry Nyquist와 랠프 하틀리Ralph Hartley의 수학을 토대로 했다. 그들이 제시한 "이상적 부호ideal code"라는 개념은 섀넌의 통신 이론에 중요한 역할을 했다.

1940년대에 섀넌은 잡음이 많은 통신로를 통해 통신하는 문제에 몰두했다. 거기에서 정보란 그저 메시지의 수신자―수신기―가 재구성하는 데 필요한, 가능한 메시지의 집합을 의미한다.

섀넌이 "잡음 통신로 부호화 정리noisy-channel coding theorem"에서 탁월하게 보여 주었듯이 통신로의 용량을 초과하지 않는 한 정보를 거의 오류 없이 보내는 것이 가능하다. 그러나 데이터가 통신로 용량을 초과하거나 아날로그 데이터를 보낼 때 종종 일어나듯이 잡음이 생긴다면 어떻게 해야 할까. 이럴 때 데이터가 수신기로 확실히 전달되게 할 수 있는 가장 좋은 방법은 데이터의 백업을 저장하는 것이다. 그러면 설령 원래 데이터 중 일부가 손실된다고 하더라도 "관찰자observer"는 이 "교정 데이터correction data"를 "교정 장치correcting device"로 보내어 원본 메시지를 복구할 수 있다. 인터넷이

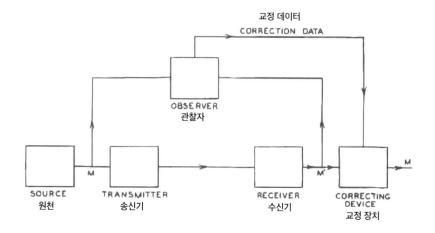

[그림 13] 클로드 섀넌의 교정 시스템 개요

클로드 섀넌이 1948년에 내놓은 해결책. 휴대전화와 인터넷에서 데이터 전송 때 정보 손실을 복구하는 데 쓰인다. 노화를 되돌리는 해결책일 수 있다.

출처: C. E. Shannon, "A Mathematical Theory of Communication," *Bell System Technical Journal* 27, no. 3 (1948, 7): 379-423 and 27, no. 4 (1948, 10): 623-66.

원활하게 돌아가는 이유가 바로 이 때문이다. 데이터 패킷이 손상되면 잠시 뒤에 재전송되어 복구된다. 모두 전송제어프로토콜/인터넷프로토콜TCP/IP 덕분이다.

섀넌은 이렇게 썼다. "이 관찰자는 수신된 메시지에서 오류를 검출하면 수신기가 오류를 교정할 수 있도록 '교정 통신로correction channel'를 통해 수신 지점으로 데이터를 전송한다."

소수만 아는 1940년대의 비밀스러운 언어처럼 들릴지 모른다. 하지만 2014년에 나는 섀넌의 "통신의 수학 이론"이 '노화의 정보 이론'과 관련이 있음을 어렴풋이 깨달았다.

샤넌이 개괄한 내용 중 3가지 구성요소에 해당하는 것이 생물에도 있다.

- 정보의 "원천source"은 부모가 만드는 난자와 정자다.
- "송신자transmitter"는 아날로그 정보를 시공간으로 보내는 후성유전체다.
- "수신자receiver"는 앞으로 생길 당신의 몸이다.

난자가 수정되면 후성유전적 정보—생물학적 "무선 신호"—가 발신된다. 이 신호는 분열하는 세포들 사이를 계속 오간다. 일이 순탄하게 잘 풀리면 난자는 건강한 아기로 발달하며, 이어서 건강한 청소년이 된다. 그러나 세포 분열이 지속되고 생존 회로가 DNA 손상에 과잉 반응함에 따라 신호에 잡음이 갈수록 많아진다. 이윽고 수신자인 우리 몸은 80세가 되면 원래 정보 중 많은 양을 잃는다.

우리는 올챙이나 늙은 포유동물의 복제가 가능함을 안다. 따라서 설령 노년에 많은 후성유전 정보가 사라진다고 해도, 즉 후성유전적 잡음에 흐릿해진다고 해도 세포에 시계를 재설정하는 방법을 알려 줄 정보는 틀림없이 남아 있다. 생애 초기에 새겨진 이 근본적인 정보는 몸에 다시 젊어지는 법을 알려 줄 수 있다. 원본 자료의 백업에 해당한다.

우리가 알고 있는 노화를 종식시키려면 샤넌이 잡음에 흐릿해진다고 해도 신호를 복구하는 데 필수적이라고 보았던 3가지를 더 찾아야 한다.

- 원본 데이터를 기록하는 "관찰자"
- 원본 "교정 데이터"
- 원래의 신호를 복원하는 "교정 장치"

나는 우리가 마침내 생물학적 교정 장치를 발견한 것일 수 있다고 본다.

2006년 일본의 줄기세포 연구자 야마나카 신야山中伸弥는 수십 가지 유전자 조합을 조사한 끝에 Oct4, Klf4, Sox2, c-Myc라는 네 유전자의 조합이 성체 세포를 유도만능줄기세포induced pluripotent stem cell, iPSC로 만들 수 있다는 것을 발견했다. 유도만능줄기세포는 잘 구슬려서 다른 모든 유형의 세포로 발달하도록 만들 수 있는 미성숙한 세포다. 이 네 유전자는 다른 유전자 집합들을 제어하는 강력한 전사 인자들을 만든다. 그럼으로써 배아 발생 때 세포들에게 후성유전적 경관의 어디로 나아갈지 인도하는 역할을 한다. 이 유전자들은 침팬지, 원숭이, 개, 소, 생쥐, 쥐, 닭, 물고기, 개구리 등 대다수 다세포생물 종에게 들어 있다. 배양 접시에서 세포의 노화를 완전히 되돌리는 것이 가능함을 보여 준 이 발견으로 야마나카는 2012년 노벨 생리의학상을 존 거든과 공동 수상했다. 현재 우리는 이 네 유전자를 "야마나카 인자들Yamanaka factors"이라고 부른다.

언뜻 생각하면 야마나카의 실험은 그저 실험실에서나 의미 있는 멋진 기교처럼 보일 수 있다. 그러나 노화 측면에서 볼 때 이 실험은 심오한 의미를 지닌다. 게다가 환자에게 이식할 수 있고 또 실제로 이식되고 있는 혈구, 조직, 기관을 배양 접시에서 완전히 새롭게 기를 방법을 마련했다는 점에서만 그런 것이 아니다.

나는 야마나카 신야가 찾아낸 것이 존 거든의 올챙이를 만든 재설정 스위치라고 본다. 즉 생물학적 교정 장치라고 본다.

나는 이런 스위치를 써서 배양 접시에 있는 세포뿐 아니라 우리 몸 전체의 후성유전적 경관까지 재설정할 수 있을 것이라고 예측한다. 현재 우리 연구실에서는 그렇다는 것을 보여 주는 연구 결과가 나오고 있다. 예를 들어 서투인을 원래 있던 곳으로 돌려보냄으로써 조약돌을 본래 있던 골짜기로 돌려놓을 수 있을 것이라고 본다. 늙는 동안 정체성을 잃은 세포에 진정한 자아를 되찾아 줄 수 있다. 그것이 바로 우리가 찾고 있던 DVD 광택제일 수 있다.

우리는 재프로그래밍 인자들을 집어넣어서 생쥐의 후성유전체를 젊은 상태로 되돌리는 연구를 하고 있는데 매주 진척이 이루어지고 있다. 발견 속도는 현기증이 날 정도다. 나를 비롯한 연구자들은 밤잠을 제대로 자는 날이 거의 없을 정도로 바쁘다.

1990년대에 유전자를 사람에게 집어넣는 것이 과연 안전한지를 놓고 우려하는 견해가 많이 제기되었다. 그러나 정부의 승인을 받은 유전자요법gene therapy 치료제는 급속히 증가해 왔고 현재 수백 건의 임상 시험이 진행되고 있다. 한 예로 실명을 일으키는 *RPE65*

유전자 돌연변이를 지닌 환자는 현재 제 기능을 하는 *RPR65* 유전자를 담은 안전한 바이러스를 망막에 감염시키는 간단한 주사를 통해 영구히 완치될 수 있다.

나는 몸의 세포 재프로그래밍이 녹내장과 황반변성 같은 눈의 노화 관련 질환을 치료하는 데 가장 먼저 쓰일 것이라고 예상한다(눈은 면역학적으로 고립되어 있기 때문에 유전자요법을 시험할 때 선택하는 기관이다). 그러나 이 요법이 몸 전체에 쓰일 만큼 안전해진다면—우리 연구실에서 이루어지는 장기적인 생쥐 연구 결과들은 언젠가는 그렇게 될 것임을 시사한다—우리의 미래는 이렇게 바뀔지 모른다.

30세가 되면 사람들은 일주일 단위로 유전공학적으로 특수 처리한 아데노연관바이러스adeno-associated virus, AAV를 세 차례 주사할 것이다. 이 바이러스는 독감 백신이 으레 일으키는 정도의 아주 가벼운 면역 반응을 일으킬 것이다. 과학자들은 1960년대부터 과학계에 알려져 있던 이 바이러스를 질병을 퍼뜨리거나 일으키지 않는 형태로 변형시켜 왔다. 미래에 주사할 이 이론상의 바이러스는 소수의 유전자들—아마 "야마나카 인자들"의 특정한 조합—과 더불어, 알약으로 복용 가능한 항생제인 독시사이클린 같은 몸에 잘 받는 분자나 아예 불활성인 분자로 그 유전자들을 켤 수 있는, 안전장치를 갖춘 스위치로 구성될 것이다.

30세에 처음 주사를 맞을 당시에는 우리 유전자가 작동하는 방식에 아무런 변화가 없을 것이다. 그러나 40대 중반에 노화 효과가 나타나고 느껴지기 시작할 때 한 달에 걸쳐 안전한 스위치인 독시사이클린을 투여할 것이다. 그러면 재프로그래밍 유전자들이 켜질 것이다.

그동안 당신은 가정용 생체표지추적기에 피를 한 방울 떨구거나 의사를 찾아가서 그 체계가 제대로 작동하는지 확인하고 싶겠지만 굳이 그럴 필요 없다. 한 달 뒤 와딩턴 조약돌들이 젊었을 때 있던 곳으로 되돌아감에 따라 몸은 회춘 과정을 겪을 것이다. 희끗했던 머리카락이 사라질 것이다. 상처가 더 빨리 나을 것이다. 주름이 사라질 것이다. 기관이 재생될 것이다. 머리가 더 **빠릿빠릿하게** 돌아가고, 더 높은 주파수의 소리가 들리고, 차림표를 보느라 안경을 쓸 필요가 없어질 것이다. 다시 몸이 젊어진 느낌이 들 것이다.

영화 주인공 벤저민 버튼처럼 다시 35세가 된 양 느낄 것이다. 그런 뒤에는 30세, 이어서 25세로 돌아간 기분이 들 것이다.

그러나 벤저민 버튼과 달리 당신은 거기에서 멈출 것이다. 약물 투여를 중단할 테니까. 그러면 아데노연관바이러스는 꺼질 것이다. 야마나카 인자들은 침묵에 잠길 것이다. 생물학적으로, 신체적으로, 정신적으로 당신은 20년 더 젊어지겠지만 당신의 지식과 지혜와 기억은 온전히 간직한 채로다.

당신은 단지 젊어 보이는 차원을 넘어서 실제로 다시 젊어질 것이며, 그 뒤로 수십 년을 중년 특유의 아프고 쑤시는 증상 없이, 암과 심장병에 걸릴 걱정을 하지 않은 채 보낼 것이다. 그렇게 몇 십 년을 지낸 뒤 흰머리가 다시 나기 시작하면 또다시 약물 처방을 받아서 회춘 과정을 시작할 것이다.

게다가 생명공학이 발전하는 속도를 생각할 때, 그리고 우리 세포를 재설정하는 인자들을 조작하는 방법을 배우는 속도를 생각할 때, 바이러스를 이용하는 대신에 그저 한 달 동안 알약을 먹는 방식으로 넘어갈지도 모른다.

공상과학소설처럼 들린다고? 아주 먼 미래의 일인 양 들린다고? 분명히 말하지만, 그렇지 않다.

바르셀로나 생명의학연구소Institute for Research in Biomedicine의 세포 가소성 및 질병 연구실Cellular Plasticity and Disease laboratory의 마누엘 세라노와 샌디에이고 소크생물학연구소Salk Institute for Biological Studies의 후안 카를로스 이스피수아 벨몬테Juan Carlos Izpisua Belmonte는 독시사이클린을 주사해 활성화할 수 있는 야마나카 인자들을 모두 지닌 채 태어난 생쥐를 이미 만들었다. 2016년에 발표해 지금은 유명해진 연구다. 그 연구에서 벨몬테는 이 LMNA라는 조기 노화하는 혈통의 생쥐들이 지닌 야마나카 인자들을 평생 매주 이틀씩 활성화했다. 그러자 이 생쥐들은 그렇지 않은 생쥐들보다 더 젊음을 유지하면서 수명이 40퍼센트 늘어났다.[11] 또한 그는 평범한 늙은 생쥐들의 피부질환과 콩팥질환이 더 빨리 낫는다는 것을 보여 주었다.

그러나 이 야마나카 치료는 독성이 강했다. 벨몬테가 항생제를 며칠 더 투여해 지나치게 활성을 띠게 하자 생쥐들은 죽어 버렸다. 한편 세라노는 그 네 유전자 조합이 조약돌을 경관에서 너무 높이 밀어올림으로써 기형종을 유발할 수 있다는 것을 보여 주었다. 기형종은 털, 근육, 뼈 같은 몇 가지 조직이 한꺼번에 섞여 있는 몹시 혐오스러운 종양이다. 즉 이 기술은 아직 쓰일 준비가 안 된 상태다. 적어도 지금은 그렇다. 그러나 조약돌이 암을 일으킬 수 있는 등성이 꼭대기로 튀어 오르지 않고 원래 있던 골짜기로 그대로 되돌아가도록 하는 연구에 매일같이 진척이 이루어지고 있다. 그리하여 우리는 와딩턴 조약돌을 안전하게 제어할 수 있는 날에 점점 다가가고 있다.

이 모든 연구가 진행되는 와중에, 우리 연구실은 아이스 생쥐 실험의 성공을 토대로 후성유전적 노화를 지연시키고 역전시킬 방법을 탐색해 왔다. 우리는 노치Notch와 윈트Wnt(둘 다 발생에 관여하는 유전자다-옮긴이), 야마나카 인자들 등 다양한 접근법을 시도해 왔다. 약간 효과가 있는 것도 있었지만 대부분은 종양세포로 발전했다.

중추신경 재생: 노화 역전과 회춘의 실마리

우리는 늙은 세포를 종양세포로 만들지 않으면서 노화를 역전시키려는 시도를 계속했지만 2년 동안 실패만 거듭했다. 그러다가 2016년 어느 날 위안청 루Yuancheng Lu라는 대학원생이 교수실로 오더니 이제 그만하고 싶다고 했다. 그러면서 마지막으로 야마나카 인자들 중 기형종의 원인일 가능성이 높은 c-Myc 유전자를 빼고 한번 시도해 보겠다고 하기에, 나는 그렇게 해 보라고 격려했다.

그는 바이러스를 생쥐에게 감염시켰지만 이번에는 야마나카 인자들 중 3개만 넣었다. 그런 뒤 독시사이클린을 써서 그 유전자들을 켜서 생쥐들이 앓거나 죽는지 지켜보았다. 그런데 한 마리도 없었다. 모두 멀쩡했다. 몇 달 동안 지켜보았는데 종양도 전혀 생기지 않았다. 우리 둘 다 놀랐다. 정말로 놀라 자빠질 일이었다.

생쥐가 더 오래 사는지 알아보기 위해 다시 1년을 기다리는 대신에 위안청은 생쥐의 시신경을 검사하는 방법으로 노화 역전과 회춘이 일어났는지 알아보자고 했다. 나는 회의적이었다.

나는 그에게 말했다. "아주 잘될 것 같지는 않은데. 시신경은 재생되지 않아. 신생아가 아닌 한 말이지."

몸에서 신경 신호를 전달하는 세포와 섬유로 이루어진 복잡한 연결망은 두 부분으로 나뉜다. 말초신경계와 중추신경계다. 우리는 팔과 다리에 있는 신경 같은 말초신경은 아주 느리게 일어나긴 하지만 재생이 가능하다는 것을 오래전부터 알고 있었다. 그러나 중추신경계의 신경—시신경과 척수신경 등—은 결코 재생되지 않는다. 중추신경계의 몇몇 측면을 재생할 수 있다는 새로운 요법을 제안함으로써 관습을 타파한 과학자들조차 대개 의미 있는 수준의 재생이 가능하냐는 물음에는 신중한 태도를 보여 왔다. 눈의 녹내장과 척수 손상을 복원하려는 연구는 수십 년 동안 이루어졌지만 거의 아무런 긍정적인 결과를 내놓지 못했다.

나는 위안청에게 말했다. "생물학에서 가장 풀기 어려운 문제를 고른 거야."

"하지만 그 문제를 해결할 수 있다면……."

생쥐에게서 노화 역전의 영향을 측정할 방법은 1000가지나 될 수 있는데 그는 최근의 성공에 들뜬 나머지 "모 아니면 도"라는 입장을 취한 셈이었다. 나는 마음에 들었다.

"위험을 무릅쓰지 않으면 세상을 바꿀 수 없는 법이지. 해 봐."

몇 달 뒤 메시지를 통해 온 사진을 보고서 나는 헉, 하고 말았다. 너무 놀라서 내가 보고 있는 것이 진짜인지 다시 확인하지 않을 수 없었다.

나는 즉시 위안청에게 전화를 했다. "내가 상상하고 있는 게 아니라 정말로 보고 있는 거지?"

"글쎄요. 뭘 보고 계시는데요?"

"미래."

위안청은 아주 크게 안도의 한숨을 내쉬었다. "교수님, 1시간 전만 해도 제가 실패했다고 생각했어요."

연구자에게 의심은 결코 악덕이 아니다. 의심하는 것은 지극히 정상이다. 어떤 결과가 나올지 모르는 상태에서 대담하게 자기 자신을 밀어붙였을 때 당연히 생길 수 있는 지극히 인간적인 태도다.

그러나 바로 그날에는 확실하게 무언가가 이루어진 듯이 보였다. 위안청이 메시지로 보낸 첫 사진은 빛나는 오렌지색 해파리처럼 보였다. 생쥐의 눈에 연결되는 부위가 위쪽에 있고, 그 아래로 뇌를 향해 길게 촉수가 뻗어 있는 모습이었다. 2주 전 위안청을 비롯한 연구자들은 아주 작은 집게로 눈 뒤쪽에서 몇 밀리미터 길이의 시신경을 꽉 눌렀다. 그럼으로써 뇌에 닿아 있는 촉수처럼 보이는 그 신경세포의 축삭(신경 돌기)을 거의 다 죽였다. 그런 뒤 살아 있는 신경이라면 흡수할 오렌지색 형광 염료를 눈에 집어넣었다. 현미경으로 보니 짓누른 부위의 신경은 전혀 빛나지 않았다. 그저 죽은 세포 잔재만 있을 뿐이었다.

다음 사진은 짓누른 뒤에 재프로그래밍 바이러스를 활성화한 부위를 찍은 것이었다. 죽은 세포들 대신에 건강하고 긴 촉수들이 뇌까지 죽 이어져 있었다. 역사상 가장 놀라운 신경 재생의 사례였다. 그리고 위안청은 이제 겨우 시작했을 뿐이었다.

재프로그래밍이 그토록 잘 들을 것이라고 예상한 사람은 아무도 없었다. 우리는 처음에 이 실험을 하기 위해 생후 1개월 된 생쥐를 골랐다. 성공 기회를 최대로 높이기 위해서이자 본래 남들도 다 그렇게 하기 때문이다. 위안청은 하버드 의대 아동병원의 지강 허Zhigang He 연구실의 뛰어난 공동 연구자들과 함께 현재 12개월 된 중년 생쥐들의 손상된 시신경을 재프로그래밍으로 복원하는 실험을 하고 있다. 그 생쥐들의 시신경도 재생되고 있다.

이 글을 쓰는 현재 우리는 평범한 늙은 생쥐의 시력을 회복시켜 왔다.

생쥐는 12개월쯤부터 시력이 급격히 떨어진다. 하버드 의대 부설 매사추세츠안이과병원의 브루스 크산더Bruce Ksander와 메레디스 그레고리크산더Meredith Gregory-Ksander는 이 사실을 잘 안다. 망막에서 신경 신호가 사라진 늙은 생쥐는 앞쪽의 화면에서 움직이는 선이 나타날 때 머리를 움직이지 않는다. 보이지 않기 때문이다.

브루스는 내게 이렇게 말했다. "교수님, 솔직히 말하자면 정상적으로 늙은 눈에서 이 재프로그래밍이 먹힐 거라고는 전혀 기대하지 않았어요. 그냥 교수님이 너무 흥분해서 해 보자고 하기에 해 본 겁니다."

바로 전날 아침에 그는 연구자 생활을 시작한 이래로 가장 흥분되는 광경을 목격했다. 우리의 OSK 재프로그래밍 바이러스가 시력을 복원한 것이다(OSK는 야마나카 인자들 중 Oct4, Sox2, Klf4 세 인자만 사용하는 것을 가리킨다-옮긴이).

몇 주 뒤 메레디스는 이 재프로그래밍이 눈 속의 압력 때문에 생기는 시력 상실인 녹내장을 되돌린다는 것도 보여 주었다.

브루스는 내게 말했다. "우리가 발견한 것이 어떤 의미인지 아세요? 지금까지 모두가 어떻게 하면 녹내장의 진행을 늦출 것인지만 연구했어요. 그런데 이 치료는 시력을 회복시켜요!"

성체의 세포, 심지어 늙은 신경세포까지 젊은 후성유전체로 돌아가도록 재프로그래밍할 수 있다면 젊음의 정보는 결코 사라진다고 할 수 없다. 야마나카 인자들은 전송제어프로토콜/인터넷프로토콜의 세포판에 해당하는 것을 써서 후성유전체를 재설정한다. 이 인자들을 통해 접근할 수 있는 성년기 내내 보존되는 교정 데이터의 저장소, 즉 분자 표지의 백업 보관소가 있는 것이 틀림없다.

이 젊음의 표지들이 무엇인지는 아직 불분명하다. 생물의 나이를 추정하는 데 쓰이는 DNA의 메틸기 꼬리표, 이른바 "호바스 시계"가 관여할 가능성이 높다. 다른 것들도 관여할 가능성이 있다. 단백질이나 RNA, 또는 우리가 아직 발견하지 못한 DNA에 붙는 화학물질이 있을 수 있다. 그러나 무엇으로 이루어져 있든 간에 이 표지들은 중요하다. 어떻게든 세포가 평생에 걸쳐서 간직하고 있으면서 재부팅을 지시할 수 있는 기본적인 교정 데이터일 것이기 때문이다.

또 우리는 관찰자, 즉 우리가 젊었을 때의 원본 신호를 보관하고 있는 것을 찾아야 한다. 단순히 DNA 메틸화가 관찰자일 리는 없다. 재프로그래밍이 이루어진 세포가 젊음의 메틸기 표지들은 남기고 노화하면서 쌓인 표지들(DVD 표면의 긁힌 자국들)만 제거하는 법을 어떻게 아는지가 설명이 안 되기 때문이다. 우리가 자궁에서 발달할 때 DNA에 메틸기를 부착한 뒤로 교정 장치로부터 원본 정보를 복구하라는 신호를 받기 전까지 80년 동안 마냥 대기하고 있는 특수한 히스톤 단백질이나 전사 인자 또는 단백질일지 모른다.

클로드 섀넌의 어투로 말하자면, 세포에 OSK 유전자들을 감염시켜서 교정 장치를 켜면 세포는 어떤 식으로든 관찰자와 접촉해 교정 데이터로 젊은 세포가 지녔던 원본 신호를 복구할 것이다.

[그림 14] 후성유전적 재프로그래밍의 시력 복원

후성유전적 재프로그래밍은 늙은 생쥐의 시신경을 재생하고 시력을 회복시킨다. '노화의 정보 이론'은 노화가 돌연변이로 유전 정보를 잃어서가 아니라 후성유전 정보가 상실되어 일어난다고 예측한다. 생쥐에게 Oct4, Sox2, Klf4라는 재프로그래밍 유전자를 감염시켰을 때 일어나는 세포의 노화 역전에는 TET 효소가 관여한다. 이 효소는 DNA에 붙은 메틸기 꼬리표 중 적절한 것들만 제거함으로써 노화 시계를 되감고 세포가 살아남아서 신생아처럼 성장할 수 있도록 한다. 어느 꼬리표가 젊을 때의 것인지를 이 효소가 어떻게 아는지는 수수께끼다. 그 수수께끼를 푸는 일은 클로드 섀넌의 "관찰자", 즉 원본 데이터를 지니고 있는 사람을 찾는 것에 해당한다.

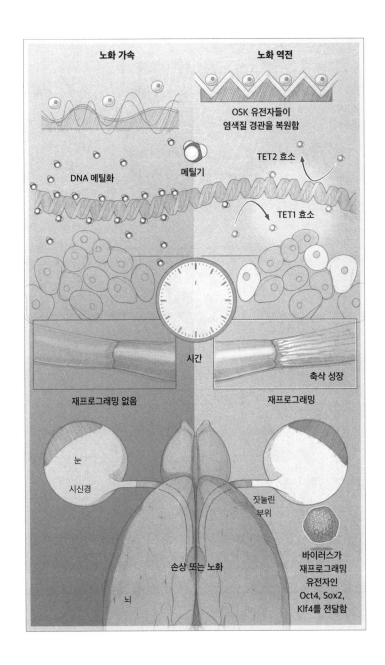

노화 가속

노화 역전

OSK 유전자들이
염색질 경관을 복원함

TET2 효소

메틸기

DNA 메틸화

TET1 효소

시간

축삭 성장

재프로그래밍 없음

재프로그래밍

눈

시신경

짓눌린
부위

손상 또는 노화

바이러스가
재프로그래밍
유전자인
Oct4, Sox2,
Klf4를 전달함

뇌

위안청 루는 신경세포를 재생하고 시력을 회복시키는 것만으로
는 성이 차지 않았다. 손상된 뉴런의 DNA를 검사하니 노화 프로그
램이 아주 빠르게 진행되고 있는 듯했다. 재프로그래밍 인자가 막
은 것이 바로 그 프로그램이었다. 재프로그래밍 인자를 받은 뉴런
은 늙지 않았고 죽지 않았다. 이는 급진적인 개념이지만 납득이 가
는 면이 많다. 어떤 식으로든 시계를 되감지 않는 한 심각한 세포
손상은 생존 회로를 압도하고 노화를 가속해서 죽음을 몰고 올 것이
다.

이런 발견들을 이루었기에 우리는 무엇이 생체 시계를 째깍거리
게 하는지, 그 시계를 어떻게 되감을지 이해하기 직전에 와 있는지
모른다. 우리는 생물학적 정보 교정 장치가 TET(10-11 전위 효소ten-
eleven translocation enzymes)임을 실험을 통해 알아냈다. 이 효소는 DNA
의 메틸기 꼬리표를 잘라 내는 일을 한다. 호바스 노화 시계의 시간
경과를 표시하는 바로 그 화학적 꼬리표 말이다. 이 점은 결코 우연
의 일치가 아니며, DNA 메틸화 시계가 단지 노화의 지표가 아니라
노화의 통제자임을 시사한다. 한마디로 손목시계가 아니라 물리적
시간 자체를 뜻한다고 할 수 있다.

교정 장치의 부품 역할을 하는 TET는 유전체에서 모든 메틸기를
그냥 다 떼어 낼 수는 없다. 그랬다가는 세포가 미분화한 줄기세포
로 돌아갈 것이다. 그랬다가는 늙은 생쥐의 시력을 회복시킬 수 없
을 것이고, 눈먼 생쥐에게 종양이 생길 것이다. TET가 원래의 메틸
기는 남기고 더 최근에 붙은 메틸기만 제거하는 법을 어떻게 아는

지는 완전히 수수께끼다.

전송제어프로토콜/인터넷프로토콜 정보 복구 시스템의 생물판이 무엇인지를 정확히 알아내려면 앞으로 10년쯤은 많은 연구가 이루어져야 할 가능성이 높다. 그러나 그것이 무엇이든 간에 복원될 수 없었던 시력이 돌아오고 있고, 재생될 리 없다고 여겨졌던 세포가 재생되고 있다.

노화와 노화 관련 질환들을 늦출 방법에 관한 연구는 수십 년 동안 아주 찔끔찔끔 진척이 이루어져 왔다. 반면에 재프로그래밍 연구는 비교적 빠르고 쉽게 성과를 내 왔다. 그리고 그러기 위해서는 관습을 타파할 용기와 대담한 발상이 필요했다.

좀 온건하게 표현하자면 앞으로 어떤 일이 펼쳐질지 흥미롭다. 몸에서 가장 고치기 어려운 세포를 고치고 가장 재생하기 어려운 세포를 재생할 수 있다면, 몸이 필요로 하는 다른 모든 유형의 세포들 또한 재생하지 못할 것이라고 추측할 이유가 전혀 없다. 그렇다. 이 말은 막 다친 척수를 고칠 수 있다는 의미인 동시에, 늙어 가면서 손상된 몸의 다른 모든 조직을 재생할 수 있다는 뜻이다. 간에서 콩팥에 이르기까지, 심장에서 뇌에 이르기까지 모든 조직을 말이다. 그 어떤 세포든 불가능하지 않다.

해결되지 않은 의문들

지금까지 세 야마나카 인자들의 조합은 생쥐에게서 1년 동안 켜 놓았지만 안전한 듯하다. 그러나 아직 밝혀내야 할 것이 많다. 해결되지 않은 의문들이 아직 많다. 이 조합을 모든 세포에 집어넣을 수 있을까? 결국에는 암을 일으키지 않을까? 이 유전자들을 계속 켜 두어야 할까, 아니면 세포가 휴식할 수 있도록 꺼 두어야 할까? 이 방식이 더 잘 듣는 조직이 따로 있을까? 중년이 되면 콜레스테롤을 억제하는 스타틴을 복용해 심장병을 예방하는 것과 같은 방식으로 아프기 전에 미리 예방 접종을 할 수 있을까?

세포 재프로그래밍이 노화 연구의 다음 전선이라는 점은 거의 확실하다. 언젠가는 OSK 인자들이나 TET 효소의 활성을 자극하는 알약을 먹는 것으로 재프로그래밍이 가능할지 모른다. 이 방식이 언뜻 드는 생각보다 더 단순할 수 있다. 비타민 C와 알파케토글루타르산alpha-ketoglutarate 등 TET 효소를 자극하는 천연 물질들이 있다. 케토글루타르산은 미토콘드리아에서 만들어지는 분자로 간헐적 단식 때 늘어난다. 선충에 투여하자 수명이 연장되는 것으로 드러났다.

그러나 지금으로서는 유전자요법이 가장 좋은 방법이다.

이 기술은 너무나 큰 영향을 미칠 수 있다. 그렇기에 우리는 이 기술을 이용하려면 먼저 윤리적 측면을 논의해야 한다. 첫 번째 질문은 이 기술을 누구에게 쓰도록 허용해야 할 것인가다. 선택된 소수에게? 부자에게? 중병에 걸린 사람에게? 질병 말기에 있는 환자에게 이른바 온정적인 용도로 의사가 이 기술을 쓸 수 있도록 해야 할까? 100세를 넘은 사람이라면? 80세나 60세를 넘은 사람이라면? 언제쯤 이 기술의 혜택이 위험보다 더 크다고 볼 수 있을까?

기꺼이 "용감하게 나설" 사람들은 많다. 정신은 온전하지만 노화의 질병에 시달리는 90대와 100대 자원자들이다. 앞으로 몇 년 더 점점 노쇠해지고 고통에 시달릴 것이 뻔히 보이는 상황에서 기꺼이 받아들일 이들이 많다고 장담할 수 있다. 결과가 어떻게 나오든 몇 년을 더 낫게 살아갈 수 있는 기회가 주어진다면, 더 나아가 자녀, 손주, 증손주에게 더 건강하게 더 오래 살 기회를 제공할 수 있다면 말이다. 아무튼 그렇게 한다고 해서 잃을 것이 뭐가 있겠는가?

그러나 재프로그래밍이 예방하는 용도로 쓰일 만치 안전해질 때 이 기술의 윤리적 문제는 더욱 어려운 양상을 띤다. 몇 세 때 접종을 해야 할까? 재프로그래밍을 활성화하는 항생제를 처방하려면 먼저 질병의 증상이 나타나야 할까? 의사들이 이 기술을 거부한다면 사람들은 해외로 갈까? 이 기술이 보건 의료비를 대폭 줄일 수 있다면 접종을 의무화해야 할까?

그리고 아이들이 더 오래 더 건강하게 살도록 도울 수 있다면 그렇게 할 도덕적 의무를 지는 것일까? 재프로그래밍 기술이 아이의 눈 손상이나 척추 손상을 복구하는 데 도움을 줄 수 있다면 그런 사고가 일어날 때를 대비해 미리 그 유전자를 접종해야 하지 않을까? 사고가 나면 구급차에서 항생제 주사를 맞아서 유전자를 켤 수 있도록 말이다.

어쨌거나 천연두가 세상에 다시 출현한다면 자녀의 백신 접종을 거부하는 부모는 엄청난 비난을 받을 것이다. 유년기의 어떤 흔한 질병에 대한 안전하고 효과적인 치료법이 나와 있을 때 자녀의 생명을 구하기를 거부하는 부모는 국가 후견제를 통해 친권을 배제할 수 있다.

그렇다면 모든 사람에게 노화로 인한 고생을 감내할지 말지 선택권을 주어야 할까? 아니면 백신 접종이 대개 그러하듯이 개인과 인류 전체의 이익을 위해 국가가 선택해야 할까? 회춘하는 쪽을 택한 이들은 그러지 않겠다고 결정한 이들을 위해 의료비를 대야 할까? 가족에게 부담을 안겨 주리란 것을 미리 알고 있으므로 안 하겠다고 결정한 이들은 도덕적으로 잘못된 것일까?

이런 의문들은 지금은 이론 차원의 것이지만 아마 머지않아 더이상 이론적인 문제가 아니게 될 것이다.

2018년 말 중국 연구자 허젠쿠이賀建奎는 세계 최초로 유전자 변형 아기를 탄생시켰다고 발표했다. 이 쌍둥이 여아는 과학계에 유전자 편집 도구를 써서 "맞춤 아기designer baby"를 탄생시키는 것이 윤리적으로 타당한지를 놓고 열띤 논쟁을 불러일으켰다.

배아에 DNA 손상을 유도할 때 어떤 부작용이 있고 유전자 편집이 얼마나 정확한지는 아직 이해가 덜 되어 있다. 그것이 바로 과학계가 격렬하게 부정적인 반응을 보인 이유다. 또 암묵적인 이유도 있다. 과학자들은 유전자 편집 기술이 남용된다면 GMO(유전자변형

생물)와 비슷한 꼴이 나지 않을까 우려한다. 진정한 잠재력을 채 실현시킬 수 있기도 전에 정치적이거나 비합리적인 이유로 불법화되지나 않을까 하고 말이다.

그런데 그런 우려는 근거 없는 것일 수 있다. 최초의 유전자 변형 아기가 탄생했다는 소식이 2000년대에 나왔다면 아마 세계적인 논쟁을 불러일으키고 몇 달 동안 언론 매체를 독차지했을 것이다. 각국 연구실 앞에는 항의하는 시위대가 몰려들었을 것이고, 각국 대통령은 이 기술을 배아에 쓰지 못하게 금지했을 것이다. 그러나 세월은 상황을 바꾸었다. 인터넷에서 뉴스는 몇 시간이면 바뀌기 때문에 그 소식 역시 며칠 못 갔다. 곧 세계의 관심은 또 다른 더 흥미로운 주제들로 옮겨 갔다.

허젠쿠이는 쌍둥이에게 HIV 내성 능력을 부여하기 위해 유전자 편집을 했다고 발표했다. 훌륭한 의도인 양 들릴지 모르지만 통계를 따져 보면 그렇게 위험을 무릅쓸 가치가 없는 일이었다. 중국에서 HIV에 걸릴 확률은 1000분의 1도 안 된다. 그가 그 과정의 위험을 상쇄시키고 남을 만큼 건강 혜택을 최대화하고자 원했다면 왜 심장병을 일으키는 유전자를 편집하지 않았을까? 심장병으로 죽을 확률이 거의 절반인데?[12] 또는 목숨을 앗아갈 확률이 90퍼센트에 이르는 노화는? HIV 면역은 가장 강한 충격을 미치는 쪽이 아니라 그저 가장 단순한 편집의 사례일 뿐이었다.

이런 기술이 흔해지고 부모가 비용 대비 효과가 가장 좋은 방법이 무엇인지 고심할 때, 또 다른 사악한 과학자가 세계에서 가장 의

욕이 넘치는 부모와 의기투합해 노화의 효과를 저지할 능력을 자녀에게 제공해 유전자 변형 가족을 탄생시키기까지 과연 얼마나 오래 걸리겠는가?

그리 오래 걸리지 않을지 모른다.

7장

혁신의 시대

——

정밀의료의 탄생

쿤 로완이 먹고 있던 4가지 처방약은 그녀가 진단받은 암의 치료제였다. 그러나 그 약들은 듣지 않고 있었다. 손톱만큼도 차도가 없었다. 이 태국 할머니의 폐암은 끈덕졌다. 그 때문에 그녀의 삶은 점점 송말에 사사워지고 있었다.

자녀들은 당연히 몹시 심란했다. 앞서 의사들은 가족들에게 로완의 암이 치료될 가능성이 있다고 말했다. 아무튼 조기에 발견된 듯했으니까. 그러나 어머니가 처음 암이라는 진단을 받았을 때 느꼈던 두려움과 불안은 희망으로 대체되었다가 다시금 두려움과 불안으로 바뀌었다.

로완 같은 환자들을 치료하는 미국인 의사 마크 보구스키Mark Boguski는 현대 의학이 그녀와 같은 너무나 많은 이들, 특히 말년에 있는 사람들을 치료하는 데 오랫동안 실패를 거듭해 왔다는 점을 계속 고민했다.

어느 날 그는 내게 이렇게 말했다. "가장 일반적인 의학적 사고방식으로 보면 로완은 적절한 치료를 받고 있었습니다. 태국에 있는 그녀의 의사들은 최고 수준이었어요. 하지만 우리가 하는 치료라는 것이 바로 그런 수준인 거죠."

그는 대다수 의사가 여전히 20세기 초의 기술에 의지해 생명을 위협하는 질병들을 진단하고 치료한다고 말했다. 면봉으로 표본을 채취해 배양 접시에 배양한다. 무릎을 톡 쳐서 반사작용을 관찰한다. 청진기를 대고 호흡을 하도록 한다. 고개를 왼쪽으로 돌리고 기침을 해 보라고 한다.

암을 진단할 때 의사는 종양이 어디에서 자라는지 파악한 뒤 조직 표본을 채취한다. 그 표본을 연구실로 보내면 연구실에서는 파라핀에 푹 적신 뒤 굳혀서 얇게 자른다. 자른 표본을 빨간색과 파란색으로 염색한 뒤 현미경으로 들여다본다. 그 방법은 잘 먹힌다. 때때로. 그리고 때때로 적절한 약물이 처방된다.

그러나 그렇지 않을 때가 있다. 내가 볼 때 종양을 이런 식으로 살펴보는 것은 자동차 정비사가 차량 컴퓨터에 접속하지 않은 채 엔진 고장을 진단하려고 하는 것과 비슷하다. 그런 식의 진단은 정보를 토대로 한 추측의 일종이다. 우리 대다수는 생사를 가를 수 있는 결정적인 상황에서 이런 접근법을 받아들인다. 그러나 세계에서 의료 체계가 좀 나은 곳 중 하나인 미국에서만 해마다 암 환자 중 약 5퍼센트, 즉 8만 6500명에게 잘못된 진단이 내려지곤 한다.[1]

보구스키는 1980년대 초에 컴퓨터생물학을 공부하기 시작할 때부터 의료 체계를 더 엄밀하게 만들겠다는 생각에 몰두했다. 그는 유전체학 분야의 선각자로서 '인간유전체계획Human Genome Project'에 참여한 최초의 과학자 중 한 사람이었다.

"우리가 '좋은 진료'라고 부르는 것은 대부분의 시간에 대부분의 사람들에게 효과가 있는 것을 말하죠. 그러나 이 '대부분'이 모든 사람을 가리키는 건 아니에요."

따라서 쿤 로완이 잘못된 치료를 받고 있을 가능성이 있었다. 그리고 그 가능성은 작지 않았다. 게다가 그 치료가 그녀를 사실상 더 악화시키고 있을 가능성도 있었다.

보구스키는 진료를 하는 새로운 방법이 나올 희망이 있다고 본다. 더 나은 방법이다. 의료 체계의 초점을 "개인"에게로 옮기는 새로운 기술들—그중에는 이미 나와 있지만 잠재력을 온전히 다 활용하지 못하고 있는 기술이 많다—을 쓰는 방법이다 수백 년 동안 완고하게 버터 온 의료 문화와 철학을 뒤엎을 수 있는 방법이다. 그는 진단 편람이 아니라 개인 데이터를 토대로 환자를 치료하는 데 쓸 차세대 건강 모니터링, 유전체 서열 분석, 분석 기법 등에 "정밀 의료precision medicine"라는 이름을 붙였다.

DNA 서열 분석 비용의 급격한 하락, 웨어러블 기기, 고성능 컴 퓨터, 인공지능 덕분에 우리는 이제 대다수 사람들에게 대다수 시 간에 가장 좋은 것이 무엇인가를 토대로 진단을 내려야 하는 시대 를 벗어나고 있다. 현재 이런 기술들은 일부 환자에게 쓰이고 있으 며, 앞으로 20년 안에 세계 대다수가 이용할 수 있게 될 것이다. 그 럼으로써 수백 만 명의 생명을 구할 것이다. 우리의 최대수명이 연 장되는지 여부에 상관없이 평균 건강수명을 연장할 것이다.

그러나 로완 같은 수백만 명이 이용할 수 있는 첨단 기술은 아직 개발이 덜 된 상태다. 차선책으로 그녀의 가족은 폐종양 생검을 통 해 얻은 표본의 정밀 DNA 서열 분석을 의뢰했다. 그러자 그녀가 어떤 위험에 처해 있는지가 명확히 드러났다. 로완은 공격적인 암 을 지니고 있었지만 그녀가 받고 있는 치료는 그 암을 겨냥한 것이 아니었다. 그녀는 폐암에 걸린 것이 아니었다. 그녀의 폐에서 자라 고 있는 것은 고형물 형태의 백혈병이었다.

로완의 몸 그 부위에서 발견되는 암은 대개는 폐암이 맞다. 그러 나 지금 우리는 개별 암의 유전적 특징을 파악할 수 있다. 그러므로 암이 생긴 장소만을 어떤 치료를 할 것인지의 유일한 지침으로 삼 는 것은 동물 종을 사는 장소만을 토대로 분류하는 것만큼이나 터 무니없다. 고래는 물에 살기 때문에 어류라고 말하는 것과 마찬가 지다.

우리가 다루고 있는 것이 어떤 종류의 암인지를 더 잘 알게 되면 새로운 기술들을 더 잘 적용할 수 있다. 더 나아가 우리는 환자의 종양에 맞는 맞춤 치료법을 설계할 수 있다. 종양이 더 자라거나 몸의 다른 부위로 퍼질 기회를 갖기 전에 없애는 방법 말이다.

이것이 바로 6장 노화 백신에서 말했던 암과 싸우는 혁신 사례 중 하나인 CAR-T요법의 배경이 되는 개념이다. CAR-T요법은 종양에 단백질이 결합할 수 있도록 해 줄 유전자를 환자의 피에서 추출한 면역세포에다 집어넣는 방법이다. 그 유전자를 집어넣은 면역세포를 실험실에서 대량으로 배양한 다음 환자의 몸에 주사하면 CAR-T세포들이 암세포를 찾아내어 몸의 방어 체계를 써서 죽인다.

거기에서 소개했던 또 하나의 면역종양학 접근법은 관문차단요법checkpoint blockade therapy으로 면역계에 들키지 않는 암세포의 능력을 없앤다. 이 기법의 초창기 연구 중 상당수는 알린 샤프Arlene Sharpe가 했다. 그녀의 연구실은 하버드 의대에서 내 연구실 바로 위층에 있다. 이 접근법은 약물로 보통 세포인 척 속이는 암세포의 능력을 차단하는 것이다. 본질적으로 암세포의 가짜 여권을 압류해 T세포가 친구와 적을 더 쉽게 구별할 수 있도록 한다. 전 미국 대통령 지미 카터의 의료진은 카터의 뇌와 간에 생긴 흑색종을 없애기 위해 방사선요법과 함께 면역계를 활용하는 이 방법을 썼다. 이 혁신 치료법이 나오기 전에는 그런 진단을 받은 사람은 예외 없이 사망했다.

CAR-T요법과 관문억제(차단)요법은 나온 지가 10년이 채 안 되었다. 그리고 다른 면역종양학 임상 시험이 수백 건 진행 중이다. 지금까지 결과는 희망적이다. 몇몇 연구에서는 완화율이 80퍼센트를 넘는다. 평생을 암과 싸워 온 의사들은 이런 요법이 자신들이 기다리던 바로 그 혁신이라고 말한다.

DNA 서열 분석 기술은 각 환자의 암이 진화하는 과정을 이해할 기회도 준다. 우리는 종양의 표본에서 얻은 각 세포들의 DNA 서열 전체를 분석한 뒤 세포의 3차원 염색질 구조를 살펴볼 수 있다. 그럼으로써 종양의 각 부위 나이를 알아낼 수 있다. 시간에 따라 종양이 어떻게 자랐는지, 어떻게 계속 돌연변이를 일으켰는지, 어떻게 정체성을 잃었는지 알 수 있다. 그 점은 중요하다. 종양의 어느 한 부위—예를 들어 더 오래된 부위—만을 본다면 가장 공격적인 부위를 놓칠 수 있기 때문이다. 따라서 덜 효과적인 요법을 쓰게 될 수 있다.

서열 분석을 통해 또한 우리는 어떤 종류의 세균이 종양까지 들어왔는지 알 수 있다. 그런 세균은 항암제로부터 종양을 보호할 수 있다. 우리는 유전체학을 써서 무슨 세균이 들어 있는지 파악할 수 있고, 그 단세포 종양 보호자가 있는 상태에서 어느 항생제가 가장 잘 듣는지 예측할 수 있다.

우리는 이 모든 일을 할 수 있다. 지금 당장 그렇다. 그러나 전 세계의 많은 병원들에서는 여기에 있으면 분명히 이것이고, 증상들이 이러하면 저것이 틀림없다는 식의 진단 양상이 여전히 만연해 있다. 따라서 절차 측면에서 보면 로완을 치료하던 의사들은 잘못한 것이 전혀 없었다. 그저 전 세계 의사들이 하는 대로, 대부분의 시간에 대부분의 사람들에게서 긍정적인 결과를 낳는 경험적인 진단과 치료 과정을 따랐을 뿐이다.

이것이 그저 우리가 사람들을 진료하는 방식이라고—그리고 대개 맞는 결과를 낳는다고—받아들인다면 납득할 만한 의학적 접근법이라고 말할 수 있을 것이다. 그러나 자신의 어머니가 실수로 받을 필요 없는 치료법으로 암 치료를 받고 있고 진정으로 목숨을 구할 약물은 바로 옆 약장에 놓여 있는 상황을 상상해 보라. 아마 "납득할 만한"이라는 말에 다른 결론을 내리게 될 것이다.

열정적이면서 성실한 의사, 간호사, 의료 전문가라도 매일 죽음에 맞서는 전쟁에 나서면서 정부와 보험사가 정한 표준 치료라는 규제들 사이를 헤치고 나아가야 한다. 그렇기에 완벽할 것이라고 기대하지는 말아야 한다. 그러나 우리는 의료진에게 정보를 더 많이 제공함으로써 많은 불필요한 죽음을 막을 수 있다. 로완의 의료진이 어떤 질병인지 더 제대로 이해하고 나자 새로운 치료법을 쓸 수 있었던 것처럼 말이다.

실제로 로완은 DNA 분석을 토대로 한 진단을 받은 지 얼마 뒤에 새로운 치료를 받았다. 자신이 걸린 진짜 암에 맞는 치료였다. 몇 달이 지나자 상태가 훨씬 나아졌다. 희망이 다시 돌아왔다.

희망은 우리 모두에게 있다. 우리는 남녀 모두 115세 이상 살 수 있다는 것을 안다. 이미 그런 이들이 있었으며, 여전히 그럴 수 있다. 100세까지 사는 이들에게 80대와 90대가 최고의 나날에 속할 수 있다.

더 많은 이들이 이 가능성을 접하도록 도우려면 비용을 낮추고, 진정으로 개인을 진료의 중심에 놓는 식으로 새로운 치료제, 요법, 기술을 활용해야 한다. 그리고 이 일은 뭔가 잘못되었을 때 제대로 진단을 내리는 것만이 아니라, 진단이 이루어지기 전부터 우리 각자를 위해 무엇을 할지까지 아는 차원의 문제다.

내 상태를 안다는 것의 중요성

새천년에 들어선 이래로 우리는 "유전자를 아는 것"이 훗날 어떤 질병에 가장 취약할지를 이해하는 데 도움을 주며, 따라서 더 오래 살려면 어떤 예방 행동을 취해야 할지 정보를 얻을 수 있다는 말을 종종 들어 왔다. 그 말은 사실이지만 현재 일어나고 있는 DNA 서열 분석 혁명의 극히 일부만을 가리킬 뿐이다.

사람의 유전체는 약 32억 3400만 개의 염기쌍, 즉 문자로 이루어진다. 1990년 인간유전체계획이 출범했을 때 유전체의 문자 하나, 즉 A, G, C, T 하나를 읽는 데 약 10달러가 들었다. 계획 자체는 10년이 걸렸고 수천 명의 과학자들이 참여했고 30억 달러가 들었다. 유전체 하나를 분석하는 데만 그랬다.

지금은 내 노트북에 꽂는 미니언MinION이라는 막대 초콜릿만 한 DNA 서열 분석기로 100달러가 안 되는 가격으로 며칠 만에 사람 유전체의 2만 5000개 유전자를 다 읽을 수 있다. 유전체 서열 전체를 꽤 완전히 읽을 뿐 아니라 우리의 생물학적 나이를 알려 주는 DNA 메틸기 표지까지 읽는다.[2] "이 암은 어떤 종류일까?" "나는 무엇에 감염되었는가?" 같은 구체적인 질문에 답하기 위한 표적 서열 분석targeted sequencing은 24시간이 채 안 걸린다. 10년 안에 몇 분이면 가능해질 것이고, 아마 손가락을 콕 찔러서 피를 빼는 채혈침의 가격이 그나마 가장 비싼 축에 들어갈 것이다.[3]

그러나 우리 DNA가 답할 수 있는 질문들이 그것만은 아니다. 우리가 무엇을 먹는지, 장과 피부에 어떤 미생물들이 사는지, 가능한 최대수명에 다다르려면 어떤 요법이 가장 좋은지도 알려 줄 수 있다. 게다가 세상에 하나밖에 없는 장치인 자기 몸을 어떻게 다루는 것이 가장 좋은지 지침을 제공할 수 있다.

모든 사람이 한 약물에 똑같은 방식으로 반응하지 않는다는 것은 잘 알려진 상식이다. 어떤 이들에게는 이 차이가 사소한 것이 아닐 수 있다. 한 예로 G6PD(포도당-6-인산탈수소효소glucose-6-phosphate dehydrogenase) 결핍증은 약 3억 명이 지니고 있는데 주로 아시아와 아프리카 혈통에서 나타난다. 인류에게 가장 흔한 유전질환이다. 이 결핍증이 있는 사람은 두통과 말라리아에 흔히 처방되는 약과 특정한 항생제를 함께 복용하면 갑자기 용혈hemolysis이 일어날 수 있다. 적혈구가 집단 자살하는 것에 해당하는 현상이다.[4]

몇몇 돌연변이는 특정한 식품에 예민하게 만든다. 예를 들어 G6PD 결핍증이 있을 때 잠두(누에콩)를 먹으면 죽을 수 있다. 그리고 밀가루 등에 많이 함유된 글루텐은 우리가 필요로 하는 섬유질,

비타민, 무기물이 풍부한 식품에 들어 있는 대개 무해한 단백질이 지만 복강병(글루텐과민성 장질환)이 있는 사람에게는 독이다.

치료용 약물도 마찬가지다. 우리 유전자는 어느 약이 더 낫고 어 느 약이 득보다 해를 끼칠 수 있는지 알려 줄 수 있다. 그 결과 많은 유방암 환자들은 큰 도움을 받고 있다. 온코타입 DXOncotype DX라 는 유전자 검사에서 점수가 특정한 범위에 속한 이들은 호르몬요 법에 화학요법(부작용이 훨씬 심하다)만큼 잘 반응한다는 것이 밝혀 졌다.[5] 이 발견의 비극은 2015년에야 이루어졌다는 것이다. 온코타 입 DX 검사는 2004년부터 쓰였다. 그러던 중 한 연구진이 어떤 대 안 치료법들이 가능하고 결과가 어떠한지를 알아보기 위해 이 검사 결과들을 다른 관점에서 살펴보았다. 그제야 비로소 의학계가 수만 명의 여성 환자들에게 더 효과가 있지도 않으면서 더 해로운 치료 법을 써 왔다는 사실이 명확히 드러났다.

로완의 사례와 이 연구가 보여 주는 것은 단순히 "하던 대로" 하 는 것이 환자를 치료하는 올바른 전략이 될 수 없다는 것이다. 우리 는 의료 지침의 토대가 되는 기본 가정들에 끊임없이 의문을 제기 해야 한다.

남녀가 본질적으로 동일하다는 것 역시 이런 그릇된 가정 중 하 나다. 의학사의 대부분에 걸쳐서 치료와 요법은 무엇이 남성에게 가장 잘 듣는지를 토대로 이루어져 왔고 그럼으로써 여성에게 더 나은 임상적 결과가 나오는 것을 방해해 왔다.[6] 이 사실을 우리가 뒤늦게야 서서히 인식하게 된 것은 부끄러운 일이 아닐 수 없다. 남성과 여성은 유전체의 몇 군데만 다른 것이 아니다. 염색체 하나가 아예 다르다.

이 편향은 약물 개발 과정 초기부터 시작된다. 최근까지 연구자들은 생쥐 수컷만을 대상으로 연구해도 지극히 타당하다고 여겼다. 과학자들이 설치류의 성별을 차별하는 이들이라서가 아니다. 통계 오류를 줄이고 소중한 연구비를 아끼려는 차원에서 으레 그렇게 한다. 그러다가 주로 미국국립보건원의 지침 덕분에 수명 실험에 생쥐 암컷을 포함시키게 되었고, 그 뒤로 성별 차이가 장수 유전자와 분자의 활동에 엄청난 영향을 미친다는 사실이 드러났다.[7] 인슐린이나 mTOR 신호 전달을 이용하는 치료는 대개 여성에게 더 잘 드는 반면 화학요법은 남성에게 더 효과가 있다.[8] 왜 그런지는 사실상 아무도 모른다.

남녀가 동일한 환경에서 살아간다면 일반적으로 여성이 더 오래 살 것이다. 이는 동물계 전체에 공통된 현상이다. 과학자들은 중요한 것이 X염색체인지 난소인지를 조사했다. 그들은 유전공학적으로 X염색체를 하나 또는 쌍으로 지니면서 난소 또는 정소가 있는 생쥐를 만들었다.[9] X염색체를 쌍으로 지닌 개체는 설령 정소를 지녀도 더 오래 살았고, 정소를 지니지 않은 개체는 더욱 그랬다. 따라서 성별로 따지면 암컷이 더 강한 쪽이라는 사실이 명확히 입증되었다.

X염색체 외에도 수십 가지의 유전 인자들이 관여한다. 유전체학의 가장 유망한 용도 중 하나는 약물이 어떻게 대사될지를 예측하

는 것이다. 현재 약물유전학적 정보가 적혀 있는 약물이 점점 늘어나고 있는 이유가 바로 그 때문이다. 사람들의 유전형에 따라서 작용 양상이 어떻게 다른지가 알려져 있는 약물이다.[10] 혈전 용해제인 쿠마딘Coumadin과 플라빅스Plavix, 화학요법 약물인 얼비툭스Erbitux와 벡티빅스Vectibix, 항우울제인 셀렉사Celexa가 그런 예들이다. 앞으로는 환자의 후성유전적 나이도 파악해 약물 반응을 예측하는 데 쓰일 것이다. 약물후성유전학이라는 새로운 분야가 탄생할 것이다. 이 기술은 급속히 발전하고 있지만 몇몇 약물유전학적 검사는 원하는 만큼 빨리 상용화되지는 못할 것이다.

디기탈리스류의 식물에서 추출한 약물인 디곡신digoxin은 200년 넘게 소량씩 강심제로 쓰였다(살인자들은 더 많은 용량을 썼다).[11] 하지만 의사의 처방을 받아서 복용할지라도 디곡신을 복용하면 사망 확률이 29퍼센트나 증가한다는 연구 결과가 있다.[12]

내 어머니는 심장이 약해져서 장기에 체액이 고이는 것을 줄이고자 디곡신을 처방받았다. 나는 그 약물이 어떤 위험이 있는지 전혀 몰랐다. 아마 어머니 역시 그러셨을 것이다. 그런데 사실 어머니는 그 약물에 민감한 체질이었다. 그나마 웬만큼 정상적인 생활을 하던 어머니는 디곡신 처방 후 점점 쇠약해져서 이윽고 걷지조차 못할 지경에 이르렀다. 다행히 생화학자이자 명석하신 아버지가 문제를 알아차렸다. 처방받은 그 약물이 아주 느리긴 하지만 심장에 쌓이고 있는 것이라고 판단했다. 아버지는 의사에게 그 약물의 혈중 농도를 검사해 달라고 했고 의사는 마지못해 받아들였다. 그런데 과다 투여라는 결과가 나왔다.

어머니는 즉시 디곡신을 끊었고 몇 주 사이에 몸이 원래 수준으로 회복되었다. 물론 의사가 피 검사를 통해 그 약물의 농도를 정기적으로 살펴보았어야 하는 것은 맞다. 하지만 처방하기 전에 디곡신 민감도 검사를 할 수 있었다면 처방할 때 더 경각심을 가졌을 것이다. 그런 검사가 조만간 가능해질까? 아직은 시간이 더 필요하다. 디곡신 혈중 농도와 사망 위험을 예측하는 유전자 변이체를 파악했다는 연구가 몇 건 있지만 실험 결과를 재현하지는 못했다.[13] 다행히 이 약물을 비롯한 많은 약물의 약물유전학적 검사가 머지않아 이루어질 것이다. 몹시 필요한 일이다. 마치 모든 사람이 동일한 반응을 보이는 양 가정하고서 약물을 처방하는 일을 계속해서는 안 된다. 그렇지 않기 때문이다.

약물 개발자들은 이 점을 이해하고 있다. 그들은 특정한 유전적 변이를 지닌 사람들에게 듣는 새로운 약물을 개발하거나 기존에 실패한 약물을 재검토하기 위해 유전체 정보를 이용하고 있다. 바이엘의 비트라크비Vitrakvi는 이런 약물 중 하나로 라로트렉티닙larotrectinib이라는 이름으로 팔린다. 어느 부위에 암이 생겼느냐가 아니라 특정한 유전적 돌연변이를 지닌 암을 치료하는 쪽으로 처음부터 맞춤 설계된 최초의 약이다. 실패한 혈압약 젠카로Gencaro도 비슷한 방향으로 나아가고 있다. 이 약물은 특정한 집단에게는 효과가 있는데 미국식품의약국이 재검토를 해 승인한다면 유전자 검사를 거친 뒤에야 처방할 수 있는 최초의 심장약이 될 것이다.

이것이 바로 미래다. 결국에는 점점 확장되고 있는 엄청난 규모의 약물유전학적 약효 데이터베이스에 모든 약물이 입력될 것이다. 머지않아 환자의 유전체를 모른 채 약물을 처방하는 일이 중세 시대의 치료처럼 여겨질 날이 올 것이다.

그리고 매우 중요한 점은 의사의 판단을 도와줄 유전체 정보가 갖추어진다면 우리가 어떤 치료가 가장 잘 들을지 알기 위해 아플 때까지 기다릴 필요가 없어진다는 것이다. 애초에 그런 병이 생기지 않도록 예방하는 단계로 나아가게 된다.

플로리다대학교의 개인맞춤의학프로그램Personalized Medicine Program 책임자 줄리 존슨Julie Johnson이 지적하듯이 우리는 유전체의 서열을 분석하고 저장하는 시대로 들어가고 있으며, 비슷한 유전자 유형과 조합을 지닌 이들에게 악영향을 미친다는 것이 드러난 치료제들을 이미 금지해 왔다.[14] 한편으로 우리는 비슷한 유전자들을 지닌 사람들에게 듣는다고 알려진 치료제는 허가할 것이다. 설령 그런 치료제가 대부분의 시간에 대다수의 사람들에게 듣지 않는다고 할지언정 그렇다. 이 점은 개발도상국에서 특히 중요할 것이다. 각 지역 주민들의 유전자와 장내 미생물군이 해당 약물을 임상시험한 집단과 전혀 다르기 때문이다.[15] 의료계에서는 이런 차이를 거의 언급하고 있지 않지만 이 차이는 약효와 환자 생존율에 뚜렷하게 영향을 미칠 수 있다. 잘 이해되어 있다고 여기는 암 화학요법의 효과 역시 마찬가지다.[16]

또 우리는 사람의 단백질체proteome 전체를 읽는 법을 배우고 있다. 모든 유형의 인체 세포에서 발현될 수 있는 모든 단백질의 집합을 말한다. 우리 연구실을 비롯한 여러 연구실에서는 사람의 피에서 수백 가지의 새로운 단백질을 발견해 왔다. 각 단백질은 그것이 속한 세포에 관한 이야기를 들려줄 수 있다. 우리는 그 이야기를 통해 다른 방식으로 발견하기 오래전에 우리 몸에 어떤 질병이 있는지를 알아낼 수 있을 것이다. 그러면 우리가 직면한 문제들을 더 빨리 더 잘 알게 될 것이고, 의사는 그런 문제들을 훨씬 더 정확히 공략할 수 있게 될 것이다.

사람들은, 특히 노인들은 몸이 아프기 시작하면 "저절로 낫는지" 좀 기다려 보다가 안 나으면 그 뒤에야 병원에 간다. 증상이 지속되어야 비로소 의사를 찾는다. 2017년의 한 연구에 따르면 미국에서는 거의 한 달 뒤에야 진료 예약 날짜가 잡히는 사례가 많다고 한다. 최근 들어 의사는 부족한 반면 베이비부머 세대 환자들은 늘어나면서 예약 대기 시간이 더 길어지고 있다. 그리고 몇몇 지역에서는 상황이 더 심각하다. 내가 사는 도시인 보스턴은 세계 최고의 병원 중 24곳이나 있지만 52일을 기다려야 한다.[17] 정말 형편없다.

민영 의료 체계가 가장 큰 비중을 차지하는 미국만 대기 시간이 긴 것이 아니다. 국민 의료 보험 체계를 택한 캐나다도 대기 시간이 긴 것으로 악명 높다. 문제는 우리가 의료비를 어떻게 지불하느냐가 아니다. 우리가 의사를 진찰받는 유일한 통로로, 그리고 1차 의료를 맡은 의사처럼 때로는 환자를 전문 기관으로 보낼 수 있는 유일한 사람으로 설정해 놓았다는 것이 문제다.

대기 시간은 곧 확 줄어들 수 있을 것이다. 의사에게 동영상 가정 방문 진료 능력을 제공하는 기술 덕분이다. 10년 안에 의사가 필요로 하는 시료를 껌 한 통만 한 일회용 장치를 써서 가정에서 채취해 컴퓨터에 끼우면 몸의 대사산물과 유전자를 한꺼번에 판독하는 일이 기술적으로 가능해질 것이다.

매우 다양한 실병들을 일찍 정확히 진단하고 더 나아가 생물학적 노화 속도까지 추정할 수 있는 아주 빠르고 집약된 DNA 검사 기법을 개발하고 있는 기업이 미국에만 100곳을 넘는다.[18] 암을 비롯한 질병들을 정상적인 방법으로 발견할 수 있기 여러 해 전에 유전적 특징으로 그 질병들을 탐지해 내는 것을 목표로 삼은 기업들도 있다. 곧 우리는 종양이 아주 크게 자라서 이질적으로 돌연변이를 일으켜 더 이상 통제할 수 없이 퍼질 때까지 기다릴 필요가 없게 될 것이다. 의사는 간단한 혈액 검사를 통해 세포 바깥에서 떠도는 세포유리 DNAcell-free DNA, cfDNA를 스캔할 수 있을 것이다. 그리고 수많은 암 환자의 혈액 샘플로 훈련된 머신 러닝machine learning(기계 학습) 과정을 통해 최적화한 컴퓨터 알고리듬의 도움을 받아 이전에는 탐지 불가능했을 암까지 진단할 수 있을 것이다. 이 혈액에 섞여 있는 유전적 단서들은 단순히 암이 있는지만이 아니라 어떤 종류의 암에 걸렸는지 그리고 어떻게 하면 없앨 수 있는지까지 알려 줄 것이다. 또 다른 식으로는 탐지할 수 없는 종양이 몸 어디에서 자라고 있는지도 알려 줄 것이다. 몸의 어느 부위에서 자라느냐에 따라 종양의 유전적(그리고 후성유전적) 특징들이 크게 다를 수

있기 때문이다.[19]

이 모든 이야기는 우리가 질병을 찾고 진단하고 치료하는 방식에 근본적인 전환이 일어나고 있음을 의미한다. 증상 위주의 결함 있는 접근법이 바야흐로 바뀌려 하고 있다. 우리는 증상보다 앞서 나가려 하고 있다. 선제적으로 말이다. 심지어 "몸이 좀 안 좋다는 느낌"보다 앞서 나가려 하고 있다. 어쨌거나 많은 질병은 증상이 나타나기 한참 전에 유전적으로 탐지 가능하다. 아주 가까운 미래에 개인 스스로 주도적으로 DNA 검사를 받는 일이 양치질만큼 일상적으로 이루어질 것이다. 의사가 "좀 더 일찍 발견했더라면"이라고 속으로 중얼거리는 일은 점점 줄어들 것이다. 그리고 이윽고 아예 사라질 것이다.

그러나 곧 도래할 이 유전체의 시대는 겨우 시작에 불과하다.

개인 생체감지기의 시대

첨단 지능 주행 기술이 갖추어진 자동차의 계기판은 경이롭다. 물론 얼마나 빨리 달리고 있는지, 몇 킬로미터를 더 달리면 연료가 떨어질지는 기본으로 알려 줄 것이다. 도로 조건과 운전 방식을 토대로 매순간 조정을 하면서 말이다. 또 차 안팎과 엔진의 온도를 알려 줄 수 있다. 주변에 다른 차, 자전거, 보행자가 있는지 알려 주고 좀 가까이 접근한다 싶으면 경고를 해 줄 수 있다. 타이어에 바람이 너무 빠졌거나 변속기가 제대로 안 움직이거나 하는 등 뭔가 문제가 생길 때 알려 줄 수 있다. 그리고 차선에서 벗어난다 싶으면 알아서 바퀴를 조종해 원래 차선을 유지하거나, 만일에 대비해 운전자가 그저 운전대에 손을 살짝 올려놓는 것만으로 자율 주행을 할 수 있다.

1980년대에는 차에 감지기라는 것이 거의 들어 있지 않았다. 그러나 2017년 무렵에는 거의 100개가 넘는 센서가 장착되기에 이르렀다. 겨우 2년 사이에 2배로 늘어났다.[20] 차량 구매자들은 점점 더 타이어 센서, 탑승자 센서, 날씨 센서, 야간 보행자 경고 센서, 바퀴 회전각도 센서, 근접 경고, 조도 센서, 워셔액 센서, 자동 상향등, 빗물 센서, 사각지대 감시 센서, 자동 차량 높이 조절, 음성 인식, 자동 후진 주차, 크루즈 컨트롤, 자동 긴급 제동 장치, 자율 주행 같은 기능들을 기대한다.

아마 세상에는 아예 계기판 없이 운전하는 쪽을 즐기는 사람이 분명 있을 것이다. 오로지 직감과 경험만을 토대로 얼마나 빨리 달리고 있는지, 언제 연료나 전기를 채워야 하는지, 문제가 생기면 어디를 손봐야 하는지 알아차리는 사람들이다. 그러나 적어도 우리 대다수는 어느 정도의 정량적 피드백을 받지 못하면 결코 운전을 하지 않을 것이다. 그리고 우리는 구매 결정을 통해 갈수록 더 지적인 차를 원한다는 점을 자동차 제조사에 분명히 밝혀 왔다.

우리는 당연히 그렇게 한다. 우리는 자동차가 우리를 보호하기를 원하고 고장이 잘 안 나기를 원한다.

그런데 놀랍게도 우리는 자신의 몸에는 같은 요구를 결코 하지 않는다. 사실 우리는 자신의 건강보다 자기 차의 건강 상태를 더 잘 알고 있다. 어처구니없다. 그리고 이제 그런 상황이 바뀌려 하고 있다.

우리는 이미 개인 생체감지기bioscnsor(바이오센서)의 시대로 성큼 성큼 들어서 왔다. 우리의 스마트워치는 심장 박동수를 지켜보고, 수면 주기를 기록하고, 심지어 음식물 섭취와 운동에 관한 제안까지 한다. 운동선수와 건강에 신경 쓰는 사람 중에는 생체 신호와 주요 화학물질이 식단, 스트레스, 운동, 경쟁에 반응해 오르내리는 양상을 기록하는 센서들을 하루 24시간 착용하고 있는 이들이 점점 늘고 있다.

당뇨에 걸린 사람이라면 다 알겠지만, 요즘에는 아예 찌르지 않거나 최소한으로 찌르는 더 저렴하고 정확한 기술을 써서 아주 쉽고 더 통증 없이 혈당과 혈액을 측정하고 있다.

2017년 미국식품의약국은 포도당 센서를 승인했다. 유럽에서 2014년에 먼저 시판된 것이었는데 피부에 붙이면 혈당 수치를 계속 읽어서 스마트폰이나 스마트워치 화면에 보여 준다. 30개국에서 당뇨병 환자의 손가락이 따끔거리는 경험은 이제 옛일이 되어 가고 있다.

장수 과학자에서 건강과 피트니스 전문가로 변신한 론다 패트릭Rhonda Patrick은 실시간 혈당 감지기를 써서 어떤 음식이 몸의 혈당을 급증시키는지 파악해 왔다. 많은 이들은 장수할 기회를 가장 높이려면 그런 혈낭 급증을 피하는 것이 좋다고 본다. 그녀는 적어도 자신에게는 흰쌀밥이 나쁘고 감자는 그리 나쁘지 않다는 것을 알았다. 가장 충격적이었던 음식은 무엇이었는지 묻자 그녀는 주저하지 않고 소리쳤다.

"포도요! 포도는 먹지 마세요."

MIT의 한 연구진은 〈스타 트렉Star Trek〉에서 곧장 나온 듯한, 생체표지 수천 개를 읽을 수 있는 스캐너를 개발하고 있다. 한편 신시내티대학교 연구진은 미군과 공동으로 땀을 통해 질병, 식단 변화, 부상, 스트레스를 파악할 수 있는 센서를 개발해 왔다.[21] 몇몇 기업은 암, 감염병, 염증성질환을 진단할 수 있는 휴대용 호흡분석기를 개발 중이다. 그들은 10만 명의 생명을 구하고 15억 달러의 의료비를 절약하는 것을 목표로 삼고 있다.[22] 다른 많은 기업들은 생체표지를 추적할 수 있는 센서가 달린 옷을 만드는 연구를 하고 있고, 자동차 공학자들은 심장 박동수나 호흡 패턴에 뭔가 이상이 생기면 계기판이나 의사에게 경보를 보내는 생체감지기를 자동차 좌석에 장착하는 연구를 하고 있다.

이 글을 쓰는 지금 나는 심장 박동수, 체온, 움직임을 측정하는 보통 크기의 반지를 끼고 있다. 반지는 매일 아침 내가 잠을 잘 잤는지, 꿈을 얼마나 꾸었는지, 오늘 하루 얼마나 몸이 가뿐할지를 알려 준다. 예전 같으면 이런 기술은 제임스 본드나 배트맨 같은 이들이나 쓰지 않았을까? 지금은 누구든 몇 백 달러면 온라인으로 주문할 수 있다.[23]

최근에 아내와 큰아이가 똑같이 귀를 뚫고서 집에 왔다. 그 모습을 보니 문득 떠올랐다. 더욱 작은 장신구—특히 피부를 꿰는 것—를 수천 가지의 생체표지를 추적하는 데 사용하지 못할 이유가 없지 않은가? 모든 가족을 측정할 수 있을 터였다. 조부모, 부모, 자녀들까지. 아기와 반려동물도 측정하게 될 것이다. 자기 몸이 어떤 상태인지를 말로 표현할 수 없을 테니까.

나는 결국에는 이런 기술 없이 살고 싶어 할 사람이 거의 없을 것이라고 추측한다. 우리는 집을 나설 때마다 꼭 그런 장치를 착용할 것이다. 스마트폰을 늘 들고 다니듯이 말이다. 그 다음에는 아무런 자극이 없는 피부 패치가 쓰일 것이고, 이윽고 피부 밑에 이식하는 장치로 대체될 것이다. 차세대 센서는 사람의 혈당뿐 아니라 기본적인 활력 징후들인 혈중 산소 농도, 비타민 균형, 수천 가지 화학물질과 호르몬 또한 측정하고 기록할 것이다.

일상 활동에서 얻은 데이터와 더 나아가 음성의 어조로부터 얻은 데이터까지 종합하는 기술과 결합하면[24] 활력 징후 측정값은 몸 상태를 알려 주는 지표가 될 것이다. 남성이 화장실에서 볼일을 보는 시간이 평소보다 더 길어졌다면 인공지능 비서는 혈액에서 전립샘 특이 항원과 전립샘 DNA를 검사한 뒤 전립샘 검사를 받으라고 예약을 할 것이다. 말할 때 손을 움직이는 방식이나 컴퓨터 자판을 칠 때의 손놀림이 바뀐다면[25] 자신이나 의사가 증상을 알아차리기 여러 해 전에 신경퇴행질환 여부를 진단하는 데 쓰이게 될 것이다.

생명공학 분야에서 한 단계씩 발전이 이루어지면서 이 세계는 다가오고 있다. 그것도 빠르게 다가오고 있다. 한 세대 전만 해도 거의 상상할 수 없었던 우리 몸의 실시간 모니터링은 계기판과 운전 경험의 관계처럼 삶을 살아가는 데 꼭 필요한 무언가가 될 것이다. 그리고 역사상 처음으로 우리는 데이터를 토대로 매일 자신의 건강에 관한 결정을 내릴 수 있게 될 것이다.[26]

일상생활 측면에서 우리가 얼마나 오래 살지에 영향을 미치는 가장 중요한 결정은 우리가 먹는 음식을 중심으로 이루어진다. 아침 식사를 한 뒤에 혈압이 높다면 모닝 커피에 설탕을 넣지 말아야 한다는 사실을 알게 될 것이다. 점심 때 몸에 철분 농도가 낮다면 시금치 샐러드를 주문할 수 있을 것이다. 퇴근할 때까지 하루에 필요한 양의 비타민 D를 만들 만큼 야외에서 햇볕을 쬐지 못했다면 알게 될 것이고, 부족한 양을 보충하기 위해 비타민 D 함유 음료를 마실 수 있을 것이다. 여행 중에 비타민 X나 무기물 Y가 필요하다면 무엇이 필요한지만이 아니라 어디에서 구할지 알게 될 것이다. 가상의 개인 비서―인터넷 검색 질문에 답하고 다음 회의가 언제인지 알려 주는 바로 그 인공지능 비서―는 필요한 음식이 있는 가장 가까운 식당이 어디인지 알려 주거나, 당신이 있는 곳에 드론으로 음식을 배달시키라고 제안할 것이다. 후자라면 필요한 음식이 말 그대로 하늘에서 당신 손에 툭 떨어질 수 있다.

생물계측학과 분석학을 이용하는 장치들은 이미 언제 얼마나 운동을 하라고 우리에게 알려 주고 있지만 운동의 효과나 운동 부족의 영향을 지켜보는 데도 갈수록 도움을 줄 것이다. 스트레스 수준 또한 알려 줄 것이다. 더 나아가 우리가 마시는 음료와 호흡하는 공기가 몸의 화학과 기능에 어떤 영향을 미치는지 알려 줄 것이다. 우리 장치들은 혈액 생체표지들의 상태를 개선하려면 무엇을 하라는 권고안을 갈수록 더 많이 제시할 것이다. 산책을 하거나, 명상을 하거나, 녹차를 마시거나, 에어컨 필터를 갈라고 말이다. 그 결과 우리는 자신의 몸과 생활습관에 관해 점점 더 나은 결정을 내릴 수 있게 될 것이다.

이 모든 일들은 곧 일어날 것이다. 수십만 건의 혈액 검사 자료를 분석해 고객의 유전체와 비교하고, 무엇을 먹을지와 어떻게 하면 몸을 최적 상태로 유지할지 피드백하고, 그리고 해마다 이런 기술들의 개선된 버전을 출시할 방법을 찾는 기업들이 여럿 있다.

운 좋게 나는 이런 종류의 기술이 우리에게 무엇을 줄 수 있는지 초기에 살펴볼 기회를 접했다. 나는 MIT 출신들이 세운 인사이드트래커InsideTracker라는 기업의 과학 고문이다.[27] 내가 정기 검사 동의서를 작성한 이래로 이 기업은 지난 7년 동안 내 몸의 혈액 생체표지 수십 가지를 추적 기록해 왔다. 비타민 D와 B_{12}, 헤모글로빈, 아연, 포도당, 테스토스테론(성호르몬), 염증 표지, 간 기능, 근육 건강 표지, 콜레스테롤, 트라이글리세라이드(지방질) 등이다. 가까운 미래에는 매초마다 검사가 이루어지겠지만 내 검사는 몇 개월 단위로 이루어진다. 그리고 내 나이, 성별, 인종, DNA를 감안해 보정된 검사 결과는 식당에서 무엇을 주문할지, 퇴근하는 길에 상점에 들러서 무엇을 살지를 정하는 데 도움을 주어 왔다. 또 나는 가장 최근의 검사 결과를 토대로 몸이 무엇을 필요로 하는지 상기시키는 문자 메시지를 매일 받을 수 있다.

그러면서 나는 내 몸의 데이터를 만들고 있는 중이다. 시간이 흐르면서 그 데이터는 다른 사람들과 미묘하게 차이가 날 수 있는 내 몸만의 부정적·긍정적 추세들을 파악하는 데 도움을 주고 있다. 물론 우리는 물려받은 유전적 유산이 우리 몸이 필요로 하거나 용인하거나 거부하는 음식의 종류에 상당한 영향을 미칠 수 있음을 안다. 유전적 유산은 사람마다 다르다. 자신이 필요로 하는 것, 배우자가 필요로 하는 것, 자녀가 필요로 하는 것이 대개는 식탁에 올라온 음식들에 모두 들어 있을 것이다. 하지만 구체적으로 살펴보면 식구들마다 필요로 하는 양상이 전혀 다를 수 있다.

생체표지추적biotracking은 또한 예방할 수 있는 급성 및 외상 사망자 수를 줄이는 데 도움이 될 것이다. 수백만 명이 목숨을 구할 수 있을 것이다. 2018년 인사이드트래커의 연구진과 나는 공동 논문에서 생체표지추적과 컴퓨터의 도움으로 만든 권장 식단이 널리쓰이는 당뇨약만큼 혈당 수치를 줄이는 효과가 있으며, 더불어 다른 건강 생체표지들까지 최적 상태로 만든다는 것을 보여 주었다.

목동맥(경동맥)이 점점 막혀 가는 징후는 일상생활을 하면서, 심지어 정기적으로 의사를 찾아간다고 해도 알아차리기 어려울 수 있다. 하지만 생체표지들을 줄곧 지켜보고 측정한다면 거의 놓칠 리

[그림 15] 삶을 연장하는 기술들

가까운 미래에 생체표지추적 기기, 가정용 작은 장치, 체내 이식 장치는 식구들의 몸 상태를 지켜보면서 권장 식단을 제시하고 쇠락, 감염, 질병을 탐지함으로써 최적 건강 상태를 유지시켜 주고 생명을 구할 것이다. 인공지능의 도움을 받으며 화상 진료를 하는 의사는 뭔가 이상이 발견되면 구급차, 간호사, 또는 약을 집으로 보낼 것이다.

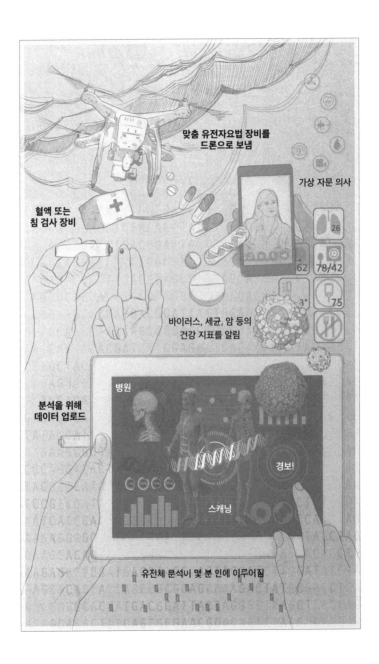

맞춤 유전자요법 장비를
드론으로 보냄

가상 자문 의사

혈액 또는
침 검사 장비

바이러스, 세균, 암 등의
건강 지표를 알림

병원

분석을 위해
데이터 업로드

경보!

스캐닝

유전체 분석이 몇 분 인에 이루어짐

없다. 불규칙한 심장 박동, 가벼운 뇌졸중, 항공 의료 수송 때의 정맥 막힘, 그 밖에 때가 늦어서 거의 언제나 중환자실에 입원해야 하는 여러 의학적 문제들 역시 마찬가지다. 예전에는 심장에 뭔가 문제가 있다는 생각이 들었을 때, 아니 설령 확신했을 때조차 심전도 검사를 받으려면 최소한 의사 2명을 만나야 했다. 지금은 어디에 있든 간에 다이얼을 손가락으로 누르기만 하면 30초 안에 정확한 심전도 검사를 할 수 있는 스마트워치를 차고 있는 사람이 수백만 명에 이른다.

물론 여기서 나는 스마트워치라는 용어를 느슨하게 쓰고 있다. 현재 손목에 차는 장치가 시간과 날짜만 알려 주는 것이 아니기 때문이다. 전화기, 달력, 오디오북, 운동 기록기, 메일과 문자 송수신, 뉴스 가판대, 타이머, 알람, 기상대, 심장 박동수와 체온 측정기, 음성 녹음기, 사진 앨범, 음악 플레이어, 개인 비서 역할까지 한다. 이런 기기가 이 모든 일을 할 수 있다면 외상 사건을 피하는 데 도움을 주지 않을 것이라고 볼 이유가 전혀 없다.

미래에는 급성심근경색—설령 팔에 약간 통증을 느끼는 형태로 지각한다고 할지라도—이나 여러 해 뒤 뇌 영상을 찍을 때까지는 진단 없이 넘어가곤 하는 가벼운 뇌졸중(일과성허혈발작)이 일어나면 자기 자신에게만이 아니라 알 필요가 있는 주변 사람들에게까지 경보가 발송될 것이다. 응급 상황에서 믿을 만한 이웃, 절친 또는 마침 가장 가까운 곳에 있는 의사에게 경보가 발송될 수 있다. 그 즉시 구급차가 집으로 올 것이다. 가장 가까운 병원의 의사들은 당신이 응급실에 도착하기 전에 무슨 이유로 오는지 이미 정확히 알게 될 것이다.

아는 응급실 의사가 있다면 1분 더 빨리 치료하는 것이 얼마나 중요한지 물어보라. 또는 혈액 검사 한 번으로 얻을 수 있는 정보나 최근의 심전도 기록이 얼마나 가치 있는지 물어보라. 또 환자가 고통스러워하지만 도착했을 때 아직 뇌에 혈액이 공급되면서 의식이 있는 상태가 얼마나 중요한지도. 이 모두가 환자에게 적절한 응급 치료가 무엇인지 판단할 때 도움을 줄 수 있다. 앞으로 머지않아 의료진은 생사가 걸린 결정을 내릴 때 도움을 받고자 가장 최근의 생체표지 추적 데이터를 다운로드하겠다는 요청을 으레 하게 될 것이다.

생체표지추적은 이미 질병을 더 빨리 파악하는 데 도움을 주고 있다. 2017년 여름 수전이라는 52세 여성에게 일어난 일이 바로 그러했다. 그녀의 월경주기가 미묘하게 변했을 때 의사는 폐경기에 접어들기 때문에 나타난 변화일 것이라고 합리적인 추정을 내놓았다. 수전은 월경주기를 추적하는 데 도움을 주는 앱을 내려받아 깔았다. 석 달 뒤 앱은 그녀의 데이터가 그 나이의 "정상 범위를 벗어났을" 가능성이 있다고 알리는 메일을 보냈다. 수전은 이 데이터를 들고 의사를 찾아갔다. 의사는 즉시 혈액 검사와 초음파 검사를 했다. 그러자 악성혼합뮐러종양이 있다는 것이 드러났다. 폐경기를 지난 65세 이상 여성에게 주로 나타나는 악성 암이었다. 암이 더 퍼지기 전에 힘든 수술인 근치자궁절제술을 받아야 했지만 수전은 목숨을 구했다.[28]

그녀가 쓴 앱은 현재 개발 중인 것들에 비하면 단순했다. 스스로 데이터를 입력해야 했고 몇 가지 척도만을 추적했다. 그럼에도 그녀의 목숨을 구했다. 그렇다면 우리가 제공 가능한 데이터를 매일 수백만 개씩 자동으로 모으는 추적기는 어떠할지 상상해 보라. 그 데이터를 으레 하는 DNA 서열 분석을 통해 얻은 자료와 결합한다면 어떻게 될지 상상해 보라.

여기서 상상을 멈추지 마라. 생체표지추적은 심장 박동수가 언제 올라가고, 비타민 농도가 언제 낮아지고, 코르티솔(항염증 호르몬) 농도가 언제 올라가는지 알려 줄 것이다. 뿐만 아니라 몸이 언제 공격을 받을지 알려 줄 것이다. 그리고 세상의 모든 이들을 구할 수 있을 것이다.

최악의 팬데믹에 대비하라

1918년—현대의 초고속, 초연결 세계 교통망이 갖추어지기 오래 전—에 몇몇 역사가들이 미국에서 기원했다고 보는 이른바 '스페인 독감Spanish flu'이 전 세계로 퍼지면서 역사상 발병했던 그 어떤 질병보다 더 많은 목숨을 앗아갔다.[29] 점막, 특히 코, 위장, 눈, 귀, 피부, 장의 점막에서 출혈이 일어나면서 끔찍한 죽음을 맞이했다.[30] 인류 비행의 시대가 막 시작되었고 아직 자동차를 지닌 사람이 많지 않던 시대였지만 이 독감을 일으키는 H1N1 바이러스는 지구의 가장 먼 곳까지 진출했다. 외딴 섬과 극지방 마을에 사는 사람들까지 희생되었다. 인종이나 국적은 상관없었다. 새로운 흑사병이나 다름없었다. 미국의 평균수명은 55세에서 40세로 곤두박질쳤다. 이 팬데믹pandemic(세계적 대유행)은 전 세계에서 연령에 관계없이 1억 명 이상의 목숨을 앗아간 뒤에야 수그러들었다.

이런 일은 다시 일어날 수 있다. 그리고 한 세기 전보다 훨씬 더 많은 사람과 동물이 서로 접촉하고 있고 지구 전체가 고도로 연결되어 있다는 점을 고려할 때 감염병은 훨씬 더 쉽게 퍼질 수 있다.

우리에게 가장 큰 위협 요인인 이 문제에 대처하지 않는다면 지난 120년 동안 이루어진 평균수명 증가와 앞으로 이루어질 증가는 한 세대 동안 만에 사라져 버릴 수 있다. 팬데믹으로 수억 명의 목숨이 순식간에 사라진다면 우리가 수십 년을 더 살지 여부는 중요하지 않다. 우리가 이룬 평균수명 증가는 줄어들거나 아예 예전으로 돌아갈 수 있다. 지구 온난화는 우리가 대처해야 할 매우 중요한 장기적인 문제다. 하지만 적어도 우리 생애 내에서는 감염병이 가장 큰 위협이라고 주장할 수 있다.

다음번 세계적 대유행이 결코 일어나지 않도록 하는 것이야말로 생체표지추적 혁명의 가장 큰 선물일지 모른다. 물론 개인적인 차원에서 활력 징후와 체내 화학물질의 실시간 모니터링은 건강을 최적화하고 응급 상황을 예방하는 경이로운 혜택을 제공한다. 그리고 사회적으로 보면 이 혁명은 팬데믹에 미리 대처하도록 도울 수 있다.

웨어러블 기기 덕분에 벌써 1억 명이 넘는 사람들이 실시간으로 체온, 맥박 같은 생체 반응을 측정하는 기술을 이용하고 있다. 나머

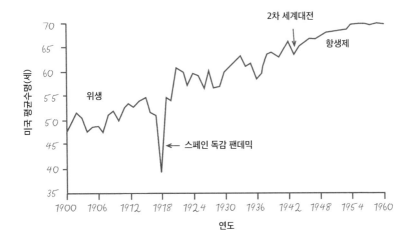

[그림 16] 1918년 독감 대유행 때의 평균수명 감소

출처: S. L. Knobler, A. Mack, A. Mahmoud, and S. M. Lemon, eds., The Threat of Pandemic Influenza: Are We Ready? Workshop Summary, Institute of Medicine (Washington, DC: National Academies Press, 2005), https://doi.org/10.17226/11150, PMID: 20669448.

지 사람들이 그렇게 하지 않고 있는 것은 단지 아직 필요성을 느끼지 못하거나 문화적인 거부감을 갖고 있기 때문이다.

　필요성은 이미 있다. 꽤 전부터 있어 왔다. 모기가 전파하는 치명적인 지카Zika 바이러스가 처음 보고된 중앙아프리카에서 남아시아로 전파되기까지는 약 20년이 걸렸고, 약 45년이 더 지난 2013년에는 중태평양의 프랑스령 폴리네시아에 다다랐다. 그 65년 동안 이 바이러스는 세계의 일부 지역에만 영향을 미쳤을 뿐이다. 그러나 그 뒤로 4년, 겨우 4년 사이에 들불처럼 남아메리카 전체로, 이어서 중앙아메리카를 거쳐서 북아메리카까지 퍼졌고, 다시 대서양을 건너서 유럽으로 돌아왔다.

지카는 적어도 퍼질 수 있는 방식에 얼마간 한계가 있다. 주로 모기에 물려서 전파되며, 엄마에게서 아기로, 성교 상대에게로 전파된다. 우리가 아는 한 문손잡이나 음식, 항공기 내에서 순환되는 공기를 통해서는 전파되지 않는다.

그러나 독감 바이러스는 그런 식으로 전파될 수 있고, 더 치명적인 바이러스들 역시 그럴 수 있다.

2014년 3월 23일 세계보건기구는 기니 남동부의 삼림 지역에서 에볼라 바이러스가 발생했다고 발표했다. 곧 이 바이러스는 인접한 3개국으로 빠르게 전파되면서 공황 상태를 일으켰다. 세계에서 가장 부유한 나라인 미국에서도 11명이 에볼라에 걸려서 치료를 받았는데 일관성 있는 대책 없이 우왕좌왕하는 양상을 보였다.

그해 10월 아메리칸항공 45편 항공기가 뉴저지에 착륙하자 열이 있는지 조사하기 위해 방호복을 입은 사람들이 기내로 들어와서 적외선 열감지기를 사람들의 이마에 갖다 댔다. 국경없는의사회 소속의 케이시 히콕스Kaci Hickox는 크리스 크리스티Chris Christie 주지사의 명령으로 "격리 조치" 되었는데, 나중에 "의무 격리"가 헌법에 위배된다고 소송을 걸어서 이겼다. 이 사례와 그 뒤에 일어난 몇몇 사례에서는 치명적인 바이러스가 퍼지는 것을 막을 수 있었다. 하지만 인류가 언제나 그렇게 운이 좋을 것이라는 보장은 없다.

빌 게이츠는 2017년 뮌헨안보회의Munich Security Conference에서 이렇게 연설했다. "자연의 변덕 탓이든 테러리스트의 소행이든 간에 역학자들은 공기로 빠르게 전파되는 병원체가 1년 이내에 3000만 명 이상의 목숨을 앗아갈 수 있다고 말합니다. 그리고 세계가 앞으로 10~15년 안에 그런 대유행을 겪을 가능성이 상당하다고 말합니다."[31]

그런 일이 일어난다면 3000만 명은 아주 보수적으로 추정한 값일 수 있다.

우리 교통망의 범위와 속도가 계속 증가함에 따라, 우리 조상들이 상상할 수 있었던 것보다 더 빠른 속도로 전 세계의 더 많은 구석구석까지 더 많은 사람들이 돌아다님에 따라, 온갖 종류의 병원체들이 전보다 더 빨리 퍼지고 있다. 그러나 적절한 방식으로 적절한 데이터가 주어지면 우리는 더 빨리 조치를 취할 수 있다. 특히 대규모 "바이오클라우드bⅰocloud" 데이터를 대단히 빠른 DNA 서열 분석 기술과 결합하면 도시와 도로망을 통해 퍼지는 병원체를 더 빨리 발견할 수 있다. 그럼으로써 우리는 긴급 여행 제한과 의료 자원으로 무장하고서 위험한 병원체보다 더 앞서 나갈 수 있다. 이 싸움에서는 단 1분이라도 더 빠른 것이 중요하다. 대책 없이 1분이 지날 때마다 사람들의 목숨이 사라질 것이다.

모두가 생체표지추적 세계로 들어갈 준비가 되어 있지는 않다. 이해할 수 있다. 분명히 많은 이들에게는 너무 앞서 나가는 양 느껴질 것이다. 아마 몇 단계나 너무 앞서 나가는 것처럼 보일 수 있다.

누구에게 내 정보를 맡길 것인가

수억 명—모두 호르몬 농도, 화학물질, 체온, 심장 박동수를 실시간으로 추적하고 있다—이 공중 보건 위기를 경고하는 경비원인 세계에 도달하기 위해서는 누군가가 그 데이터를 지녀야 할 것이다. 누가 지녀야 할까? 어느 한 정부? 정부 연합체? 모든 정부?

어쩌면 컴퓨터 기업일 수 있다. 아니면 제약 회사일 수 있다. 인터넷 쇼핑 기업이나 보험 회사일 수 있다. 또는 약국 체인이나 영양제 기업일 수 있다. 병원 체인일 수도 있다.

이런 기업들이 모두 한 지붕 아래 모여 있는 연합체일 가능성이 가장 높다. 이미 인수 합병이 시작되어 왔으며, 이런 기업들이 세계 경제의 가장 크고 가장 빨리 성장하는 부문인 헬스케어에 역량을 집중함에 따라 그런 추세는 계속될 전망이다. 헬스케어는 현재 세계 GNP(국민총생산)의 10퍼센트를 넘어섰으며 해마다 4.1퍼센트씩 성장하고 있다.

자신의 모든 움직임을 알려 줄 만큼 신뢰할 만한 사람이 누굴까? 당신의 심장 박동에 귀를 기울이는 사람? 겨울밤에 듣는 옛이야기 속 어느 자애로운 신화적인 존재처럼 당신의 일거수일투족을 아는 사람? 당신이 슬픔을 느끼는 때, 과속하는 때, 성관계를 가지는 때, 과음하는 때를 데이터를 통해 알려 줄 수 있는 사람?

걱정할 것 전혀 없다고 사람들을 설득하려 드는 건 말이 안 된다. 당연히 걱정할 일들이 있다. 누군가 당신의 신용카드 정보를 훔쳐서 나쁜 일에 쓸 거라고? 그런 일은 걱정거리조차 안 된다. 언제든 카드사에 전화를 걸어서 새 카드를 받을 수 있다. 그러나 당신의 의료 기록은 영구적이다. 게다가 훨씬 더 사적인 정보다. 2010~2018년 사이 미국에서 1억 1000만 건이 넘는 의료 기록이 해킹으로 유출되었다.[32] 영국 통신 업체 메인텔의 보안 책임자 장프레데릭 카처Jean-Frédéric Karcher는 그런 공격이 훨씬 더 흔해질 것이라고 예측한다.

그는 이렇게 경고했다. "의료 정보는 딥웹deep web(일반적인 검색 엔진이나 브라우저, 포털사이트에서 검색하거나 방문할 수 없는 인터넷 공간-옮긴이)에서 신용카드 번호보다 10배 더 비싸게 팔릴 수 있다. 사기꾼들은 이 데이터로 가짜 신분을 만들어서 의료 장비나 약을 살 수 있다."[33]

우리는 이미 기술 서비스를 받기 위해 엄청난 양의 개인 정보를 넘기고 있다. 줄곧 그렇게 하고 있다. 그것도 아주 많이. 은행 계좌를 트거나 신용카드를 만들기 위해 서명할 때마다 그렇게 한다. 인터넷 브라우저로 새 웹페이지를 열 때, 학교에 등록할 때, 비행기를 탈 때, 휴대전화를 쓸 때도 그렇다. 이런 거래가 모두에게 좋은 것일까? 물론 개인이 어떻게 생각하느냐에 달려 있다. 그러나 대부분의 사람은 신용카드를 쓸 수 없고, 웹 서핑을 할 수 없고, 학교에 등록할 수 없고, 비행기를 탈 수 없고, 휴대전화나 스마트워치를 쓸 수 없다고 상상하면, 그런 거래가 받아들일 만하다고 재빨리 결론짓는다.

사람들은 세계적인 감염병 팬데믹을 멈추기 위해서라면 좀 더 개인 정보를 내놓을까? 안타깝지만 아마 그렇지 않을 것이다. "공유지의 비극tragedy of the commons"이란 말이 있다. 인간이 집단적인 문제 해결에 필요한 개인적인 행동에 잘 나서지 않는다는 뜻이다. 혁신적인 변화를 이룰 비책은 이기심을 공공선과 일치시킬 수 있는 방법을 찾는 것이다. 생물계측학적 추적 기술의 폭넓은 사용이 치명적이고 전파력 강한 바이러스를 예방하는 길이라고 사람들이 받아들이게 하려면, 그런 기술을 사용하지 않는 자신을 도무지 상상할 수 없게 만들 훨씬 가치 있는 무언가를 제공해 주어야 한다.

그 세계로 들어갈 준비를 시키는 방법은 그 세계가 꼭 필요하다는 점을 납득시키는 대화다. 그것도 "곧" 필요하다는 점을 말이다.

나는 이미 그 세계에 들어와 있다. 나 역시 생체표지들에 대한 정기적인 검사를 시작하기 전에는, 내 몸에서 끊임없이 변화하는 화학적 신호들이 내 데이터에 접근할 수 있는 누군가에게 나에 관한 무언가를 폭로하지나 않을까 우려했다. 모든 데이터는 보건 의료 서버, 즉 HIPAA(보건 의료 정보의 양도와 책임을 규정한 미국 법-옮긴이) 규정을 준수하는 서버에 부호로 저장되어 있다. 그러나 데이터가 해킹당할 것이라는 두려움은 늘 있다. 해킹하려는 자들은 기어코 방법을 찾아내니까.

그러나 검사를 시작한 뒤로 나는 정보 유출 우려를 무색하게 할 만큼 훨씬 더 가치 있는 정보를 계속 받고 있다. 물론 어느 쪽을 택할지는 당연히 개인의 의지에 달려 있다. 그 점에는 의문의 여지가 없다. 나는 내 계기판에 뜨는 값의 변화들을 계속 지켜보았기에 이제 그것 없이 살아간다는 것을 상상조차 할 수 없다. GPS가 없다면 과연 내가 운전을 제대로 할 수 있을지 의구심이 드는 것처럼, 생체 감지기 반지와 혈액 생체표지 검사로부터 정기적으로 자료를 받기 전에는 과연 내가 무엇을 먹고 얼마나 운동을 해야 할지를 어떻게 판단했는지 이제 의구심이 들곤 한다. 사실 나는 내 건강에 관한 데이터가 실시간으로 처리되는 날이 어서 오기를 바란다. 그리고 그런 기술이 다른 사람들을 보호하는 데 도움을 줄 수 있다면 더할 나위 없을 것이다.

더욱더 빨라지는 검사

박사 과정에 다닐 때 나는 야간 부업을 했다. 시간당 약 8달러를 받고 소변, 대변, 척수액, 혈액, 털에 혐오스럽게 뒤엉킨 생식기 분비물 같은 체액을 검사해 치명적인 세균, 기생체, 균류가 있는지 살펴보는 일이었다. 정말 끝내주는 일이었다.

내가 쓰던 실험 도구와 장치는 모두 19세기 기술의 산물이었다. 현미경, 배양 접시, 멸균수 같은 것들이었다. 1895년에서 1980년대로 타임머신을 타고 온 연구원이라 해도 본래 자기 실험실에 와 있는 양 너무나 편안하게 느꼈을 것이다. 오늘날 많은 미생물학 연구실은 여전히 그런 식으로 운영된다.

응급 상황에서 이런 방식은 좌절을 불러일으켰다. 다른 모든 의학 분야는 로봇학, 나노테크놀로지, 영상 촬영 기술, 분광분석기 등 기술적으로 엄청난 도약을 이루어 왔다.

그러나 나는 요즘에는 더 이상 좌절하지 않는다. 분노를 느낀다.

항생제 내성 세균은 점점 확산되고 있다. 그리고 세균이 암, 심장병, 알츠하이머병과 관련이 있다는 새로운 연구 결과들이 쏟아지고 있다.[34]

하지만 내가 이 문제를 푸는 일에 뛰어든 것은 아주 최근부터다. 라임병에 맞서면서 나는 이런 종류의 문제들에 감정적으로 점점 깊이 빠져들었다.

딸 내털리가 열한 살 때 그 일이 일어났다. 우리가 사는 뉴잉글랜드 지역에는 라임병을 일으키는 나선균인 보렐리아 부르그도르페리Borrelia burgdorferi를 지닌 진드기가 널리 퍼져 있다. 최근의 추정에 따르면 미국에서 해마다 약 30만 명이 이 병에 걸린다고 한다. 치료하지 않으면 보렐리아균은 피부세포와 림프절에 숨어 들어가서 얼굴 마비, 심장질환, 신경통, 기억 상실, 관절염을 일으킨다. 보호하는 생체막으로 자신을 감싸기 때문에 죽이기가 극도로 어렵다.

딸은 진드기에 물려서 피부에 고리 모양의 붉은 반점이 생긴 적이 없었다. 그 반점은 보렐리아에 감염되었다는 확실한 표시다. 딸은 계속 머리가 아프고 등이 쑤신다고 했다. 전형적인 독감 증세였다. 그러나 곧 독감이 아니라는 것이 분명해졌다. 훨씬 더 안 좋은 것이었다.

딸은 고개조차 돌릴 수 없을 지경에 이르렀다. 시력도 잃어 가고 있었다. 딸은 겁에 질렸다. 아내와 나 역시 마찬가지였다. 살면서 그토록 무력감을 느낀 적이 없었다. 우리는 답을 찾아서 온라인을 검색하기 시작했다. 백혈병이나 뇌의 바이러스 감염일 가능성이 있었다.

보스턴아동병원 의사들은 딸에게 이런저런 검사를 했다. 첫 검사에서 라임병 단백질이 나왔지만 보험사는 확인 검사를 요구했다. 첫 검사에서는 거짓 양성이 나오곤 한다는 것이 이유였다. 그런데 재검사에서는 나오지 않았다. 그래서 실험실에서 더 많은 검사가 이루어질 때까지 치료를 미룰 수밖에 없었다.

나는 검사를 해 보겠다고 딸의 척수액을 1마이크로리터 뽑아 달라고 했다. 내 연구실은 길 맞은편에 있었고 DNA를 검사하면 병원균이 있는지 알 수 있었다. 병원은 거부했다. 나중에야 알았지만 증세가 진행된 상태로 볼 때 딸은 생존 확률이 절반에 불과했다. 목숨이 동전 던지기의 확률에 달려 있었다. 일분일초가 시급한데 의사들은 검사 결과를 기다리고 있었다.

사흘이 지난 뒤에야 라임병에 걸렸다는 것이 확인되었고, 마침내 의사들은 심장 가까이 있는 대동맥으로 직접 항생제를 주사했다. 거의 한 달 동안 매일 그런 주사를 놓았다.

딸은 이제 괜찮지만 관련된 모든 이들, 특히 딸은 감염병 진단에 21세기 기술을 적용해야 할 필요성이 절실하다는 사실을 뼈저리게 느꼈다. 그 뒤 나는 매사추세츠 케임브리지와 캘리포니아 멘로파크에서 아주 소규모 모임—감염병 의사, 미생물학자, 유전학자, 수학자, 소프트웨어 공학자로 이루어진 모임—을 결성하는 데 참여했다. "고속 처리 염기 서열 분석법high-throughput sequencing"을 써서 어떤 감염이고 없앨 최선의 방법이 무엇인지를 의사에게 빠르고 명확하게 알려 줄 수 있는 검사법을 개발하기 위한 모임이었다.

이 검사 과정의 첫 단계는 혈액, 침, 대변, 척수액에서 핵산을 추출하는 것이다. 비용이 추가되고 감도가 떨어지기 때문에, 미라에서 고대 DNA를 추출하는 과학자들이 갈고닦은 혁신적인 방법을 써서 환자의 DNA를 추출한다. 한 과학 분야가 다른 과학 분야에 혜택을 주는 무수한 사례 중 하나다. 그 시료를 불가지론적agnostic DNA 서열 분석 기술을 통해 해독한다. 어느 특정한 감염체를 찾는 것이 아니라 시료 전체에 들어 있는 유전체들을 무작정 다 해독하는 방식을 뜻한다. 그런 뒤 해독된 서열을 균주 수준에서 알려진 모든 인간 병원체의 서열을 담은 데이터베이스와 비교한다. 컴퓨터는 어떤 병원체가 침입했는지, 그리고 없애려면 어떤 방법이 최선인지를 매우 상세히 담은 결과를 내놓는다. 이 검사법은 표준 검사법만큼 정확한 동시에 균주 수준의 정보를 제공하고 병원체가 무엇인지도 불가지론적으로 알려 준다. 다시 말해 앞으로 곧 의사는 검사를 의뢰할 때 무엇을 찾고 있는지, 어떤 치료가 최선일지를 추측할 필요가 없게 될 것이다. 그냥 알게 될 것이다.

몇 년 전만 해도 이 검사는 아주 느린 정도가 아니라 아예 불가능했을 것이다. 지금은 며칠이면 할 수 있다. 머지않아 몇 시간 내에 그리고 이윽고 몇 분 내에 할 수 있게 될 것이다.

그러나 그런 질병에 대처하는 또 다른 방법이 있다. 아예 예방할 수 있는 방법이다.

백신 개발의 새 시대

지난 세기에 걸쳐서 백신이 평균수명과 건강수명에 엄청나게 긍정적인 영향을 미쳐 왔다는 데는 의문의 여지가 없다. 전 세계에서 유아사망률이 급감했다. 천연두 같은 질병을 박멸한 데 힘입은 바 크다. 우리가 소아마비 바이러스를 없애 온 덕분에 전 세계에서 건강한 아이의 수가 증가해 왔다. 건강한 성인의 수 역시 늘었다. 앞으로 50년 이내에 성인에게서 피로, 근육 쇠약, 척추 휨, 언어 장애를 일으키는 소아마비후증후군은 사라질 것이다.

그리고 질병, 특히 독감과 폐렴처럼 노령자의 목숨을 앗아가는 질병 중에서 백신 접종을 할 수 있는 것이 늘어날수록 당연히 평균수명은 더욱 늘어날 것이다.

집단에 접종하면 단지 접종자만 보호받는 것이 아니라 우리 중 가장 약한 이들까지 보호받게 된다. 바로 노약자다. 예전에 수두는 전 세계에서 해마다 수천 명의 목숨을 앗아갔다. 영유아와 고령자가 주로 희생되었다. 그리고 수십만 명이 입원하고 수백만 명이 일을 쉬어야 했다. 이제는 옛일이 되었지만.

폐렴사슬알균Streptococcus pneumoniae의 백신 접종은 백신의 수명연장 능력을 눈부시게 보여 준 사례다. 폐렴사슬알균은 노인의 주된 질병 원인균이자 호흡기 감염의 가장 흔한 사망 원인이다. 그런데《뉴잉글랜드의학저널The New England Journal of Medicine》에 실린 한 연구에 따르면, 2000년 유아에게 프레브나Prevnar 백신 접종이 시작된 이래로 폐렴 때문에 입원하거나 사망하는 비율이 전반적으로 낮아졌다고 한다.

그 연구의 주저자인 마리 그리핀Marie Griffin은 이렇게 설명한다. "매우 놀랍게도 백신 접종을 받지 않은 노인층이 유아 백신 접종의 보호 효과를 보고 있었다. 최근 들어서 나타난 간접 보호, 즉 집단 면역의 가장 놀라운 사례에 속한다."[35]

또 다른 연구에 따르면 접종이 시작된 지 3년 사이에 미국에서만 발병 사례가 3만 건 이상, 사망자가 3000명 이상 줄어들면서 폐렴 사망률이 절반으로 떨어졌다고 한다.[36]

우리는 이런 백신으로 많은 암살자를 박멸할 수 있다.

그러나 지난 수십 년 사이에 백신이 세계 수십억 명의 삶을 개선할 수 있다는 전망은 흐릿해져 왔다. 과학을 불신하는 이들이 퍼뜨리는 백신을 못 믿겠다는 주장 때문에도 그렇고, 낡은 시장의 힘 때문에도 그렇다. 백신 연구의 황금기는 20세기 중반이었다. 백일해, 소아마비, 이하선염, 홍역, 풍진, 수막염에 매우 효과 좋은 백신이 잇달아 개발된 시기였다.

그러나 20세기 후반에는 오랫동안 백신 연구 개발을 지탱했던 사업 모델이 붕괴할 지경에 이르렀다. 주로 대중이 점점 더 안전성을 우려하고 규제 당국이 점점 더 위험을 회피하려는 태도를 보이면서 새로운 백신을 개발하는 비용이 기하급수적으로 증가했기 때문이다. 백신 접종 세계의 "낮게 달린 열매"는 이미 다 따 먹은 것이나 다름없었다. 지금은 단순한 백신을 개발하는 데만 10년이 넘는 시간과 5억 달러가 넘는 비용이 들 수 있으며, 그런 뒤에도 판매 승인을 받지 못할 가능성이 여전히 있다. 제약 회사 글락소스미스클라인GlaxoSmithKline의 라임병 백신처럼 아주 효과가 좋고 감염병 예방에 대단히 중요한 역할을 했지만 근거 없는 비방 때문에 그 제품을 더 이상 "붙들고 있을 실익이 없다"는 경영상의 판단에 따라 시장에서 사라진 백신들도 있다.[37]

정부는 백신을 만들지 않는다. 기업이 만든다. 따라서 시장이 우호적이지 않을 때는 너무나 필요한 약물을 우리는 구할 수 없게 된다. 때로는 자선 단체들이 필요한 연구 개발비를 얼마간 지원하지만 충분한 사례는 거의 없다. 그리고 2000년대 말과 2010년대 초의 경기 침체 같은 경제적 후퇴기에는 그런 단체들마저 생명을 구할 이런 치료제 개발에 투자할 여력과 의지가 줄어들기 마련이다. 기부금 재원 확보가 시장 상황에 달려 있는 단체들이 많기 때문이다.[38]

좋은 소식은 우리가 백신 연구 개발의 소규모 부흥기에 들어섰다는 것이다. 현재 개발되고 있는 생명공학 제품 중 약 4분의 1이 백신이며 2005~2015년 사이에 3배나 증가했다.[39]

말라리아는 규모가 큰 표적이다. 2017년에만 2억 1900만 명이 감염되고 43만 5000명이 사망했다.[40] 빌앤드멀린다게이츠재단Bill & Melinda Gates Foundation, 글락소스미스클라인, 보건적정기술기구Program for Appropriate Technology in Health, PATH의 지원 덕분에 2017년 처음으로 모스퀴릭스Mosquirix라는 어느 정도 효과가 있는 말라리아 백신이 나왔다. 그럼으로써 말라리아원충을 언젠가는 영구히 없

앨 수 있다는 희망을 주고 있다.[41]

또 우리는 현재 쓰이고 있는 엄청난 시간과 비용을 들여서 닭 수정란 수백만 개에 병원체를 감염시키는 놀라울 만치 구태의연한 방식 대신에 사람 세포, 모기 세포, 세균에서 백신을 빠르게 배양하는 방법을 터득하고 있다. 보스턴의 한 연구 집단은 에볼라와 비슷한 질병인 라사열Lassa fever의 백신을 고작 4개월 사이에 약 100만 달러의 비용만으로 동물 실험 단계까지 개발할 수 있었다. 통상적인 과정에 비해 여러 해의 기간과 수백만 달러를 절감했다.[42] 경이롭기 그지없다.

현재 연구자들은 너무나 만연해서 우리가 그저 삶의 일부라고 받아들이는 질병들을 접종을 통해 막는 백신을 개발하는 아주 기나긴 경주의 결승선을 향해 막판 질주를 시작하고 있다. 좀 확신하지 못하는 기색이 엿보이긴 하지만, 많은 전문가들은 우리가 운 좋게 들어맞기를 기대하면서 실시하는 접종 방식을 넘어설 날이 멀지 않았다고 예측한다. 우리가 해마다 맞는 독감 백신은 어느 해에는 접종자 중 3분의 1도 채 보호하지 못할 수 있다. 물론 아무것 안 하고 있는 것보다는 훨씬 낫다.(자신이나 자녀가 독감 백신을 맞지 않고 있다면 제발 맞기 바란다. 우리는 치명적일 가능성이 있는 질병으로부터 자신과 자녀를 보호할 수 있는 시대에 살고 있다는 것이 얼마나 큰 특권인지를 알아야 한다.)

노화와 관련이 없지만 해마다 수백만 명의 목숨을 앗아가는 질병을 빠르게 탐지하고 진단하고 치료하고 더 나아가 예방하는 능력은 평균수명과 최대수명의 격차를 좁힘으로써 평균수명을 점점 더 밀어 올릴 것이다.

그렇다고 한들 신체 기관은 망가질 것이고, 몸은 곳곳이 마모될 것이다. 다른 모든 기술들이 먹히지 않을 때 우리는 무엇을 해야 할까? 그 방면으로도 혁신은 일어나고 있다.

맞춤 신체 기관 생산의 꿈

호주 멜버른의 서해안을 따라 죽 뻗은 그레이트오션로드는 세계에서 풍경이 가장 아름다운 도로에 속한다. 그러나 나는 그 도로를 달릴 때마다 내 인생에서 가장 섬뜩했던 날 중 하나를 떠올리지 않을 수 없다. 동생 닉이 모터바이크를 타고 가다가 사고가 났다는 전화를 받은 날이다.

당시 닉은 23세였고 모터바이크로 전국을 여행하던 중이었다. 동생은 모터바이크를 아주 잘 탔다. 하지만 그날은 도로에 고인 기름 때문에 바퀴가 미끄러지면서 휙 튕겨나갔다. 금속으로 된 중앙 분리대 밑으로 몸이 틀어박히면서 갈비뼈들이 으스러지고 지라(비장)가 파열되었다.

다행히 회복되었지만 응급실 의사들은 동생의 목숨을 구하기 위해 지라를 제거해야 했다. 지라는 혈구 생산에 관여하고 면역계에도 중요한 역할을 하는 기관이다. 그래서 동생은 여생 동안 큰 감염에 걸리지 않도록 주의해야 하며, 이후로 더 자주 앓고 낫는 데 더 오래 걸릴 것이 분명해 보인다. 또 지라가 없는 사람은 나이가 든 뒤에 폐렴으로 사망할 위험이 더 높다.

우리 장기에 해를 끼치는 것이 노화나 질병만은 아니다. 때로 삶은 다른 식으로 우리에게 해를 끼치며 그저 지라 하나만 잃는 것으로 끝나는 편이 운이 좋을 때도 있다. 심장, 간, 콩팥, 폐를 잃으면 살아가기가 훨씬 더 어렵다.

우리가 시신경과 시력 회복에 쓸 수 있는 것과 똑같은 유형의 세포 재프로그래밍이 언젠가는 손상된 장기 기능 회복에 쓸 수 있을지 모른다. 그런데 종양 때문에 완전히 망가지거나 제거해야 했던 장기는 어떻게 해야 할까?

현재로서는 손상되거나 병든 장기를 교체하는 것이 유일한 방법이다. 따라서 우리는 자신이 사랑하는 사람에게 절실히 필요한 장기를 구할 수 있기를 바랄 때, 한편으로는 누군가에게 치명적인 자동차 사고가 일어나기를 바라는 것이기도 하다. 섬뜩한 진실이지만 진실이라는 점은 달라지지 않는다.

미국교통국Department of Motor Vehicles이 장기 기증 여부를 운전자에게 묻는 기관이라는 사실은 꽤 역설적이다. 아니, 꽤 논리적이라고 말할 이들도 있을 것이다. 미국에서만 해마다 3만 5000명 이상이 교통사고로 사망하며, 이 사망 방식은 가장 믿을 만한 조직과 장기의 공급원에 속한나. 장기 기증자가 되겠다고 서명하지 않았다면 서명을 고려해 보기 바란다. 1988~2006년 사이에 장기 기증을 기다리는 사람은 6배로 늘었다. 이 문장을 쓰고 있는 지금 미국에서 장기 이식을 기다리는 온라인 등록자는 11만 4271명이며 평균 10분마다 1명씩 늘어나고 있다.[43]

일본의 환자들은 더 열악하다. 서구보다 장기 기증자가 훨씬 부족하기 때문이다. 거기에는 문화적인 이유도 있고 법적인 이유도 있다. 1968년 의사 와다 주로和田壽郎가 뇌사자의 심장을 떼어 냈을 때 그 일본 최초의 심장 기증자가 정말로 "뇌사"했는지 여부를 놓고 언론에서 열띤 논쟁이 벌어졌다. 사망하면 몸을 온전히 보전해야 한다는 불교 신앙까지 끌어들이면서 논쟁은 격렬하게 감정적인 양상을 띠게 되었다. 그러자 심장이 멈추기 전까지는 장기를 떼어 내는 것을 엄격하게 금지하는 법이 서둘러 제정되었다. 그 법은 30년 뒤에야 완화되었지만 일본 사회는 여전히 그 문제로 논란이 분분하며 좋은 장기를 얻기가 쉽지 않다.

내 동생 닉은 원추각막이라는 눈병도 앓고 있다. 수정체를 덮고 있는 각막이 손가락으로 비닐 포장을 옆으로 밀 때처럼 쭈그러드는 병이다. 이 병을 치료하기 위해 동생은 두 차례 각막 이식 수술을 받았다. 20대에 받고 30대에 다시 받았다. 따라서 두 사람의 각막이 동생의 눈에 쓰였다. 수술 때마다 눈에 "나뭇가지"가 박힌 것처럼 느껴지는 각막을 꿰맨 솔기를 6개월 동안 유지해야 했지만 덕분에 시력은 보존되었다. 닉이 말 그대로 다른 사람의 눈을 통해 세상을 보고 있다는 사실 덕분에 우리 가족은 모여서 저녁식사를 할 때면 사망한 기증자들에게 진정으로 감사를 표해야 한다는 말을 꺼내곤 한다.

현재 우리는 자율주행차의 시대—거의 모든 전문가들이 자동차 사고가 급속히 줄어들 것이라고 예상하는 기술적·사회적 패러다임 전환의 시대—로 빠르게 다가가고 있으므로 한 가지 중요한 문제를 직시해야 한다. 장기를 어디에서 얻어야 할까?

하버드 의대의 나와 같은 과 소속인 유전학자 루한 양Luhan Yang과 그녀의 지도교수였던 조지 처치George Church는 포유동물 세포의 유전자를 편집하는 방법을 발견하자마자 돼지의 유전자를 편집하는 연구를 시작했다. 무슨 목적으로? 그들은 돼지 농장주들이 장기 이식을 기다리는 수백만 명에게 필요한 장기를 생산할 맞춤 돼지를 기르는 세상을 꿈꾸었다. 과학자들이 "이종장기이식xenotransplantation"의 세상을 꿈꾼 것은 수십 년 전부터다. 루한 양 연구진은 현재 돼지의 장기 이식을 가로막는 가장 큰 장애물 중 하나인 돼지의 레트로바이러스 유전자 수십 개를 유전자 편집 기술로 제거할 수 있음을 보여 줌으로써 그 목표로 나아가는 가장 큰 걸음 중 하나를 내딛었다. 이종장기이식의 장애물이 그것만은 아니지만 큰 장애물임에는 분명하다. 그리고 그녀는 32세 생일을 맞이하기 전에 그 장애물을 넘는 법을 찾아냈다.

미래에 우리가 장기를 얻을 방법은 이것만이 아니다. 2000년대 초에 잉크젯 프린터 방식으로 살아 있는 세포들을 3차원으로 층층이 쌓아올릴 수 있다는 것을 발견했다. 그 이후로 전 세계 과학자들은 살아 있는 조직을 인쇄한다는 목표를 이루기 위해 애쓰고 있다. 현재 과학자들은 인쇄한 난소를 생쥐에게 이식하거나 인쇄한 동맥을 원숭이에게 이식한 상태다. 다른 이들은 인쇄한 뼈대 조직을 이식해 부러진 뼈를 붙이는 연구를 하고 있다. 그리고 인쇄한 피부는 앞으로 몇 년 안에 실제로 이식용으로 쓰이기 시작할 가능성이 높으며, 간과 콩팥이 곧 그 뒤를 따를 것이고, 좀 더 복잡한 기관인 심장은 그보다 몇 년 더 있어야 할 것이다.

이식용 인체 기관의 섬뜩한 공급원이 사라질지 여부는 곧 중요하지 않게 될 것이다. 어쨌든 그 공급원은 결코 수요를 충족시킨 적이 없다. 미래에는 신체 부위가 필요해지면 인쇄해 쓸 수 있을 것이다. 아마 우리 자신의 줄기세포를 써서 만들 것이다. 그 줄기세포는 만일을 대비해 미리 수확해 저장해 두거나, 피 또는 입속 세포를 채취해 유전자 재프로그래밍을 통해 만들 수 있을 것이다. 그리고 이런 장기를 얻기 위해 경쟁할 필요가 없기 때문에 누군가가 치명적인 사고를 당할 때까지 기다릴 필요도 없을 것이다. 그저 3D 프린터가 찍어낼 때까지 기다리기만 하면 된다.

예전 50은 지금 50과 달랐다

이런 날이 온다고는 도저히 상상하기가 어렵다고? 이해할 수 있다. 우리는 의료가 어떠해야 하는지─그리고 인간의 삶이 어떠해야 하는지─를 놓고 기대감만 높이면서 오랜 세월을 보냈다. 많은 사람들에게는 그저 "말도 안 돼"라고 말하며 신경 끄는 편이 더 속 편할 수 있다.

그러나 사실 우리 대부분은 삶에서 기대하는 것과 노화가 실제로 의미하는 것에 관한 관점 바꾸기를 생각보다 꽤 잘한다.

톰 크루즈를 떠올려 보라. 20대 중반에 영화 〈탑 건Top Gun〉의 주인공을 맡아 스타가 되었던 그는 50대 말에 들어선 지금까지 불끈 솟아오른 근육과 주름이 아주 적은 이마 옆으로 곧은 검은 머리를 흩날리면서 일하고 있다. 그냥 활동하고 있는 것이 아니다. 오랫동안 훨씬 더 젊은 배우들이나 했던 바로 그런 활동을 하고 있다. 그는 여전히 위험한 스턴트 장면 중 상당수를 직접 한다. 좁은 골목길에서 모터바이크를 타고 질주하고, 이륙하는 비행기 바깥에 매달리고, 세계에서 가장 높은 건물 꼭대기에 매달리고, 고공 낙하를 한다.

요즘에는 "50세는 새로운 30세야"라는 말을 너무나 쉽게 하지 않는가? 우리는 수백 년 전이 아니라 겨우 수십 년 전만 해도 50세를 넘으면 삶이 어떠했는지를 잊고 있다.

그때는 비행기에서 뛰어내리는 톰 크루즈처럼 보이지 않았다. 윌퍼드 브림리Wilford Brimley처럼 보였다. 1980년대에 브림리는 〈야망의 함정The Firm〉에 크루즈와 함께 출연했다. 당시 크루즈는 39세, 브림리는 58세였다. 그런데 이미 바다코끼리처럼 수염이 덥수룩하고 머리가 새하얀 노인이었다.

그보다 몇 년 전 브림리는 〈코쿤Cocoon〉에 출연했다. 한 무리의 노인들이 외계의 "젊음의 샘"을 집히고서 젊음의 활력을 회복한다—비록 외모는 그대로지만—는 영화였다. 영화에서 노인들이 10대처럼 뛰어다니는 모습은 대단히 코믹한 효과를 낳았다.

그 나이의 누군가가 그렇게 젊은이처럼 행동한다는 것 자체가 대담한 착상이었다. 그런데 그 영화가 나왔을 당시 브림리는 지금의 크루즈보다 대여섯 살 더 젊은 나이였다.《뉴요커》의 이언 크라우치Ian Crouch는 크루즈가 이른바 "브림리 장벽"을 손쉽게 무너뜨렸다고 표현했다.[44]

장벽은 무너졌다. 그리고 앞으로 계속 무너질 것이다. 다음 세대에는 60대와 70대 영화배우가 고속으로 모터바이크를 타고 달리고, 고공 낙하를 하고, 허공 높이 발차기를 하는 모습을 으레 보게 될 것이다. 60세는 새로운 40세가 될 것이기 때문이다. 그 뒤에는 70세가 새로운 40세가 될 것이다. 그런 식으로 죽 이어질 것이다.

이런 날이 언제 올까? 이 책을 읽는 당신이 이 혁명의 혜택을 볼 가능성이 있다고 말해도 틀린 말은 아니다. 당신은 더 젊어 보이고, 더 젊게 행동하고, 더 젊을 것이다. 몸과 마음 양쪽으로 그렇다. 더 오래 살 것이고, 그 늘어난 기간 동안 더 건강할 것이다.

물론 어느 한 기술이 막다른 골목으로 이어질 수 있다는 것은 분명하다. 그러나 모든 기술이 다 실패할 가능성은 없다. 제약학, 정밀 의학, 응급의료, 공중 보건 분야에서 이루어지는 이런 혁신 하나하나는 생명을 구함으로써 삶을 몇 년 더 연장할 것이다. 이 모든 기술들을 하나로 모아서 우리는 수십 년 더 건강한 삶을 향해 나아가고 있다.

모든 새로운 발견은 새로운 가능성을 연다. 더 빨리 더 정확하게 유전자 서열 분석을 하려는 노력을 통해 1분이나마 단축시킬수록 그만큼 생명을 구하는 데 도움이 될 수 있다. 설령 우리의 최대수명을 그다지 늘리지는 못한다고 할지라도, 이 혁신의 시대는 우리가 훨씬 더 오랫동안 훨씬 더 건강한 삶을 유지하도록 해 줄 것이 분명하다.

우리 중 많은 이들에게 대체로 그럴 것이라는 뜻이 아니다. 우리 모두에게 그럴 것이다.

3부

우리가 가고 있는 곳(미래)

8장

앞으로 벌어질 일들

―――――

얼마나 살까

계산을 좀 해 보자.

보수적인 관점에서 계산을 해 보자. 앞으로 50년에 걸쳐서 나올 서로 전혀 다른 기술들 하나하나가 더 길고 더 건강한 수명에 각각 얼마나 기여를 할시 짐작해 보자.

머지않아 DNA 모니터링을 통해 의사는 급박한 상황이 벌어지기 오래전에 질병이 생길지 여부를 알게 될 것이다. 우리는 여러 해 일찍 암을 파악하고 대응을 시작할 수 있을 것이다. 감염이 일어나면 몇 분 만에 진단이 이루어질 것이다. 심장 박동이 불규칙해지면 자동차 좌석이 그 사실을 알려 줄 것이다. 호흡분석기는 면역질환이 나타나기 시작하면 알아차릴 것이다. 컴퓨터 키보드를 두드리는 양상이 미세하게 달라지면 파킨슨병이나 다발경화증 초기 증상이 나타났음을 알려 줄 것이다. 의사는 환자의 부모에 관한 정보를 훨씬 더 많이 알게 될 것이고, 환자가 의원이나 병원에 오기 한참 전에 그 정보를 훑게 될 것이다. 오진과 의료 사고가 대폭 줄어들 것이다. 이런 혁신들 중 어느 '한 가지'만으로 수십 년 더 건강하게 살도록 해 줄 수 있다.

그렇지만 여기서는 이 '모든' 발전들이 건강수명을 다 더해서 10년 늘린다고 치자.

일단 사람들이 노화가 삶의 불가피한 일부라고 받아들이지 않기 시작한다면 자기 자신을 더 잘 돌보게 될까? 나는 분명히 그럴 것이라고 본다. 내 가족과 친구들은 대부분 이미 그런 듯하다. 그들은 건강과 삶을 유지시키는 몸의 생화학 체계들을 계속 지켜보고 후성유전적 잡음을 줄이는 생명의학적·기술적 혁신의 얼리어답터가 되는 길을 택했다. 그 뒤로 열량을 덜 섭취하고, 동물성 아미노산을 덜 먹고, 운동을 더 하고, 온열중성대를 벗어남으로써 갈색지방의 증식을 자극하는 생활습관을 추구하는 경향이 뚜렷해졌다.

이런 방법들은 사회경제적 지위에 상관없이 대다수 사람들이 쓸 수 있으며, 그것들이 활력에 어떤 영향을 미치는지는 아주 잘 연구되어 왔다. 잘 먹고 꾸준히 활동하는 사람이 10년 더 건강하게 살 것이라고 예측해도 불합리하지 않다. 하지만 그 절반이라고 잡자. 5년이다.

더하면 15년이 된다.

또 장수 유전자를 작동시킴으로써 생존 회로를 보강하는 분자들은 동물 연구에서 건강한 생애를 10~40퍼센트 더 늘렸다. 여기서는 10퍼센트만 늘린다고 하자. 8년 더 늘어나는 셈이다.

그러면 총 23년이다.

현재 우리 연구실에서 생쥐에게 하듯이 사람이 분자를 먹거나 유전자를 변형시킴으로써 후성유전체를 재설정할 수 있기까지는 얼마나 오래 걸릴까? 약물이나 백신 접종으로 노화세포를 파괴할 수 있으려면 얼마나 더 있어야 할까? 유전자 변형을 한 농장 동물의 장기나 3D 프린터로 만든 장기를 이식할 수 있기까지는 얼마나 오래 걸릴까? 아마 20년, 아니면 30년쯤 될 것이다. 그렇긴 해도 점점 수명이 늘어나고 있다는 점을 생각할 때 우리 대다수는 이 혁신들 중 하나 이상 또는 전부를 접하게 될 것이다. 그리고 그런 일이 일어나면 우리는 몇 년을 더 살게 될까? 최대로 잡으면 수백 년까지 늘어날 수 있지만 여기서는 딱 10년이라고 하자.

그러면 총 33년이 된다.

현재 선진국의 평균수명은 80년을 약간 넘는다. 거기에 33년을 더하자.

그러면 113년이 된다. 대다수 사람들이 이 추세에 따른다고 할 때 보수적으로 추정한 수명이 그렇다. 그리고 이것이 인구의 절반 이상은 이 값을 넘어설 것임을 의미한다는 점을 염두에 두자. 이런 발전의 결과들이 모두 그대로 더해지는 것은 아니며, 모두가 잘 먹고 운동을 열심히 하는 것은 아님은 분명하다. 그러나 우리가 더 오래 살수록 미처 내다보지 못한 근본적인 의학 발전의 혜택을 볼 가능성이 더 높아진다는 점을 생각해 보라. 그리고 이미 이룩한 발전들이 사라지는 것도 아니다.

이것이 바로 우리가 〈스타 트렉〉의 세계로 점점 더 빨리 들어갈수록 어떻게든 한 달을 더 살 때마다 수명이 일주일씩 더 늘어나는 이유다. 앞으로 40년 뒤에는 2주씩 늘어날지 모른다. 앞으로 80년 뒤에는 3주씩 늘어날 수 있다. 금세기가 끝날 무렵에는 한 달을 더 살수록 수명이 다시 4주씩 늘어난다고 생각하면 정말로 흥미롭지 않을 수 없다.

이것이 바로 지구에서 가장 오래 산 사람일지 모를 잔 칼망이 나중에 역사상 가장 장수한 인물 10명의 목록에서 빠지게 될 것이라고 내가 말하는 이유다. 그리고 그로부터 몇 십 년 지나지 않아서 상위 100명에서 탈락할 것이다. 이어서 상위 100만 명에서조차 멀어질 것이다. 110세 넘게 산 이들이 이 모든 기술을 접한다고 상상해 보라. 120세나 130세까지 살 수 있지 않을까? 아마 그럴 것이다.

동료 과학자들은 종종 내게 너무 그렇게 공개적으로 낙관론을 펴지 말라고 충고하곤 한다. "안 좋게 보일 수 있어." 최근에 한 동료는 좋은 뜻으로 그렇게 말했다.

"왜?"

"사람들이 이런 숫자들을 받아들일 준비가 안 되어 있으니까."

나는 동의하지 않는다.

10년 전에는 환자들을 도울 약물을 만들자는 말만 해도 많은 동료들이 나를 이방인 취급했다. 한 과학자는 내게 연구자는 "그저 어떤 분자가 생쥐의 수명을 연장한다는 것을 보여 주기만" 하면 되며 "그 다음은 대중이 알아서 할 것"이라고 말했다. 미안하지만 그렇지가 않다.

지금은 나처럼 낙관론을 펴는 동료들이 많다. 비록 공개적으로는 인정하지 않을지라도 말이다. 나는 그들 중 3분의 1은 메트포르민이나 NAD 증진제를 복용하고 있다고 장담한다. 심지어 이따금씩 라파마이신을 저용량으로 복용하는 이들도 소수 있다. 현재 장수 치료를 주제로 한 국제 학술 대회가 몇 주마다 열리고 있으며, 사기꾼들이 아니라 전 세계의 가장 권위 있는 대학교와 연구소에서 일하는 저명한 과학자들이 참석한다. 이제는 이런 대회에서 인간의 평균수명을 최소한 10년 이상 늘리면 세상이 어떻게 바뀔 것인가 하는 이야기를 흔히 들을 수 있다. 그런 일이 일어날지 여부를 둘러싼 논쟁이 아니다. 그런 일이 일어날 때 우리가 무엇을 해야 하는가를 둘러싼 논쟁이다.

정치, 경제, 종교 분야의 리더들 역시 점점 그런 추세를 보인다. 요즘에 나는 그런 이들과 새로운 기술의 발전뿐 아니라 그런 발전이 지닌 의미를 논의하는 시간이 늘고 있다. 이들 국회의원, 고위 관료, CEO, 지도적인 사상가 등은 노화 분야에서 이루어지는 연구가 세상을 바꿀 잠재력을 지니고 있음을 서서히 그러나 갈수록 분명히 인식하고 있으며 거기에 대비하고 싶어 한다.

그들이 모두 틀렸을 수 있다. 내 생각이 틀렸을 수 있다. 그러나 나는 어느 쪽이 옳은지 알게 될 때까지 내 자신이 충분히 오래 살 것이라고 예상한다.

내가 틀렸다면 아마 너무 보수적으로 예측했다는 점이 그러할 것이다. 잘못된 예측의 사례—원자력으로 작동하는 진공청소기와 비행 자동차라는 잊을 수 없는 사례—는 많지만 다가오는 것을 보지 못하는 사례가 훨씬 더 많다. 우리 모두는 그래서 죄책감을 느낀다. 우리는 선형으로 확대 추정을 한다. 사람이 더 많아지면 말이 그만큼 많아지고 거리에 말똥도 그만큼 많아진다고 생각한다. 자동차가 많아지면 공기 오염이 그만큼 심해지고 기후 변화도 그만큼 일어난다고 생각한다. 그러나 세상은 그런 식으로 돌아가지 않는다.

기술이 기하급수적으로 발전할 때는 전문가조차 허를 찔릴 수 있다. 빛의 속도를 측정한 업적으로 노벨상을 받은 미국 물리학자 앨버트 마이컬슨Albert Michelson은 1894년 시카고대학교 강연에서 물리학에서는 소수점 아래 자리를 덧붙이는 것 외에는 더 이상 발견할 것이 거의 없을 것이라고 선언했다.[1] 그는 양자역학이 한창 발전하던 1931년에 사망했다. 그리고 빌 게이츠는 1995년에 펴낸 책 《미래로 가는 길The Road Ahead》에서 인터넷을 언급조차 안 했다. 비록 약 1년 뒤에 개정판을 내면서 인터넷이 "대단히 빨리 퍼지면서

대단히 중요해지고 있다는 점을 너무나 과소평가했다"라고 겸허하게 인정했지만 말이다.[2]

《와이어드Wired》의 초대 편집장인 케빈 켈리Kevin Kelly는 미래를 예측하는 일에 대부분의 사람들보다 더 뛰어난 능력을 보여 주었는데, 그에게는 한 가지 철칙이 있었다. "무언가와 애써 싸우려 하지 말고 그냥 받아들여라. 애써 달아나거나 금지하려고 하지 말고 그것을 활용하라."[3]

우리는 지식이 배가되고 기술이 상승 작용을 일으킨다는 점을 종종 알아차리지 못하곤 한다. 인류는 자신이 생각하는 것보다 훨씬 더 혁신적이다. 지난 200년 동안 인류는 새로우면서 기이한 기술들이 갑작스럽게 잇달아 출현하는 것을 목격해 왔다. 증기 기관, 쇠로 만든 배, 말 없는 마차, 고층 건물, 비행기, 개인용 컴퓨터, 인터넷, 평면 TV, 휴대전화, 유전자 편집 아기 등. 그런 기술이 처음 등장할 때면 우리는 충격을 받는다. 그 당시는 거의 알아차리지 못했으니까. 지난날 인간의 뇌가 진화하고 있었을 때는 한평생 변화하는 것이라곤 계절밖에 없었다. 갑작스럽게 융합되는 복잡한 기술들을 수백만 명이 연구할 때 어떤 일이 일어날지 우리가 예측하기 어려운 건 전혀 놀랄 일이 아니다.

내가 변화의 속도를 제대로 파악했든 그렇지 않든 전쟁이나 팬데믹이 일어나지 않는 한 우리 수명은 계속 증가할 것이다 그리고 전 세계의 지도적인 사상가들과 이야기를 나누면 나눌수록 그 증가가 얼마나 엄청난 의미를 지니는지를 점점 더 깊이 깨닫는다. 내가 처음에 염두에 두었던 연구 범위를 한참 넘어서 이런저런 생각을 하고 계획을 짤 수 있었던 것은 어느 정도는 그들 덕분이었다. 그러나 내게 더욱 깊이 생각하라고 재촉하는 이들은 하버드를 비롯한 대학에서 내가 가르치는 젊은이들, 그리고 거의 매일같이 메일과 소셜 미디어를 통해 내게 의견을 보내는 더 젊은 사람들이다. 그들은 내 연구가 미래의 직업과 노동력, 세계 보건 의료, 우리의 도덕 체계에 어떤 영향을 미칠지 생각하도록 나를 자극한다. 그리고 공정, 평등, 인간적 품격을 갖춘 채 건강수명과 수명이 대폭 늘어난 세계를 맞이하려면 어떤 변화가 일어나야 할지 더 깊이 생각해 보라고 내몬다.

이런 의학 혁명이 일어나 우리가 이미 들어선 쭉 뻗은 길로 계속 나아간다면 오늘날 일본에서 태어난 아이들 중 절반은 107년 넘게 살 것이라는 예측이 나와 있다.[4] 미국에서 태어나는 아이는 104년이다. 많은 연구자들은 이런 추정값들이 지나치게 낙관적이라고 보지만 내 생각은 다르다. 오히려 보수적으로 추정한 것일 수 있다. 오래전부터 나는 가장 유망한 요법과 치료제 중 몇 가지라도 결실을 맺는다면 현재 건강하게 살고 있는 사람은 꽤 건강하게 100세까지 살 것이라고, 즉 현재 건강한 50세에게서 기대하는 수준의 활력과 행동을 하면서 살 것이라고 예상해도 불합리하지 않다고 말해 왔다. 현재 우리가 알고 있는 최대수명은 120세지만 그 수명이 동떨어진 극단값임이 확실하다고 생각할 이유는 전혀 없다. 그리고 변화하는 광경을 맨 앞줄에서 지켜보고 있고 또 강력하게 표현할 필요성을 느끼기에 나는 공식적으로 이렇게 말하련다. 우리가 세계 최초로 150년까지 살 수 있을 것이라고. 세포 재프로그래밍의 잠재력이 실현된다면 금세기 말에는 150세에 다다를 수 있을지 모른다.

이 글을 쓰고 있는 현재 지구에서 120세를 넘은 사람은 아무도 없다. 최소한 나이가 검증된 사람 중에는 그렇다. 따라서 내 말이 옳은지, 누군가가 150년이라는 문턱을 넘을 수 있는지 알려면 적어도 수십 년이면 될 것이다.

하지만 그다음 세기는 어떨까? 그리고 그다음 세기는? 언젠가는 150세까지 사는 것이 표준이 될 날이 오리라는 예측은 결코 터무니없는 것이 아니다. 그리고 '노화의 정보 이론'이 타당하다면 상한 같은 것은 아예 없을 수 있다. 우리는 후성유전체를 "영구히" 재설정할 수 있을 테니까.

이 말이 끔찍하게 들릴 사람들이 많을 것이다. 충분히 이해할 수 있다. 우리는 인간 존재를 의미하는 기존의 거의 모든 개념이 뒤엎어지기 직전에 와 있다. 그리고 많은 이들은 그런 일이 일어날 리가 없으며 "일어나서도 안 된다"고 말해 왔다. 우리를 파멸로 이끌 것이 확실하다는 이유에서다.

인류의 수명 연장은 옳은가

내가 평생에 걸쳐 해 온 연구를 비판하는 이들은 소셜 미디어의 이름도 얼굴도 없는 악성 댓글꾼들이 아니다. 때로는 내 동료들이다. 때로는 내 가까운 친구들이다.

그리고 때로는 내 혈육이다.

우리 집 장남 알렉스는 16세인데 정치와 사회 정의 분야로 진출하려는 희망을 품고 있다. 아들은 내가 취하고 있는 낙관론을 받아들이기 어려워한다. 아직 젊을 때는 크게 호를 그리며 휘어 있는 윤리 세계의 지평 중 많은 부분을 보기가 특히 어렵다. 정의 쪽으로 구부러져 있는 부분은 더욱 그렇다.[5]

어쨌든 알렉스는 재앙을 불러올 온난화가 빠르게 진행되는 세상에서 자랐다. 게다가 거의 20년 동안 타국과 전쟁을 하고 있는 나라에서, 주민들이 가장 소중히 여기는 전통인 보스턴 마라톤에 참가한 이들이 테러 공격을 받은 도시에서 자랐다. 그리고 아주 많은 젊은이들이 그렇듯이 시리아에서 남수단에 이르기까지 인도주의가 위기에 처한 소식이 스마트폰 화면에 잇달아 떠오르는 초연결된 세계에 산다.

따라서 나는 이해한다. 아니, 적어도 이해하려고 애쓴다. 그러나 얼마 전 저녁에 알렉스가 내가 늘 피력하던 낙관론에 동의하지 않는다는 사실을 알았을 때 좀 실망했다. 물론 나는 아들이 그토록 강한 윤리 의식을 지니고 있다는 점이 뿌듯하다. 하지만 아들이 내 평생의 연구를 볼 때 더 비관적인 세계관이 상당한 그늘을 드리우고 있다는 사실을 깨닫자 서글퍼졌다.

그날 저녁 알렉스는 이렇게 말했다. "아빠 세대도 그 전의 모든 세대들과 똑같이 인류가 이 지구에 저지르는 파괴 행위를 막으려는 행동은 전혀 하지 않았어요. 그런데 지금 사람들이 더 오래 살도록 돕고 싶다고요? 그럼 그 사람들이 세계를 더 심하게 파괴할 수 있겠네요?"

그날 밤 나는 심란해하면서 잠자리에 들었다. 아들이 나를 비난해서가 아니었다. 오히려 좀 뿌듯한 마음이 들었다고 고백한다. 자녀가 먼저 아버지를 상대로 연습하지 않는다면 세계적인 가부장제를 결코 타파하지 못할 테니까. 나를 심란하게 한 것―그날 밤과 그 뒤로 숱한 밤을 잠 못 이루게 한 것―은 내가 그런 질문들에 대답할 수 없었다는 사실 자체였다.

인간의 삶이 더 길어질 날이 임박했음을 깨닫게 된 대다수는 그런 전환이 상당한 사회적 · 정치적 · 경제적 변화 없이는 불가능하다는 점 또한 빠르게 깨닫고 있다. 그리고 그 생각은 옳다. 파괴가 없다면 진화는 일어날 수 없으니까. 따라서 내가 내다보는 미래가 우리가 나아가고 있는 미래와 결코 같지 않다면 어쩔 텐가? 우리 종 수십억 명이 더 오래 더 건강하게 살면서 지구와 서로에게 더욱 큰 해를 끼치게 된다면? 수명 증가는 필연적이다. 나는 그렇게 확신한다. 그 불가피함이 자기 파괴로 이어진다면 어쩔 텐가?

내가 하는 일이 세상을 더 나쁘게 만든다면?

세상에는 그렇게 생각하는 사람들이 아주 많다. 그중에는 아주 명석하면서 아주 많은 지식을 갖춘 이들도 있다. 그러나 나는 우리의 미래를 여진히 낙관힌다. 니는 비관론자의 견해에 동의하지 않는다. 그렇다고 내가 그들의 말에 귀를 기울이지 않는다는 뜻은 아니다. 나는 귀를 기울인다. 그리고 우리 모두 귀를 기울여야 한다.

그것이 바로 이 장에서 내가 그들의 우려 중 몇 가지를 설명하려고 하는 이유다. 사실 나도 그런 것들을 우려한다. 하지만 나는 미래를 보는 다른 시각을 제시하고자 한다.

그럼 한번 살펴보기로 하자.

인류 종말이 임박했다는 경고

인류 역사의 첫 수만 년 동안 호모 사피엔스의 인구는 느리게 증가했으며 거의 멸종할 뻔한 적도 최소 한 차례 있었다. 고인류 시대 말기와 구석기 시대의 뼈 화석 중 젊은 사람의 것은 많지만 40세가 넘은 사람의 뼈대는 극소수다. 우리가 현재 중년이라고 부르는 사치를 누릴 수 있었던 사람은 몹시 드물었다.[6] 당시에는 10대 소녀가 엄마가 되고 10대 소년이 전사가 되었다는 사실을 떠올리자. 세대 교체는 아주 빠르게 이루어졌다. 가장 날쌔고, 가장 영리하고, 가장 힘세고, 가장 회복력이 뛰어난 사람만이 살아남을 가능성이 높았다. 우리는 우수한 두발 보행 능력과 분석 능력을 빠르게 갖추어 나갔지만 수많은 이들이 야만적인 생활 속에서 일찍 죽어야 했다.

우리 조상들은 생물학적으로 가능해지자마자 일찍부터 번식을 했으며 번식률은 사망률보다 아주 조금 높은 정도였다. 그러나 그만큼으로 충분했다. 인류는 생존하면서 지구의 구석구석까지 퍼졌다. 세계 인구가 5억 명에 이른 것은 크리스토퍼 콜럼버스가 신세계를 재발견할 무렵이었다. 그러나 그 뒤로 겨우 300년 사이에 인구는 2배로 늘었다. 그리고 지금 우리 행성은 점점 더 인구가 늘어나고 있으며 지속 가능한 한계까지, 아니 아마 그 너머를 향해 빠르게 치닫고 있다.

얼마나 많아야 너무 많다고 할 수 있을까? 65가지 과학적 예측을 조사한 한 보고서는 지구의 "환경 수용력"이 80억 명이라고 추정한 사례가 가장 많다고 결론지었다.[7] 우리가 바로 지금 거의 그 시점에 와 있다. 역사적으로 치명적인 수준의 팬데믹이나 핵 재앙—어느 누구도 제정신으로는 바라지 않을 것들—이 없다면 우리 인구는 거기에서 멈추지 않을 것이다.

퓨리서치센터Pew Research Center가 세계 최대 과학자 단체의 회원들에게 설문 조사를 했더니 82퍼센트가 빠르게 증가하는 인구를 먹여 살리기에는 식량을 비롯한 자원들이 부족하다고 답했다.[8] 세계천연두퇴치인증위원회Global Commission for the Certification of Smallpox Eradication 의장으로 세계에서 가장 치명적인 질병 중 하나를 종식시키는 데 기여한 호주의 저명한 과학자 프랭크 페너Frank Fenner 역시 그렇게 보는 쪽이다. 1980년 세계보건기구에 속한 그 위원회의 의장으로서 천연두 박멸을 공식 선언한 사람이 바로 그였다. 감염자 중 거의 3분의 1을 죽이는 바이러스를 없앰으로써 수많은 사람들에게 도움을 준 페너라면 인류가 힘을 모아서 스스로를 구할 방법들이 있다고 좀 활기찬 낙관론을 펼쳤다고 해도 사람들은 설득력 있다고 받아들였을 것이다.

원래 그는 은퇴할 계획을 품었다.[9] 그러나 그의 마음은 일을 그만 두려 하지 않았다. 그는 크나큰 문제들을 파악하고 해결하려는 노력을 멈출 수가 없었다. 페너는 그 뒤로 20년 동안 인류에게 닥칠 위협들에 관한 글을 쓰면서 보냈다. 그중에는 함께 천연두를 박멸하는 데 힘을 모았던 세계 보건 분야의 리더들이 거의 무시했던 문제들도 많았다.

그가 마지막으로 한 사전 경고는 2010년 사망하기 몇 달 전에 나왔다. 인구 폭발과 "무분별한 소비"가 이미 우리 종의 운명을 봉인했다고 호주 신문에 쓴 글이었다. 그는 앞으로 100년 안에 인류가 사라질 것이라고 썼다. "이미 여기에는 사람들이 너무 많다."[10]

물론 우리가 예전부터 많이 들어 본 후렴구다. 19세기에 들어설 무렵 세계 인구가 무려 10억 명을 넘어섰다. 그러자 영국 학자 토머스 맬서스Thomas Malthus는 식량 생산량 증가가 인구 증가를 따라가지 못하기 때문에 기아와 질병에 시달리는 가난한 사람이 급증할 것이라고 경고했다. 선진국의 입장에서 보면 흔히 맬서스 재앙이 대체로 비껴간 듯이 보인다. 농업의 발전 덕분에 우리는 재앙보다 한 걸음 늘 앞서 있었다. 그러나 전 세계를 보면 맬서스의 경고는 예언에 가까웠다. 맬서스 시대에 살던 인구와 거의 맞먹는 사람들이 현재 굶주리고 있으니까.[11]

1968년 세계 인구가 35억 명에 이르렀을 때 스탠퍼드대학교 교수 폴 에얼릭Paul Ehrlich과 그의 아내인 스탠퍼드 보전생물학센터 Center for Conservation Biology의 부소장 앤 에얼릭Anne Ehrlich은《인구 폭탄The Population Bomb》이라는 베스트셀러에서 맬서스의 경고를 다시금 울렸다. 내가 어렸을 때 이 책은 아버지의 서가에서 잘 보이는 데 놓여 있었다. 즉 어린아이의 눈높이에 딱 맞는 위치에 꽂혀 있었다. 표지는 마음을 불편하게 했다. 심지에 불이 붙은 폭탄 안에 통통한 아기가 앉아서 웃고 있는 그림이었다. 나는 그 장면을 악몽으로 꾸곤 했다.

그러나 표지 안의 내용은 더 심각했다. 에얼릭은 인도 뉴델리에서 택시를 타고 갈 때 일종의 계시를 받은, 즉 들이닥칠 공포를 "각성"한 과정을 적었다. "거리는 사람들로 살아 움직이는 듯했다. 먹는 사람들, 씻는 사람들, 자는 사람들이 있었다. 여기저기 들르는 사람들, 말다툼하는 사람들, 비명을 질러 대는 사람들이 있었다. 택시 창문 틈새로 손을 밀어 넣어서 구걸하는 사람들이 있었다. 대변을 누고 소변을 누는 사람들이 있었다. 버스에 매달려서 가는 사람들이 있었다. 동물을 몰고 가는 사람들이 있었다. 사람들, 사람들, 사람들, 사람들이."[12]

에얼릭은 해마다 세계 식량 생산량이 "불어나는 인구 증가보다 조금씩 뒤처지고, 사람들은 좀 더 굶주린 채 잠자리에 든다"라고 썼다. "이 추세는 일시적 또는 국지적으로 뒤집히기도 하지만 지금은 논리적 결론을 향해 계속 나아가는 것이 필연적인 수순처럼 보인다. 바로 대규모 기아 사태다."[13] 물론 《인구 폭탄》이 첫 출간된 이래로 수십 년 동안 수백만 명이 실제로 굶어 죽었다는 것은 섬뜩하기 그지없는 명확한 사실이다. 하지만 에얼릭 부부가 예측한 수준에는 거의 미치지 못하며, 대개 식량 생산량 부족 때문이 아니라 정치적 위기와 군사적 충돌로 빚어진 결과였다. 그렇긴 해도 아기가 굶어 죽을 때 그런 일이 어떻게 일어났느냐는 아이나 그 가족에게 별로 중요한 문제가 아니다.

맬서스와 에얼릭의 가장 끔찍한 예측은 실현되지 않았다. 하지만 그들은 식량 생산과 인구의 관계에 지나치게 초점을 맞춘 나머지 훨씬 더 크고 더 장기적인 위험을 사실상 과소평가했을 수 있다. 수억 명의 목숨을 앗아갈지 모를 대규모 기아가 아니라 우리 모두를 죽일 지구의 반란 말이다.

지금은 고인이 된 물리학자 스티븐 호킹Stephen Hawking은 2016년 11월에 인류가 "우리의 허약한 행성"에서 살 날이 1000년이 안 남았다고 예측했다. 몇 달 동안 심사숙고한 뒤 그는 자신의 추정값을 90퍼센트나 줄이는 쪽으로 수정했다. 페너의 경고와 같은 맥락에서 호킹은 인류가 새로 살 곳을 찾을 수 있는 시간이 100년밖에 안 남았을 것이라고 믿었다. 그는 말했다. "우리는 지구의 공간을 다 써 버리고 있다." 뭔가 할 수 있는 여지도 없다. 우리 태양계와 가장 가까운 지구형 행성은 4.2광년 떨어져 있다. 워프 항법이나 웜홀 이동 기술 같은 엄청난 발전이 이루어지지 않는다면 거기까지 가는 데 1만 년이 걸릴 것이다.

문제는 단지 인구만이 아니라 그 인구의 소비다. 그리고 소비만이 아니라 폐기물 또한 문제다. 식량을 많이 쓰면 풍요로워진다. 화석연료를 많이 쓰면 탄소 배출량이 늘어난다. 석유 화학물질을 많이 쓰면 플라스틱이 많아진다. 평균적으로 미국인은 생존하는 데 필요한 양보다 식품은 3배 이상, 물은 약 250배 이상 소비한다.[14] 그러면서 매일 2킬로그램의 쓰레기를 생산하는데 그중 재활용되거나 퇴비가 되는 것은 약 3분의 1에 불과하다.[15] 자동차, 비행기, 커다란 집, 전기를 많이 쓰는 세탁기 같은 것들 때문에[16] 평균적인 미국인의 연간 이산화탄소 배출량은 세계 평균보다 5배 높다. 심지어 "바닥" 수준—미국의 수도원에서 생활하는 수사들조차 내려가지 않는 하한선—마저 세계 평균의 2배다.[17]

미국인만이 그렇게 많이 소비하고 배출하는 것은 아니다. 그만큼 또는 그보다 더 소비하고 배출하는 이들이 수억 명에 달하며[18] 수십억 명이 그 방향으로 나아가고 있다. 비영리 단체인 지구발자국 네트워크Global Footprint Network는 세계의 모든 사람들이 한 해 동안 미국인처럼 생활한다면 소비한 양을 재생하고 폐기물을 흡수하는 데 꼬박 4년이 걸릴 것이라고 추정한다.[19] 지속 불가능성의 교과서적인 사례. 우리는 쓰고 쓰고 또 쓰며, 자연 세계에 도움이 되는 일을 거의 하지 않는다.

끔찍한 환경 실상을 보면서 100년도 안 남았다고 경고하는 과학자들이 늘어나 왔다. "소비를 대폭 줄이는 비현실적으로 야심적인 감축 전략"을 쓴다고 해도[20] 많은 과학자들이 인류에게 재앙을 가져올 "전환점"이라고 믿는 섭씨 2도 이상 지구 기온이 상승하는 것을 막지 못할 가능성이 높다.[21] 페너의 말마따나 사실상 이미 "너무 늦은" 것일지 모른다.

우리는 아직 그 섭씨 2도 전환점에 도달하지 않았지만 그럼에도 이미 꽤 엄청난 결과를 겪고 있다. 인류가 일으킨 기후 변화는 전 세계의 먹이 그물을 파괴하고 있으며 일부에서는 현재 6종에 1종 꼴로 멸종 위험에 처해 있다고 추정한다. 기온 증가는 바다의 "산호 초에 사는 생물들을 익히고" 있다.[22] 거의 캘리포니아주만 한 면적에 걸쳐 있고 지구에서 가장 다양성이 높은 생태계인 호주의 대보초 역시 피해를 입고 있다. 이 자연의 경이 중 백화 현상을 겪는 곳이 90퍼센트를 넘는다. 산호가 살아가는 데 필요한 공생조류가 죽어 사라진다는 뜻이다. 2018년 호주 정부는 과학자들이 오래전부터 말해 온 것을 인정하는 보고서를 내놓았다. 대보초가 "붕괴"하고 있다는 것이다.[23] 같은 해에 호주 연구자들은 지구 온난화로 희생된 첫 포유동물이 나왔다고 발표했다. 브램블케이멜로미스Bramble Cay melomys라는 꼬리가 긴 유대류 생쥐인데 해수면 상승으로 섬 생태계가 파괴되면서 멸종했다.

또 현재 남극대륙과 그린란드의 빙하가 녹아서 해수면이 상승하고 있다는 점도 논란의 여지가 없다. 미국해양대기청National Oceanic and Atmospheric Administration 같은 기관들은 앞으로 해안 지역이 더욱 침수될 것이고 뉴욕, 마이애미, 필라델피아, 휴스턴, 포트로더데일, 갤버스턴, 보스턴, 리우데자네이루, 암스테르담, 뭄바이, 오사카, 광저우, 상하이 같은 해안 도시들을 위협할 것이라고 내다본다. 해수면 상승에 영향받을 가능성이 높은 지역에 사는 사람은 10억 명이 넘는다.[24] 한편 태풍, 홍수, 가뭄은 더욱 잦아지고 더 심각해질 것이다. 세계보건기구는 기후 변화의 직접적인 결과로 해마다 이미

15만 명씩 죽어 가고 있으며 앞으로 그 수가 최소 2배는 늘 것이라고 추정한다.[25]

이 모든 섬뜩한 경고는 사람이 평균 75~80년을 사는 세계를 전제로 한다. 따라서 우리 환경의 미래를 가장 비관적으로 보는 주장조차 사실상 문제의 규모를 과소평가하는 셈이다. 수명 증가를 인구 증가와 동일시하지 않는다거나, 수명 증가로 세계가 더 복잡해지고 환경이 더 파괴되고 소비가 더 늘고 쓰레기가 더 많이 배출되지 않는다고 보는 모델은 아예 없다. 우리가 더 오래 살수록 환경 위기는 더욱 악화될 것이다.

그리고 그것은 우리가 겪을 고통의 일부에 불과할 뿐이다.

장수가 정치에 초래할 문제

우리 세상을 더 친절하고 더 관용적이고 더 포용적이고 더 살기 좋은 곳으로 만드는 한결같은 추진력이 있다면, 그것은 바로 사람이 너무 오래 살지 않는다는 것이다. 어쨌든 경제학자 폴 새뮤얼슨Paul Samuelson이 종종 말했듯이 사회적 · 법적 · 과학적 혁명은 "거듭되는 장례식"의 대가다.

양자물리학자 막스 플랑크Max Planck도 이 사실을 잘 알고 있었다.

그는 1947년 사망하기 직전에 이렇게 썼다. "새로운 과학적 진리는 반대편을 설득해 그들이 그 빛을 보도록 함으로써 승리하는 것이 아니다. 반대편이 결국은 죽어 사라지고, 새로운 진리에 친숙한 새로운 세대가 자라면서 이기는 것이다."[26]

나는 지금까지 살면서 몇 종류의 혁명—유럽의 베를린 장벽 붕괴에서부터 미국의 성소수자LGBTQ 권리 향상, 호주와 뉴질랜드의 총기 규제 강화에 이르기까지—을 목격했기에 그들의 깨달음이 옳다고 장담할 수 있다. 사람들은 무언가를 보는 관점을 바꿀 수 있다. 연민과 상식은 국가를 움직일 수 있다. 그리고 생각을 주고받는 시장은 시민권이나 동물권 같은 현안들에서 우리가 투표하는 양상에, 병들고 도움이 필요한 사람들을 대하는 방식에, 존엄사를 보는 방식에 분명히 영향을 미친다. 그러나 민주 사회에서 새로운 가치가 번성할 수 있도록 가장 큰 기여를 하는 것은 기존 견해를 완고하게 붙들고 있는 이들의 사망이다.

이어지는 죽음을 통해서 세계는 버릴 필요가 있는 사상들을 버린다. 그리하여 이어지는 탄생을 통해서 세계는 더 나은 행동을 할 기회를 얻는다. 안타깝게도 언제나 옳은 방향으로 나아가는 것은 아니다. 그리고 때로 발전이 느리거나 고르지 못할 때가 있다. 한 세대가 20분에 불과한 세균은 빠르게 진화하면서 새로운 도전 과제에 대처한다. 한 세대가 20년인 인류에게서는 문화와 사상이 진화하는 데 수십 년이 걸릴 수 있다. 때로는 퇴보하기도 한다.

최근 들어 전 세계에서 민족주의는 분노에 찬 변두리 집단의 전유물에서 강력한 정치 운동의 추진력으로 부상해 왔다. 이 모든 움직임을 어느 한 가지 단일한 요소로 설명할 수는 없다. 그렇지만 경제학자 하룬 온더Harun Onder는 인구통계학적 관점에서 살펴보았다. 그는 민족주의적 논리가 더 나이 든 사람들에게 공감을 얻는 경향이 있음을 간파했다.[27] 따라서 언젠가는 세계화에 반대하는 물결이 들이닥칠 가능성이 높다. 2015년에 유엔은 보고서에서 이렇게 말했다. "세계의 거의 모든 나라에서 인구 중 노년층의 수와 비율이 증가하고 있다." 유럽과 북아메리카는 이미 노년층 비율이 가장 높다. 그 보고서는 2030년에는 이 양쪽 대륙에서 60세를 넘는 이들이 4분의 1을 넘을 것이고 그 뒤로 수십 년 동안 계속 증가할 것이라고 예측한다. 다시 말하지만 이런 예측들은 수명이 늘어날 햇수를 터무니없이 적게 잡은 것이다.[28]

나이 많은 유권자는 나이 많은 정치인을 지지한다. 현재 정치인들은 70대와 80대가 되어도 완고하게 은퇴할 생각을 하지 않는 듯하다. 2018년에 재선에 출마한 미국 상원의원의 절반 이상은 65세를 넘었다. 민주당 지도자 낸시 펠로시Nancy Pelosi는 당시 78세였다. 유력 인사인 다이앤 파인스타인Dianne Feinstein과 척 그래슬리Chuck Grassley는 85세였다. 평균적으로 미국 의원은 유권자보다 나이가 20세 더 많다.

2003년 사망할 당시 스트롬 서먼드Strom Thurmond는 100세였으며 48년째 상원의원으로 있었다. 서먼드가 의회에서 100세에 도달한 사람이었다는 사실이 결코 나쁘다는 것이 아니다. 우리는 경험과 지혜를 쌓은 리더를 원한다. 그들이 과거에 집착하지 않는 한 말이다. 서먼드가 기본 투표권을 포함해 시민권에 반대하고 인종 차별을 지지하는 등의 행동을 오랫동안 했음에도 어떻게든 그 자리를 유지했다는 점은 비극이다. 99세 때 그는 이라크에서 군사 작전을 수행하고, 제약사에 더 책임을 부과하는 법안에 반대하고, 증오 범죄를 규제하는 법률에 성적 지향성, 젠더, 장애 항목을 포함시키자는 법안을 부결시키는 쪽에 투표했다.[29] 그런데 이른바 "가족의 가치"를 중시하던 그 정치인이 22세 때 미성년자였던 아프리카계 미국인 가정부와의 사이에 딸을 낳았다는 사실이 사후에 드러났다. 당시 사우스캐롤라이나 법에 따라 강간죄로 기소될 가능성이 거의 확실한 행위였다. 그는 그 아이에 관해 알고 있었지만 결코 공개적으로 인정하지 않았다.[30] 서먼드는 은퇴한 뒤 겨우 6개월 살다가 사망했다. 당시 아직 어려서 투표를 할 수 없었던 사람들은 여생을 그가 투표한 결과에 따라서 살아가야 할 것이다.

우리는 노인들이 지닌 약간의 옹고집을 "나이를 먹은 데 따르는" 증상이라고 용인하는 경향이 있지만, 아마 그런 옹고집을 지닌 채 오래 살지 못할 것임을 알기 때문이기도 할 것이다. 그러나 60대 유권자가 앞으로 20~30년이 아니라 60~70년을 염두에 두고 투표를 할 세상을 생각해 보라. 서먼드 같은 사람이 반세기가 아니라 한 세기 동안 의원으로 일한다고 상상해 보라. 자기 지역의 정치 상황을 떠올리는 쪽이 더 쉽다면 자신이 경멸하는 정치인이 역사상 그 어떤 지도자보다 더 오랜 시간 권력을 잡고 있는 모습을 상상해 보라. 이제 덜 민주적인 국가에서 독재자가 얼마나 오래 권력을 틀어쥐고 있을지 생각해 보라. 그리고 그 권력을 어떻게 휘두를지.

이런 일이 우리 세계에 정치적으로 어떤 의미를 지니게 될까? 친절, 관용, 포용, 정의를 뒷받침하던 든든한 추진력이 갑작스럽게 사라진다면, 세계는 어떻게 될까?

그리고 문제는 그것만이 아니다.

위태로운 사회 보장 제도

1930년대에 세계 대공황에 피해를 입지 않은 사람은 거의 없었다. 그러나 영향을 가장 실감한 이들은 중년 이상의 사람들이었다. 주식 시장 붕괴와 은행 파산으로 수백만 명의 미국 노인들이 아껴 모았던 돈은 몽땅 허공으로 날아갔다. 수많은 이들이 직장을 잃었다. 그리고 나이 많은 사람을 직원으로 고용하려는 고용주는 거의 없었다. 그러니 극심한 빈곤이 찾아왔다. 노년층의 약 절반은 빈곤에 시달렸다.[31]

그들은 교회의 집사, 지역 사회의 기둥, 교사와 농민과 공장 노동자였다. 누군가의 할머니와 할아버지였다. 그들의 절망은 국가를 뿌리째 뒤흔들었다. 결국 미국 역시 이미 사회 보장 제도를 운영하는 약 20개국의 뒤를 따라서 1935년에 그 제도를 채택하게 되었다.

사회 보장 제도는 도덕적으로 타당했다. 수학적으로도 타당했다. 당시 21세 생일을 맞이한 남성 중 생활 보조금을 받기 시작하는 나이인 65세 생일을 맞이할 사람은 겨우 절반 남짓이었다. 65세에 도달한 사람은 평균적으로 약 13년을 더 살 수 있었다.[32] 그리고 그 짧은 은퇴기를 지원하는 제도에 쓰일 돈을 부담할 젊은 노동자들은 많이 있었다. 당시 65세를 넘는 사람은 미국 인구의 약 7퍼센트에 불과했다. 2차 세계대전 이후에 경제가 다시 활기를 띠기 시작했을 때 그 제도의 수혜자 1인을 위해 보험료를 내는 노동자는 41명이었다. 그 제도의 첫 수혜자 중 한 사람이던 아이더 메이 풀러Ida May Fuller라는 버몬트의 법률 비서는 수급 명세서를 모으기 시작했다. 풀러는 사회 보험료를 3년 동안 낸 뒤에 수혜자가 되었는데 처음에 24.75달러를 받았다. 100세까지 산 그녀가 1975년 사망할 때까지 받은 총액이 2만 2888.92달러였다. 그 무렵에 노년층 빈곤율은 15퍼센트까지 떨어져 있었고, 주로 사회 보장 제도 덕분에 그 뒤로도 계속 낮아져 왔다.[33]

현재 21세인 미국인 중 약 4분의 3은 65세 생일을 맞이할 것이다. 그리고 미국 사회 보장 안전망을 지탱하는 법률들이 개정되면서 많은 이들이 그보다 더 일찍 퇴직하려는—따라서 더 일찍 수급하려는—경향이 나타났다. 세월이 흐르면서 새로운 혜택들이 추가되어 왔기 때문이다. 물론 사람들의 수명도 늘었다. 65세에 이르는 사람은 약 20년을 더 산다고 기대할 수 있다.[34] 그리고 모든 사회 보장 비관론자들이 지적하겠지만 부담자 대 수급자의 비율이 3 대 1로 지속 불가능한 수준이 되어 있다.

그렇다고 해서 사회 보장 제도가 필연적으로 붕괴할 운명이라는 말은 아니다. 앞으로 수십 년 동안 지급 능력이 유지될 수 있도록 합리적인 조정을 할 수 있다. 그러나 지금쯤 짐작할 수 있겠지만 가장 흔히 권고되는 조정안들은 모두 우리의 수명이 앞으로 그저 조금 늘어날 것이라는 가정 아래 나온 것이다. 미국─현재 어떤 형태로든 간에 사회 보장 제도를 운영하고 있는 다른 170개국은 말할 것도 없고─의 정책 결정자 중에서 65세라는 나이가 많은 이들에게서 인생의 절반에 해당하는 시점이 되는 날이 오리라고 생각하는 사람은 거의 없다.

이 점까지 고려한다면 압도적 대다수까지는 아니어도 많은 정치인들이 그냥 상황 자체를 회피하는 쪽을 택할 것이다. 1964년 미국 대통령 선거에서 린든 존슨Lyndon Johnson이 배리 골드워터Barry Goldwater에게 압승을 거둔 것은 골드워터가 사회 보장 제도에 적대적인 태도를 취한 데 힘입은 바 크다. 그러나 1980년대에는 좌우 양쪽 진영의 정치인들 모두 사회 보장 제도를 미국 정치의 "제3레일third rail"(전철의 궤도 레일 외에 별도로 설치된 전기 공급 레일로 고압 전류가 흐른다-옮긴이)이라고 불렀다. "건드리면, 죽는다."[35] 당시 미국인 중 15퍼센트가 사회 보장 제도의 수급자였다. 지금은 약 20퍼센트에 달한다.[36] 현재 65세 이상인 사람은 미국 유권자의 20퍼센트를 차지하며 2060년까지는 60퍼센트로 늘어날 것이다.[37] 게다가 그들은 18~29세보다 투표소에 가는 비율이 2배는 높을 것이다.[38]

따라서 AARP(예전 명칭은 미국퇴직자협회)가 사회 보장 제도에 결코 손대지 말라고 반대하는 것은 지극히 당연하다. 몸이 덜 힘든 직종이나 좋아하는 직장에서 일하는 사람들은 몇 년 더 일하다가 퇴직하는 것도 그리 나쁘지 않다고 여기겠지만 힘든 육체노동, 조립라인, 육류 가공 공장 일로 45년을 보낸 사람은 어떨까? 더 오래 일해야 수급자가 된다고 하면 공정하다고 여길까? 장수 약물과 건강 수명 요법은 그들이 더 오랫동안 더 건강하고 활기차게 활동하도록 도울 가능성이 매우 높다. 하지만 그 늘어난 기간 대부분을 광산으로 돌아가서 열심히 일하라고 강요한다면 정당하지 못할 것이다.

물론 쉬운 답은 없다. 그렇지만 과거가 미래를 비추어 준다면—인간의 행동은 그럴 때가 많다—정치인들은 느리게 진행되는 재앙이 급속히 진행될 때까지는 마냥 지켜보고만 있을 것이다. 빠르게 진행될 때도 그냥 앉아서 좀 더 지켜보자고 할 것이다. 많은 나라, 특히 서유럽 국가들에서는 사회 보장 제도가 비교적 수급자에게 관대하며, 좌익과 우익 정치인들 모두에게 받아들여져 왔다. 그러나 최근 들어서 정부의 적자가 심해지고 나이 든 노동자에게 오랫동안 약속했던 것을 제공하기가 불가능해지면서 이 제도에 압박이 가해져 왔다.[39] 그 결과 교육과 보건 의료 중에서, 보건 의료와 연금 중에서, 연금과 장애 지원 중에서 뭐가 더 중요한지를 놓고서 논쟁이 촉발되어 왔다. 재원이 점점 줄어들수록 이런 논쟁은 더욱 격화될 것이다. 그리고 1900년대 중반에 이 제도가 설계될 때 아주 드물었던 연령의 은퇴자들이 곧 흔해질 것이라는 사실을 감안해 혁신적인 개혁 조치가 이루어지지 않는 한 재원 부족은 필연적이 된다.

나는 적어도 2달마다 이런저런 정치인으로부터 생물학, 의학, 방역 분야의 최신 연구 성과를 알려 달라는 전화를 받는다. 대화는 거의 언제나 사람들의 수명이 점점 길어질 때 경제에 어떤 일이 일어날 것인가 하는 논의로 끝난다. 나는 사람들이 기존 퇴직 연령 이후로 40년 더 오래 살아갈 세상을 위한 경제 모형은 아예 없다고 말하곤 한다. 많은 이들이 매우 건강하게 족히 100세 이상 살아갈 세상에서 업무 패턴, 퇴직 후 활동, 지출 습관, 보건 의료 필요 항목, 저축, 투자가 어떤 양상을 띨지 우리는 아예 자료가 없다.

우리는 세계적으로 유명한 경제학자들인 런던대학교의 앤드루 스콧Andrew Scott, 옥스퍼드대학교의 마틴 엘리슨Martin Ellison과 함께 그런 미래가 어떤 모습일지를 예측하는 모델을 개발하는 중이다. 변수는 아주 많으며 전부 긍정적인 것은 아니다. 사람들은 일을 계속할까? 노동 시장이 이미 자동화를 통해 줄어들고 있는 세상에서 그들은 어떤 일을 할 수 있을까? 퇴직한 뒤에 반세기 이상을 지내게 될까? 나라가 늙어 감에 따라서 경제 성장이 느려질 것이라고 보는 경제학자들도 있다. 주된 이유는 퇴직한 뒤에는 소비를 덜하기 때문이다. 사람들이 아주 긴 생애의 절반을 오로지 근근이 생활하는 수준으로만 지출하면서 살아간다면 어떻게 될까?

저축을 더 많이 할까? 투자를 더 많이 할까? 퇴직 후에 곧 지루해져서 새로운 일을 찾아 나설까? 오랫동안 쉬다가 수십 년 뒤 돈이 다 떨어지면 새로 일을 하러 나설까? 훨씬 더 건강이 좋아져서 의료비를 덜 쓰게 될까? 훨씬 더 오래 살기 때문에 의료비를 더 쓰게 될까? 일찍부터 교육에 시간과 돈을 많이 투자할까?

이런 질문들의 답을 안다고 주장하는 사람은 사기꾼이다. 이런 질문들이 중요하지 않다고 말하는 사람은 바보다. 우리는 어떤 일이 일어날지 전혀 알지 못한다. 우리는 인류 역사상 경제적으로 가장 불안정한 시대를 향해 맹목적으로 나아가고 있다.

그러나 이렇게 모른다는 점보다 더욱 심각한 문제가 있다.

갈수록 심해지는 부와 수명 양극화

1970년대에 미국 상류층이었다면 더 풍요로운 삶을 누렸을 뿐 아니라 더 오래 살았다. 경제적으로 위쪽 절반에 속한 이들은 아래쪽 절반에 속한 이들보다 평균 1.2년을 더 살았다.

2000년대 초에는 이 격차가 대폭 증가했다. 소득 수준이 위쪽 절반에 속한 이들은 거의 6년을 더 산다고 예측할 수 있었고 2018년 경에는 이 격차가 더욱 벌어졌다. 가장 부유한 10퍼센트는 가장 가난한 10퍼센트보다 13년을 더 산다고 추정된다.[40]

이 격차가 미칠 영향은 아무리 강조해도 지나치지 않을 것이다. 부유한 이들은 더 오래 살 뿐 아니라 더욱더 부유해지고 있다. 그리고 물론 더욱 부유해질수록 더욱 오래 산다. 늘어난 햇수만큼 집안의 사업을 경영할 시간이 늘어나고 투자를 관리하는 시간이 늘어나면서 부 역시 기하급수적으로 증가한다.

부자들은 기업에만 투자하는 것이 아니다. 부자는 세계 최고의 의사(미국의 5대 명의라고 일컬어지는 의사들을 다 만나는 듯하다), 영양사, 개인 트레이너, 요가 지도자, 최신 의료법—줄기세포 주사, 호르몬, 장수 약물—을 두루 다 접한다. 이 말은 그들이 더 건강하게 더 오래 산다는 뜻이며 그 덕분에 그들은 살면서 더욱 많은 부를 쌓을 수 있다. 부의 축적은 그들이 운 좋게 올라탈 수 있었던 집안에 선순환을 일으켜 왔다.

그리고 부자는 건강에만 투자하는 것이 아니다. 정치에도 투자한다. 그래서 미국의 세법이 부자에게 매기는 세금을 대폭 줄이는 쪽으로 개정이 이루어지는 데 적잖은 기여를 했다.

대다수 국가는 축적된 부의 대물림을 제한하는 방법으로 상속세를 물린다. 하지만 미국에서 상속세가 원래 부의 대물림을 제한하려고 고안된 것이 아니라는 사실은 거의 알려져 있지 않다. 원래는 전쟁에 필요한 예산을 확보하기 위해 부과한 것이었다.[41] 1797년 혹시 있을 프랑스의 침략을 막을 해군을 창설하기 위해 연방세가 부과된 것이 시초였다. 1862년에는 남북전쟁의 비용을 대기 위해 상속세가 부과되었다. 지금과 비슷한 형태의 상속세는 1916년에 1차 세계대전의 비용을 확보하기 위해 부과했다.

최근 들어서는 전쟁 비용의 부담을 나머지 국민들이 지는 쪽으로 양상이 바뀌어 왔다. 세제의 허점 때문에 미국에서 "상속세death tax"라는 교묘한 명칭의 세금을 내는 부유한 집안의 비율은 5분의 1로 줄어들었다. 그럼으로써 현대에 "부자로 죽는" 데 따르는 비용은 최소한으로 낮아졌다.[42]

이 모든 변화는 부자의 자녀들이 아주 잘 살아갈 것임을 의미한다. 세금을 올리는 쪽으로 개정이 이루어지지 않는 한 그들은 훨씬 더 많은 자산을 물려받고 훨씬 오래 살게 됨으로써 계속 더 나아질 것이다.

또 아직 노화를 질병으로 여기는 나라가 없다는 점을 염두에 두자. 보험사는 정부 당국이 인정하지 않은 질병을 치료하는 약에는 보험금을 지불하지 않는다. 그 약이 인류와 국가 경제에 혜택을 준다고 해도 그렇다. 보험 적용 항목으로 지정되지 않는다면, 메트포르민(항노화제)을 처방하는 당뇨병 같은 특정한 질병을 이미 앓고 있지 않다면, 장수 약물 값은 고스란히 자기 돈으로 지불해야 할 것이다. 선택적 사치품일 것이기 때문이다. 노화가 의학적 증상으로 지정되지 않는다면 처음에는 부자들만이 이런 과학적 발전들 중 상당수를 누릴 수 있을 것이다. 진정한 맞춤 보건 의료를 가능하게 할 최첨단 생체표지추적, DNA 서열 분석, 후성유전체 분석 역시 마찬가지일 것이다. 결국은 가격이 하락하겠지만 정부가 빨리 나서지 않는다면 아주 부자와 나머지 사람들 사이에 큰 격차가 나타나는 시기가 올 것이다.

중세 암흑기 이래로 우리가 경험해 온 모든 세상과 전혀 다른 가진 자와 못 가진 자의 세상을 상상해 보자. 기막힌 행운에 불과한 것 덕분에 특정한 집안에서 태어난 이들이 더 긴 건강수명을 누리고 더 오래 생산적으로 일하고 더 큰 보상을 얻는 투자를 할 수 있도록 해 줄 요법을 원하는 대로 접함으로써, 그럴 여력이 없는 집안에 태어난 이들보다 30년 더 오래 살 수 있는 세계다.

우리는 이미 1997년 영화 〈가타카Gattaca〉가 예측한 세계를 향해 미미한 첫걸음을 내딛은 상태다. 원래 인간의 번식을 돕기 위해 고안된 기술이 "불리한 조건"을 제거하는 데 쓰일 뿐 아니라 그것을 구입할 여유가 있는 이들에게만 쓰이는 사회다. 앞으로 수십 년 안에 안전 문제나 세계적인 반발이 없다면 우리는 전 세계에 유전자 편집이 받아들여지고 그에 따른 개인의 능력 향상을 보게 될 가능성이 높다. 부모가 될 이들에게 자녀의 질병 취약성을 줄이고, 신체 형질을 고르고, 더 나아가 지적 능력과 운동 능력을 선택할 대안을 제공하는 것이다. 〈가타카〉에서 의사가 두 예비 부모에게 말하듯이 "가능한 최고의 출발점"을 자녀에게 제공하고 싶은 이들은 그렇게 할 수 있을 것이다. 그리고 장수 유전자를 파악하고 있기에 그들은 가능한 최고의 결승선 역시 제공할 수 있을 것이다. 이미 지니고 있는 강점이 무엇이든 간에, 유전적으로 강화된 이들은 장수약, 장기 교체, 우리가 꿈에도 생각 못 한 요법 등을 접하는 경제적 능력에 힘입어서 더욱 자신을 강화할 수 있을 것이다.

평등을 확보하는 조치를 취하지 않는다면 갑부들이 자녀뿐 아니라 반려동물마저 가난한 사람의 자녀보다 훨씬 더 오래 살 수 있도록 하는 위태로운 세계가 정말로 출현할 것이다.

부자와 빈자가 단순히 경제적 차이가 아니라 인간 삶을 정의하는 방식 자체를 통해 분리되는 세계, 부자는 진화하도록 허용되고 빈자는 뒤처지는 세계 말이다.

그러나……

인간의 수명을 연장하는 잠재력이 우리 세계의 가장 끔찍한 문제들 중 일부를 악화시킨다고 해도―그리고 앞으로 수십 년에 걸쳐서 우리에게 새로운 문젯거리들을 안겨줄 것이라고 해도―나는 낙관한다. 이 혁명이 세계를 더 나은 곳으로 바꿀 것이라고 여전히 낙관한다.

어쨌든 우리는 지금까지 그렇게 해 왔으니까.

적응하느냐 망하느냐

미래를 이해하려면 과거를 돌아보는 것이 도움이 될 때가 있다. 따라서 우리가 들어가려는 절망적인 세계를 더 잘 이해하고 싶다면 또 다른 절망적인 시대를 살펴보는 것이 좋다.

런던탑에서 트래펄가광장까지, 버킹엄궁전에서 빅벤까지 상징적인 이정표들이 가득한 도시라서 많은 이들, 심지어 많은 런던 사람들조차 런던에서 캐넌스트리트철교를 떠올리는 일이 거의 없는 것은 지극히 당연하다.

이 다리를 언급한 노래는 전혀 없다. 적어도 내가 아는 한 그렇다. 이 녹슨 철로를 이야기에 등장시킨 작가 역시 내가 아는 한 없다. 어쩌다가 도시 풍경화에 담기지만 거의 언제나 부수적인 장식물 역할을 할 뿐이다.

당연히 이 다리는 좀 볼품이 없다. 녹색으로 칠한 강철과 콘크리트로 된 지극히 밋밋한 실용적인 구조다. 그리고 템스강에서 동쪽으로 저 멀리 줄줄이 달린 전등이 매력적으로 빛나는 서더크다리의 인도를 바라볼 때면, 설령 이 철교가 바로 앞에 있는데 아예 잊어버린다고 해도 용서할 수 있다. 오른쪽으로 바로 너머에는 건축가 렌

조 피아노Renzo Piano가 설계한 유명한 고층 빌딩 더샤드The Shard가 있고, 그 바로 너머 강물 위로 더욱 유명한 런던브리지와 그 하류의 장관이 펼쳐지니 말이다.

1866년 캐넌스트리트철교가 개통된 해에 런던 인구는 약 300만 명에 달했다. 해가 지날수록 더 많은 사람들이 런던으로 몰려들었다. 그리고 엘리스섬(미국 최초의 연방이민국이 있던 곳-옮긴이)의 런던판에 해당하는 캐넌스트리트역까지 배를 타고 해외에서 건너온 사람들이 다시 기차를 타고 초라한 철교를 지나 런던 각지로 스며들었다. 날이 갈수록 런던은 더욱 혼잡해져 갔다. 나는 런던이 더 이상 주민들을 받을 수 없다는 것이 너무나 명백해 보이던 그 시절에 도시로 줄지어 몰려드는 인파를 지켜보던 사람이 과연 어떤 생각을 했을지 상상하기조차 어렵다. 세계 각지에서 사람들이 밀려들었을 뿐 아니라 이미 과밀 상태인 도시 내에서 많은 아기들이 태어나고 있는 상황이었다.

아메리카와 호주로 정착민들이 떠나갔지만 인구 폭발을 막는 효과는 전혀 없었다. 1800년 런던 인구는 약 100만 명이었지만 1860년경에는 3배로 늘었다. 그러면서 대영제국의 수도에 끔찍한 결과가 빚어졌다.

센트럴런던은 특히 지독한 곳이었다. 거리에는 진흙과 말똥이 뒤섞여서 발목 높이까지 차오르곤 했고 거기에 신문, 깨진 유리, 담배 꽁초, 썩어 가는 음식물까지 뒤엉켜 있었다. 항만 노동자, 공장 노동자, 세탁부와 그 식구들이 이 더러운 길을 따라 다닥다닥 늘어선 작은 오두막집들에 모여 살았다. 여름이면 공기에 검댕이 가득했고 겨울에는 검댕 섞인 안개가 도시를 뒤덮었다. 런던 주민들은 호흡할 때마다 돌연변이를 일으키기 쉬운, 산으로 감싸인acid-coated 황, 나무, 금속, 흙, 먼지의 입자들을 들이마셨다.

하수도는 런던 중심부의 더 부유한 동네에서 배설물 등을 빼내려는 의도로 만들어졌는데 그 목적을 그대로 수행했다. 오물을 템스강으로 그냥 내보냈다. 그 강물은 동쪽으로 독스섬을 지나서 더 가난한 구역으로 흘러갔고, 그곳에서는 사람들이 그 물을 마시고 그 물로 씻었다.[43, 44]

그런 불결한 환경에서 콜레라가 아연실색할 속도로 퍼질 수 있었던 건 그다지 놀랄 일이 아니었다. 콜레라는 그 세기인 1831년, 1848년, 1853년에 세 차례 대유행하면서 3만 명이 넘는 목숨을 앗아갔고, 그 사이사이에도 소규모로 발생하면서 수천 명이 목숨을 잃었다.

마지막 재앙Final Catastrophe이라고 불리게 될 집단 발병은 거의 오로지 웨스트엔드의 소호 주민들에게서만 발생했다. 1000명이 넘는 주민들이 이용하는 우물이 오염된 탓이었다. 그 브로드가의 우물은 현재의 브로드윅가에 보존되어 있다. 우물 주위에는 술집, 식당, 고급 의류점이 모여 있다. 역사를 모르는 관광객들은 화강암으로 된 우물 펌프 테두리에 앉아서 쉬곤 한다. 안내판이 없다면 이곳에서 비참한 감염병이 시작되었다는 사실을 알지 못할 것이다.

콜레라 집단 감염이 일어난 첫 주인 1866년 7월 7일에서 14일

사이에 설사, 구역질, 구토, 탈수로 20명이 사망했다. 의사들은 두 번째 죽음의 물결이 밀려들 때야 다시 대유행이 일어났음을 알아차렸다. 7월 21일까지 사망자는 300여 명이 더 늘어났다. 그 뒤로 상황은 더욱 악화되었다. 7월 21일에서 8월 6일까지 사망자는 단 하루도 100명 이하로 떨어진 적이 없었고, 11월까지 사망자 수는 계속 늘어났다.

그 섬뜩한 일이 한창 벌어지고 있던 1866년 9월 21일, 세라 닐이라는 전직 가정부는 대유행의 진원지로부터 약 10킬로미터 떨어진 곳에서 넷째 아기를 낳았다. 그녀와 남편 조지프 웰스는 아들을 "버티"라고 불렀다. 하지만 소년은 이윽고 이름 중 성을 제외한 나머지 허버트 조지Herbert George는 그냥 첫 글자로만 쓰기로 결정했다.

인구 급증의 무게에 짓눌려서 무너지고 있던 절망적이고 비참한 도시의 한가운데에서 유토피아적 미래관의 아버지인 H. G. 웰스가 태어났다.

웰스는 오늘날 디스토피아 소설인 《타임머신》으로 가장 유명하다. 하지만 《다가올 미래의 모습The Shape of Things to Come》 같은 소설책에서는 유전공학, 레이저, 항공기, 오디오북, TV를 비롯한 "미래 역사"를 대담하게 예측했다.[45] 또 그는 과학자와 공학자가 폭력, 빈곤, 굶주림, 질병이 없고 끊임없이 이어지는 전쟁도 없는 세계로 우리를 이끌 것이라고 예측했다.[46] 여러 면에서 미래의 지구를 "최후의 미개척지"를 탐사하는 유토피아적 기지로 여기는 〈스타 트렉〉의 창안자 진 로든베리Gene Roddenberry의 관점이 펼쳐질 청사진을

제시한 셈이었다.[47]

그렇게 비참한 현실에서 태어난 사람이 어떻게 그런 꿈을 꿀 수 있었을까?

나중에 드러났듯이 그 질병 자체가 바로 치료제였기 때문이다.

런던에 마지막 재앙이 덮쳤고 H. G. 웰스라는 천재를 세상에 안겨준 바로 그해에 완공된 캐넌스트리트철교는 어제의 런던이 오늘의 런던이 될 수 있는 방법을 보여 주는 증거로 서 있다. 즉 인구와 진보가 본질적으로 서로 어떻게 얽혀 있는지, 그리고 유토피아적 꿈을 어떻게 실현시켰는지를 알려 준다. 19세기 런던은 인구 폭발로 가장 끔찍한 도전 과제에 직면해야 했다. 다른 대안은 전혀 없었다. 둘 중에서 선택하는 수밖에 없었다. 적응하거나 망하거나였다.[48]

그래서 19세기 말에 런던은 지저분한 길바닥을 따라 늘어선 오두막집들을 배관이 깔린 주택으로 대체하는 공공 주택 사업을 세계 최초로 실행한 도시 중 한 곳이 되었다. 1900년에는 노동계급주택법이 통과되면서 전력이 공급되었다. 같은 기간에 5~12세 아동의 의무 교육을 비롯해 공교육 제도의 수와 질이 급증했다. 그 결과 불완전하긴 하지만 런던 거리의 위험하고 착취당하는 생활에서 벗어나는 아이들이 점점 늘어났다.

그러나 공중 보건 분야에서 일어난 개혁이야말로 가장 중요한 기여를 했다고 할 수 있다. 그 개혁은 1854년 의사 존 스노John Snow가 콜레라의 원인이 "나쁜 공기miasma" 때문이라는 깊이 뿌리박힌 전통적인 개념에 맞서면서 시작되었다. 주민들과 대화를 나누면서 문제의 원인을 추적해 간 스노는 이윽고 브로드가의 우물 펌프 손잡이를 떼어 냈다. 그러자 감염병 유행이 이내 수그러들었다. 그러나 당국은 곧 다른 펌프 손잡이를 갖다 끼웠다. 스노의 견해가 맞는다면 감염이 배설물에서 입으로 이어지는 경로를 통해 일어난다는 의미인데 너무 역겨워서 그 말이 옳다고 생각하기조차 싫었기 때문이다. 그러다가 1866년에 마침내 스노의 견해를 앞장서서 반대하던 윌리엄 파William Farr가 또 다른 콜레라 대유행 사례를 조사한 끝에 스노가 옳았음을 깨달으면서 상황이 바뀌었다. 이처럼 공중 보건을 둘러싼 논쟁이 해소되면서 드디어 세계 최대 제국의 수도에서 상하수도 시설의 개선이 이루어졌다.

곧 세계 각국이 뒤따라서 이 혁신들을 채택했다. 그 결과 인류 역사상 가장 큰 규모로 전 세계에서 보건 개선이 이루어졌다. 깨끗한 물과 위생 시설은 그 어떤 생활습관 개선과 의료보다 훨씬 더 전 세계에서 사람들을 더 건강하게 더 오래 살도록 도왔다. 그리고 이 모든 일이 시작된 런던은 최고의 증거 사례다. 영국의 수명은 지난 150년 사이에 2배로 늘었다. 그 혁신들이 18세기 초 국회의원인 윌리엄 코빗William Cobbett이 "거대한 고름집Great Wen"(런던을 고름으로 채워진 점점 커지는 피지낭에 비유한 별명)이라고 조롱한 런던의 인구 과밀에 대한 직접적인 대응으로부터 나온 것이라는 점을 생각하면 더욱 그렇다.

한편 나쁜 공기 이론에서 병균 이론으로의 전환은 다른 온갖 질병에 맞서 싸우는 방식에 근본적인 변화를 일으켰다. 그럼으로써 발효, 저온 살균, 백신 접종 분야에서 루이 파스퇴르Louis Pasteur가 돌파구를 이룰 무대가 마련되었다. 그 전환 덕분에 수억 명의 삶이 개선되었다는 것은 결코 과장이 아니다. 그 시기에 이루어진 발전이 없었더라면 현재의 수십억 명은 오늘날 태어나지 못했을 것이다. 물론 당신이나 나나 지금 살아 있을 수 있다. 그러나 그럴 확률은 아주 낮을 것이다. 그러니 런던의 인구가 중요한 것이 아니었다.

한 도시에 '몇 명이 사느냐'가 아니라 그들이 '어떻게 사느냐'가 중요했다.

현재 런던의 인구는 900만 명이며 계속 늘고 있다. 1866년보다 3배나 늘었지만 사망, 질병, 절망이라는 고통을 겪는 사람은 훨씬 적다.

사실 1860년대의 런던 주민에게 21세기의 런던이 어떨지 예측해 보라고 했다면, 아무리 긍정적으로 보라고 부추긴들 자신들의 도시가 가장 낙관적인 유토피아의 꿈조차 훨씬 뛰어넘은 곳이 되어 있으리라고 내다본 사람은 아무도 없었을 것이다.

내 말을 오해하지 말기 바란다. 인류가 지금보다 2배 더 오래—아니, 그보다 더 오래—사는 세계가 온다고 말할 때 사람들이 끝없이 표출하는 정당한 우려를 옛 런던에 관한 이야기를 들먹거리면서 근거 없다고 치부할 수는 없다. 현재의 런던은 결코 완벽한 도시가 아니다. 그 도시에서 원룸 월세를 살아 본 사람이라면 내 말이 맞는다고 수긍할 것이다.

그러나 오늘날 우리는 이 도시가 '인구 증가에도 불구하고'가 아니라 '인구 증가 때문에' 번성하고 있다는 것을 금방 알아볼 수 있다. 현재 영국에서 가장 인구가 많은 도시면서 수도인 런던은 또한 수많은 박물관, 식당, 클럽, 문화의 중심지기 때문이다. 프리미어리그 프로축구팀이 여러 개 있고, 세계에서 가장 권위 있는 테니스 경기가 열리고, 세계 최고의 크리켓팀이 2개나 있다. 또 런던에는 세계에서 가장 규모가 큰 주식 시장 중 하나가 있고, 첨단 기술 산업이 활기를 띠고 있으며, 세계에서 가장 크고 영향력 있는 법률 회사들이 많다. 또 수십 곳의 고등 교육 기관에서 수십만 명의 대학생들이 공부하고 있다.

그리고 세계에서 가장 유명하다고 할 수 있는 국립 과학 협회인 왕립협회가 있다.

계몽주의 시대인 1600년대에 창립된 이 협회는 호주 탄생의 기폭제가 된 식물학자 조지프 뱅크스뿐 아니라 아이작 뉴턴과 토머스 헨리 헉슬리 같은 전설적인 인물들이 이끌었다. 이 협회의 대담한 좌우명은 누구나 인생의 좌우명으로 삼을 만하다. "눌리우스 인 베르바Nullius in Verba." 이 협회의 문장coat of arms 아래 적힌 글귀다. "누구의 말도 믿지 마라"라는 뜻이다.

지금까지 이 장에서 나는 많은 과학자들이 동의하는 견해를 토대로 논의를 전개했다. 앞으로 수십 년 안에 우리 생명이 그저 조금 늘어난다는 현재의 매우 보수적인 인구 성장 예측에서조차 우리 행성이 이미 환경 수용력을 초과했으며, 우리 종이 점점 더 오래 사는 쪽을 택하는 방식으로 문제를 더 악화시킬 뿐이라는 견해다. 그리고 건강수명과 수명의 증가가 우리가 이미 직면한 문제들 중 몇 가지를 훨씬 더 악화시킬 수 있다는 것은 분명하다.

그러나 우리는 미래를 전혀 다른 식으로 볼 수 있다. 건강수명 증가와 인구 증가가 모든 면에서 불가피하지만 우리 세계에 파멸을 가져오지 않는다는 견해다. 이 미래에는 다가올 변화가 우리의 구원이 된다.

그렇지만 부디, 내 말을 곧이곧대로 믿지는 마라.

한계가 없는 종

네덜란드 아마추어 과학자 안톤 판 레이우엔훅은 오늘날 거의 언제나 미생물학의 아버지로 기억되고 있다. 그러나 레이우엔훅은 세계의 모든 면에 엄청난 영향을 미칠 수 있는 한 가지를 포함해 온갖 원대한 문제들에도 손을 댔다. 1679년 보이지 않는 미시 세계가 얼마나 방대한지를 왕립협회에서 설명하려고 시도할 때 그는 지구에 생존할 수 있는 사람 수를 계산하는—"하지만 아주 대강"이라고 서둘러 덧붙였다—것으로 시작했다.[49] 당시 약 100만 명이던 네덜란드 인구, 지구 크기와 육지 면적의 아주 개략적인 추정값을 토대로 그는 지구에 약 134억 명이 살 수 있을 것이라는 결론에 도달했다.

오늘날 우리가 "냅킨에 끼적거린" 수학이라고 부를 법한 것을 써서 한 추측치고는 나쁘지 않았다. 비록 높긴 하지만, 훨씬 더 많은 자료를 토대로 같은 질문을 탐구해 온 현재의 훨씬 더 많은 과학자들의 추정값 범위에 속한다.

유엔환경계획은 세계 환경 수용력의 65가지 과학적 추정값을 상세히 다룬 보고서를 냈는데 그중 절반인 33가지는 지속 가능한 최대 인구를 80억 명 이하로 추정했다. 맞다. 이런 추정값들에 따르면 우리는 지구가 지탱할 수 있는 최대 인구에 이미 도달했거나 곧 도달할 것이다.[50]

그러나 80억 명을 넘는다고 본 추정값 역시 거의 비슷하게 32가지였다. 그중 18가지는 환경 수용력이 최소한 160억 명이라고 보았다. 그리고 몇몇 추정값은 우리 행성이 1000억 명 이상을 수용할 잠재력을 지닌다고 주장했다.

누군가의 추정값은 틀린 것이 분명하다.

상상할 수 있겠지만 이 다양한 추정값들은 대체로 인구를 제약하는 한계 요인들을 정의하는 방식에 따라 달라진다. 어떤 연구자들은 가장 기본적인 요인들만 고려한다. 레이우엔훅과 마찬가지로 그들은 단위 면적당 최대 인구에 지구의 거주 가능한 땅 면적인 약 6500만 제곱킬로미터를 곱해서 추정한다.

더 탄탄한 추정값들은 식량과 물 같은 기본 제약 요인들을 포함해 고려한다. 어차피 사람들이 굶주림이나 갈증으로 사망한다면 1제곱킬로미터에 수만 명을 집어넣을 수 있는지 — 마닐라, 뭄바이, 몽루주 같은 유달리 인구 밀도가 높은 곳에서 그렇듯이 — 여부는 중요하지 않다.

지구 환경 수용력의 구체적이고 세밀한 추정값은 제약 요인들의 상호 작용과 인간의 지구 환경 착취가 미치는 영향까지 고려한다. 지속되는 인구 성장이 이미 끔찍한 기후 변화의 결과를 악화시킴으로써 우리의 존재를 지탱하는 숲과 생물 다양성을 파괴한다면 땅과 물이 충분하다고 해 봤자 무의미할 것이다.

그러나 어떤 방법으로 어떤 추정값을 얻었든 간에, 사실은 환경 수용력을 구하려는 시도 자체가 명확한 상한이 있다고 인정하는 것이다. 실제로 하버드의 내 동료이자 퓰리처상을 받은 생물학자 에드워드 O. 윌슨Edward O. Wilson은《생명의 미래The Future of Life》에서 이렇게 썼다. "인류가 무엇을 하든 말든 간에, 황홀한 섬망에 빠진 사람을 제외한 누구에게나 지구가 우리 종을 지탱하는 능력이 한계에 접근하고 있음은 명확해 보일 것이다."[51] 그 글을 쓴 때가 2002년, 즉 지구 인구가 63억 명에 불과한 시점이었다. 그 뒤로 15년이 흐르는 동안 인구는 15억 명이 더 늘어났다.

과학자들은 일반적으로 무언가가 "명백해 보인다"는 개념을 거부한다는 데 자긍심을 갖는다. 우리는 명백함이 아니라 증거를 따른다. 따라서 여느 과학적 개념들처럼 한계가 존재한다는 압도적으로 확실해 보이는 개념 역시 논쟁의 대상이 되어야 마땅하다.

여기서 지구 환경 수용력 모형 중 인간의 창의성을 고려하는 것이 거의 없다는 사실을 지적할 필요가 있다. 앞서 논의했다시피 우리는 앞으로 일어날 일보다 이미 일어난 일을 더 잘 알고 있기에 지금까지 일이 이루어진 방식을 토대로 삼아 그대로 미래를 확대 추정하는 경향이 있다. 그 점은 안타까운 일이며, 내 생각에는 과학적으로도 틀렸다. 그 방정식에서 중요한 항을 하나 빼 버리기 때문이다.

미래를 보는 긍정적인 관점은 부정적인 관점보다 인기가 없다. 메릴랜드대학교의 환경과학자 얼 C. 엘리스Erle C. Ellis는 의도는 좋지만 불완전한 추정값들을 거부하면서 과학적으로 볼 때 가까운 미래에 지구가 지탱할 수 있는 인구의 상한선은 없다고 주장했다. 이 주장은 격렬한 논쟁을 불러일으켰다. 물론 과학자가 확립된 기존 개념에 도전할 때 으레 일어나곤 하는 일이다. 그러나 엘리스의 입장은 확고하다. 그는 심지어《뉴욕타임스》에 지구 환경 수용력을 알아낼 수 있을 것이라는 개념 자체가 "헛소리"라고 주장하는 칼럼까지 썼다.[52]

"인류가 우리 행성의 자연 환경적인 한계 내에서 살아야 한다는 개념은 인류 역사 전체의 실상과 미래에 일어날 가능성이 가장 높은 것들까지 부정한다. …… 우리 행성의 인류 환경 수용력은 어떤 환경적인 한계에서 나온다기보다는 우리의 사회 체제와 기술의 능력에서 나온다."[53]

엘리스는 어떤 "자연적인" 한계 같은 것이 있다면 아마 인류 집단이 수만 년 전에 이미 넘어섰을 것이라고 주장했다. 우리의 수렵채집인 조상들이 점점 정교해지는 수리 시설과 농사법에 기대어 생존하고 인구를 늘리기 시작한 시기에 말이다. 그 이후로 우리 종이 성장을 거듭한 것은 오로지 자연 세계의 은총과 기술을 써서 거기에 적응하는 능력을 결합한 덕분이었다.

엘리스는 단언했다. "인류는 생태적 지위 창조자다. 우리는 존속하기 위해 생태계를 바꾼다. 그것이 바로 우리가 하는 일이며 언제나 줄곧 해 온 일이다."

이런 사고방식에 따르면 우리 삶을 지탱하는 것들 중 "자연적인" 것은 거의 없다. 관개 시설은 자연적이지 않다. 농업은 자연적이지 않다. 전기는 자연적이지 않다. 학교와 병원과 도로와 옷도 자연적이지 않다. 우리는 비유적이든 현실적이든 그 모든 다리들을 건넌 지 이미 오래다.

최근에 보스턴에서 도쿄로 가는 비행기에서 나는 옆에 앉은 사람과 인사를 나눈 뒤 내가 어떤 일을 하는지 이야기했다. 내가 사람의 수명을 연장하기 위해 애쓰고 있다고 하자 그는 좀 경멸하는 표정을 지었다.

"잘은 모르겠지만 부자연스러운 일처럼 들리네요."

나는 그에게 주위를 둘러보라고 했다. "우리는 밤에 1만 킬로미터 북극 상공을 시속 1만 1000킬로미터로 나는 비행기의 뒤로 젖혀지는 의자에 앉아서, 가압된 공기를 들이마시고, 진토닉을 마시고, 동료에게 문자 메시지를 보내고, 원하는 영화를 골라서 보고 있어요. 과연 이 중에 어떤 것을 자연스럽다고 할 수 있을까요?"

굳이 자연 세계와 떨어져 있는 항공기 안에 있을 필요도 없다. 주위를 둘러보라. 자신의 현재 주변 상황 중에 과연 어떤 것이 "자연적"일까?

우리는 토머스 홉스Thomas Hobbes가 1651년에 인류 대다수가 "예술도, 문자도, 사회도 없을 것이고 …… 최악은 두려움과 폭력적인 죽음의 위험에 끊임없이 시달린다는 것"이라고 예측한 세계를 오래전에 벗어났다.

홉스가 말한 그런 삶이 정말로 자연스러운 것이라면 나는 자연스러운 삶을 살아가는 데 전혀 흥미가 없으며, 아마 당신도 그럴 것이라는 쪽에 내기를 걸겠다.

그렇다면 무엇이 자연스러운 것일까? 더 나은 삶을 살라고—두려움, 위험, 폭력이 덜한 세상을 위해 애쓰라고—우리를 재촉하는 충동이 자연스러운 것이라는 데 우리는 분명히 동의할 수 있다. 그리고 경이로운 생존 회로와 거기에서 나온 장수 유전자를 비롯해 지구에서 생존할 수 있게 하는 적응 형질들 대다수가 자연선택의 산물이라는 것은 분명하다. 즉 상황이 안 좋을 때 숨죽이고 있는 데 실패한 개체들이 수십억 년에 걸쳐 걸러진 결과물이다. 우리가 지난 50만 년에 걸쳐서 축적한 기술들 역시 아주 많다. 침팬지가 막대기로 흰개미 둥지를 쑤시는 것, 새가 돌을 떨어뜨려서 연체동물의 껍데기를 깨는 것, 일본의 원숭이가 온천에서 목욕하는 것 모두가 자연스러운 일이다.

인류는 그저 우연히 기술을 학습하고 그것을 전달하는 데 더 뛰어났을 뿐이다. 지난 200년 동안 우리는 과학적 방법이라는 과정을 창안하고 활용해 왔다. 학습의 발전을 촉진해 온 과정이다. 따라서 이 사고방식에 따르자면 문화와 기술은 둘 다 "자연적"이다. 더 많은 이들을 먹이고, 질병을 억제하고, 건강한 삶을 연장할 수 있게 하는 혁신들은 자연적이다. 자동차와 비행기가 그렇다. 노트북과 휴대전화가 그렇다. 반려동물인 개와 고양이가 그렇다. 우리가 자는 침대가 그렇다. 아플 때 서로를 돌보는 병원이 그렇다. 이 모든 것들은 홉스가 "외롭고 가난하고 비참하고 야만적이고 짧을 것"이라고 말한 조건들에서 근근이 살아갈 수 있는 인구수를 오래전에 초월한 생물에게는 자연스럽다.

내가 볼 때 유일하게 부자연스러운 것―우리 종의 역사에서 결코 일어난 적이 없는 것이라는 의미에서―은 우리 삶을 개선하기 위해 할 수 있는 일과 할 수 없는 일이 있다고 한계를 받아들이는 것이다. 우리는 언제나 인식한 경계를 더 밀어붙여 왔다. 사실 생물학적으로 우리는 그렇게 하라고 재촉받는다.

활력 지속은 단지 이 과정의 연장이다. 거기에 결과, 도전 과제, 위험이 따른다는 것은 분명하다. 그중 하나는 인구 증가다. 그러나 가능성은 필연성이 아니다. 본래 종으로서 우리는 반응을 혁신하라는 압박을 받는다. 따라서 문제는 우리 지구의 자연적·비자연적 하사품들이 80억 명을 지탱할 수 있는지, 160억 명을 지탱할 수 있는지, 200억 명을 지탱할 수 있는지 여부가 아니다. 그 점은 무의미하다. 문제는 인구가 증가해도 그보다 늘 앞서 있도록 해 줄 기술을 인류가 계속 개발할 수 있는지, 그리고 지구를 모든 생물에게 더 나은 곳이 되도록 만들 수 있는지 여부다.

우리는 할 수 있을까?

절대적으로 그렇다. 그리고 20세기가 바로 그 증거다.

세상은 더 좋아지고 있을까 나빠지고 있을까

7만 4000년 전 거의 멸종 직전에 내몰린 이후로 우리 종은 최소한 두 종류의 다른 인류 종 또는 아종과 교배를 하면서 지구의 거주 가능한 모든 영역으로 퍼져 나갔다. 그리고 1900년에 이르기까지 연간 1퍼센트가 안 되는 비율로 증가해 왔다. 그러다가 1930년경에는 위생 시설과 유아-산모 사망률의 감소 덕분에 연간 1퍼센트씩 증가했다. 그리고 1970년 무렵에는 세계적인 면역 접종과 식량 생산량 증가 덕분에 그 비율이 2퍼센트로 높아졌다.

2퍼센트라고 하면 많지 않아 보일지 모르지만 인구는 빠르게 불어났다. 120년 남짓한 기간에 10억 명에서 20억 명으로 증가했다. 그러나 1927년 그 인구에 도달한 뒤로 다시 10억 명이 늘어나는 데는 33년밖에 걸리지 않았고, 또다시 10억 명이 늘어난 것은 겨우 14년 뒤였다.

21세기의 두 번째 10년대가 끝날 무렵에 지구 인구는 77억 명을 넘었으며 해마다 1제곱킬로미터에 1명씩 늘어나고 있다.[54] 더 거슬러 올라가서 지난 1만 년 동안의 인구 변화를 그래프로 나타낸다면 인류가 아주 드문 동물이었다가 지구의 주류 종으로 부상하는 과정이 거의 수직선으로 그려진다. 그러니 아기를 폭탄 속에 든 모습으로 그린다고 해도 나름 타당성이 있어 보일 것이다.

그러나 지난 수십 년 사이에 인구 증가 속도는 급격히 떨어져 왔다. 주로 여성들이 기본 인권은 물론이고 더 나은 경제적 · 사회적 기회를 접함에 따라 자녀를 덜 낳는 쪽을 택했기 때문이다. 1960년 대 말까지 세계 여성은 자녀를 평균 5명 넘게 낳았다. 그 뒤로 평균 자녀 수는 급감해 왔으며 그에 따라서 인구 증가 속도 또한 점점 낮아져 왔다.

연간 인구 증가율은 1970년경에는 2퍼센트였다가 지금은 약 1퍼센트로 급감했다. 몇몇 연구자들은 2100년경이면 성장률이 0.1퍼센트까지 떨어질 수 있다고 본다. 유엔 인구통계학자들은 그렇게 되면 세계 인구가 2100년쯤에 약 110억 명으로 정점에 다다라서 얼마간 유지되다가 줄어들 것이라고 예측한다.[55]

앞서 논의했듯이 이는 대부분의 사람들이 평균적으로는 더 오래 살겠지만 여전히 80대에 사망할 것이라는 가정에 토대를 둔다. 그러나 그럴 것 같지는 않다. 내 경험상 사람들은 대개 사망률이 인구 성장에 미치는 영향을 상당히 과대평가하는 경향이 있다. 물론 죽음은 인구를 억제하지만 아주 많이는 아니다.

빌 게이츠는 2018년 "더 많은 생명을 구하면 인구 과잉으로 이어질까?"라는 동영상에서 인류 건강 개선이 왜 돈을 잘 쓰는 일인지, 그리고 그것이 왜 인구 과잉으로 이어지지 않을 것인지를 설득력 있게 제시했다.[56] 그 질문에 대한 간명한 대답은 "아니요"다.

우리가 "모든 죽음"—전 세계 모든 사람의 죽음—을 지금 당장 멈춘다면 매일 약 15만 명씩 늘어날 것이다. 많은 것처럼 들릴지 모르지만 1퍼센트에도 미치지 못할 것이다. 그 속도라면 18년마다 10억 명씩 늘어날 것이다. 그래 봤자 지금까지 수십억 명이 늘어난 속도보다는 상당히 느릴 것이고 가족 규모의 세계적인 감소 추세를 통해 쉽게 상쇄될 것이다.

물론 그래도 증가하겠지만 많은 이들이 느린 노화라는 개념을 처음 접할 때 꺼림칙하게 여기는 종류의 기하급수적 성장은 아니다.

이 계산값이 모든 죽음을 지금 당장 멈춘다고 할 때 직면하게 되는 수치임을 떠올리자. 그리고 비록 내가 활력 지속 가능성을 매우 낙관적으로 보지만 그럴 정도로 터무니없이 낙관적으로 보지는 않는다. 그 어떤 명망 있는 과학자도 그렇게 말하지 않을 것이다. 100년은 현재 살아 있는 대다수가 온당하게 기대할 만한 수명이다. 120년은 우리가 알고 있는 잠재적인 수명, 많은 이들이 도달할 수 있는 수명이다. 개발 중인 기술이 결실을 맺는다면 건강하게 그 나이에 도달할 것이다. 후성유전학적 재프로그래밍이 가능성을 실현시키거나 세포를 다시 젊어지게 만드는 또 다른 방법을 발견한다면 지금 살아 있는 사람 중 누군가는 150세까지 살 수 있을지 모른다. 그리고 궁극적으로 볼 때 생물학적인 상한 같은 것은 전혀 없으며, 우리가 특정한 나이에 죽어야 한다고 말하는 법칙 같은 것 역시 없다.

그러나 이 이정표들은 한 번에 하나씩 천천히 나타날 것이다. 죽음은 앞으로도 오랫동안 우리 삶의 일부로 남아 있을 것이다. 장차 수십 년에 걸쳐서 닥칠 시점이 점점 늦추어지긴 하겠지만 말이다.

하지만 이 변화는 수십 년 동안 진행되고 있는 출생률 하락으로 상쇄될 것이다. 따라서 전반적으로 볼 때 인구는 계속 늘어나긴 하겠지만 지난 세기에 우리가 경험했던 폭발적인 방식이 아니라 더

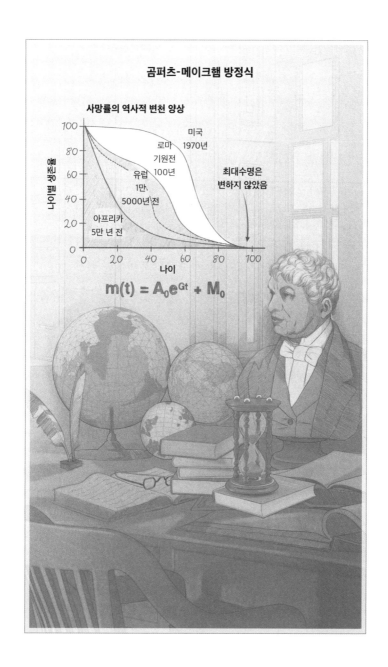

천천히 늘어날 것이다. 우리는 장차 보게 될 가능성이 높은 더 적절한 수준의 인구 증가율을 두려워하는 대신에 오히려 환영해야 할 것이다. 지난 세기에 일어났던 일을 잊지 말자. 우리 종은 기하급수적인 인구 증가가 일어나는 가운데 생존했을 뿐 아니라 번영까지 누렸다.

그렇다. 우리는 번영을 누렸다. 우리가 지구를 엄청나게 황폐화시켰으며, 더 나아가 서로에게 온갖 악행을 저질렀다는 사실을 누구도 모른 척할 수는 없다. 우리는 이런 실패 사례들에 당연히 주의를 기울여야 한다. 그것이 바로 실패로부터 배우는 유일한 방법이기 때문이다. 그러나 그런 부정적인 측면에 계속 초점을 맞추게 되면 현재와 미래의 세계 상황을 생각하는 방식에까지 영향을 미치게 된다. 세계 여론 조사 기업인 유거브YouGov가 선진국 9개국의 시민들에게 "모든 상황을 고려할 때 세상은 더 좋아지고 있을까 나빠지고 있을까? 아니면 죽 같은 상태로 이어지고 있을까?"라고 물었을 때, 더 좋아지고 있다고 답한 사람이 18퍼센트에 불과한 이유가 바

[그림 17] 인간 사망률 법칙

수학 천재 벤저민 곰퍼츠는 유대인이라는 이유로 19세기 런던에서 대학교에 입학할 수 없었다. 하지만 독학한 끝에 1819년 왕립협회 회원으로 선출되기까지 했다. 그의 매형인 모지스 몬테피오레는 네이선 로스차일드와 함께 1824년 얼라이언스 보험사를 세웠고 곰퍼츠를 보험 계리사로 끌어들였다. 곰퍼츠는 생명표를 대신할 산뜻한 방정식을 고안했다. 연령에 따라서 사망 확률이 기하급수적으로 증가하는 양상을 추적하는 공식이었다. 이 식은 보험업계에서는 "법칙"이라고 할 만치 중요하게 여겨진다. 그러나 그렇다고 해서 노화가 삶의 불변의 사실이라는 의미는 아니다.

로 그 때문일 가능성이 있다.

아, 잠깐만. 이 18퍼센트는 호주인을 가리킨다. 그 조사에 포함된 서구 국가들 중에서 호주가 가장 낙관적이었다. 세상이 나아지고 있다고 확신한 미국인은 6퍼센트에 불과했다.

여기서 그 여론 조사 회사가 응답자 개인의 삶이 나아지고 있는지 나빠지고 있는지를 물은 것이 아니라는 점을 유념할 필요가 있다. 그들은 세상에 관해 물었다. 그리고 세계에서 가장 부유한 국가들에 속한 사람들에게 물었다.[57] 그들—최근까지 노예제와 식민주의를 토대로 경제적 혜택을 만끽했던—의 개인 생활 수준이 최근 들어 좀 떨어져 왔다고 생각할 만한 이유가 있는 것은 확실하다. 그러나 그들은 세계에 관한 엄청난 정보를 접할 수 있으며, 따라서 솔직히 말해서 더 제대로 알아야 마땅하다.

그렇지만 다른 대부분의 나라에서는 미래를 그렇게 비관적으로 보지 않는다. 결코 그렇지 않다.

세계 인구 중 약 5분의 1을 차지하는 중국에서 영국 여론 조사 기업인 입소스모리Ipsos MORI가 2014년에 조사를 했다. 이때 약 80퍼센트가 자기 세대보다 더 젊은 세대가 더 나은 삶을 살 것이라고 답했다. 브라질, 러시아, 인도, 터키에서도 비슷한 비율로 낙관적인 응답이 나왔다. 모두 생활 수준이 상승해 온 나라들이다.[58] 그리고 소비량 증가가 그런 응답에 기여한 것은 분명하지만 출생률 감소, 빈곤율 저하, 깨끗한 물과 전기 공급, 더 안정적인 식량과 주택 공급, 보건 의료 서비스 확대 또한 기여했을 것이다.

따라서 비관론은 예외적인 특권을 지녔음을 시사하는 징표일 때가 종종 있다. 그러나 세계적으로 보면 세상이 점점 더 비참한 곳이 되어 간다는 사례를 찾기가 훨씬 어려워지고 있다. 실제로 그렇지 않기 때문이다.

지난 200년 동안—인류 역사상 인구가 가장 폭발적으로 증가한 시기—에 우리는 군주와 총독을 제외한 거의 모든 이들이 가난에 시달리던 세상을 극빈자 비율이 10퍼센트 이하로 낮아지고 지금도 계속 떨어지고 있는 지구촌으로 바꾸었다. 그리고 인구가 수십억 명 늘어난 한 세기 동안 전 세계인의 교육 환경 역시 개선되었다. 1800년에는 세계 문해율이 12퍼센트, 1900년에는 21퍼센트였다. 지금은 85퍼센트에 이른다. 오늘날에는 글을 읽을 수 있는 사람이 5명 중 4명을 넘으며 그들 중 대다수는 본질적으로 세계의 모든 지식에 즉시 접근할 수 있다.

지난 세기에 인구가 그렇게 빨리 증가한 주된 이유 중 하나는 1900년에 36퍼센트를 넘었던 유아사망률이 2000년에는 8퍼센트 이하까지 떨어진 때문이다.[59] 태어난 아이 중 3분의 1이 5세 생일을 맞이하기 전에 죽는 세상이 지금 세상보다 더 낫다고 믿을 사람은 아무도 없을 것이다.

인간 조건의 이런 개선이 인구 급증에도 불구하고 일어난 것일까, 아니면 인구 급증 때문에 일어난 것일까? 나는 후자라고 보지만 사실 그 문제는 중요하지 않다. 그 일은 동시에 일어났다. 그렇긴 해도 현대의 인구 증가가 인류의 비참함 증가와 인과관계는커녕 상관관계가 있다는 증거조차 사실 전혀 없다. 오히려 거의 정반대로 오늘날 우리 세계는 역사상 가장 인구가 많지만 더 많은 사람들에게 더 나은 곳이 되어 있다.

하버드 심리학자 스티븐 핑커Steven Pinker는 《다시 계몽의 시대: 이성, 과학, 휴머니즘 그리고 진보Enlightenment Now: The Case for Reason, Science, Humanism, and Progress》에서 이렇게 표현했다. "대다수는 삶이 죽음보다 낫다는 데 동의한다. 건강이 병든 상태보다 낫다는 데 동의한다. 먹을 수 있는 상태가 굶주리는 상태보다 낫다는 데 동의한다. 풍요가 빈곤보다 낫다는 데 동의한다. 평화가 전쟁보다 낫다는 데 동의한다. 안전이 위험보다 낫다는 데 동의한다. 자유가 독재보다 낫다는 데 동의한다. 평등한 권리가 편협함과 차별보다 낫다는 데 동의한다. 문해가 문맹보다 낫다는 데 동의한다."[60] 우리는 100년 전보다 지금 그 모든 것들을 더욱 풍족하게 지니고 있다. 인구가 훨씬 적고 수명이 훨씬 적었던 때보다 말이다.

따라서 나는 지구에 인구가 더 많아지는 미래를 생각할 때 세계 인구 중 더 많은 이들이 전보다 더 잘 사는 세상을 훨씬 더 쉽게 상상하게 된다. 그런 식으로 꿈을 꾸라고 과학이 내게 재촉하기 때문이다.

하지만 왜일까? 인구가 더 많아지고 수명이 더 늘어나는데 더 잘 살게 되는 이유는 무엇일까?

거기에는 아주 많은 요인들이 관여한다. 모든 연령의 인적 자본 연결망에서 나오는 혜택도 그중 하나다. 이것을 한 단어로 표현하라고 한다면 나는 이렇게 말하겠다. "노인들elders"이라고.

누가 늙었는지 구별하기 힘들어진다

2014년 6월의 어느 화창한 날 캘리포니아 샌디에이고에서는 마라톤을 뛸 수천 명이 출발선 뒤에 모여 있었다. 그중에는 대부분의 사람들이 70세라고 볼 한 여성이 있었다. 주자들이 대개 20대에서 40대 사이라는 점을 생각할 때 그 점만으로 그녀는 별난 인물이었을 것이다.

해리엇 톰프슨Harriette Thompson이 70대가 아니었다는 사실을 몰랐다면 말이다. 사실 그녀는 91세였다. 그리고 그날 그녀는 90대 여성의 마라톤 미국 공식 기록을 깼다. 거의 2시간이나 단축했다.

다음해에 다시 그 대회에 참가했을 때 그녀는 조금 느려지기는 했지만 마라톤을 완주한 최고령 여성이라는 신기록을 세웠다. 그녀가 "해리엇, 달려요!"라는 환호 속에서 결승선을 지날 때 빨강, 하양, 파랑 색종이들이 뿜어졌다.[61]

톰프슨은 마라톤을 뛰어 백혈병림프종협회를 위해 10만 달러가 넘는 성금을 모았다. 그런 활력과 용기를 보여 준 점에서 그녀는 대단히 비범한 사람이었다. 그러나 그녀가 육체적으로 한 일이 특별한 것으로 남아 있을 필요는 없다. 미래에는 마라톤 출발선에 더 젊은 사람들과 함께 서 있는 90대 주자를 놀라서 다시 쳐다보는 일이 없을 것이다. 뛰어난 달리기 선수가 얼마나 나이를 먹었는지를 알아보기 어려워질 것이기 때문이다.

삶의 다른 모든 측면들에서 그렇게 될 것이다. 교실에서는 90세 교사가 내 아버지처럼 새 직업을 구하려는 70세 학생들을 가르칠 것이다. 가정에서는 고조부모가 고손주들과 함께 신나게 뛰어놀 것이다. 그리고 직장에서는 나이 많은 직원들이 더 젊은 직원들로부터 존경받으면서 함께 열심히 일할 것이다. 경험에 크게 의지하는 직장에서는 이미 그런 일이 일어나고 있을 수 있다.

그리고 바야흐로 모든 곳에서 일어나려 하고 있다.

전통 사회에서 나이 든 이들은 지혜의 원천으로서 존경받았다. 물론 실제로 그들은 지혜를 지니고 있었다. 문자 기록이 등장하기 전―그리고 디지털 정보가 등장하기 오래전―에 노인은 지식의 유일한 원천이었다. 그러다가 15세기에 금세공인인 요하네스 구텐베르크가 인쇄 혁명을 일으킬 인쇄기를 개발하면서 상황이 빠르게 대폭 바뀌기 시작했다. 이어서 19세기와 20세기에 일어난 교육 혁명으로 정보의 가용성에 발맞추어 문해자의 비율이 높아졌다. 노인들은 더 이상 정보를 오랫동안 간직하면서 제공하는 유일한 원천이 아니었다. 노인들은 사회가 제대로 돌아가는 데 필요한 필수 자산이 아니라 짐으로 여겨지게 되었다.

노벨 문학상 수상자인 셰이머스 히니Seamus Heaney는 〈후계자The Follower〉라는 시에서 늙은 부모와의 복잡한 관계를 묘사했다. 셰이머스 자신은 아이로, 아버지는 날개처럼 펼쳐진 어깨를 지닌 인물로 묘사되어 있는데, 아이는 아버지의 뒤를 열심히 좇아가려고 하다가 "발이 걸려 넘어진다". 시는 이렇게 끝난다. "그러나 오늘 / 계속 넘어지곤 하는 쪽은 내 아버지다 / 내 뒤를 따라오는, 그리고 사라지지 않을."

히니의 비극적인 시는 1959년《라이프》에 실린 〈노년: 개인적 위기, 미국의 문제〉라는 기사의 정서와 일맥상통한다.[62]

"이렇게까지 이 문제가 방대해지고 해결책이 미흡한 적은 없었다. …… 1900년 이래로 의료의 질이 향상되면서 평균수명은 20년 늘어났다. 지금은 1900년보다 인구가 5배나 많다. …… 노년의 문제는 거의 하룻밤 사이에 출현한다. 남성이 퇴직할 때, 여성의 남편이 죽을 때."

올드킹스하이웨이의 케이프코드서점에서 그 곰팡내 나는 잡지를 발견했을 때 나는 처음에는 1959년 이래로 성평등이 정말 크게 개선되었다는 생각을 했고, 이어서 곧 노인들이 급증하면서 비참한 상황이 닥칠 것이라고 초조해하는 태도 면에서는 바뀐 것이 거의 없음을 깨달았다. 그들을 어떻게 대해야 할까? 병원마다 그들로 넘치게 될까? 그들이 계속 일하고 싶어 하면 어째야 할까?

많은 이들이 노인을 보는 관점에서 일어난 이 변화가 끼친 충격은 직장에서 특히 강하게 와닿았다. 직장은 연령차별이 난무하는 곳이 되어 있다. 고용 담당자들은 굳이 편견을 숨기려 하지 않는다. 그들은 나이 많은 직원이 아프고, 일처리가 늦고, 새 기술을 배우지 못할 가능성이 더 높다고 본다.

그러나 그중 어느 것도 사실이 아니다. 관리자와 리더로 일하는 사람들을 보면 더욱 그렇다.

물론 예전에는 그들이 기술을 따라잡는 속도가 느렸다는 것은 분명하다. 그러나 오늘날 배울 만큼 배운 노인들은 65세 미만인 이들 못지않게 기술을 사용한다. 그들이 달에 우주선을 보내고 초음속 여객기와 개인용 컴퓨터를 발명한 세대라는 점을 잊지 말자.

와튼인적자원센터Wharton Center for Human Resources 소장인 피터 캐펄리Peter Cappelli는 나이 든 직원에 관한 진부한 말들이 맞는지 조사한 뒤에 "업무 수행의 모든 측면에서 우리는 나이를 먹을수록 더 나아진다"라고 결론 내렸다. "나는 더 혼재된 결과가 나오지 않을까 생각했지만 아니었다. 나이 든 직원이 뛰어난 업무 능력을 발휘함에도 직장에서 차별 대우를 받는다니 정말로 어처구니가 없다."[63]

2012년부터 2017년 사이에 미국 대기업 신임 CEO들의 평균 연령은 45세에서 50세로 증가했다. 물론 나이 든 사람이 20세일 때와 신체적 능력이 똑같을 리 없다는 것은 분명하다. 그렇지만 관리와 리더십 측면을 보면 상황은 정반대다. 리더십을 예로 들어 보자. 애플 CEO 팀 쿡은 현재 58세고, 마이크로소프트 공동 창업자 빌 게이츠는 63세다. 최근에 펩시코의 CEO 자리를 떠나 아마존 이사회로 옮긴 인드라 누이Indra Nooyi는 63세다. 투자사 버크셔해서웨이의 CEO 워런 버핏은 87세다. 이들은 기술을 겁내는 사람들에 속하지 않는다.

잘못된 고정관념 때문에 뛰어난 직원들을 내친다면 기업에 큰 손실이 아닐 수 없다. 그러나 그런 일이 국가적·국제적 규모에서 일어나고 있다. 최고의 업무 능력을 발휘할 나이에 일터에서 밀려나는 이들이 부지기수다. 지금은 옳지 않으며 가까운 미래에는 더욱더 옳지 않을 나이에 관한 진부한 고정관념 때문에 그런 일이 벌어지고 있다. 미국에서는 1967년 고용연령차별금지법Age Discrimination in Employment Act이 제정된 뒤로 40세 이상인 사람을 나이를 근거로 고용 차별하지 못하게 되어 있다. 그러나 유럽에서는 60대 중반이면 대다수 직장인이 어쩔 수 없이 퇴직해야 한다. 이제야 겨우 자신이 하는 일에 정통하게 된 교수들 역시 마찬가지다. 그래서 그들에게는 혁신을 계속할 수 있으려면 미국으로 옮겨 가는 것이 최선책이다.

유럽으로서는 손해고 지극히 후진적이다.

당신이 대기업 수송 책임자로서 수십만 달러를 들여서 새 트럭들을 구매할 계획이라고 하자. 주행 거리 약 20만 킬로미터까지 고장이 안 나는 모델과 그보다 2배 더 달릴 때까지 고장이 안 나는 모델이 있다고 할 때 어느 쪽을 사겠는가? 당연히 다른 조건들이 모두 동일할 때 더 오래가는 트럭을 고를 것이다. 그쪽이 올바른 투자이기 때문이다.

그러나 우리는 사람은 이런 식으로 생각하지 않으려는 경향이 있다. 너무 냉정하게 느껴지기 때문이다. 어쨌거나 사람은 조립 라인에서 줄줄이 쏟아지는 제품이 아니니까. 그러나 사람은 투자 대상이다. 우리 세계의 모든 사회는 사회가 투자한 만큼 각 시민이 생애 중 세금을 내는 기간 동안 사회에 다시 보상할 것이라는 쪽에 내기를 건다. 그 투자는 주로 교육과 훈련의 기회를 제공하는 형태로 이루어진다. 그리고 이미 우리 사회에 엄청난 배당금을 안겨 주고 있다. 정부가 교육에 1달러를 지출할 때마다 국가 GDP는 평균 약 20달러씩 증가한다.[64] 노화 관련 질병과 죽음으로 생산성을 발휘할 햇수가 많이 깎여 나가는 시대임에도 그렇다. 그러니 평생토록 가장 일을 잘할 나이를 늘린다면 어떤 보상이 돌아올지 상상해 보라.

현재 미국과 유럽에서 50~74세인 사람 중 약 절반은 이동에 지장을 받는 질환을 앓고 있다. 약 3분의 1은 고혈압이 있다. 심장병과 당뇨병을 앓는 사람은 10분의 1이 넘는다. 또 암이나 폐질환을 앓는 사람은 20분의 1이 넘는다.[65] 이 중 몇 가지 질병을 함께 앓는 사람도 많다. 그렇지만 이 사람들은 쓰기와 어휘력, 리더십 등 대다수 정신적 업무 면에서 젊은이들보다 훨씬 뛰어나다.

건강한 삶을 연장하면 이 투자의 배당금은 기하급수적으로 증가한다. 사람들이 더 오랜 기간 경제 활동 인구에 속할수록 우리가 받는 보상은 늘어난다. 그렇다고 해서 사람들이 일을 계속해야 한다는 뜻은 아니다. 내가 볼 때 우리가 사회로부터 받은 투자를 일단 다 갚고 스스로 생계를 유지할 수 있다면 자신이 원하는 한 무언가를 계속하는 것을 막을 이유는 거의 없다. 우리가 훨씬 더 오랫동안 더 건강함을 유지하는 종으로 계속 진화한다면 누구누구가 경제 활동 인구에 속하는지에 관한 기존 개념은 바뀔 것이며, 그것도 빠르게 바뀔 것이다.

퇴직하는 사람이 아무도 없다면 젊은이들이 "설 자리가 없을" 것이라고 많은 이들이 우려한다. 나는 걱정하지 않는다. 국가는 혁신을 이루지 못하고 인적 자본을 활용하지 못하기 때문에 정체되는 것이지 일자리가 부족해서 정체되는 것이 아니다. 퇴직 연령이 더 이른 나라들이 GDP가 더 낮은 이유를 이것으로 설명할 수 있다. 네덜란드, 스웨덴, 영국, 노르웨이는 퇴직 연령이 66~68세인 반면 몰도바, 헝가리, 라트비아, 러시아, 우크라이나는 60~62세다.[66] 나는 결코 젊은 사람들에게 반대하는 것이 아니다. 나는 매일 그들을 가르치고 훈련시킨다. 그러나 나는 과학과 기술이 점점 더 복잡해지고 있으며, 젊은이들이 수십 년의 경험을 통해 얻을 수 있는 지혜로부터 큰 혜택을 볼 수 있다는 것 또한 안다.

옛 잡지를 죽 훑으면 이전 세대들이 무엇을 두려워했는지 쉽게 알 수 있다. 언제나 똑같다. 사람은 너무 많고 자원이 부족하다는, 사람이 너무 많은 데 일자리는 부족하다는 것이다.

1963년 발행된 《라이프》의 또 다른 호에는 자동화가 "사람을 대체할 것"이라는 기사가 실려 있다. "수십만 명이 일자리를 잃어 왔으며, 앞으로 훨씬 더 많은 이들이 밀려날 것이다."[67]

그런 뒤 그 주제에 관한 당시의 최신 연구를 인용한다. "앞으로 20년 안에 독창적인 사고라는 놀라운 일을 할 기계가 실험실 바깥에서 쓰이게 될 것이다. 그런 기계는 '정신을 쓴다'고 여겨지는 중간 수준의 사람들 대다수에게서 기대할 수 있을 정도의 능력을 분명히 지닐 것이다."

이 불길한 기사는 이렇게 결론짓는다. "우리는 사람들을 빠르게 용도 폐기하는 한편으로 역설적이게도 전보다 더 빨리 인구를 늘리고 있다."

그런 우려는 결코 실현된 적이 없다. 당시 상황에 또 한 가지 엄청난 교란이 일어났음에도 그렇다. 1950년에 미국 여성의 경제 활동 참여율은 약 33퍼센트였는데 그 세기가 끝날 무렵에는 거의 2배로 늘었다. 그 수십 년 사이에 일하는 여성은 수천만 명이 늘었다. 그렇다고 해서 남성 수천만 명이 일자리를 잃지는 않았다.

노동 시장은 나눌 수 있는 조각이 한정된 피자가 아니다. 누구나 한 조각을 가질 수 있다. 그리고 사실 노동 시장에 참여하는 나이 든 남녀가 많아지는 것이야말로 사회 보장 제도가 파산할 것이라는 우려를 불식시키는 최고의 처방이 될 수 있다. 사회 보장 제도를 잘 유지하는 과제의 해결책은 사람들에게 더 오래 일하라고 강요하는 것이 아니다. 더 오래 일할 수 있도록 허용하는 것이다. 그리고 의미 있는 일을 통해 목적을 추구할 기회와 활력을 수십 년 더 누리는 데 따르는 보상, 존경, 혜택을 고려할 때 많은 이들이 그렇게 할 것이다.

오늘날 많은 미국인들은 전통적인 퇴직 연령 이후까지 일할 생각을 한다. 최소한 비정규직으로라도 말이다. 어쩔 수 없어서가 아니라 그렇게 하고 싶어서인 경우가 많다.[68] 그리고 이른바 인생의 황금기까지 계속 일하는 것이 지친다거나, 일을 엉망으로 한다거나, 푸대접을 받는다거나, 진료를 받아야 하는데 계속 미루어야 한다는 의미가 아님을 알아차리는 사람들이 점점 늘어남에 따라서 그 나이에도 일하고자 하는 이들이 분명히 갈수록 늘어날 것이다.[69] 노화 관련 차별은 줄어들 것이다. 누가 "늙었는지"를 애초에 구별하기가 더 어려워지기 때문에 더욱 그럴 것이다.

　그리고 어떻게 하면 모든 사람에게 의미 있고 생산적인 일자리를 제공할 수 있을지를 고민하는 정치가라면 내가 살고 있는 도시인 보스턴을 살펴보라. 1724년 아메리카 최초로 대학교가 설립되고 1790년 미국 최초로 특허국이 설립된 이래로 이 도시는 전화기, 면도날, 레이더, 전자레인지, 인터넷, 페이스북, DNA 서열 분석, 유전체 편집 기술의 발명지가 되어 왔다. 2016에만 보스턴에 스타트업이 1869개나 생겼고 매사추세츠주에 7000건이 넘는 특허가 등록되었다. 1인당 기준으로 캘리포니아주보다 약 2배나 많다.[70] 보스턴이 미국과 전 세계에 얼마나 많은 부와 일자리를 만들어 냈는지를 알기는 불가능하다. 하지만 2016년 로봇 산업에서만 122개 스타트업에서 4700명이 넘는 일자리를 창출하고 매사추세츠주에 16억 달러가 넘는 세수를 안겨 주었다.

　숙련도가 좀 떨어지는 사람까지 포함해 생산력이 있는 모든 연령의 사람들을 위한 일자리를 창출하는 최고의 방법은 고도로 숙련된 사람들을 고용하는 기업을 만들거나 유치하는 것이다. 시민들이 번영을 누리고 남들이 부러워하는 나라를 원한다면 예산을 줄이고, 젊은이들을 위해 자리를 마련하겠다고 퇴직 연령을 낮추고, 노령자의 의료비를 삭감하는 일을 하지 말기 바란다. 대신에 인구를 건강하고 생산적으로 유지하고, 교육과 혁신의 장벽을 모두 타파하기 바란다.

　나는 보스턴에서 살면서 내가 좋아하는 일을 하고 있다는 것이 얼마나 행운인지를 스스로에게 자각시키기 위해 최선을 다한다. 육체적으로 정신적으로 건강하다고 느끼는 한 나는 퇴직하고 싶지가 않다. 80세의 나를 상상할 때 나는 50세 때와 크게 다르지 않다고 느끼는 나 자신을 본다(그리고 재프로그래밍이 작동한다면 겉모습도 그리 다르지 않을 것이다). 그리고 요즘 주중 대부분의 아침에 하는 것과 똑같이, 하버드의 연구실로 걸어 들어와서 수십억 명의 삶을 더 낫게 만들 목적으로 발견을 하느라 열심히 일하는 각양각색 연구자들한테서 활력과 낙관주의의 세례를 받는 나 자신을 상상한다. 60~70년에 걸쳐 갈고닦은 경험으로 다른 과학자들을 이끌고 가르치는 내 모습을 상상하면 너무나 뿌듯하다.

그렇다, 사실이다. 사람들이 80세나 90세, 100세까지 일하는 쪽을 택할 때 우리 경제가 작동하는 방식은 근본적으로 바뀔 것이다. 인생의 어느 시점에 너무 쇠약해져서 일자리를 잃고 돈이 떨어질까 봐 걱정하는 사람들이 가상의 매트리스나 때로는 진짜 매트리스 밑에 감추어 둔 돈이 수조 달러는 된다. 나이에 상관없이 일한다―일을 원하고 일이 필요할 때만―는 대안은 겨우 몇 년 전만 해도 알 수 없었을 종류의 자유를 제공한다. 꿈을 이루거나, 혁신을 이루거나, 새 사업을 하거나, 새로운 공부를 하기 위해 저축한 돈을 쓸 때의 리스크는 더 이상 리스크라고 할 수 없게 될 것이다. 길고 충만한 삶에서 그저 하나의 투자에 불과해질 것이다.

그리고 이 투자는 또 다른 여러 가지 보상을 안겨 줄 것이다.

노화 치료가 가져다줄 엄청난 혜택들

대너 골드먼Dana Goldman은 온갖 냉소적인 말을 으레 들어 왔다.

이 서던캘리포니아대학교의 경제학자는 지난 수십 년 동안 모국인 미국뿐 아니라 전 세계에서 의료비가 급증해 왔다는 사실을 대다수 사람들이 알고 있는 것보다 훨씬 더 깊이 이해했다. 그는 이런 비용이 인류의 수명이 연장됨으로써 더 많은 환자들이 더 오랫동안 더 심하게 아픈 시기에 지출되고 있음을 알았다. 그리고 사회 보장 제도 같은 공공복지를 제공하는 제도들이 앞으로 버티지 못할 수 있다는 끝없는 불안감에 사람들이 계속 시달리고 있음을 잘 알았다. 나이 많은 사람들이 수십억 명 늘어난다면 경제에 재앙이 닥칠 것은 분명해 보였다.

그러나 몇 년 전 골드먼은 삶을 연장하는 것과 "건강한" 삶을 연장하는 것은 다르다는 사실을 깨닫기 시작했다. 현재 기준에서 보면 노화는 이중으로 경제적 타격을 가하는 것과 같다. 앓아누우면 돈을 벌고 사회에 기여하는 일을 못하게 될 뿐 아니라 사회 전체에 비용을 부담시키기 때문이다.

그러나 나이 든 사람이 더 오래 일할 수 있다면 어떻게 될까? 보건 의료 자원을 더 적게 쓰게 된다면? 자원 봉사, 멘토링 등의 형태로 사회에 계속 기여할 수 있다면? 어쩌면—정말 어쩌면—그렇게 추가로 늘어난 건강한 기간에 제공하는 가치가 경제적 타격을 줄여 줄 수 있지 않을까?

그래서 골드먼은 수학적 분석을 시작했다.

훌륭한 경제학자들이 으레 그러듯이 그는 노화 지연의 혜택을 추정할 때 엄밀하면서 보수적인 값을 채택하려고 애썼다. 그의 연구진은 4가지 시나리오를 구상했다. 첫 번째는 단순히 현재의 지출과 저축 양상을 그대로 연장한 것이었다. 두 번째와 세 번째는 어느 정도 발전이 이루어져서 특정한 질병의 발병과 악화가 지연될 것이라고 추정했다. 네 번째는 노화가 지연되고 그에 따라 노화의 모든 증상들이 줄어든다고 보았다. 연구진은 시나리오별로 경제적 혜택을 평가하는 시뮬레이션을 50번 수행한 뒤 평균값을 구했다.

자료를 검토하자 한 가지가 명확히 드러났다. 어느 한 질병, 아니 몇 가지 질병의 부담을 줄여 봤자 별 차이가 없다는 사실이었다. 연구진은 《퍼스펙티브스인메디신Perspectives in Medicine》에 이렇게 썼다. "한 질병에 대처하는 쪽에서 발전이 이루어진다는 것은 이윽고 다른 질병이 그 자리를 대신할 것이라는 의미다. …… 그러나 우리가 얻은 증거들은 노화가 지연된다면 모든 치명적이고 우리를 무력화하는 질병들에 걸릴 위험이 한꺼번에 줄어들 것임을 시사한다."[71]

노화를 늦추고 더 나아가 역행시킬 때 질병 부담 전체에 바로 그런 일이 일어날 것이라고 내가 이 책에서 주장하고 있다는 점을 언급해 두자. 그 결과 우리가 아는 보건 의료 체계에 획기적인 개선이 이루어질 것이다. 수십만 달러가 들던 치료는 이윽고 푼돈으로 살 수 있는 알약으로 대체될 것이다. 사람들은 엄청난 돈을 들여서 "늙어 가는 곳"이라는 것 외에는 아무런 의미가 없는 시설들에서 지내는 대신 집에서 가족과 함께 생애의 마지막 며칠을 보내게 될 것이다. 이미 죽음을 앞두고 있는 사람들의 수명을 겨우 몇 주 연장하겠다고 수조 달러를 쓰곤 했던 것은 생각하기조차 싫은 옛일이 될 것이다.

개별 질병들과 벌여 온 기나긴 전쟁을 끝냄으로써 우리가 받을 "평화 배당금"은 엄청날 것이다.[72] 골드먼은 앞으로 50년에 걸쳐서 노화 지연이 가져올 경제적 혜택이 미국에서만 7조 달러를 넘을 것이라고 추정했다. 그리고 이 수치는 질병이나 장애 없이 살아갈 나이 든 사람의 비율이 "적당한" 수준으로 높아진다고 가정한 "보수적인" 추정값이다. 연구진은 액수가 얼마든 간에 혜택이 "빠르게 불어날 것이고, 미래의 모든 세대로 이어질 것이다"라고 썼다. 일단 노화를 치료하는 법을 알면 그 지식이 사라질 리 없기 때문이다.

그 배당금 중 조금만 연구에 재투자한다면 우리는 새로운 발견의 황금시대에 들어설 것이다. 우리가 인간의 활력을 연장하는 일에 계속 애쓸 뿐 아니라 지구 온난화, 감염병 증가, 청정에너지로의 전환, 양질의 교육 확대, 식량 안보, 멸종 예방 같은 현재 직면한 여러 도전 과제들에 맞서 싸울 명석한 사람들로 구성된 대규모 군대를 풀어 놓는다면 그런 발견은 더욱 힘을 얻을 것이다. 해마다 수십조 달러를 써서 노화 관련 질환들을 하나씩 공략하는 세계에서는 그런 도전 과제들에 효과적으로 대처할 수가 없다.

헛수고로 돌아가곤 하는 의약 개발에 우리 지적 자본 중 상당 부분을 쓰고 있는 지금도 전 세계 수천 곳에 달하는 연구실에서 수백만 명의 연구자가 일하고 있다. 많은 양 들리겠지만 이 연구자들을 다 모아 봤자 인구의 0.1퍼센트에 불과하다.[73] 병원과 의료 센터에서 한 번에 한 가지 질병을 치료하는 일에 매달려 있는 물질적·지적 자본 중 일부만이라도 풀어 준다면 과학이 얼마나 빨리 발전하겠는가?

임신과 육아 기회의 창이 훨씬 더 길어진다면 여성 수십억 명이 합류함으로써 이 군대는 더욱 늘어날 수 있다. 우리 연구실에서 이루어지는 동물 연구는 출산 가능 연령이라는 기회의 창이 10년까지 늘어날 수 있음을 시사한다. 이 전망은 흥분을 불러일으킨다. 미국 여성 중 43퍼센트가 거의 대부분 육아의 부담을 지느라 일정 기간 경력이 중단되고 있기 때문이다. 다시 직장으로 돌아오지 못하는 이들도 많다. 여성의 수명과 가임 기간이 길어진다면 일을 쉴 때의 여파 또한 비교적 약해질 것이다. 금세기가 끝날 즈음에는 수많은 사람들, 특히 여성들이 육아와 일 사이에서 어쩔 수 없이 선택해야 했던 암울한 시대를 돌아보면서 안타까워할 것이 거의 확실하다.

이제 이 군대에 현재 연령차별, "퇴직할 때"라는 사회적 강요, 신체적·지적 능력을 앗아가는 질병 때문에 밀려나 있는 남녀들의 지적 능력을 추가해 보자. 내 아버지가 하고 있듯이 많은 70대와 80대가 늘 하고 싶었던 일을 하거나 돈을 더 벌기 위해, 또는 자원봉사자로서 지역 사회에 봉사하거나 손주들을 돌보기 위해 일을 함으로써 다시 경제 활동 인구에 진입할 것이다. 비싼 의료비 지출을 예방함으로써 절약되는 돈을 재교육에 투자한다면 70세가 넘은 사람들이 몇 년 동안 학교로 돌아갈 것이다. 그런 다음에는 자신이 언제나 하고 싶었지만 잘못된 결정을 내리거나 그저 삶이 다른 방향으로 흘러가는 바람에 못 했던 일을 새로 시작할 수 있을 것이다.

70세가 넘는 사람들이 여전히 경제 활동 인구에 속해 활동할 때 그들이 나누어 줄 수 있는 경험, 믿음직하게 받쳐 줄 수 있는 지혜, 드러낼 수 있는 현명한 리더십이 어떠할지 상상해 보라. 활력 연장을 통해 엄청난 경제적·지적 자원이 제공될 때 현재 극복할 수 없어 보이는 문제들은 전혀 달리 보일 것이다.

우리 모두가 자신의 최고 버전으로 세상에 참여한다면 더욱 그럴 수 있을 것이다.

세월을 더 이상 두려워하지 않을 때

1970년대 초에 두 심리학자가 '선한 사마리아인' 우화를 검증해 보기로 했다.

《성경》에 실린 이 이야기는 도움이 필요한 사람을 도울 도덕적 의무를 가리킨다. 두 심리학자는 이 우화를 마음에 담고 있는 이들이라면 위기에 처한 사람을 돕기 위해 멈춰 설 가능성이 더 높을 것이라고 추정했다. 그래서 그들은 젊은 배우를 고용해 프린스턴 신학대의 그린홀 건물 출입구 바로 옆에서 아픈 척 연기하도록 했다. 배우는 허리를 한껏 구부린 채 기침을 해댔다.

두 심리학자는 모집한 신학생 40명에게 그 건물에서 열릴 강연에 참석하라고 했다. 그중 일부에게는 다른 건물에 들렀다가 오도록 했다. 그 건물로 간 신학생들은 시간 여유가 있으니 강의실에 천천히 가도 된다는 말을 들었다. 또 다른 일부에게는 당장 출발해야 강연 시간에 딱 맞게 도착할 것이라고 말했다. 나머지 일부 학생들에게는 좀 서둘러 가야만 제시간에 도착할 것이라고 말했다.

"매우 서두르는" 집단에서는 겨우 10퍼센트만이 그 배우를 돕기 위해 멈춰 섰다. 그들은 신학생이었음에도 도움을 필요로 하는 형제를 외면했다. 한 명은 강연장에 빨리 가기 위해 엎드려 있는 배우를 뛰어넘기까지 했다. 그러나 "좀 서두르는" 집단에서는 60퍼센트 이상이 돕기 위해 멈춰 섰다.

이 실험에서 누가 도움의 손길을 내미는 쪽을 선택하느냐는 개인의 도덕성이나 종교 지식과 무관했다. 얼마나 서둘러야 한다고 느끼는지에 좌우되었다.[74]

물론 이 개념은 새로운 것이 아니다. 예수가 처음 이 선한 사마리아인 이야기를 했을 당시에, 동시대인이던 고대 로마의 철학자 세네카는 추종자들에게 걸음을 멈추고 장미 향기를 맡아 보라고 했다. "과거를 잊고, 현재를 소홀히 하고, 미래를 두려워하는 사람들에게는 삶이 아주 짧고 초조한 법이다."[75]

그는 삶을 음미하지 않는 이들에게는 시간이 "아주 값싸게 …… 사실상 아무런 가치가 없다고 여겨진다"라며 한탄했다. "그들은 시간이 얼마나 소중한지를 알지 못한다."

이 점은 활력 연장의 사회적 이점을 따질 때 가장 염두에 두지 않는 것일 수 있다. 하지만 사실은 가장 큰 이점일 수 있다. 아마 째깍거리며 흘러가는 시간을 전혀 두려워하지 않게 될 때 우리는 느긋해질 것이고, 한숨 돌릴 것이고, 선한 사마리아인이 될 것이다.

여기서 "아마"라는 단어를 강조하고 싶다. 먼저 이 주제가 과학보다는 추정에 가깝다는 말을 해야겠다. 그러나 이 소규모로 이루어진 프린스턴 신학대 실험과 그 전후로 이루어진 다른 많은 실험들이 사람은 시간이 더 많을 때 훨씬 더 인간적이 된다는 사실을 잘 보여 준다. 이 모든 연구들은 몇 분 또는 몇 시간 더 여유가 있을 때 사람이 어떻게 행동할지를 살펴본 것이다.

몇 년 더 여유가 있다면 어떤 일이 벌어질까? 몇 십 년 더 있다면? 몇 백 년 더 있다면?

어쩌면 200~300년 더 여유가 있다고 한들 전혀 달라지지 않을지 모른다. 아무튼 우주의 장구한 시간에 비하면 300년은 아무것도 아니다. 내 생애의 첫 50년은 눈 한 번 깜박일 새에 지나가 버린 듯하다. 나는 1000년조차 그저 눈을 20번 깜박이는 것처럼 짧게 느껴지지 않을까 추측한다.

따라서 이 점이 중요해진다. 그렇게 수명이 늘어날 때 우리는 시간을 어떻게 쓰고 싶어질까? 궁극적으로 디스토피아적 파국으로 이어질 위태로운 길을 가게 될까? 힘을 모아서 가장 터무니없어 보이는 유토피아적 꿈조차 넘어서는 세계를 만들게 될까?

현재 우리가 내리는 결정에 따라 어떤 미래를 만들게 될지가 정해진다. 그리고 이 점은 중요하다. 질병과 장애 예방이야말로 우리가 기후 변화, 허리가 휘는 경제적 부담, 미래의 사회 격변이 초래할 세계적 위기를 피하는 일에서 가장 중요한 영향을 끼치는 요인이 될 가능성이 높기 때문이다. 따라서 우리는 올바로 결정을 내려야 한다.

우리 종의 역사에서 이만큼 엄청난 결과를 빚어낼 선택을 해 본 적은 지금껏 한 번도 없었다.

9장

우리가 나아가야 할 길

당신은 어떤 미래를 원하는가

라이트 형제가 비행에 성공한 지 겨우 5년 뒤인 1908년 H. G. 웰스는 《공중전A War in the Air》이라는 소설을 출간했다. 독일이 영국, 프랑스, 미국을 상대로 공중전을 개시한다는 내용이었다.

웰스가 선견지명을 얼마간 지녔다고 말하다면 몹시 과소평가하는 셈이 될 것이다.

1914년 국제법학회Institute of International Law는 비행기에서 폭탄

을 투하하는 행위를 금지하려고 애썼지만[1] 별 호응을 얻지 못했을 뿐 아니라 이미 때가 지난 뒤였다. 독일의 "고타Gotha" 전폭기들은 1917년 영국에 폭탄을 투하하기 시작했다.

그해에 런던에서 서쪽으로 약 300킬로미터 떨어진 곳에서 아서라는 아기가 태어났다. 아기는 자라서 20세기의 저명한 공상과학 소설 작가가 된다. 점점 명성을 얻어 갈 때 아서 C. 클라크Arthur C. Clarke는 미래 예측이 "좌절을 가져오는 위험한 직업"이라고 여기게 되었다. 그 말이 맞을 수도 있지만 클라크는 경이로울 만치 예측에 뛰어났다. 그는 인공위성, 가정용 컴퓨터, 이메일, 인터넷, 구글, TV 생중계, 스카이프, 스마트워치까지 예측했다.

클라크는 또한 과학자에 관해 몇 가지 확고한 견해를 지니고 있었다. 물리학자는 30대에 이르면 이미 너무 늙어서 쓸모가 없다고 했다. 다른 과학 분야들에서는 40세가 되면 "노쇠"를 겪을 가능성이 높다고 했다. 그리고 50세를 넘은 과학자는 "회의에 참석하는 것 말고는 아무짝에도 도움이 안 되며, 무슨 수를 써서든 연구실에 들어오지 못하게 막아야 한다!"라고 했다.

말년에 클라크는 여기저기서 인터뷰를 했다. 인터뷰 내용은 대부분 녹음했다가 나중에 편집해서 실었다. 소아마비후증후군 때문에 말을 더듬거렸기 때문이다. 한 인터뷰에서 그는 한물 간 과학자도 한 군데 쓸모가 있음을 밝혔다. "저명하지만 나이 든 과학자가 무언가가 가능하다고 말한다면 그 말은 거의 확실히 옳다. 그가 무언가가 불가능하다고 말한다면 그 말은 틀렸을 가능성이 매우 높다."[2]

나는 현재 50세인 과학자다. 어떤 이들은 나를 저명하다고 말할지 모른다. 그리고 내 연구실 학생들은 분명히 내가 연구실에 들어오는 것을 싫어한다. 그러니 비록 무언가가 가능하다는 내 예측이 확실하다고 말할 수는 없겠지만 나는 그런 예측을 할 자격은 분명히 있다.

때때로 나는 미국 의회 같은 곳으로부터 어떤 기술적 돌파구가 일어날지, 그리고 그 돌파구가 선하거나 악한 목적에 어떻게 쓰일 수 있을지를 예측해 달라는 요청을 받곤 한다. 몇 년 전에는 생명과학 분야에서 이루어질 발전 중 국가 안보와 가장 관련이 있을 5가지를 골라서 의견을 달라는 요청을 받았다. 내가 뭐라고 했는지 밝힐 수는 없지만, 대부분의 사람들이 공상과학소설이라고 생각할 만한 것들을 예측했다. 나는 그런 일들이 2030년 이전에 일어날 것이라고 추정했는데 나로서는 최대한 앞당긴 것이었다. 그런데 그중 2가지는 6개월이 채 지나기 전에 과학적 사실이 되었다.

인간이 125세라는 문턱을 언제 처음 넘게 될지 나는 정확히 알지 못한다. 하지만 선구자들이 으레 그렇듯이 그 사람은 남들과 동떨어진 존재가 될 것이 분명하다. 그러나 몇 년 지나지 않아서 또 다른 누군가가 그 문턱을 넘을 것이다. 이어서 수십 명이 더 넘을 것이다. 그리고 수백 명이 넘을 것이다. 그런 뒤 그 문턱 넘기는 언급할 가치조차 없는 평범한 일이 될 것이다. 그보다 더 오래 사는 사람들이 점점 더 흔해질 것이다. 21세기의 어느 시점에 세계는 최초로 150세에 다다른 사람을 보게 될 수도 있다(너무 먼 미래의 일처럼 느껴진다면 일부 연구자들이 오늘 미국에서 태어나는 아기 중 절반은 2120년 새해를 맞이할 것이라고 예상한다는 점을 생각해 보라. 예외적인 몇몇 인물이 아니라 무려 "절반"이다).[3]

이 모든 일이 불가능하다고 생각하는 사람은 과학에 무지한 것이다. 아니면 과학을 부정하고 있거나. 어느 쪽이든 간에 잘못 생각하는 것이 거의 확실하다. 그리고 발전이 너무나 빨리 이루어지고 있기 때문에 흔히 많은 이들은 살면서 직접 접한 뒤에야 자신이 틀렸음을 깨닫곤 한다.

우리가 얼마나 오래 살 수 있는지에 한계가 있다고 말하는 생물학적 법칙 같은 것은 없다. 평균수명이 80년이어야 한다고 규정하는 과학적 명령 같은 것은 없다. 그리고 80세가 지나면 죽으라고 말하는 신의 명령 같은 것도 없다. 실제로 〈창세기〉 35장 28절에는 이삭이 "180년"을 살았다고 나온다.[4]

내가 설명한 여러 기술들 덕분에 인간이 더 오래 더 건강하게 사는 것은 필연적이다. 언제 어떻게 그렇게 될지는 좀 불확실하지만 전반적인 경로는 매우 뚜렷하게 보인다. AMPK 활성 인자, TOR 억제 인자, 서투인 활성 인자가 효과가 있다는 증거는 아주 많다. 우리는 이미 메트포르민, NAD 증진제, 라파마이신 유사물질, 노화세포 제거제에 관해 알고 있을 뿐 아니라 하루하루 지날수록 더욱 효과적인 분자나 유전자요법이 발견될 가능성이 점점 높아진다. 전 세계에서 탁월한 연구자들이 만병의 어머니인 노화를 치료하려는 전투에 참가하고 있기 때문이다.

세포 재프로그래밍 같은 수명을 더욱 늘리고 건강을 더욱 증진시킬 또 다른 혁신들이 기다리고 있다. 게다가 몸을 계속 유지하고, 질병을 예방하고, 생길 수 있는 문제들에 미리 대처하게 해 줄 진정한 맞춤 의료가 등장할 것이다. 거기에 수명을 꽤 여러 해 늘려 주는 방식으로 장수 유전자를 동원하는, 지금 당장 쓸 수 있는 아주 쉬운 방법들은 언급조차 하지 않았다.

상당히 연장된 활력이 우리 미래의 확실한 일부라고 할 때, 당신은 세상이 어떤 모습이 되기를 원하는가?

부자가 빈자보다 훨씬 더 오래 살고, 그럼으로써 해가 갈수록 더욱 부유해지는 미래라도 괜찮겠는가? 계속 늘어나는 인구가 지구에 마지막 남은 자원까지 깡그리 긁어내고 세계가 점점 더 거주 불가능한 곳으로 변하는 곳에서 살고 싶은가?

그렇다면 당신이 할 일은 전혀 없다. 그냥 지금 하던 대로 하면 그런 미래가 올 테니까. 사실 인간의 수명을 연장하든 말든 상관없을 것이다. 그냥 편안히 기대어 앉아서 세계가 불타는 모습을 지켜보기만 하면 된다.

하지만 또 다른 가능한 미래가 있다. 늘어난 젊음이 보편적인 번영, 지속 가능성, 인간의 품격을 더욱 증진시킬 횃불이 되는 미래다. 질병들을 각개 격파하는 방식에 토대를 둔 의료 산업 복합체로부터 막대한 자원이 풀려나 다른 도전 과제들에 대처할 엄청난 기회가 생기는 미래다. 이 행성에서 오랫동안 산 이들이 지식과 숙련된 솜씨 덕분에 존경받는 미래다. 선한 사마리아주의가 세계로 퍼지는 미래다.

또 이 미래는 우리가 싸워서 얻어야 하는 것이다. 결코 보장된 것이 아니기 때문이다.

거기에 도달하려면 해야 할 일이 몇 가지 있다.

누가 더 빨리 예산을 투입할 것인가

나는 전문 창업가, 혁신의 신봉자다. 그런 동시에 어려운 문제들을 풀기 위해 내가 끌어 모은 연구진과 나에게 투자하는 이들의 수혜자다.

그렇지만 보건 의료 분야에서는 자유 시장이 마법처럼 공정한 결과나 좋은 과학을 만들어 내지 않으리라는 것을 나는 안다. 어떤 연구에서든 공공 기금과 민간 기금의 균형은 핵심적인 역할을 한다. 그래야 자유로운 학술 연구, 초기 발견에 대한 투자, 새로 발견한 지식의 혜택을 최대한 많은 사람이 이용할 수 있는 수준의 공동 소유권 확보를 장려하는 환경이 조성된다.

최근 들어서 이 균형이 점점 위태롭게 흔들리고 있다. 미국 연방 정부가 2차 세계대전 이래 처음으로 2017년부터 미국에서 이루어지는 기초과학 연구의 주된 연구비 지원 기관에서 빠졌기 때문이다.

미국 연방 정부의 과학 연구비 지원은 1880년대에 시작되었다. 의회가 미국국립보건원의 전신인 해군병원국Marine Hospital Service에다 입항하는 선박에서 콜레라 같은 감염병의 임상 징후를 보이는

지 승객을 검사하는 일을 맡기면서였다.[5] 1901년 미국에서 으레 택하는 방식인 추가 세출 예산법을 통해 새 건물을 지을 3만 5000달러가 지원됨으로써 미국국립보건원은 법적 근거를 갖추었다. 의회는 예산이 과연 잘 쓰일지 믿지 못했기에 해마다 의회 심의를 거치도록 했고 그 관행은 지금까지 이어지고 있다. 다행히 의회는 전국의 과학자들이 경쟁하는 수백 가지 항목에 연구비를 지원하는 미국국립보건원의 예산이 잘 쓰이고 있다고 믿고 있다. 그 지원이 없었더라면 우리가 의지하고 있는 약물과 치료법 대다수는 결코 발견되지 못했을 것이다. 또 앞으로 발견되기를 기다리는 수천 가지의 새로운 약물들도 발견되지 못할 것이다.

적어도 현재까지는 연방 정부가 병원과 대학의 의학 연구에 쓰이는 총 연구비 중 많은 부분을 지원하고 있다. 그래서 연구 개발이 오로지 이윤만 추구하는 쪽으로 이루어지지 않도록 한다. 이 점은 중요하다. 그래야 나 같은 과학자들이 상업적 응용 가능성이 뚜렷이 드러나기 전에, 민간 투자자가 연구를 지원해 그 혁신이 "죽음의 골짜기"에서 살아남도록 도울지를 고려하기 훨씬 전에, 때로 10년 동안 상상과 본능이 시키는 대로 연구에 뛰어들 수 있으니까.

정부가 이 생태계의 본질적인 요소라는 점은 분명하다. 하지만 세계 전체로 보면 연구비를 놓고 전보다 더 경쟁이 심해지고 있기에 노화를 연구하는 훌륭한 과학자들은 점점 더 민간 자금의 지원을 받는 길을 찾아 나설 수밖에 없다. 세상을 바꿀 연구라면 당연히 비용이 많이 들기 마련인데 단기적인 목표를 추구하는 기업으로부터 연구비를 지원받는다면 자유롭지 못하게 된다. 이것이 바로 의학 연구에 지원되는 공공 예산의 감소 추세를 뒤집는 일이 중요한 이유다. 물가상승률을 감안했을 때 2003년부터 2018년 사이에 공공 기금 지원은 무려 11퍼센트나 줄었다.[6]

노화 연구자들은 상황이 더욱 열악하다. "노화생물학"을 규명하려는 연구에 지원되는 예산은 미국 의학 연구 예산의 1퍼센트조차 안 된다.[7] 노령 인구가 늘어나고 보건 의료비도 계속 늘어나고 있는데, 사람들을 더 오래 더 건강하게 살도록 할 방법을 찾으려는 노화 연구에 지원하는 정부 예산이 대폭 늘어나지 않는 이유는 대체 무엇일까?

이유는 의학 연구에 공공 예산을 지원하는 거의 모든 나라에서 어떤 연구를 지원할지가—철저하게까지는 아니지만—질병의 정의에 따라 정해지기 때문이다.

암의 진행을 늦출 새로운 방법을 구상한 과학자나 알츠하이머병을 막을 독창적인 아이디어를 떠올린 연구자라면 미국국립보건원 같은 세계 각국의 국가 연구비 지원 기관으로부터 도움을 받을 수 있다. 미국국립보건원은 그냥 메릴랜드 베세즈다에 모여 있는 건물들을 가리키는 것이 아니다. 예산의 80퍼센트 이상을 2500곳이 넘는 대학과 연구 기관의 약 30만 명에 달하는 연구자들에게 거의 5만 건에 이르는 연구비로 배분한다. 그 돈이 없다면 의학 연구는 거의 중단될 것이다.

연구되고 있는 285가지 질병 중에서 미국국립보건원 예산이 어

느 쪽에 가장 집중되는지를 살펴보는 것도 가치가 있을 것이다.[8]

- 심장병은 인구의 11.7퍼센트가 앓는데 17억 달러를 받는다.
- 암은 8.7퍼센트가 앓는데 63억 달러를 받는다.
- 알츠하이머병은 3퍼센트—많아야—가 앓는데 30억 달러를 받는다.[9]

인구의 30퍼센트에 영향을 미치면서 수명을 10년 넘게 단축시키는 비만은 얼마나 받을까? 10억 달러에 못 미친다.

내 말을 오해하지 말기 바란다. 정부가 예산의 많은 부분을 어떻게 쓰는지—한 예로 F-22 랩터 전투기 1대의 비용은 3억 3500만 달러를 넘는다—와 비교하면 이 모든 예산은 아주 잘 쓰고 있는 셈이다. 그러나 더 넓게 보아서 이 점을 생각해 보라. 미국 소비자들은 한 해에 커피를 마시는 데 3000억 달러 넘게 쓴다.[10]

솔직히 말해 커피가 없다면 인생에 무슨 낙이 있겠는가. 그러나 노화라는 질병을 늦추거나 되돌림으로써 인생을 더욱 낫게 만들고 싶은 연구자라면 좀 곤란한 상황에 처한다. 이 분야에 지원되는 공공 예산이 그리 많지 않기 때문이다.

2018년 의회는 노화 연구에 35억 달러의 예산을 지원하도록 승인했다. 그런데 예산 항목을 꼼꼼히 살펴보면 알츠하이머병 연구, 호르몬 대체요법 임상 시험, 노년층의 삶 연구 쪽으로 거의 다 들어간다는 것을 알 수 있다. "노화 연구"를 위한 예산 중 실제로 노화생물학을 연구하는 데 들어가는 돈은 3퍼센트가 안 된다.

노화는 50세 이상 사람들 중 93퍼센트를 무력하게 만들지만 미국국립보건원이 2018년 노화에 쓴 예산은 암 연구에 쓴 예산의 10분의 1에도 못 미친다.[11]

레너드 헤이플릭은 예산이 개별 질병에 초점을 맞추고 있다는 사실을 유달리 못마땅해하는 과학자다. 배양 접시에서 자라는 사람 세포가 특정한 횟수만큼 분열한 뒤 이윽고 노화한다는 이른바 "헤이플릭 한계"를 발견한 그 사람 말이다.

그는 2016년에 "죽음의 한 원인인 알츠하이머병을 해결한다면 인간의 평균수명이 약 19일 늘어날 것이다"라고 썼다.[12] 그러면서 차라리 미국국립보건원 산하 기관인 국립노화연구소National Institute on Aging의 이름을 국립알츠하이머병연구소로 바꾸라고 비꼬았다.

"내가 알츠하이머병 연구를 중단하기를 원해서가 아니다. 그래서가 아니다. 알츠하이머병 연구, 더 나아가 그 해결책이 노화의 생물학적 토대에 관해 아무것도 말하지 못할 것이기 때문이다."

그러나 미국이 노화 연구에 쓰는 예산이 상대적으로 적은 비율이라고 해도 다른 대다수 선진국의 상황에 비하면 낫다. 다른 나라들은 거의 지원조차 안 하는 수준이다. 이런 상황이 노화를 본모습, 즉 인구의 약 90퍼센트를 죽이는 질병이 아니라 삶의 불가피한 일부라고 보는 기존 견해의 직접적인 산물이라는 점은 명확하다.

노화는 질병이다. 너무나 확실하기에 이 말을 계속 반복해야 한다는 상황 자체가 도대체 말이 안 되는 양 여겨진다. 그러나 아무튼 나는 계속 하련다. 노화는 질병이라고. 게다가 질병일 뿐 아니라 만병의 어머니다. 우리 모두가 걸리는 질병이다.

역설적이게도 전 세계의 공공 연구비 지원 기관 중에서 노화를 질병이라고 분류한 곳은 전혀 없다. 왜? 운 좋게 충분히 오래 산다면 누구나 노화를 겪기 때문이다. 그래서 오늘날 활력 연장을 목표로 하는 연구에 쓰이는 공공 예산은 좀 보잘것없다. 여전히 질병이라고 인정된 것을 연구한다는 계획 쪽으로 가장 많은 예산이 지원되고 있다. 그리고 이 글을 쓰고 있는 현재 노화는 질병으로 인정되지 않고 있다. 어떤 나라에서도 말이다.

건강한 수명을 연장하는 약물과 기술을 찾고 개발하기 위한 혁신을 촉진할 방법이 몇 가지 있다. 하지만 가장 쉬운 방법은 가장 단순한 것이다. 노화를 질병이라고 정의하는 것이다. 그것만 바꾸면 된다. 그러면 노화 연구자들은 전 세계에서 다른 모든 질병을 치료하는 연구를 하는 이들과 동일한 조건에서 경쟁하게 될 것이다. 과학을 토대로 연구비 신청서의 평가가 이루어져서 우수한 쪽에 지원이 이루어질 것이다. 그리고 당연하지만 혁신과 경쟁을 촉진할 민간 투자 역시 계속 이루어질 것이다.

노화를 치료하고, 중단시키고, 역전시킬 혁신적인 요법을 개발하는 일에 초점을 맞춘 우리 연구실 같은 곳은 더 이상 드물지 않게 될 것이다. 세계의 모든 보건대학교에 한 곳 이상 있게 될 것이다.

그리고 그래야 한다. 이 군대에 들어가겠다고 과학자들이 줄을 서 있기 때문이다. 현재 노화와 맞서 싸우는 일에 평생을 바치고자 결심한 열정적이고 경험 있고 매우 명석한 많은 젊은이들이 나를 비롯한 노화 연구자들을 둘러싸고 있다. 나와 같은 연구실 운영자들에게는 가상의 구매자 시장이 생긴 것이나 다름없다. 노화를 연구하고 싶어 하는 사람들에 비해 그들이 일할 연구실이 훨씬 적다. 다시 말해 노화 문제를 연구하려는 매우 명석하면서 열정 넘치는 많은 이들이 다른 분야나 다른 직업을 택할 수밖에 없다는 뜻이다. 그러나 곧 상황이 달라질 것이다.

사회 관행과 공식 문서 모두에서 노화를 질병이라고 앞장서서 정의하는 나라는 미래를 바꿀 것이다. 이 분야에 급속도로 늘고 있는 민간 투자에 발맞추어서 가장 앞장서서 공공 예산을 대폭 지원하는 나라는 가장 먼저 번영을 누릴 것이다. 그 나라의 국민들이 혜택을 가장 먼저 받게 될 것이다. 의사는 환자가 돌이킬 수 없이 쇠약해지기 전에 메트포르민 같은 약물을 주저하지 않고 처방하게 될 것이다. 일자리들이 생길 것이다. 과학자와 제약사는 그 나라로 몰려들 것이다. 산업은 흥할 것이다. 국가는 예산을 투입한 효과를 톡톡히 볼 것이다. 지도자의 이름은 역사책에 실릴 것이다.

그리고 특허를 소유한 대학과 기업은 감당이 안 될 정도로 많은 수익을 올릴 것이다.

나는 호주가 노화를 치료 가능한 질병이라고 정의하는 일에 앞장서고 있다고 말할 수 있어서 자랑스럽다. 최근에 나는 캔버라로 가서 보건부 장관인 그렉 헌트, 식품의약청 부청장인 존 스케릿, 그리고 약 15명의 호주 노화 연구 권위자들과 회의를 했다. 나는 미국보다 내 모국에서 노화 약물을 개발하는 일이 훨씬 쉬울 수 있음을 깨달았다. 미국은 약물이 병이 낫거나 완화된다는 증거를 기대한다. 반면에 호주는 "개인의 생리 과정에 영향을 미치거나, 그 과정을 억제 또는 변형하는" 약물을 승인받는 것이 가능하다. 노화 분야에서 우리는 그렇게 하는 법을 안다!

싱가포르와 미국은 규제 방식의 전환을 진지하게 고려하고 있는 나라에 속한다. 어느 쪽이 먼저 하든 간에 그러면 역사적으로 중요한 결정이 될 것이다. 가장 먼저 혜택을 볼 결정이 될 것이다.

미국이 세계 항공 부문을 거의 독차지하고 있는 데는 이유가 있다. 미국은 항공 부문에서 2017년에 1310억 달러가 넘는 수출을 했는데 그 다음 순위에 놓인 수출품 3가지를 합친 것보다 많은 수출액이다. 노스캐롤라이나주 자동차 번호판에 죄다 찍혀 있는 "최초의 비행First in Flight"이라는 문구는 그냥 좋은 표어가 아니다. 앞서 나가는 것이 왜 중요한지를 말하는 선언이다. 미국인은 선조들의 선구적인 정신을 여전히 간직하고 있다. 무엇이든 가능하다는 태도를 보인다. 프랑스와 영국에 거의 뒤처질 뻔하다가 라이트 형제가 노스캐롤라이나 키티호크에서 첫 비행을 한 이래로 1세기 넘게 미국은 여전히 항공 부문에서 앞서고 있다. 미국은 세계 최강의 공군을 지니고 있다. 달에 처음으로 탐사선을 보냈다. 그리고 화성에 사람을 보낼 공공 및 민간 사업 쪽에서도 크게 앞서 나가고 있다.

그러나 노화를 질병이라고 선언하는 최초의 국가가 된다면 비행보다 인류 역사에 훨씬 더 엄청난 영향을 끼치게 될 것이다.

기본적으로 정부는 인간의 삶을 보호하기 위해 개발하는 혁신들이 모두에게 혜택을 주면서 폭넓게 쓰이도록 하는 데 관심을 갖고 있다. 앞으로 이런 기술들이 개인의 사생활에 어떤 영향을 미칠지를 비롯한 윤리적인 논의 또한 지금 당장 해야 한다. 일단 일이 벌어지고 나면 추스르기가 너무나 어려워질 것이기 때문이다. 예를 들어 특정한 병원체를 검출할 수 있는 DNA 기반 기술은 특정한 사람을 추적하는 데도 쓸 수 있다. 현재 더 건강하고 더 오래 사는 사람을 만들 수 있는 기술이 존재한다. 부모는 자녀에게 "가능한 최상의 출발점"을 제공하는 쪽을 택할까?[13] 유엔은 시민과 군인의 유전적 개량을 불법화할까?

미래를 살 가치가 있는 세상으로 만들려면 삶을 연장하고 보호하는 연구를 지원하고 오용을 금지하는 것만으로는 부족하다. 거기서 더 나아가 모두가 고루 혜택을 볼 수 있도록 해야 한다.

치료에서 연령차별 없애기

치과의사는 시큰둥해 보였다. "괜찮네요." 그녀는 내 입 속을 훑어보면서 말했다. "마모도 정상이에요. 치석 제거만 하고 가시면 됩니다."

내 입 속에서 손가락을 빼내기 전에 이미 다 끝났다는 투였다.

"선생님, 잠시만요. '마모가 정상'이라는 말이 무슨 뜻인가요?"

"나이를 먹을 때 치아에서도 그렇다는 것이 드러나요. 앞니 2개가 닳아 있어요. 지극히 정상이에요. 10대 청소년이라면 아마 때우겠지만."

"그렇군요. 그러면 저도 때우고 싶습니다." 내가 말했다.

이윽고 치과 의사는 수긍했다. 비록 내가 무슨 일을 하고 있으며, 앞으로 아주 오랫동안 이를 쓰기를 바란다고 설명을 한 뒤에야 그랬지만 말이다. 또 나는 설령 보험사가 지불하지 않겠다고 해도 내 돈으로 기꺼이 치료비를 내겠다고 안심시켰다.

치과 의사가 마뜩찮게 여긴 것은 이해가 간다. 그녀는 지금까지 40~50대 환자의 입을 볼 때면 제 할 일을 절반쯤 한 치아를 보아 왔으니까. 그러나 더 이상은 아니다. 우리 치아도 다른 신체 부위들과 마찬가지로 지금보다 훨씬 더 오래 일해야 할 것이다.

이 치과 진료 경험은 현재 보건 의료 체계가 중년의 사람을 치료하는 방식의 축소판이다. 오늘날 의사는 50세인 환자를 진료할 때면 앞으로 수십 년 동안 건강하고 행복하게 지낼 수 있도록 하는 것이 아니라 "덜 아픈" 상태로 지낼 수 있게 하는 것을 목표로 삼는다.

40세를 넘은 사람이라면 누구나 한 번쯤은 의사에게서 이런 말을 들어 보았을 것이다. "더 이상 20대가 아니시잖아요?"

의료의 향방을 결정하는 무엇보다 중요한 요인 2가지가 있다. 나이와 경제력이다. 나이는 의사가 환자에게 알리고 논의하려는 치료법의 종류까지 제한할 때가 많다. 환자의 신체 활동이 줄어들고, 이미 얼마간 통증을 안고 살며, 시간이 흐를수록 몸 여기저기의 기능이 떨어질 것이라고 가정하기 때문이다. 경제력은 논의를 더욱 제약한다. 어떤 치료법이 환자의 삶을 얼마나 개선할 가능성이 있는지에 상관없이 경제적으로 감당할 수 없다면 언급하는 것 자체가 무의미하며, 더 나아가 마음을 상하게 만들 수 있기 때문이다.

사실 우리 의료 체계는 연령차별에 토대를 둔다. 젊을 때는 나이 먹었을 때 건강을 유지해 줄 수 있는 치료를 받지 않는다. 나이 먹었을 때는 젊을 때 으레 하던 치료를 받지 않는다.

이런 상황은 완전히 바뀌어야 한다. 의료의 질이 나이나 소득에 따라 제약받아서는 안 된다. 90세든 30세든 똑같이 정성껏 든든하게 치료받아야 한다. 보험사나 정부, 따라서 우리 자신이 만성 질환에 지출하던 수조 달러의 돈이 절약될 것이므로 이런 의료가 충분히 가능해질 것이다.[14] 신분증에 출생일이 언제라고 적혀 있든 간에 모두가 삶의 질을 개선하는 치료를 받을 수 있어야 한다. 출생 연도의 숫자가 가리키는 의미가 점점 약해지는 시대로 나아감에 따라 우리는 사람들이 어떤 치료를 받을 수 있는지 결정하는 가정, 규칙, 법률을 수정해야 할 것이다.

얼마나 오래 살든 상관없이 평등하게 의료 서비스를 받는다는 개념을 몹시 우려하는 이들이 많다. 비용 부담이 엄청나게 늘어날 것처럼 들리기 때문이다. 그런 태도는 이해할 수 있다. 현재 전 세계의 국민의료보험 제도는 계속 증가하는 치료비 때문에 압박을 받고 있다. 특히 매우 아프고 매우 늙고 치료받아 봤자 살 가능성이 겨우 몇 년 더 늘 뿐인 이들을 치료하는 데 더 많은 돈이 들어가고 있기 때문이다.

그러나 의료의 미래가 꼭 그럴 필요는 없다. 현재 우리가 내는 의료비는 거의 다 질병과 싸우는 데 쓰인다. 그러나 노화를 치료할 수 있을 때 우리는 모든 질병의 가장 큰 원인자를 저지하게 될 것이다. 효과적인 장수약은 그것이 예방할 질병들의 치료에 드는 엄청난 비용에 비하면 푼돈에 불과할 것이다.

2005년 샌타모니카 랜드연구소RAND Corporation의 대너 골드먼 연구진은 여기에 숫자를 대입했다. 그들은 새로운 발견이 사회에 기여할 가치와 인간 삶이 1년 늘어날 때 사회가 부담할 비용을 추정했다.[15] 당뇨병을 예방하는 혁신적인 약물에 드는 비용은 14만 7199달러였다. 암 치료에 드는 비용은 49만 8809달러였다. 심장박동기에 드는 비용은 140만 3740달러였다. 건강한 삶을 10년 연장할 "항노화 화합물"에 드는 비용은 겨우 8790달러였다. 골드먼의 수치는 상식이 되어야 마땅한 어떤 개념을 뒷받침하는 역할을 한다. 노화에 초점을 맞추는 것이야말로 보건 의료 위기에 대처할 가장 저렴한 방법이라는 개념 말이다.

그러나 그 약물이 건강을 유지시키지 못하는 것이라면? 삶의 질 향상이 아니라 수명 연장 능력을 토대로 승인받은 많은 암 화학요법 약물들처럼 그저 목숨만 연장하는 것이라면? 사회는 우리를 더 건강하게 해 주지 않는 장수약을 승인해야 할지를 놓고 논쟁을 벌여야 한다. 그런 약을 승인한다면 질병과 장애를 지닌 노인들이 더 늘어날 것이고, 골드먼의 예측에 따르면 보건 의료비 지출이 30년 안에 70퍼센트 더 증가할 것이다.

다행히 과학은 이 악몽 같은 시나리오가 일어나지 않을 것이라고 시사한다. 노화를 늦출 안전하면서 효과적인 약물은 건강수명까지 연장할 것이다. 그러면 의학적 유지 관리만 하면 될 것이고, 거기에 드는 비용은 아주 저렴할 것이다. 비싼 응급 치료는 드물어질 것이다. 감염병은 훨씬 더 효과적이고 효율적으로 추적하고 치료하고 예방할 수 있을 것이다. 기름, 각종 벨트, 부품 정비, 정기 점검이 필요한 휘발유 자동차에서 이따금 유리창 세정액을 보충하라고 알려주는 전기 자동차로 바꾸는 것과 비슷하다.

역사, 언어, 문화, 교역으로 서로 얽힌 호주, 영국, 미국에서 다 살아 보았기에 나는 세 나라가 어느 면에서 얼마나 비슷하고, 어느 면에서 얼마나 다른지를 보면서 흥미를 느꼈다.[16] 한 가지 큰 차이는 호주인과 영국인은 대부분 자신이 하는 방식이 최선이라고 여기는 일이 거의 없다는 것이다. 반면에 미국인은 자신의 방식이 확실히 최선이라고 믿는다.

나는 미국이 일을 아주 잘 못하며 국내외 정치의 여러 영역에서 길을 개척하는 일을 그만두어야 한다고 말하는 것이 아니다. 그러나 미국이 실제로 다른 지역에서는 잘되고 있는 것들을 배우는 데 거부감을 갖곤 하는 것을 볼 때면 당혹스러웠다.

과학에서는 "실험"이라고 부르는 이 일은 우리 문명의 발전을 추진하는 역할을 한다. 실험을 더 할수록 우리는 더 많이 알게 된다. 그리고 어떤 실험은 정말로 유용하다.

유형지로 시작된 호주는 세계에서 가장 종교색이 옅은 나라에 속하지만 국민에게 제공하는 것이라는 측면에서 보면 모범적이다.[17] 그러나 미국처럼 호주도 나름의 문제들을 안고 있다. 교통 혼잡, 높은 물가, 그리고 인생의 즐거움은 앗아가지만 생명 구제를 목적으로 하는 엄격한 법규가 그렇다.

그렇긴 해도 갈수록 더 뿌듯해지는 통계가 하나 있다. 사회적 지위, 교육, 소득 수준에 상관없이 모든 국민을 보호하고 유지하기 위한 50년에 걸친 실험이 그것이다. 엄격한 법률과 무거운 벌금 덕분에 호주는 교통사고와 흡연으로 인한 사망률이 세계에서 가장 낮다. 이런 법률이 제정되기 전에 더 큰 변화가 진행 중에 있었다. 1970년대 중반 보편적인 보건 의료 체계가 실시되었다. 세계 최초로 도입한 국가에 속했다. 그 뒤로 호주의 평균수명은 급증하기 시작했다. 2010년대에 미국에서 일어난 일과 비슷하게, 다음 정부는 이 진보적인 개혁의 적용 범위를 제한하려고 시도했지만 결국 실패했다.

많은 논란을 일으키는 우익 정치인 브론윈 비숍Bronwyn Bishop은 독립적인 호주연방건강노화부Department of Health and Ageing를 창설하는 데 기여했다. 이 부서는 2001년부터 2013년까지 존속했는데 약 360억 호주달러의 예산을 노년층을 위한 간병인과 돌봄 서비스, 건강 증진, 질병 예방에 주로 썼다.

이 시기에 호주는 계속 발전 추세를 보였다. 부를 토대로 경제 활동 인구의 건강과 생산성을 향상시켰고, 향상된 건강과 생산성은 더 많은 부를 낳았다. 가장 높은 수준의 선순환이 일어났다.

1970~2018년 사이에 호주 남성의 평균수명은 12년이 늘었다. 평균 건강수명은 73세로 세계 평균보다 10년 더 길다. 활동에 지장

을 주는 건강 문제에 시달리는 사람들의 비율이 대폭 줄어든 덕분이다.[18]

다른 나라들에 비해 호주의 노년층은 덜 늙었으며, 사회에 부담을 덜 주며, 훨씬 더 생산적이다. 미국의 노년층은 비만과 당뇨, 장애에 시달린다는 사실이 뚜렷이 드러난다. 이와 달리 호주를 방문한다면 건강하고 활기차게 활동하는 노년층을 보게 될 것이다.

내 아버지는 원래 살날이 얼마 안 남았다고 생각했다. 그런데 지금은 으레 콘서트에 가거나 등산을 다닌다. 일주일에 며칠은 친구들과 함께 저녁을 먹는다. 컴퓨터와 새로운 첨단 기기를 익숙하게 다룬다. 호주에서 가정용 가상 비서 기능을 갖춘 스마트스피커가 나왔을 때 가장 먼저 구입하기도 했다. 해외여행 역시 거리낌 없이 다니기에 우리는 아버지를 자주 본다. 그리고 다시 일자리를 구했다. 육체적으로나 정신적으로나 아버지는 같은 나이의 할머니보다 적어도 30년은 젊다.

아버지의 놀라운 건강이 섭취하는 분자들 때문일 수도 있고 아닐 수도 있다―과학적 증명은 이중 맹검 속임약-대조군 임상 시험을 통해서만 가능할 것이다. 하지만 아버지가 앞으로 살아갈 생애는 한 지표가 될 것이다. 아버지는 잦은 운동, 우수한 보건 의료, 말기 치료만이 아니라 질병 예방을 중시하는 제도의 도움 또한 받고 있다. 아버지는 그 어떤 선조보다 더 오래 살고 있을 뿐 아니라 훨씬 더 잘 살고 있는 새로운 호주인 70~80대 세대를 대변하는 눈부신 본보기다. 2018년 세계인적자본지수Human Capital Index에서 호주는 싱가포르, 한국, 일본, 홍콩, 핀란드, 아일랜드에 이어 7위에 올랐다. 국민들이 살면서 축적하는 지식, 기술, 건강의 척도다. 미국은 24위, 중국은 25위였다.

호주는 상승 궤도를 그리고 있으며, 호주인은 뒤돌아보지 않는다.

어떤 효과가 있는지를 보았기에 다른 나라들, 주로 유럽 국가들도 비슷한 보건 의료 제도를 채택했다. 호주는 현재 영국, 스웨덴, 네덜란드, 벨기에, 핀란드, 이탈리아, 아일랜드, 뉴질랜드, 몰타, 노르웨이, 슬로베니아와 상호 협정을 맺고 있다. 즉 이 나라들의 시민이 자국에서처럼 호주에서 동일한 의료를 받을 수 있다는 뜻이다. 호주인 역시 그렇다. 전 세계가 이렇게 되면 어떨지 상상해 보라.

한편 뒤처지는 국가들도 있다. 특히 한 국가는 역행하고 있다.

열량과 아편 유사제에 중독되는 이들이 갈수록 늘어나고, 제대로 접하지 못한다고까지는 할 수 없지만 미흡한 보건 의료 제도의 사각지대에 놓인 인구가 3분의 1에 달한다. 이 때문에 미국은 1960년대 초 이래 처음으로 최근 평균수명이 줄어들었다. 1918년 스페인독감의 세계적 대유행으로 일어난 평균수명 감소를 곧 뛰어넘을지 모른다. GDP의 17퍼센트를 보건 의료에 쓰는 데도 그렇다. 호주의 거의 2배나 쓰고 있다.

내가 사는 나라를 헐뜯으려는 것이 아니다. 나와 내 가족에게 매우 관대한 나라다. 그러나 한편으로 나는 좌절을 느낀다. 사람을 실제로 달에 보낸 나라에 온 이래로, 나는 훨씬 적은 돈으로 더 많은 이들을 도울 기회가 낭비되는 모습을 보고 또 보면서 계속 충격을 받아 왔다.

미국은 공공 투자와 민간 투자 양쪽으로 생명을 구하는 의학 연구에서 선두를 지켜 왔다. 그리고 점점 더 상호 연결되어 가는 세계에서 모든 약물의 기원을 추적한다는 것이 어려울 수 있지만, 모든 처방약의 57퍼센트가 미국에서 개발된다는 추정값이 나와 있다. 다른 나라들, 특히 의학 연구에 그리 많은 투자를 하지 않는 나라들은 수명을 늘리는 약물 대다수를 발견하고 개발하는 미국에 감사해야 한다.

평범한 세상이라면 미국 시민이 자신들이 낸 세금의 지원을 받아서 이루어진 의학적 돌파구의 혜택을 가장 많이 봐야 할 것이다. 그러나 그렇지 않다.

그 혜택은 호주인이 본다. 영국인이 본다. 스웨덴인, 네덜란드인, 아일랜드인, 슬로베니아인이 본다. 모두 수명과 건강수명 양쪽으로 혜택을 본다. 미국에서 등록된 민주당원 중 15퍼센트와 공화당원 중 절반이 두려워하는 유형의 보편적 보건 의료 혜택을 받고 있는 덕분이다.[19] 미국인이 호주인보다 평균수명이 4년 짧다는 것[20]은 미국의 가장 가난한 지역에 사는 이들은 10년이나 더 짧다는 사실을 말해 준다.[21]

호주의 사례가 입증하듯이 모두가 더 오래 더 건강하게 살면 모두가 더 나아진다. 그렇다면 미국에서는 왜 이런 주제가 논의되지 않는 것일까? 왜 의회 앞에서 항의 팻말과 상징적인 쇠스랑을 들고서 더 많은 투자, 보편적인 의료 서비스, 지구에서 가장 건강한 수명을 요구하는 시위를 하지 않는 것일까? 다른 나라 사람들이 갈수록 더 오래 더 건강한 삶을 누린다면 아마 미국인도 그 격차를 알아차릴지 모른다. 그러나 나는 그렇지 않을 것이라고 본다. 세계보건기구는 미국을 도미니카, 모로코, 코스타리카보다 낮고 슬로베니아보다 한 단계 높은 37위에 놓는다.[22] 하지만 미국 정치인들이 아무런 근거도 대지 않은 채 미국이 세계 최고의 보건 의료 체계를 갖추고 있다고 말하는 것을 여전히 흔히 들을 수 있으며, 수많은 미국인이 그 말을 믿고 있다.[23]

치료받을 보편적인 권리—나이와 지불 능력에 상관없이—의 반대는, 부유한 이들은 이미 누리는 것보다 더 오래 더 건강한 삶을 살면서 점점 더 많은 혜택을 누리는 반면 가난한 이들은 짧고 질병에 허덕이는 삶을 살아가는 세계다. 이는 부자와 빈자 모두에게 끔찍한 개념이다.

나는 아직까지 그런 차별이 이루어지는 것을 보고 싶어 하는 사람은 단 한 명도 보지 못했다. 아무튼 그 방향으로 혁명의 씨앗이 뿌려져 있으며, 혁명은 지배 계급에게 거의 좋을 리가 없다. 노화 연구를 하다 보니 나는 몇몇 세계 최고 부자들과 만나게 되었고, 당연히 그들은 더 오래 더 건강하게 사는 비결을 배우는 데 관심을 보였다. "아주 큰 요트"의 소유주인 벤처 투자자 닉 하나워Nick Hanauer는 2014년에 "동료 억만장자들"에게 보내는 메모를 썼다 "인류 역사에서 부가 이런 식으로 축적되었으면서 쇠스랑이 등장하지 않았던 사례는 전혀 없습니다. 여러분은 내게 고도로 불평등한 사회를 보여 주고 있으며, 나는 여러분에게 경찰국가를 보여 줄 것입니다. 아니면 폭동을요. 그렇지 않았던 사례는 전혀 없습니다. 전혀요. ……언제인지는 예측할 수 없겠지만 끔찍할 것입니다. 모두에게요. 우리에게는 특히 그럴 것입니다."[24]

하나워의 경고는 대부분의 사람들이 장수 유전자를 알기 전에, 그리고 대부분의 사람들이 상당히 길어진 수명과 건강수명이 부자-빈자의 차별에 맞서 무엇을 할 수 있는지를 깊이 생각해 보기 훨씬 전에 나왔다.

활력을 연장하는 기술을 보편적으로 접한다고 해서 소득 불평등과 관련된 모든 문제가 해결되는 것은 아닐 것이다. 그러나 중요한 출발점이 된다는 것은 분명하다.

어떻게 죽을 것인가에 답하기

우주적 기준에서 보면 은하수의 우리 지역은 생명이 진화하기에 끔찍하리만치 안 좋은 곳은 아니다. 어쨌든 우리는 여기에 있다. 그리고 우리 은하 같은 나선은하의 가장자리에는 생명을 지탱하는 행성이 형성되기에 좋은 물질이 꽤 있는 듯하다.[25] 우주에서 가장 많은 왜소은하보다 훨씬 낫다.

그러나 천문학자 프라티카 다얄Pratika Dayal은 금속이 풍부한 더 드문 거대타원은하에서 생명이 형성되고 번성할 가능성이 더 높다고 본다. 우리은하보다 2배 이상, 때로는 그보다 훨씬 큰 은하로 별은 10배까지, 거주 가능한 행성은 1만 배까지 많을 수 있다.[26] 그런데 이 행성을 쥐어짤 만큼 쥐어짠 뒤에는 새 행성으로 옮겨 가면 된다고 착각하는 사람이 있다면 이 점을 생각해 보자. 곧바로 죽 날아간다고 할 때 거주 가능하다고 알려진 가장 가까운 행성은 12광년 떨어져 있다. 가까운 양 들리겠지만 웜홀을 발견하거나 아주 가벼운 화물을 신고 빛을 받아서 광속에 가까운 속도로 달릴 우주 돛배를 개발하지 않는 한 몇 사람이 그 행성까지 가는 데 최소 1만 년은 걸릴 것이다(나는 바로 이 점이 수명을 연장할 방법을 알아내야 할 또 하나의 타당한 이유라고 본다).[27]

가장 가까운 거대타원은하는 마페이 1Maffei 1이다. 약 1000광년 떨어져 있다. 마페이 1의 고도로 발전한 문명에서 온 탐험대가 우리를 방문한다고 치자. 그들은 우리가 얼마나 발전했는지 알고 싶을 것이므로 이런 질문들을 하리라고 예상할 수 있다.

첫째, 그들은 쉬운 문제들을 우리가 알고 있는지 궁금해할 것이다. 파이π의 값을 소수점 아래 100만 자리까지 알고 있을까? 빛의 속도는? 질량과 에너지가 동일하다는 사실은? 양자 얽힘quantum entanglement은? 우주의 나이는? 진화는?

그런 뒤에 좀 더 어려운 질문을 할 것이다. 우리 행성의 가용 자원을 현명하게 쓰는 법을 터득했을까? 우리는 납관, 핵폭탄, 일회용품을 언급하지 않는 한 합격점을 받을 것이다. 그렇다면 지속 가능한 방식으로 써 왔는지? "음, 다음 질문."

그런 뒤 그들은 우리가 다른 세계들을 방문했는지 알고 싶을 것이다. "우리는 달에 12명을 보냈어요." 그렇게 말하면 그들은 물을 것이다. "그게 어딘데요?" 우리는 밤하늘에 떠 있는 커다랗고 하얀 원반을 가리킬 것이다. "흠…… 당신네 종의 남자들만 갔다는 거죠?" 우리가 고개를 끄덕이면 그들은 146개의 눈을 굴릴 것이다.

그 뒤에 그들은 우리의 수명을 알고 싶을 것이다. 진화가 부여한 시간을 훨씬 초월해 사는 법을 터득했는지? "음, 몇 년 전까지는 그것이 연구할 가치가 있는 문제라고 생각하지 않았어요." 그들은 좀 과할 만치 열정적으로 독려할 것이다. 인간 성인이 이유식을 먹는 법을 배우는 아기처럼 보일 테니까 말이다.

다음 질문은 좀 엄숙할 것이다. "어떻게 죽나요?" 그 질문에 어떻게 답하는지는 우리가 진정으로 얼마나 발전했는지를 보여 주는 중요한 지표가 될 것이다.

내 어머니의 사망이 보여 주듯이 현재 우리 대다수가 죽는 방식은 야만적이다. 우리는 긴 세월에 걸쳐 쇠퇴한다. 그리고 통증, 슬픔, 혼란, 두려움을 겪는 기간을 연장함으로써 더욱더 많은 통증, 슬픔, 혼란, 두려움을 겪는 방법을 찾아냈다. 그 결과 우리의 가족과 친구들은 더욱 오래 슬픔, 희생, 동요를 느끼면서 정신적 상처를 입는다. 그러다가 마침내 하직하면 사랑하는 이들은 안도할 때가 많다.

물론 죽음에 이르는 가장 흔한 수단은 질병이다. 질병은 인생의 전성기에 찾아올 수도 있다. 심장병은 평균 50세에 찾아온다. 암은 55세, 뇌졸중은 60세다. 조기 발병 알츠하이머병은 65세다. 그런 일이 너무 잦아서 장례식 때 고인이 "너무 일찍" 삶을 마감했다는 말을 흔히 한다. 아니면 질병이 목숨을 앗아가지 못해 다시 병을 물리치기 위한 고통스러운 싸움을 10년 동안 되풀이해야 한다.

"어떻게 죽는가?"라는 질문의 답은 이렇게 끔찍하다. 우리가 추구해야 할 답—활력 연장을 추구하는 것만큼이나 중요한 일—은 바로 이것이다.

"준비가 되었을 때, 빠르고 고통 없이."

다행히 장수 과학은 우리가 설치류를 더 오래 살게 할수록 그들의 죽음이 더 빠르게 일어나는 경향이 있음을 보여 준다. 그들은 여전히 같은 질병으로 죽지만 아주 나이가 많고 어쨌든 간에 죽음이 임박한 상태다. 이때 그들은 몇 달이 아니라 며칠 동안 앓다가 숨이 넘어가는 경향을 보인다.

그러나 이것이 우리가 죽음을 맞이하기 좋은 유일한 방식은 아니다.

"조력사" "존엄사" "선택적 안락사" 등 어떻게 부르든 간에, 우리는 때로 이미 이런저런 식으로 고통을 겪고 있는 이들이 평온하게 죽음을 맞이하도록 하기 위해 삶의 마지막 여정을 억지로 질질 끌게 만드는 법과 관습의 누더기를 끝장낼 필요가 있다.

저명한 생태학자 데이비드 구달David Goodall은 104세인 2018년에 이런 장벽들과 맞닥뜨렸다. 조국인 호주에서는 조력사가 불법이라서 그는 조력사가 합법적이고 안전하게 이루어지는 스위스의 병원으로 가지 않을 수 없었다. 우리 중 누구도 구달처럼 이국땅에서 죽는 것과 생애 마지막 행위를 범죄로 마감하는 것 사이에서 선택해야 하는 상황에 처해서는 안 된다.

따라서 40세 ─ 사회가 자신의 교육에 투자한 만큼 값았을 나이 ─ 를 넘은 건강한 정신의 소유자가 스스로 자신의 삶을 끝낼 권리를 거부당해서는 안 된다. 그리고 나이에 상관없이 말기 진단을 받았거나 고통스러운 만성 질환을 앓는 사람도 역시 같은 권리를 지녀야 한다.

물론 규정이 있어야 함은 분명하다. 상담과 숙려 기간을 거치도록 해야 한다. 역경에 맞서기 위한 무장을 갖추는 것보다 한순간의 변덕 때문에 삶을 내던지는 것이 쉬워서는 결코 안 된다. 그렇게 쉬워진다면 나를 비롯한 많은 이들은 10대 시기조차 넘기지 못할 것이다. 그러나 마지막 숨을 내쉬는 날을 스스로 정하고 싶은 온전한 정신의 성인들에게 죄책감과 수치심을 안겨서는 안 된다.

거의 매일같이 그리고 때로는 하루에도 여러 번 나는 누군가에게서 이런 말을 듣곤 한다. 100세까지 사는 것은커녕 수십 년 더 사는 것에도 전혀 관심이 없다고.

"내가 100세에 다다르면 그냥 쏴." 그들은 이렇게 말한다.

"75세까지 건강하게 산다고 하면 딱 좋을 것 같아."

"이미 살아야 했던 기간보다 더 오래 남편과 살아야 한다니, 상상하기조차 싫어요." 한 저명한 과학자가 내게 했던 말이다.

좋다.

사실 영원히 산다는 것은 그리 혹할 만한 개념처럼 여겨지지 않는다. 최근에 나는 20~90세의 일반 청중 약 100명 앞에서 강연을 한 적이 있었다. 한 지역 사회의 구성원들이 고루 모인 자리였다. 연구소의 주요 기부자가 늦는 바람에 내가 시간을 때워야 했다. 그래서 마이크를 잡고서 사소한 실험 하나를 했다.

"여러분은 얼마나 오래 살고 싶은가요?"

손을 들어 보라고 했더니 3분의 1은 80세까지 살면 행복하겠다고 답했다. 나는 이 자리에 80세가 넘는 분들도 와 계시니 다들 사과해야 한다고 말했다. 그러자 웃음이 터졌다.

또 다른 3분의 1은 120세까지 살면 좋겠다고 했다. "좋은 목표입니다. 그리고 아마 비현실적이지 않을 겁니다." 나는 말했다.

약 4분의 1은 150세까지 살고 싶다고 답했다. "더 이상 어리석은 꿈이 아니에요." 나는 말했다.

몇 사람만이 "영원히" 살고 싶다고 답했다.

최근에 하버드의 저녁 모임에서 노화를 연구하는 과학자들에게 물었을 때도 비슷한 결과가 나왔다. 참석자들 중 영생을 목표로 한다고 말한 사람은 거의 없었다.

나는 이 주제로 수백 명과 대화를 나누었다. 영생을 원하는 이들은 대부분 죽음을 두려워하지 않는다. 그저 삶을 사랑할 뿐이다. 그들은 가족을 사랑한다. 자신의 일을 사랑한다. 미래가 어떨지를 보고 싶어 한다.

나 역시 죽음의 애호가가 아니다. 죽는다는 것이 두렵기 때문이 아니다. 아무런 단서를 달지 않고 그렇다고 말할 수 있다. 아내와 함께 비행기를 타고 갈 때 난류로 비행기가 흔들리자 아내는 내 팔을 꽉 쥐었다. 하지만 내 심장 박동수에는 아무런 변화가 없었다. 나는 비행기를 타고 가다가 기계 고장을 경험한 적이 한두 번이 아니었기에 죽음이 닥칠 가능성에 직면했을 때 내가 어떻게 반응할지 알고 있다. 비행기가 추락하면 나는 죽을 것이다. 그러니 두려움을 버리는 것이 내가 할 수 있는 최선의 일 중 하나다.

일이 정말로 흥미로워지는 것은 바로 이 대목이다. 그 가벼운 설문조사를 한 뒤 청중에게 얼마나 오래 살든 간에 건강을 유지할 수 있을 것이라고 말하면, 영원히 살고 싶다고 의견을 바꾸는 사람들이 급증한다. 거의 다 그러고 싶다고 말한다.

즉 대다수는 목숨을 잃는 것을 두려워하는 것이 아니다. "인간성"을 잃는 것이 두려운 것이다.

당연히 그럴 수밖에 없다. 아내의 할아버지는 오랜 세월 병상에서 지내다가 70대 초에 별세했다. 마지막 몇 년은 식물인간 상태였다. 정말로 끔찍한 운명이 아닐 수 없다. 게다가 심장박동기를 달았기에 몸이 죽으려고 할 때마다 기계가 다시 되살리곤 했다.

"건강"을 되돌렸다는 의미가 아니라는 점을 유념하기 바란다. "생명"을 되돌렸다는 뜻이다. 둘은 엄청나게 다르다.

내 생각에 건강은 놔두고 생명만 연장하는 것만큼 얼토당토않은 죄악은 거의 없다. 이 점은 중요하다. 건강수명을 연장하지 못한다면 수명을 연장할 수 있느냐 여부는 중요하지 않다. 따라서 우리가 수명을 연장하려 한다면 건강수명까지 연장해야 하는 절대적인 도덕적 의무를 지니게 된다.

대다수 사람들처럼 나도 무한정 살고 싶은 것이 아니라 그저 덜 아프면서 더 사랑이 가득한 삶을 살고 싶을 뿐이다. 그리고 내가 아는 한 이 연구를 하는 이들 대다수는 노화와의 싸움이 죽음을 종식시키기 위한 것이라고 보지 않는다. 건강한 삶을 연장하고 더 많은 이들에게 훨씬 더 나은 상태에서—사실상 스스로 선택함으로써—죽음을 맞이할 기회를 주기 위한 것이라고 본다. 빠르고 고통 없이. 준비가 되었을 때.

자신이 사회로부터 받은 것을 갚은 사람이라면 건강한 삶을 연장하는 치료제와 요법을 거부하거나 그런 개입을 받아들이지만 적절하다고 여길 때마다 끊을 수 있게 해야 한다. 그럼으로써 더 이상 원치 않는데 지구에 억지로 머물러 있는 일이 없게끔 해야 한다. 그리고 우리는 그렇게 할 수 있도록 문화적·윤리적·법적 원칙들을 개발하는 과정을 지금 당장 시작할 필요가 있다.

기술로 소비 문제 해결하기

환경 작가이자 활동가인 조지 몬비오George Monbiot는 사람들이 지구의 미래 건강을 논의할 때면 인구에만 지나치게 초점을 맞추고 소비가 "자원과 생태계에 가하는 압력이 인구 성장보다 2배나 많다"는 사실을 도외시한다고 간파한 인물에 속한다.[28] 극좌파인 몬비오의 주장 중에는 옳지 않은 것도 있다. 하지만 이 점에서는 분명히 옳다. 문제는 인구가 아니다. "소비"다.

우리는 선진국 주민 대부분이 소비하는 것보다 훨씬 덜 소비하면서도 건강하고 꽤 행복하게 살아갈 수 있음을 잘 안다. 그러나 선진국 주민들이 과연 그렇게 할지는 미지수다. 지구가 지탱할 수 있는 인구에 절대적인 한계가 있다는 개념을 지지하는 과학자들 중에서 환경 수용력을 후하게 추정하는 이들이, 설령 수십억 명의 생활 수준이 높아진다고 해도 우리 종이 더 적은 자원으로 더 많은 것을 만들어 낼 수 있을 것이라고 가정하는 이유가 바로 여기에 있다. 한편 더 비관적인 예측자들은 대개 세계적인 "공유지의 비극"이 일어날 것이라고 가정한다. 자연자원이라는 모두가 먹을 수 있는 뷔페를 탐욕스럽게 소비하다가 결국 모두가 죽음에 이르게 된다는 것이다. 일반적으로 사람은 달라지지 않기 마련이다. 그러므로 우리가 어느 쪽으로 향할지는 대체로 정치와 기술에 따라 결정될 것이다.

적어도 한 가지 측면―"물질 요소"―에서 기술은 이미 엄청난 변화를 일으키고 있다. 수십억 톤의 상품을 디지털 상품과 서비스로 대체하는 세계적인 "탈물질화dematerialization" 과정이다. 음반과 CD가 꽉꽉 들어차 있던 선반은 스트리밍 음악 서비스로 대체되어 왔다. 예전에는 가끔씩만 탈 뿐이라도 자동차를 구입해야 했지만 이제는 휴대전화 앱으로 공유 차량을 부른다. 예전에는 병원에 환자 기록을 보관하는 건물까지 따로 있었지만 지금은 클라우드에 연결된 휴대용 태블릿으로 대체되어 있다.

스티븐 핑커가 지적했듯이 우리는 예전에 "물건"을 만드는 데 썼던 많은 시간과 에너지와 돈을 이제 "더 깨끗한 공기, 더 안전한 차, 희귀병 약 쪽으로 돌렸다."[29] 한편 "물건이 아니라 경험"을 중시하는 등의 움직임은 우리가 돈을 모으고 쓰는 방식을 바꾸고 있으며 쓰레기 배출량도 줄이고 있다. 더 큰 주택을 추구하는 움직임이 한 세기 동안 진행된 뒤 2010년대 후반에는 신축 주택의 면적이 대폭 줄어들고 더 작은 아파트를 원하는 수요가 늘어났다.[30] 농장 기반의 시골 생활에서 더 좁고 공동으로 쓰는 도시 공간으로 이주하는 한 세기에 걸친 추세가 지속되는 가운데 일어나는 일이다. 위워크WeWork의 세계적인 성공이 입증하듯이 오늘날 젊은 성인들은 사무실, 주방, 체육관, 세탁기, 회의실 같은 공간을 공유하면서 훨씬 더 좁은 업무 공간과 생활 공간에 익숙할 뿐 아니라 점점 더 그런 공간을 요구하고 있다.[31]

그러나 서서히 이루어지는 물건의 종말이 "소비의 종말"은 아니다. 우리는 중독이라고 할 수준으로 식품, 물, 에너지를 계속 낭비하고 있다. 현재 유엔은 우리가 자연이 정화하고 재순환할 수 있는 것보다 훨씬 더 빨리 물을 오염시키고 있다고 경고한다. 우리는 세계의 먹을 수 있는 식품 중 절반을 해마다 말 그대로 버리고 있다. 10억 톤이 넘는 양이다. 그런 한편으로 세계에는 수백만 명이 굶주리거나 영양실조에 시달리고 있다.[32]

현재의 인구 증가와 경제 이동 속도를 토대로 유엔은 2050년경에는 인류가 1년 동안 생활습관을 유지하는 데만 지구가 지닌 자원의 거의 3배나 들 것이라고 추정한다. 그러나 유엔은 소비 문제는 놀라울 만치 거의 논의하지 않는다. 그러니 어떤 사회든 간에 현재의 기술 조건 아래서 지구가 생산할 수 있는 것보다 더 많이 소비하지 않는 세상을 만들기 위한 국제 협약을 주도하는 일 같은 것은 언감생심이다.

여기서 바로 기술 부분이 중요하다. 기술은 우리가 "물건" 중독을 줄이도록 도울 뿐 아니라 이런 소비 문제들을 해결하는 데서도 절대적으로 중요한 역할을 해야 한다. 세계의 그 어떤 자유 국가가 지구의 다른 나라들은 더 많이 소비하고 있는데 자국민에게 일방적으로 덜 소비하라고 강요할 수 있겠는가. 기업은 법을 통해 따르도록 만들 수 있다. 하지만 우리는 개인이 더 쉽게 그리고 더 마음이 동해서 소비를 줄이도록 해야 한다.

따라서 우리는 더 건강한 작물을 기르고 더 효율적으로 운송할 수 있도록 하는 연구에 투자해야 한다. 그리고 확실히 해 두자. 여기에는 유전자변형작물genetically modified crops, 즉 유전공학적으로 야생 형태에서는 없는 형질을 지니도록 만든 작물을 포함시켜야 한다. 해충에 저항성을 띠거나, 가뭄에 더 잘 견디거나, 비타민 A 함량이 높거나, 햇빛을 더 효율적으로 이용해 이산화탄소를 당으로 전환할 수 있는 작물 등이 그렇다. 유전자변형작물은 우리의 미래 식량 생산에 절대적으로 필요하다. 더 효율적인 식물을 기른다면 미국 중서부에서 재배하는 작물만으로 2억 명까지 더 먹일 수 있을 것이다.[33]

이런 작물은 "비자연적"이라는 부당한 비난을 들어 왔다. 이런 견해를 피력하는 많은 이들은 우리가 "자연적"이라고 생각하는 식품 대다수가 이미 상당한 유전자 조작을 거친 산물이라는 점을 알지 못한다. 슈퍼마켓에서 파는 옥수수는 현대 옥수수의 조상인 야생 식물과 닮은 점이 전혀 없다. 테오신테teosinte라는 손가락만 한 가느다란 열매를 맺던 이 옥수수의 조상은 9000년에 걸쳐 재배되면서 점점 더 크고 더 통통하고 더 부드럽고 더 단 낟알이 가득한 현대 옥수수로 진화했다. 유전체에 상당한 변화가 일어난 유전자 변형 과정이었다.[34] 우리가 즐겨 먹는 사과는 더 작은 야생 조상과 좀 더 닮은 모습이지만 그 조상을 찾아내기란 쉽지 않다. 지구에서 거의 사라졌기 때문이다. 그런들 우리 식단에는 별 해가 없다. 현대 사과에 유전적으로 가장 큰 기여를 한 야생 사과인 말루스 실베스트리스Malus sylvestris는 너무 시어서 거의 먹을 수가 없기 때문이다.[35]

2016년 미국과학한림원National Academy of Sciences은 유전자변형 작물을 개괄한 보고서에서 지구 온난화가 기존 농산물을 위협한다면 점점 늘어나는 인구를 먹이는 데 실험실에서 변형한 작물이 중요한 역할을 할 수 있다고 했다. 그리고 지난 수십 년에 걸쳐 나온 무수한 보고서들이 대중의 지속적인 우려를 불식시키지 못했기에, 이 보고서의 저자들은 GMO 작물이 사람과 환경 양쪽에 안전하다는 입장을 재확인했다.

물론 그런 회의론은 결코 잘못된 것이 아니다. 하지만 수천 건의 연구들을 통해 나온 증거는 논란의 여지가 없다. 기후 변화가 위협이라고 믿는다면 GMO가 위협이라고 말할 수 없다는 것이다. 기후 변화가 일어나고 있다는 증거보다 GMO가 안전하다는 증거가 더 강력하기 때문이다.

이에 대해 세계보건기구, 미국과학진흥협회American Association for the Advancement of Science, 미국의사협회American Medical Association 역시 동의한다. 세계보건기구의 표현을 빌리자면 "일반 대중이 그런 식품을 먹었을 때 아무런 해가 없음이 드러나 왔다". 게다가 이런 식품들은 세계에서 이미 굶주리고 있는 수십억 명과 앞으로 늘어나게 될 수십억 명을 먹인다는 도전 과제를 충족시키는 데 핵심적인 역할을 할 수 있다.

지금과 미래의 세계를 먹이려면 안전한 새 기술들을 받아들여야 한다.

유니세프는 가난한 가정에 비타민 A 함량이 더 높은 완벽하게 안전한 작물을 식단으로 제공할 경우 해마다 사망자를 200만 명까지 줄일 수 있다고 했다.[36] 비타민 A 보충제는 필요한 만큼 쓰이고 있지 못하다. 2015~2016년 사이에 유아사망률이 가장 높은 5개국에서 비타민 A 보충제의 공급은 절반 넘게 떨어졌다.

100명이 넘는 노벨상 수상자들이 공동으로 각국 정부에 유전자 변형작물을 승인하라는 공개편지를 보내기도 했다. 그들은 물었다. "전 세계에서 가난한 사람들이 얼마나 많이 죽어야만 이것이 '인류를 향한 범죄'라고 여길 겁니까?" 우리는 더 영양가 있는 식품을 10억 명에게 더 먹일 수 있다. 기후 변화가 계속된다면 선택의 여지가 없을지 모른다.

인간이 끼치는 영향을 줄이려면 가축 육류 생산에 드는 엄청난 환경 비용 없이 세계의 단백질 수요를 충족시키는 법을 알아내는 엄청난 과제를 해결해야 한다. "피"를 흘리는 "레그헤모글로빈 leghemoglobin"(콩과 식물의 뿌리에 들어 있는 철을 함유한 붉은 색소-옮긴이)을 비롯해 옛날 같으면 미친 과학자가 만들었다고 여길 법한 특징들을 지닌 거의 고기에 가까운 "식물성 고기"라는 혁신적인 산물은 진짜 고기보다 물을 99퍼센트, 땅을 93퍼센트 덜 쓰고 온실가스를 90퍼센트 덜 배출한다. 우리가 지구를 더 파괴하지 않으면서 단백질 욕구를 충족시키려면 현재 수요가 급증하고 있는 이런 제품을 더욱 늘려야 할 것이다.

금세기에 이루어진 가장 중요한 기술 발전 중 하나가 정확히 프로그래밍 가능한 "유전자 편집"의 발견이라는 점에는 의문의 여지가 없다. 대다수 다른 돌파구들처럼 이 도약이 이루지기까지 수십 명의 뛰어난 인물들이 기여했다.[37] 그중 가장 명성을 얻은 인물은 스웨덴 분자감염의학연구소Laboratory for Molecular Infection Medicine 의 에마뉘엘 샤르팡티에Emmanuelle Charpentier와 캘리포니아대학교 버클리캠퍼스의 제니퍼 다우드나Jennifer Doudna다. 그들은 세균의 캐스9 단백질이 RNA 조각을 "GPS" 또는 "길잡이"로 써서 DNA를 자르는 효소라는 놀라운 발견을 했다.[38] 다음 해에 MIT의 펑 장Feng Zhang과 하버드의 조지 처치는 그 체계를 써서 사람의 세포를 편집할 수 있음을 보여 주었다. 그들 역시 명성을 얻었다. 그리고 몇 가지 아주 가치 있는 특허도 받았다.[39] 이 발견 소식은 곧 우리 연구실로 전해졌다. 너무나 대단해서 믿기가 힘들 지경이었다. 그러나 진짜였다.

이 기술을 "크리스퍼CRISPR"라고 한다. "균일 간격 짧은 회문 구조 반복 서열clustered regularly interspaced short palindromic repeats"의 약자다. 세균에서 캐스9이 자르는 DNA 서열을 가리킨다. 캐스9을 비롯해 다른 세균들에서 얻은 수십 가지의 DNA 편집 효소들은 외부 DNA를 삽입할 필요 없이 식물의 유전자를 정확히 바꿀 수 있다. 자연적으로 일어나는 것과 똑같은 종류의 유전자 변형을 일으킬 수 있다. 크리스퍼를 쓰는 것이 방사선을 씨에 쬐는 것보다 훨씬 더 "자연적"이다. 그런데 씨앗에 방사선 처리를 하는 것은 금지되어 있지 않다.

2018년 유럽연합 최고법원인 유럽사법재판소European Court of Justice, ECJ의 판결을 미국이 몹시 의외라 여기고 분개한 이유가 바로 그 때문이다. 유럽사법재판소는 크리스퍼로 만든 식품을 금지함으로써 소농의 이익을 옹호하는 프랑스농민연맹Confédération Paysanne을 비롯한 8개 단체의 손을 들어 주었다.[40]

그 판결은 과학을 부정한다. 환경 부담을 덜고, 빈자의 건강을 개선하고, 유럽이 지구 온난화에 더 잘 대처하도록 할 수 있는 건강한 식품을 금지한다. 또 개발도상국이 겁을 먹고 크리스퍼로 만든 작물을 멀리하도록 만든다. 그런 나라들에서 주민의 삶과 땅 양쪽에 긍정적인 영향을 미칠 수 있는 작물을 말이다.

판결문은 그 판결이 GMO의 위험으로부터 소비자를 보호하려는 결정이 아니라는 점을 명확히 보여 준다. 미국 특허 산물이 유럽연합에 들어오는 것을 막으려는 세계 무역 전쟁의 일환으로 이루어진 판결이었다. 미국 농무부 장관 소니 퍼듀Sonny Perdue는 아주 명확한 어조로 반발했다. "정부 정책은 신기술에 부당한 낙인을 찍거나 불필요한 장벽을 세우지 말고 과학적 혁신을 장려해야 한다. 불행히도 금주의 유럽사법재판소 판결은 더 새로운 유전자 편집 방법을 유전자변형작물에 적용되던 유럽연합의 후진적이고 낡은 규제의 범위 내에 들어간다고 협소하게 해석했다는 점에서 퇴행이다."[41]

물론 지역 농민의 생계가 위협받지 않도록 도울 수 있어야 하지만 다른 방식으로 그렇게 할 수 있다. 교역 제한을 정당화하기 위해 "위험한 과학"이라는 핑계를 대는 것은 지구의 모든 사람에게, 특히 신기술을 가장 필요로 하는 이들에게 궁극적으로 피해를 준다.

또 우리는 민물, 즉 식수 부족 문제를 해결해야 한다. 미국에서 가장 메마른 곳의 한가운데에 있는 아주 목마른 도시인 라스베이거스 같은 도시들은 보전과 혁신을 결합함으로써 효율적인 물 재활용이 가능할 뿐 아니라 수익까지 올릴 수 있다는 것을 보여 주었다. 2000~2016년 사이에 라스베이거스의 인구는 50만 명이 늘었지만 물 총사용량은 3분의 1이 줄었다.

우리는 종종 신기술을 너무 느리게 받아들이지만 마침내 받아들일 때 그 기술은 우리의 가장 큰 문제들을 해결할 수 있다. 과학자 닉 홀로니악Nick Holonyak이 가시광선을 뿜는 실용적인 다이오드(발광 다이오드)를 최초로 만든 것은 1962년이었다. 그가 속한 제너럴 일렉트릭 직원들은 그것을 "마법의 물건magic one"이라고 불렀다. 그로부터 가정용 LED 전구가 만들어지기까지는 반세기가 흘렀다. 그 뒤로도 많은 미국 소비자는 반발하면서 다른 나라들이 LED 혁명을 향해 나아갈 때 백열전구의 퇴출을 늦추는 쪽을 선호했다. 결국 세금 혜택과 에디슨 전구를 불법화하는 법률을 통해 LED 조명을 채택할 수밖에 없게 만들었다. 지금의 LED 전구는 백열전구보다 에너지를 75퍼센트 덜 쓰며 수명이 50배 더 길다. 전형적인 가정에서 약 20년을 쓸 수 있다는 뜻이다.

미국에서 LED가 널리 쓰인다는 것은 연간 대형 발전소 44기에서 생산되는 전력량만큼 절약한다는, 즉 연간 약 300억 달러를 절감한다는 의미다.[42] 다른 관점에서 보자면 이 돈으로 미국국립보건원의 예산을 2배로 늘려서 4만 명의 과학자에게 생명을 구할 약물을 연구하도록 지원할 수 있다. 인간의 창의성은 제로섬 게임이 아니다.

우리가 소비 때문에 멸종한다면 더 길고 더 건강한 삶이 우리에게 좋을 리가 없다. 그러니 해야 할 일은 명백하다. 수명을 늘리든 말든 간에 우리 생존은 소비를 덜 하고, 혁신을 더 이루고, 자연과의 관계에서 균형을 이루는 데 달려 있다.

어려운 주문처럼 보일지 모른다. 사실 어려운 주문이다. 그러나 나는 우리가 대처할 수 있을 것이라고 믿는다. 함께 말이다.

여러 면에서 우리는 이미 그렇게 하고 있다.

예를 들어 2018 세계기후행동정상회담Global Climate Action Summit 에서는 27개 도시가 배출량이 정점을 지났다고 선언했다. 안정 수준이 아니라 정점이다. 그 도시들에서는 배출량이 빠르게 줄어들고 있었다. 로스앤젤레스도 그중 하나였다. 늘 스모그에 시달리던 그 도시는 배출량을 11퍼센트나 줄였다. 1년 사이에 말이다.[43]

북아메리카, 남아메리카, 유럽, 아시아의 도시들은 점점 더 인구가 늘고 있지만 현재 한 개인이 미치는 영향은 줄어들고 있다. 우리는 석유에서 천연가스, 태양력, 전기로 빠르게 옮겨 가고 있다. 처음 방콕을 방문했을 때 나는 숨이 턱 막히는 것을 느꼈다. 지금은 파란 하늘이 더 자주 보인다. 1995년 내가 보스턴에 도착했을 때는 항구에서 튄 물 한 방울에 입원할 수 있었다. 아니, 죽을 수 있었다. 지금은 그 물에서 헤엄을 쳐도 안전하다.[44] 시드니항, 라인강, 그레이트호 역시 마찬가지다.

역행하거나 미루는 것은 현재 위기의 좋은 해결책이 아니다. 인적 자본과 그 창의성을 받아들이는 것이야말로 앞으로 나아가는 유일한 길이다.

호주 중남부 사우스오스트레일리아주의 한 소도시는 좋은 사례다. 2016년 그 주에서 마지막까지 남아 있던 석탄 화력발전소가 문을 닫았다. 그러자 투자자들은 그 황량한 해안에 선드롭팜스Sundrop Farms를 지어서 최근에 실직자가 된 주민 175명을 고용했다.[45] 그 농장은 햇빛에서 공짜로 얻은 에너지로 바닷물을 분해해 연간 올림픽 수영장 180개를 채울 양의 민물을 생산한다. 디젤유 100만 갤런을 태워야 얻을 수 있는 양이다. 전에 석탄을 하역하는 데 썼던 항구에서는 현재 한 해에 15톤의 유기농 토마토가 수출된다.

선드롭은 조지프 슘페터Joseph Schumpeter가 말한 "창조적 파괴의 돌풍gale of creative destruction"에 해당하는 사례다. 장수와 번영의 시대에 우리가 받아들여야 할 유형의 기술 패러다임 전환이다. 그 전환이 이루어지도록 하려면 더 선견지명을 갖춘 과학자, 기술자, 투자자가 필요하다. 지구를 구할 기술의 채택을 방해하는 것이 아니라 촉진하는 더 영리한 법제가 필요하다. 그러면 현재 낭비되고 있는 돈과 인적 자본을 아끼게 될 것이다. 그 돈은 무의미한 "물건"이 아니라 사람과 기술에 재투자되어야 한다. 그럼으로써 인류와 지구가 함께 견딜 수 있도록, 아니 사실상 번성할 수 있도록 해야 한다.

나이가 숫자에 불과한 시대의 일하는 방식

펜실베이니아대학교는 신학과 인문학을 가르치는 멋진 학교였다. 의대도 막 설립된 참이었다. 필라델피아 토박이인 조지프 와튼 Joseph Wharton은 자기 지역의 그 대학교를 자랑스러워했다. 그러나 이 백만장자 사업가는 그 학교가 매우 중요한 무언가를 놓치고 있다고 믿었다.

"현재 산업을 주도하는 것이 증기와 철강이므로 우리는 도제식 방식에만 의지해서는 더 이상 경영에 정통한 미래 세대를 길러낼 수가 없습니다." 그는 1880년 12월 6일 친구들과 지인들에게 그렇게 편지를 썼다. 그로부터 몇 달 뒤 세계 최초의 경영대인 와튼스쿨이 탄생했다. "이 현대의 갈등strife 상황에 대비되지 않은 병사들의 앞에 어떤 엄청난 격랑과 경제 활동의 갈등이 기다리고 있는지를 가르칠 기관이 필요합니다."[46]

그러나 와튼은 그 "갈등"이 어느 정도일지는 거의 예상하지 못했다. 유럽에서 막 싹트고 있던 노동 운동은 곧 세계로 퍼지면서 노동자의 권리에 혁명적인 변화를 일으키게 된다.

그런 변화 중에는 노동의 역사에서 유례가 없는 것이 있었다. 바로 주말이었다. 우리는 일주일에 5일만 일하는 경향이 있지만 이 주중 노동 일수는 아주 최근의 발명품이다. 1800년대 말까지 그런 개념조차, 아니 주중이라는 말조차 존재하지 않았다.[47] 법정 일일 노동 시간, 아동 노동 폐지, 의료 혜택, 보건과 위생 법규도 마찬가지였다. 이 모든 일은 노동의 필요와 수요에 반응한 결과였다. 그리고 사실 와튼 같은 기업가들의 최우선 관심사이기도 했다.

현재 일어나고 있는 세계적인 "슘페터의 돌풍"들은 산업혁명처럼 세계를 근본적으로 재편할 것이다. 세계의 모든 경영대는 앞으로 닥칠 상황에 대비하도록 학생들을 가르쳐야 한다. 노동자 역시 마찬가지다. 퇴직과 개인 연표상의 나이를 연결 짓는 개념은 곧 시대착오적인 것이 될 것이다. 그리고 사회 보장 제도처럼 노동 연금을 지탱하는 제도들도 재평가되어야 할 것이다.

노동자가 10년을 일하면 정부가 지원해 1년 동안 안식년skillbatical을 갖도록 하는 제도가 문화적으로, 더 나아가 법규로 정착될지 모른다. 20세기의 많은 노동 혁신들이 그러했듯이 말이다. "더 힘겹게 일을 하느라" 지친 이들은 이런 제도를 통해 고용주나 정부의 지원을 받아서 학교로 돌아가거나 직업 훈련을 통해 "더 영리하게 일할"

기회를 얻을 것이다. 미국을 비롯한 몇몇 유럽 국가들에서 논의되고 있는 보편적 기본 소득universal basic income의 한 변이 형태다.

한편 일자리를 잃을 걱정이 없으면서 일에 만족하는 이들은 안식년을 일종의 "단기 퇴직miniretirement"으로 삼아서 즐길 시간을 가질 수 있다. 여행을 다니거나, 언어나 악기를 배우거나, 자원 봉사를 하거나, 인생을 되돌아보고 새롭게 마음을 가다듬는 시간으로 삼을 수 있다.

그렇게 얼토당토않은 구상은 아니다. 이미 고등 교육 기관에서는 안식년 제도가 널리 쓰인다. 그러나 이런 개념은 현재 세계가 돌아가는 방식만을 생각하는 이들에게는 터무니없게 여겨질 수 있다. 과연 누가 그런 혜택을 제공하겠는가? 안식년이 기업이 수십 년 동안 일한 뒤에 "퇴직"할 수 있다는 약속을 하지 않으면서 직원을 장기 근속시키는 방법이 될까?

그러나 계속해서 치솟기만 하는 보험료와 피라미드 형태의 연금 구조가 사라짐으로써 남는 자원을 어떻게 재분배할지를 우리가 결정하는 시대가 왔을 때, 이 논의에 참가하는 이들은 누구든 간에 유리한 입장에 서게 될 것이다. 그렇지만 경영학 교수 중에서 앞으로 올 이런 변화를 깊이 생각하는 사람은 거의 없으며, 와튼스쿨 같은 곳에서 이 주제를 가르치는 강의 과목은 더욱 찾아볼 수 없다. 한편 노동계 지도자들은 40~50년 동안 일한 뒤 퇴직해 짧게 쉬다가 세상을 떠나곤 하던 과거의 노동자들에게 적용되던 퇴직과 혜택 조건을 놓고 벌이는, 이해할 수 있긴 하지만 궁극적으로 헛된 일이 될 싸움에 매달려 있다. 나이가 진정으로 숫자에 불과해질 시대에 노동이 어떠해야 할지를 놓고 싸우는 사람은 거의 찾아볼 수 없다.

그러나 그 시대는 오고 있다. 그리고 대부분의 사람들과 기관들이 짐작하는 것보다 훨씬 더 일찍 도래하고 있다.

고손주를 만날 준비를 하자

"다행히 그런 일이 벌어지기 전에 나는 이미 죽고 없을 거야."

많이 듣는 말이다. 주로 퇴직했거나 퇴직할 날이 가까운 사람들 입에서 나오는 듯하다. 앞으로 20년 안에 생을 마감할 것이라고 이미 나름 판단한 이들이다. 그들은 남은 기간을 건강하게 지내면 좋겠다고 바랄 것이 확실하며, 가능하다면 몇 년 더 건강하게 살기를 바랄지 모르지만 그보다 훨씬 더 오래 살 것이라고는 생각하지 않는다. 그들에게 금세기 중반은 다음 세기나 다를 바 없을 것이다. 아예 염두에 두고 있지 않다.

그리고 바로 그 점이 세계의 가장 큰 문제다. 미래를 나와 상관없는 문제라고 여기는 것 말이다.

이는 어느 정도는 우리와 과거의 관계에서 비롯되는 것이기도 하다. 우리는 증조부모를 직접 볼 기회가 거의 없었다. 증조부모의 이름조차 모르는 이들이 많다. 그 관계는 추상적인 개념이다. 그리고 우리 대다수에게 증손주는 흐릿한 추상적인 개념이나 다를 바 없다.

우리는 자녀를 사랑하기 때문에 자녀가 살 세상에 신경을 쓴다.

하지만 노화와 죽음에 관한 기존 상식을 토대로 우리의 자녀 또한 우리가 세상을 떠난 지 수십 년 뒤에 우리 뒤를 따를 것이라고 여긴다. 물론 우리는 손주도 신경 쓴다. 하지만 손주가 태어날 즈음이면 손주의 장래를 위해 할 수 있는 일이 그다지 없는 것처럼 보일 만치 삶의 끝에 가까이 가 있을 때가 흔하다.

내가 바꾸고 싶은 것이 바로 이 점이다. 세상에서 가장 바꾸고 싶은 것이다. 나는 모든 사람이 손주뿐 아니라 증손주와 고손주까지 만나고자 기대하기를 원한다. 여러 세대가 함께 살면서, 함께 일하고, 함께 의사 결정을 내리기를 원한다. 우리는 미래에 영향을 미칠 우리의 과거 결정에 대해—바로 "지금" 생애에서—책임을 지게 될 것이다. 가족, 지인, 이웃과 직접 눈을 마주치면서 그들이 태어나기 전에 우리가 살았던 방식을 설명해야 할 것이다.

노화 이해와 그에 필연적으로 따를 활력 연장은 다른 어느 쪽보다 바로 그 방면에서 세상을 바꿀 것이다. 현재 우리가 따라가고 있는 길의 도전 과제들에 맞서라고 우리를 압박할 것이다. 지금의 우리에게만 혜택을 주는 것이 아니라 앞으로 100년 뒤의 사람들에게도 혜택을 줄 연구에 투자하라고. 앞으로 200년 뒤의 지구 생태계와 기후를 걱정하라고. 부자가 점점 더 방탕한 생활습관을 즐기지 않도록 하고 중산층이 빈곤층으로 굴러 떨어지지 않도록 하는 데 필요한 변화를 이루라고. 새 지도자 후보에게 기존 지도자를 대신할 공정하면서 정당한 기회를 제공하라고. 소비와 배출을 현재뿐 아니라 앞으로 수백 년에 걸쳐서 세계가 지탱할 수 있는 수준에 맞추라고.

이런 일들은 쉽지 않을 것이다. 방대한 과제들이다. 정치의 "민감한 부분"인 사회 보장 제도에 손을 대야 할 뿐 아니라 직업과 퇴직, 누가 무엇을 언제 받을 자격이 있는지에 관한 우리의 기대 수준을 조정하는 일 역시 비난을 감수하면서 헤쳐 나가야 한다. 우리는 더 이상 편견에 사로잡힌 사람이 늙어 죽기만을 기다릴 수 없을 것이다. 그들과 직접 만나서 경직된 태도를 누그러뜨리고 생각을 바꾸도록 설득해야 할 것이다. 현재 자연적인 멸종보다 수천 배 더 빠르게 일어나고 있는 인류세의 멸종Anthropocene extinction이 계속되도록 해서는 안 된다. 우리는 그 속도를 대폭 늦추어야 하며 할 수 있다면 아예 중단시켜야 한다.

다음 세기를 건설하려면 모든 이들이 어디에서 살지, 어떻게 살아갈지, 어떤 규칙 아래에서 살지를 파악해야 할 것이다. 삶을 연장함으로써 받는 방대한 사회적 · 경제적 배당금을 현명하게 쓸 수 있도록 대책을 마련해야 할 것이다.

더 공감하고, 더 온정을 베풀고, 더 용서하고, 더 정의로워야 할 것이다.

친구들이여, 우리는 더 인간적이 되어야 한다.

22세기를 향하여

노화와 싸우는 사람들

매사추세츠 보스턴의 하버드 의대에 있는 내 연구실을 구경하기로 하자.

세계 최고의 생물학자들이 모여 있다고 할 수 있는 뉴리서치빌딩의 유전학과로 오면 된다. 코니 셉코Connie Cepko가 배양 접시에 포유동물의 눈을 배양하면서 잃은 시력을 회복시킬 유전자요법을 연구하고 있는 바로 그곳이다. 홀 저쪽에서는 작가이자 과학자인 데이비드 라이시David Reich가 청정실에서 2만 년 된 치아에서 추출한

DNA의 서열을 해독해 우리 조상들이 다른 인류 아종들과 교배했을 가능성이 있다는 발견을 해 왔다. 아래층에서는 조지 처치가 인간 유전체 전체를 인쇄하고 털매머드를 복원하는 등의 온갖 마법 같은 연구를 하고 있다. 복도 건너편에서는 잭 쇼스택이 노벨상을 받은 자신의 연구에서 벗어나서 40억 년 전에 생명이 어떻게 시작되었는지 비밀을 밝히려는 일을 하고 있다. 그는 때때로 우리 연구실을 들르곤 한다.

또 승강기에서 이루어지는 대화들은 어찌나 경이로운지.

내 연구실은 9층에 있다. 들어오면 가장 먼저 수전 데스테파노Susan DeStefano를 만나게 될 것이다. 지난 14년 동안 우리 연구실과 내 삶을 통제해 온 사람이다. 수전은 《성경》의 문구를 곧이곧대로 믿는 독실한 기독교인이다. 그녀는 우리가 아프고 가난한 이들을 도움으로써 신의 명령을 따르고 있다고 본다. 신과 과학에 대한 우리의 견해가 들어맞지 못할 이유는 전혀 없다고 본다. 우리 둘 다 세계를 더 나은 곳으로 만들기를 원한다.

수전의 왼쪽에 연구실 관리자 루이스 레이먼Luis Rajman의 사무실이 있다. 세포분자생물학 박사인 루이스는 생명공학 대기업인 바이오젠아이덱에서 형질 전환 생쥐 시설을 관리했는데, 나와 처음 만났을 때는 고급 액자 제작 회사를 운영하고 있었다. 우리 집보다, 아니 아마 우리 동네의 모든 집들을 다 합친 것보다 더 비싼 그림들을 끼울 액자를 만들었다. 유달리 세심함을 요하는 일에 딱 맞는 사람이다. 루이스를 등지고 앉아 있는 여성은 캐롤리나 츠왈렉Karolina

Chwalek으로 재생의학 박사이며 선임 연구원이다. 엄격하면서 공정하게 30~40명에 이르는 과학자들에게 연구비를 배분하고 성과를 내도록 관리한다.

루이스 옆자리에는 대니얼 베라Daniel Vera가 있는데 대개 최소 하나, 때로는 몇 개의 화면을 쳐다보고 있다. 플로리다주립대학교의 유전체학센터Center for Genomics 설립에 관여한 우리 연구실의 데이터 전문가다. 나는 그가 '노화의 정보 이론'을 보강하는 데 기여한, 아이스 생쥐에 후성유전적 변화가 일어났음을 보여 주는 전장 유전체 분석whole-genome analysis 결과를 내게 보여 준 날을 결코 잊지 못할 것이다.

우리가 낸 연구 논문들이 액자에 끼워져 걸려 있는 복도를 따라서 들어가면 "작전실Operations Room"이라고 적힌 문이 나온다. 윈스턴 처칠의 중앙사령부에 경의를 바친다는 뜻으로 지었다. 그 안에 바로 세계에서 가장 명석한 이들이 바쁘게 일하는 연구실이 있다. 최근에 내가 가장 좋아하는 일 중 하나인 연구실 죽 둘러보기를 했을 때 안에 있던 사람들 중 몇 명을 소개하면 이렇다.

내 왼쪽에는 멕시코 세포학자 이스라엘 피카르도카사스Israel Pichardo-Casas와 우크라이나 물리학자 보그단 부드니크Bogdan Budnik가 있다. 두 사람은 사람의 비부호화 "정크 DNA" 안에서 5000개가 넘는 유전자를 찾아냈다. 이 작은 유전자들은 혈액을 타고 돌아다니는 작은 단백질들을 만드는데 그중 어떤 것이 암 치료제, 당뇨병 치료제, 젊은 생쥐가 늙은 생쥐를 다시 젊어지게 할 수 있는 인자일지 모른다. 또 마이클Michael 형제가 있다. 본코브스키Bonkowski, 슐츠Schultz, 쿠니Cooney다. 본코브스키는 혈관 노화를 되돌림으로써 늙은 생쥐를 2배나 더 멀리 달리게 한 연구에서 핵심적인 역할을 했다.[1] 그는 과학 역사상 가장 오래 산 생쥐를 만든 기록을 보유하고 있다. 무려 5년이다.

그의 지도를 받는 슐츠는 노화 관련 염증을 일으키는 분자 과정들을 연구한다. 그 반응을 억제해 나이를 먹으면서 질병을 악화시키는 핵심 요소를 제거할 방법을 찾는다. 그와 본코브스키는 유전자요법으로 늙은 생쥐에게 장수 유전자를 "감염시켜서" 자신들이세운 생쥐 장수 기록을 깨려고 한다.

쿠니는 미국항공우주국과 공동으로 DNA 수선 유전자—다리가 8개인 곰벌레라는 아주 강인한 매우 작은 동물에게 얻은 유전자—를 사람 세포에 집어넣는 연구를 하고 있다. 우주 비행사를 우주 복사선으로부터 보호하고 노화를 늦출 방법을 찾기 위해서다.

또 포르투갈에서 온 주앙 아모림João Amorim이 있다. 그는 레스베라트롤과 다른 스택들을 연구해 몸에서 그것들이 어떻게 *SIRT1* 유전자를 활성화하는지 밝혀내고자 한다. 그는 생쥐의 *SIRT1* 유전자에서 염기쌍 하나만 바꿈으로써 생산된 효소가 레스베라트롤과 다른 스택들에 내성을 띠게 했다. 지금은 이 돌연변이 생쥐가 그래도 레스베라트롤의 건강과 수명 혜택을 받는지를 검사하고 있다. 이 돌연변이체에 레스베라트롤이 작용하지 않는다면 레스베라트롤이 SIRT1 효소를 직접 활성화하는지, 아니면 AMPK를 활성화하는 식의 다른 메커니즘을 거쳐서 활성화하는지에 관한 논쟁이 해소될 것이다. 지금까지 결과를 보면 SIRT1-활성화 쪽이 유망해 보인다.

그리고 한국에서 온 양재현이 있다. 그는 지난 6년 동안 아이스생쥐가 조기 노화하는 방식과 이유를 이해하고자 세포와 동물의 염색체를 연구하고 있다. 아이스 생쥐의 후성유전 시계가 더 빨리 간다는 것을 처음으로 밝혀낸 사람이 그와 주앙이었다. 그 옆에는 중국 최고의 학생인 위안청 루가 있다. 그는 변형된 바이러스를 써서 늙은 동물에게 집어넣을 수 있는 강력한 후성유전적 재프로그래밍 체계를 발견했다.

샤오 톈Xiao Tian은 바이러스를 써서 사람의 신경세포를 화학요법으로부터 보호하는 데 성공했다. 화학요법을 썼을 때 정상적인 신경세포는 죽거나 쭈그러들어서 공 모양이 된다. 그러나 재프로그래밍된 세포는 지극히 건강했다. 배양 접시 전체로 멋진 긴 돌기들을 쫙 뻗고 있었다. 결론을 내리기가 모호한 실험들도 있다. 늘 성과가 좋은 것만은 아니니까. 우리는 2년 안에 시력 장애가 있는 환자들에게 이 바이러스를 시험할 계획이다.

가장 최근에 들어온 대학원생인 패트릭 그리핀Patrick Griffin은 실제로 DNA 손상을 일으키지 않으면서 DNA 손상에 대한 반응을 자극한다면 포유동물의 노화를 유도할 수 있는지 알아보는 연구를 한다. 그는 DNA를 자르지 않도록 만든 캐스9/크리스퍼 유전자가위를 써서 DNA 손상 신호 전달 단백질을 유전체에 결합시키는 방법을 고안하고 있다. 우리 이론이 옳다면 그렇게 해도 노화가 일어날 것이다. 제이미 로스Jaime Ross는 유전공학적으로 "나이스NICE 생쥐" 의 뉴런에서만 후성유전적 잡음을 촉진시킬 방법을 연구하고 있다. 뇌가 다른 신체 부위의 노화를 조절하는지, 이런 생쥐가 80세 노인과 비슷해질지 알고 싶어 한다. 실제로 그렇다면 이 생쥐는 인간 뇌의 노화와 아마 알츠하이머병을 연구하기에 좋은 모델이 될 수 있다.

조엘 손Joel Sohn은 20세기의 가장 위대한 생물학자 몇 명과 일해 왔다. 해양 생물을 잡아서 수출하는 어부로 30년을 일한 뒤 현재 영생의 비밀을 찾아서 바다를 탐색하고 있다. 그는 자포동물을 연구하고 있다. 손상된 부위를 재생하거나 몸이 분리되어서 새 개체로 자라는 등 몸으로 놀라운 묘기를 부릴 수 있는 투명한 해양 동물인 자포동물 말이다. 내가 연구실 둘러보기를 한 그날이 그에게는 아주 좋은 날이었다. 윗동을 잘라낸 말미잘이 재생을 했고, 불멸의 해파리가 몸이 끊기면서 어린 클론들을 만들었기 때문이다. 아마 이 재생 과정을 이용하면 시신경을 재생할 수 있을지 모른다. 이 동물들은 새넌의 "관찰자"에 해당하는 생물학적 과정에 접근하는 것일 수 있다. 젊음의 후성유전적 정보를 저장하고 있는 무엇 말이다.

늙은 생쥐 마라톤 연구를 책임졌던 아비룹 다스Abhirup Das는 황화수소와 NMN 같은 전구물질이 상처 치료에 미치는 영향을 연구하고 있다. 호주 시드니 뉴사우스웨일스대학교의 우리 연구실도 함께 운영하고 있는 린제이 우Lindsay Wu는 G6PD라는 효소를 활성화하는 분자를 연구하고 있다. 이 효소는 여러 동물의 수명을 연장한다는 것이 밝혀져 왔다. 그런데 안타깝게도 세계 인구 중 3억 명이 이 효소 유전자의 돌연변이만 지니고 있다. 돌연변이 중 가장 흔하다. 또 그는 늙은 생쥐 암컷에게 NMN을 먹여서 생식 능력을 회복시키고 난자의 DNA 손상을 막을 수 있다는 것을 보여 주었다.

치대 수련의인 록산 바바리안Roxanne Bavarian은 서투인이 구강 독소와 암에 어떤 역할을 하는지 연구하고 있다. 그리고 핀란드에서 온 카이사 셀레스니미Kaisa Selesniemi는 난소의 줄기세포를 배양해 여성의 불임을 치료하는 분야에서 세계 최고의 전문가에 속한다.

인도에서 온 파르베즈 모하메드Parvez Mohammed는 증기 후드에서 화학물질을 만들고 있고, 콘래드 라이널디Conrad Rinaldi는 막 만들어진 물질이 늙은 사람의 피부세포를 다시 젊게 하는지 검사하고 있었다. 이탈리아에서 온 주세페 코포텔리Giuseppe Coppotelli는 파킨스병 환자와 알츠하이머병 환자에게서 돌연변이가 일어난 코핀 2Copine2를 비롯해 우리가 발견한 새로운 인간 장수 유전자들을 검사하고 있었다.

호주인인 앨리스 케인Alice Kane은 생쥐가 얼마나 오래 살지를 예측할 생쥐 노쇠 시계를 개발하기 위해 몇몇 생쥐를 조사하고 있으며, 우리 모두가 성별 차이를 이해하고 인식하도록 돕고 있다. 우리 연구실의 선임 생화학자 준 리Jun Li는 DNA를 수선하는 능력이 왜 나이를 먹으면서 약해지는지 연구하고 있으며, NMN이 그 과정을 역전시킨다는 것을 알아냈다.[2]

지금까지는 내가 들른 바로 그날 연구실에 있던 사람들만 소개한 것이다. 세계를 바꿀 연구를 하고 있는 이들이 더 있다. 많다.

이들은 명석하다. 우주의 어떤 질문이든 답을 구하겠다고 뛰어들었을 수 있다. 그러나 그들은 노화를 연구하기 위해 하버드로 왔다. 과학자들이 으레 그렇듯이 내향적인 이들도 있다. 신중하고 보수적인 연구자도 몇 명 있다. 나 역시 고치려고 애쓰는 특징이다. 그러나 인간의 활력 연장이 일어나지 않고 있다고 믿는 사람은 한 명도 없다.

그리고 이제까지는 한 연구실만 소개한 것이다. 하버드의 폴F.글렌노화생물학연구센터에는 더 오래 더 건강하게 살도록 돕는 일에 매진하는 연구실이 3곳 더 있다. 브루스 얀크너Bruce Yankner 연구실은 노화가 사람 뇌에 미치는 영향을 주로 연구한다. 마르샤 하이기스Marcia Haigis 연구실은 미토콘드리아가 노화와 질병에 어떤 역할을 하는지 연구하고 있으며, 서투인 돌연변이가 암에 어떤 역할을 하는지 밝혀내 왔다. 에이미 웨이저스Amy Wagers 연구실은 젊은 생쥐의 피가 늙은 생쥐를 회춘시키고 늙은 생쥐의 피가 젊은 생쥐를 늙게 한다는 것을 처음으로 발견함으로써 사람들이 젊은 기증자의 혈청을 주사하려는 열풍을 일으킨 곳 중 하나다. 에이미와 나는 혈액에서 그 일을 하는 인자를 찾아내어 오싹한 기분을 일으키지 않으면서 노화 관련 질환을 치료할 새로운 약물을 개발하기 위해 협력하고 있다.

하버드에서 강 바로 맞은편에 있는 MIT의 또 다른 글렌센터의 한 연구실에서는 레니 구아렌테, 안젤리카 에이먼Angelika Amon, 리후에이 차이Li-Huei Tsai가 노화를 늦추고, 멈추고, 되돌리는 일과 관련된 근본적인 문제들을 연구하고 있다. 미국의 다른 도시들에서는 토머스 랜도Thomas Rando, 앤 브루넛Anne Brunet, 토니 위스코레이Tony Wyss-Coray, 엘리자베스 블랙번, 니르 바질라이, 리치 밀러Rich Miller를 비롯한 이들이 노화에 대한 사고방식을 바꾸기 위해 큰 연구실을 운영하고 있다. 샌프란시스코 북부에는 오로지 노화를 이해하고 막을 연구만 전문으로 하는 벅노화연구소 건물이 있다. 이 목록은 계속해서 이어진다.

게다가 이 목록도 일부에 불과하다. 전 세계에는 같은 문제를 열심히 연구하는 10여 곳의 독립 연구 센터들이 있으며, 현재 세계의 모든 주요 대학교에는 노화를 연구하는 과학자가 적어도 한 명은 있다. 이 연구실들은 대부분 다른 질병을 연구하는 일로 연구비를 지원받고 있지만 노화를 이해하는 쪽으로 점점 관심을 돌리고 있다. 어떤 질병을 연구하든 간에 노화 문제를 해결하면 자신이 연구비를 받아서 하고 있는 그 질병까지 해결할 수 있을 것임을 깨닫고 있기 때문이다. 어쨌거나 연구비를 거의 지원받지 못하는 환경에서 이들은 대다수가 불가피한 일이라고 믿으며 질병이라고 보는 이가 거의 없는 문제와 맞서 싸우고 있다.

한편 민간 기업들은 신경망 기반의 약물 발견과 개발, 유전자 분석, 생체표지추적, 질병 검출을 통해 수명을 대폭 늘리는 쪽으로 연구를 주도하고 있다. 그리고 누구나 수명과 건강수명을 연장하기 위해 할 수 있는 단순한 일들이 있음을 밝혀낸 연구 결과들이 매일같이 쏟아지고 있다. 그럼으로써 건강과 장수에 도움이 되는 길들이 점점 상세히 드러나고 있다.

10~20년 전 가장 낙관적인 과학자들조차 겨우 노화가 불가피한 것이 아닌 세상을 떠올리기 시작하고, 노화를 늦추거나 멈추거나 되돌리기 위한 연구를 하는 연구자를 손가락으로 다 꼽을 수 있던 시기가 있었다. 그때는 내가 어떤 연구를 하는지 말하면 그 전까지는 정중하게 귀를 기울이던 이들이 마치 제정신이 아니라는 투로 나를 바라보곤 했다. 당시에는 그런 태도를 보여도 충분히 이해할 수 있었다. 지금은 이토록 명석한 연구자들을 무수히 목격하면서도 어째서 사람들이 인간 노화에 엄청난 변화가 일어나려 하고 있음을 믿지 않으려 하는지 도무지 이해하기가 어렵다. 그것도 곧 일어나려 하고 있는 데 말이다.

나는 "불가능해"라고 말하는 이들에게는 좀 연민을 느낀다. 내가 볼 때 그들은 백신이 효과가 없다거나 인간이 날 수가 없다고 말한 이들과 똑같은 부류의 사람들이다. 그러나 훨씬 더―아니, 사실상 도저히―두고 볼 수가 없는 사람들이 있는데 바로 그런 연구를 "해서는 안 된다"라고 말하는 이들이다. 장수 연구가 세계에 안길 혜택을 생각하면 더욱 그렇다.

편견과 그릇된 믿음을 넘어

우리 연구실 사람들―그리고 전 세계의 연구실에서 같은 일을 하는 사람들―이 인간 존재의 의미를 바꾸는 부자연스럽고 더 나아가 부도덕한 짓을 한다고 믿는 이들이 있다. 그런 견해는 좋게 보면 주관적이라고 할 수 있지만 더 정확히 말하면 맹신적이라고 할 인간 본성 개념에 토대를 둔다.

내가 볼 때 2003년 대통령 직속 생명윤리위원회가 백악관에 제출한 《치료법을 넘어서: 생명공학과 행복의 추구Beyond Therapy: Biotechnology and the Pursuit of Happiness》라는 보고서의 배후에도 그 힘이 작용한 듯하다. 그 보고서는 노화 연구가 "인간의 본질human grain"에 반하며 출생, 혼인, 죽음의 이른바 정돈된 한살이에 위배된다면서 노화 연구에 불길한 경고를 했다.

위원회는 이런 의문을 제기했다. "혼인할 때의 평균수명이 지금처럼 50세가 아니라 80세나 100세를 넘는다면 '죽음이 우리를 갈라놓을 때까지' 평생 함께하겠다는 맹세를 하려는 마음이 덜 들까 더 들까?"[3] 거꾸로 나는 이렇게 묻고 싶다. 대체 얼마나 불행한 혼인 생활을 상정하고 있기에 그런 질문을 해 보라고 사람들을 부추기는 것일까? 나는 아내와 기꺼이 50년을 더 살련다.

위원회는 이렇게 주장했다. "노화는 우리 삶의 경로를 중재하고, 우리의 세월 감각을 빚어내는 과정이다." 그러면서 노화가 없다면 "한살이가 혼란에 빠질" 수 있다고 경고했다.[4]

물론 우리의 이른바 자연적인 한살이란 우리 조상들 대다수가 머리가 희끗해지거나 주름이 지는 나이까지 결코 살지 못했고, 육식동물에게 먹히는 것이 삶을 마감하는 지극히 평범한 방식이었던 것을 말한다. 그런 삶을 고수하고 싶다면 말리지 않겠다.

위원회는 이렇게 물었다. "삶에 그 모든 일관성과 지속적인 의미를 부여할 수 있는 더 넓은 경관을 보는 렌즈 역할을 하는 자연적인 삶의 윤곽과 제약(우리의 노쇠와 유한함)에서 벗어남으로써 우리는 스스로를 속이는 것이 아닐까?"[5]

노쇠가 의미 있는 삶을 위한 필요조건이라고 진정으로 믿는다면 부러진 뼈를 치료할 생각도, 소아마비 예방 접종도, 여성들에게 칼슘 농도를 충분히 유지하고 운동을 함으로써 골다공증을 예방하라고 권고하는 일도 결코 하지 말아야 할 것이다.

물론 나는 괜히 이런 문제들을 붙들고 핏대를 올리지 말아야 한다는 것을 잘 안다. 어쨌거나 과학의 역사만큼 오래된 교훈이니까. "만물의 자연 질서를 교란할" 때 어떤 일을 겪을지 갈릴레오에게 물어보라.

그러나 이 보고서는 관료들에게 설교를 하는 사소한 차원의 것이 아니었다. 보고서를 쓴 위원회의 위원장인 레온 카스Leon Kass는 우리 시대의 가장 영향력 있는 생명윤리학자에 속하며, 조지 W. 부시 정부 때 "대통령의 철학자"라고 불렸다. 보고서가 나온 뒤로 여러 해 동안 노화 연구는 질병과의 싸움이 아니라 인간성과의 싸움이라는 누명을 쓰게 되었다. 그 말은 헛소리, 내가 볼 때는 좀 치명적인 헛소리다.

그러나 일단 어떤 누명이 씌워지면 그 개념, 인식, 편견을 바꾸기란 엄청나게 어렵다. 노화를 "본래 그런 것"이라고 여기는 대신에 노화의 진정한 모습을 보도록 사람들을 돕는 싸움은 오래 걸릴 것이다.

우리 연구실 같은 노화 연구실들에 연구비를 더 많이 지원하면 이런 발전이 더 빨리 이루어질 수 있을 것이다. 그러나 연구비가 부족하기 때문에 현재 60세를 넘은 이들은 도움을 받을 수 있는 시기가 올 때까지 살지 못할 수 있다. 당신과 당신의 식구들이 너무 일찍 쇠약해지고 노쇠해져서 인간성을 끝까지 유지하지 못한 채 삶을 마감하거나 우리 아이들이 이 연구의 혜택을 결코 보지 못한다면, 그 생명윤리학자들에게 감사를 표하기를.

여기까지 다 읽고서도 여전히 '나는 건강한 삶을 더 연장하지 않겠다'라고 생각한다면—삶을 치열하게 살 의지를 약화시킨다거나 삶의 자연스러운 흐름에 반한다는 이유에서 그렇게 생각할 수 있다—친구들과 가족을 생각해 보라. 당신 인생의 마지막 10~20년 동안 당신을 육체적 · 정서적 · 경제적으로 돌보는 일로 사랑하는 이들을 불필요하게 고생시키고 싶은가? 그럴 필요가 없는데도?

내 아내가 며칠에 한 번씩 하듯이 요양원에서 하루 자원 봉사를 해 보라. 씹을 수 없는 이들을 먹여 보라. 그들의 대소변을 받아 보라. 목욕을 시켜 보라. 자신이 누구며 어디에 있는지조차 떠올리기 힘든 이들을 지켜보라. 그런 일들을 경험하고 나면 노화 관련 문제들에 맞서 싸울 수 있음에도 하지 않는 것은 무책임하고 잔인한 짓이라는 내 말에 동의할 것이다.

카스 같은 인물들은 여전히 많다. 그러나 그들이 충분히 오래 산다면 그들 또한 현실을 받아들이지 않을 수 없을 것이다. 내가 묘사한 미래, 아니 거기에 가까운 미래를 만들어 가는 추진력은 멈출 수 없다. 건강수명의 연장은 불가피하다.

이 점을 인식하는 이들은 매일같이 늘어나고 있다. 그리고 그들은 그런 미래를 원한다.

사람들이 무슨 말을 하고 믿든 간에, 낙관론자든 비관론자든 과학자든 생명윤리학자든 간에, 변화의 기운이 감돌고 있기 때문이다.

2018년 6월 18일 세계보건기구는 《국제질병분류》 11판을 내놓았다. 《ICD-11》이라고도 한다. 그다지 시선을 끌지 못하는 문서다. 누군가가 새로운 질병 코드를 하나 끼워 넣었다는 것을 빼면 말이다. 처음에는 아무도 알아차리지 못했다. 세계보건기구 웹사이트에서 MG2A라는 질병 코드를 입력하면 다음과 같이 나온다.[6]

MG2A 노년
- 정신병 없는 노년
- 정신병 없는 노쇠
- 노년 쇠약

세계보건기구는 전 세계의 모든 나라가 2022년 1월 1일부터 《ICD-11》을 써서 통계 보고를 하기를 바라고 있다. 이는 "노년"이라는 증상으로 진단을 내리는 것이 이제는 가능하다는 의미다. 각국은 한 증상인 노화로 죽는 사람들에 관한 통계를 세계보건기구에 보고해야 할 것이다

그 결과 규정도 바뀌어서 개발할 가치가 있는 약물을 개발하는 일에 수십억 달러의 투자가 이루어질까? 미국 연방 정부 당국과 의

사들은 노화를 늦추고 노화가 일으키는 모든 질병을 늦출 약물을 처방하는 일이 윤리적으로 괜찮다는 것을 마침내 받아들일까? 환자가 그런 처방을 받을 권리가 있다는 것을 정말로 인정할까? 보험사는 어느 시점에 가면 돈을 절약해 줄 항노화 약물의 비용을 환자에게 되돌려 줄까?

그럴 것이다. 나는 그런 일이 일어나기를 진심으로 바란다. 그런데 그날이 오기 전까지 우리가 이미 할 수 있는 일이 많다.

내가 나를 위해 하는 일

"열량 섭취를 줄여라" "사소한 일에 신경 쓰지 마라" "운동하라"는 것 외에 나는 의학적 조언을 하지 않겠다. 나는 의사가 아니라 연구자다. 누군가에게 무엇을 하라고 말할 위치에 있지 않다. 그리고 나는 영양제 같은 것들을 인정하지 않는다.

그렇지만 내가 건강을 위해 무엇을 하고 있는지는 기꺼이 말하겠다. 비록 좀 유념해야 할 단서가 몇 가지 달리긴 하지만.

- 여기에는 당신이 반드시 무엇을 해야 한다는 것도 아니고, 그럴 의도조차 전혀 담겨 있지 않다.
- 내가 하고 있는 일이 옳다는 생각조차 담겨 있지 않다.
- 인체 임상 시험이 이루어지고 있긴 하다. 그렇지만 폭넓은 범위에 걸쳐서 나올 수 있는 결과들을 더 온전히 이해하기 위해 반드시 해

야 할 엄격한 장기 임상 시험을 거친 노화 치료제나 요법은 아직까지 전혀 없다.

내가 이런 이야기를 하면 사람들은 종종 궁금해한다. 대체 왜 스스로를 예기치 않거나 해로울 수 있는 부작용에, 아니 더 나아가 죽음을 초래할 수도 있는 가능성—비록 낮아 보이긴 하지만—에 노출시키느냐고.

답은 간단하다. 아무것도 하지 않을 때 내게 어떤 일이 일어날지 정확히 알고 있기 때문이다. 그리고 그 일은 좋은 쪽이 아니다. 그러니 내가 잃을 것이 뭐가 있겠는가?

그렇다면 이 모든 것을 고려하는 나는 지금 무엇을 하고 있을까?

- 나는 매일 아침 NMN 1그램(1000밀리그램)과 레스베라트롤 1그램(직접 만든 요구르트에 섞어서), 메트포르민 1그램을 먹는다.[7]
- 나는 매일 비타민 D와 비타민 K_2의 하루 권장 복용량과 아스피린 83밀리그램을 먹는다.
- 나는 설탕, 빵, 파스타를 최대한 적게 먹으려고 노력한다. 나는 40세부터 후식을 끊었다. 비록 슬쩍 맛보기는 하지만.
- 나는 하루에 한 끼를 건너뛰거나 적어도 정말로 적게 먹으려고 애쓴다. 사실 일정이 너무 바빠서 일주일 중 점심을 거르는 날이 거의 대부분이긴 하다.
- 몇 달마다 채혈 간호사가 집으로 와서 피를 뽑는다. 수십 가지 생

체표지 검사를 하기 위해서다. 표지 중 여러 가지가 최적 범위에 있지 않으면 식단이나 운동을 통해 조절한다.

- 나는 매일 많이 걷고 계단을 오르려고 애쓰며, 거의 주말마다 아들과 함께 체육관에 간다. 역기를 들고, 좀 뛰고, 사우나를 한 뒤에 차가운 물에 몸을 담근다.

- 나는 채소를 많이 먹고 다른 포유동물을 먹는 것을 피하려 애쓴다. 맛이 좋기는 하지만. 운동을 한다면 고기를 먹을 것이다.

- 나는 담배를 피우지 않는다. 플라스틱 용기를 전자레인지에 돌리는 것, 지나친 자외선 노출, 엑스선, CT 촬영을 피하려고 애쓴다.

- 낮에 그리고 밤에 잘 때 시원한 환경을 유지하려고 애쓴다.

- 체중이나 체질량지수가 건강수명의 최적 범위에 놓이도록 노력한다. 내 최적 지수는 23~25다.

나는 어떤 영양제가 좋으냐는 질문을 하루에 약 50번씩 받는다. 대답하기 전에 말해 둔다. 내가 영양제를 결코 권하지 않으며, 그런 제품을 검사하거나 연구하지도 않으며, 찬성하지도 않는다는 사실을. 내가 추천하는 제품이라고 파는 것이 있다면 분명히 사기다. 영양제는 의약품보다 훨씬, 훨씬 덜 규제를 받는다. 그렇기 때문에 어쩌다가 영양제를 먹는다면 나는 평판이 좋은 대형 제조사 제품을 택하고, 순도가 매우 높은 제품을 택하고(98퍼센트가 넘는 것을 고르는 편이 좋다), "우수 의약품 제조 및 품질 관리 기준good manufacturing practices" 인증을 받아 생산되는 제품을 뜻하는 "GMP" 같은 표지가 있는 것을 택한다. NR는 NMN으로 전환되므로 NMN 대신에 NR를 먹는 이들이 있다. NR가 좀 더 가격이 싸기 때문이다. 나이아신과 니코틴아마이드는 더 저렴하다. 하지만 NMN과 NR만큼 NAD 농도를 높이지 않는 듯하다.

베타인betaine이라고도 하는 트리메틸글라이신trimethylglycine이나 메틸엽산methylfolate처럼 메틸기를 세포에 공급하는 화합물을 NAD 증진제와 함께 복용하면 더 나을 수 있다고 주장하는 이들도 있다. 개념상으로는 일리가 있다. NR와 NMN의 "N"은 니코틴아마이드를 뜻한다. 니코틴아마이드는 비타민 B_3의 한 형태로 과량일 때 몸이 메틸기를 붙인 뒤 소변으로 내보내는데, 그 결과 세포에 메틸기가 부족해질 수 있기 때문이다. 그러나 아직은 이론으로 남아 있다.

내 아버지는 나와 거의 동일하게 복용을 한다. 아버지가 마지막으로 앓았던 때가 언제인지 기억이 잘 안 난다. 아버지는 더욱 기력이 솟구친다고 주장한다. 올해 여름 아버지는 호주에서 보내는 바쁜 사회 활동을 뒤로 한 채 보스턴으로 와서 6주 동안 머물며 집수리를 하는 우리를 도왔다. 시드니대학교에서 얻은 두 번째 일은 원격으로 하면서 말이다. 그런 뒤 해마다 하듯이 오랜 친구와 함께 몇 주 동안 미국 동부 해안을 따라서 차를 몰아 오하이오 우스터에서 열리는 여름연극축제를 보러 갔다.

아버지는 여름이 끝날 무렵에 호주 집으로 돌아갔다가 몇 주 뒤 내가 "기사 작위"를 받는 모습을 보러 워싱턴D.C.로 다시 왔다. 지금은 다시 시드니의 자택에 있는데, 약 1000킬로미터 떨어진 곳에 있는 "두 친구를 만나러" 며칠 동안 차를 몰고 간다는 계획을 세우고 있다. 아버지는 삶을 사랑한다. 전보다 더욱더 그런 듯하다.

나이를 먹을수록 내가 얼마나 운 좋은 삶을 살아왔는지 점점 더 생각하게 된다. 호주인이기에 나는 "큰 소년은 울지 않는 법"이라고 배웠다. 그러나 요즘에 잠시 짬을 내어 내 삶을 돌아볼 때면 자꾸 눈물을 글썽이곤 한다.

나는 자유 국가에서 자랐고 더욱 자유로운 국가로 이사했다. 나는 놀라운 세 아이를 키우고 있고, 우리 가족을 자기네 가족인 양 대하는 친구들이 있다. 아내 샌드라가 무척 자랑스럽다. 아내는 독일에서 최고 우등생에 속했다. 식물학 학위를 받은 뒤 나와 함께하고자 보스턴으로 와서 MIT 박사 과정에 들어갔다. 처음에는 생쥐를 복제하는 연구실에서 일했다. 박사 학위를 따기 위해 아내는 레트증후군Rett syndrome이라는 치명적인 유전병을 지닌 생쥐를 치료하는 법을 찾아냈다. 이 증후군은 사람 여아의 후성유전체를 교란해 뇌 발달을 방해한다. 기이한 우연의 일치로 아내가 연구한 MECP2라는 유전자는 메틸화한 DNA 부위에 결합한다. 젊음의 교정 데이터를 저장한 세포 "관찰자"일지 모른다.

샌드라는 지난 25년 동안 내게 더 나은 남편과 아빠가 되려면 어떻게 해야 하는지 많은 것을 가르쳐 왔다. 함께 산책할 때 마주치는 온갖 식물, 곤충, 동물의 이름도 가르쳐 주었다. 신혼 초에는 무척 많이 싸웠다. 아내는 내 연구에 "윤리적 문제"를 제기하곤 하면서 나를 몹시 심란하게 했다. 다년간 풍부한 생물학적·경제적 자료를 검토하고 논의한 지금은 그런 문제로 논쟁하는 일이 거의 없다. 실은 아내도 NMN을 복용하기 시작했다.

내 복용법이 우리 식구들에게 효과가 있다고 말하기란 불가능하지만 적어도 해를 끼치는 것 같지는 않다. 현재 나는 50세며 30대일 때와 똑같은 느낌이다. 친절하게도 동료가 실험용 MRI(자기공명영상) 촬영기에 나를 집어넣어서 심장의 3D 동영상을 찍어 주었다. 그 영상을 보면 심장 역시 30세의 것처럼 보인다. 나는 흰머리, 깊이 팬 주름이 없다. 아직까지는 그렇다.

1년 전 동생 닉은 흰머리가 생기고 머리가 빠지기 시작하자 똑같은 요법을 알려 달라고 했다. 자신을 대조군으로 삼고 있는 것 아니냐고 반쯤 농담 삼아 나를 구박하면서 그랬다. 나는 절대 아니라 우겼지만 사실 그런 생각이 머릿속에 스쳐 지나간 적이 없다고는 말 못 하겠다. 동생 역시 지금 아버지와 같은 요법을 쓰고 있다.

가족과 친구들이 주위에 없다면 더 오래 산다는 건 아무런 의미가 없다.

우리가 기르는 개 3마리도 2년째 NMN을 먹고 있다. 10년 된 작은 푸들 찰리와 3년 된 검은 래브라도 케이티와 멜라루카다. 찰리는 사람들의 기분을 달래 주는 일을 하는 치료견이다. 녀석은 아내가 NMN을 주면 너무 활발해지곤 해서 치료 일을 하러 가는 날에는 주지 않는다. 케이티는 선천성 심장질환이 있다. 우리는 NMN이 케이트가 예상 수명인 5년을 넘기는 데 도움을 주기를 바란다. 콩팥질환이 있는 생쥐에게서 얻은 실험 결과를 보면 가능할 수 있다.[8]

활력 연장을 촉진하고자 시도하는 요법이 분명 지키기 어려울 것이라고 생각하는 이들이 많다. 정말로 그렇다면 우리 가족도 계속할 수 없었을 것이다. 우리는 그저 하루하루를 살아 나가려고 애쓰는 평범한 가족일 뿐이다. 나는 최대한 내 행동에 주의를 기울이고, 몸이 가뿐한지 신경 쓰고, 이따금 피를 뽑아서 생체표지들을 검사한다. 시간이 흐르면서 나는 어떤 식단, 운동, 영양제가 내게 가장 잘 맞는지를 파악했다. 그리고 우리가 사는 동안 연구가 발전함에 따라 우리 가족의 이런 행동들이 점점 더 세밀하게 조정될 것이라고 장담한다.

계속해서.

끊임없이.

그렇다. 나는 앞으로 오랫동안 살기를 희망하기 때문이다. 그 목표를 갖고 개입할 수 있는 X 인자들은 많다. 어쨌든 나는 내일 당장 버스에 치일 수도 있다. 그러나 내가 100세 생일이 지난 뒤까지 행복하고, 건강하고, 가족과 친구들과 동료들에 둘러싸여 지내는 날을 상상하기가 갈수록 더 쉬워지고 있다.

100세를 넘긴다면 얼마나 더?

음, 나는 22세기를 본다면 멋질 것이라고 생각한다. 그러면 내가 132번째 생일을 맞이한다는 뜻이 될 것이다. 나로서는 가능성이 적긴 하다. 하지만 생물학 법칙을 초월하는 것이 현재의 궤도에서 벗어나는 것은 아니다. 그리고 심지어 그 나이에 도달한다고 해도 아마 나는 여전히 더 오래 살기를 원할 것이다.

내가 하고 싶은 것은 아주 많다. 그리고 내가 돕고 싶은 이들 역시 아주 많다. 나는 건강과 행복과 번영으로 나아가는 길이라고 내가 믿는 쪽으로 인류를 계속 떠밀고 싶다. 오래도록 건강하고 행복하게 살면서 우리가 어떤 길로 나아가고 있는지 보고 싶다.

부시워킹 길에서

최근에 나는 어릴 때 살던 동네에 가 보았다. 시드니의 북부 교외 지역으로 가리갈국립공원Garigal National Park 가장자리에 있다. 아버지와 아내, 12살 된 아들 벤저민과 함께 갔다.

우리가 간 이유는 등산을 하기 위해서였다. 어릴 때 할머니가 나와 동생을 데리고 가곤 하던 바로 그 길이었다. 할머니는 힘들었던 어린 시절 이야기를 들려주면서 자유 국가에서 자란다는 것이 얼마나 행운인지 알려 주었다. 그리고 《곰돌이 푸》의 작가 A. A. 밀른의 지혜도 들려주었다.

"오늘이 무슨 요일이지?" 푸가 물었다.
"오늘이 오늘이지." 피글렛이 꽥꽥거렸다.
"내가 좋아하는 날이구나." 푸가 말했다.

아버지는 얼른 가고 싶어 안달이었다. 벤도 그랬다. 우리는 소년처럼 무척 들떠 있었다. 그런데 산길 초입에 들어섰을 때, 향기로운 유칼립투스들이 잔뜩 우거져 있고 매미들이 귀를 멍하게 할 만치 시끄럽게 울어 대는 높은 사암 낭떠러지의 가장자리에서 저 아래 골짜기를 내려다보았을 때, 나는 경외감에 사로잡히고 말았다. 도시 경관이 한순간에 사라지면서 야생의 숲이 펼쳐지고, 현재와 과거가 한데 어우러졌다. 벼랑 끝에 서서 그 드넓고 아름답게 펼쳐진 장관이 주는 느낌에 푹 잠겨들었다.

남쪽으로 구부러지는 바윗길을 따라 내려가면 멜라루카드라이브가 나온다. 내가 어릴 때 살던 거리다. 더 나아가면 미들항에 도착한다. 시드니항의 끝자락에 해당하는 곳으로 다양한 종류의 유칼립투스들이 강어귀를 따라 죽 늘어서 있다. 반대로 북쪽으로 향하면 수백 킬로미터에 걸쳐 더 큰 국립공원들이 계속 이어진다. 가리갈국립공원에서 쿠링가이, 마라마라, 다룩, 엥고를 거쳐서 올레미국립공원으로 이어진다. 바닷물을 머금은 강어귀들과 바위투성이 산등성이들이 끝없이 이어질 것처럼 보인다. 군데군데 고대의 암각화들도 볼 수 있다. 사람 하나 마주치는 일 없이 며칠 또는 몇 주 동안 걸을 수 있다. 이 땅의 원거주자들이 내는 소리만 멀리서 메아리칠 것이다.

[그림 18] 부시워킹

내가 어릴 때 살던 집에서 북쪽으로 향하면 수백 킬로미터에 걸쳐서 점점 더 큰 국립공원들로 이어진다. 강어귀와 굽이치는 바위투성이 산등성이가 끝없이 이어지는 듯하다. 그리고 원주민인 가리갈족이 남긴 고대 암각화들이 군데군데 있다. 아버지는 현재 80세다. 할머니 베라가 살 의지를 잃었을 때의 나이와 같다. 노화는 사람들에게 그런 영향을 미친다. 그러나 할머니와 달리 아버지는 등산을 하고, 세계를 여행하고, 새로운 직장에서 일하면서 우리 모두에게 희망을 준다.

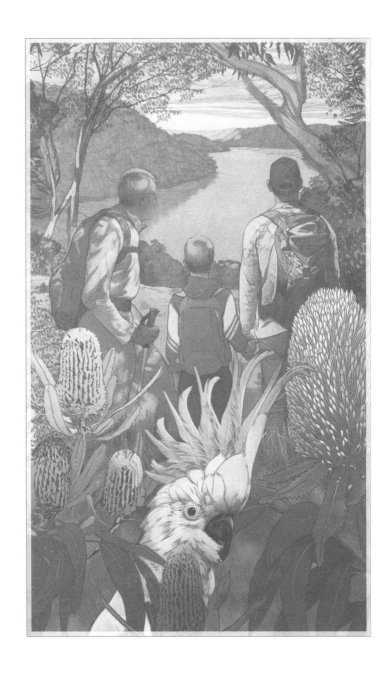

가리갈국립공원에 들어선 그날 우리는 몇 시간만 걸을 생각이었지만 나는 몇 주 동안 계속 걷고 싶어졌다.

적어도 내가 볼 때 하이킹과 부시워킹bushwalking(하이킹에 해당하는 호주 고유의 용어-옮긴이)은 미묘하지만 중요한 한 가지 차이가 있다. 사람들은 하이킹을 할 때 대개 운동, 마음의 평화, 아름다운 풍경, 또는 사랑하는 이들과 함께할 시간을 추구한다. 호주인은 부시워킹을 할 때 이 모든 것을 추구하는 데 더해 지혜도 찾고자 한다.

그 낭떠러지 위에 얼마나 오래 서 있었는지 확실하지 않다. 1~2분쯤일 수도 있다. 5분이나 10분일 수도 있다. 내가 얼마나 오래 서 있었건 간에 우리 식구들은 전혀 개의치 않았던 듯하다. 내가 향수와 경이감의 주문에서 마침내 풀려났을 때 나만 두고 저만치 앞서 지름길을 따라 걸어 내려가고 있는 식구들의 뒷모습이 보였다.

벤이 멜라루카 나무의 종잇장 같은 나무껍질을 벗겨 보는 동안, 아버지는 이 낭떠러지가 포유류가 처음 출현할 때 쌓인 모래로 만들어졌다고 벤에게 설명하고 있었다. 아내는 방크시아를 살펴보고 있었다. 조지프 뱅크스가 왕립협회에 보여 주기 위해 채집한 가시 달린 기이한 꽃나무였다. 아내는 방크시아가 프로테아과에 속한다고 내게 상기시키면서 즐거워했다. 수없이 들은 이야기였다.

이 글을 쓰는 현재 벤은 7학년이다. 착하고 똑똑한 아이다. 언젠가는 내 연구실에 들어와서 아빠가 하던 연구를 넘겨받아 "끝내고" 싶어 한다. 내가 경쟁이 심할 것이고 결코 특별 대우를 할 생각이 없다고 말하면 벤은 이렇게 대꾸한다. "음, 그럼 구아렌테 교수님 연구실로 가면 되죠."

그렇다, 재미있는 녀석이기도 하다.

다른 두 아이는 나름의 길을 가고 있다. 내털리는 수의사가 될 것 같고, 알렉스는 아마 외교관이나 정치가가 될 듯하다.

아버지는 현재 80세다. 할머니의 눈에서 불꽃이 완전히 사라졌을 때의 나이다. 할머니는 살아갈 의지를 잃었고 두 번 다시 바깥나들이를 하지 않았다. 미래를 예측할 순 없지만 지금의 활기찬 삶, 세계여행, 낙천적인 태도, 건강 상태로 볼 때 나는 아버지가 앞으로 오랫동안 사실 것이라고 본다. 그러기를 바라마지 않는다.

아버지가 우리 모두의 희망을 대변하기 때문만이 아니다. 아버지와 아내와 아이들 그리고 내가 사랑하는 다른 모든 이들과 함께 이곳으로 계속 되돌아오고 싶기 때문이다. 마음의 평화를 추구하기위해. 이야기를 듣고 싶어서. 아름다운 풍경을 찾아서. 추억을 만들기 위해.

지혜를 나누기 위해.

그렇다. 벤과 내털리와 알렉스와 함께. 또 그들의 아이들과 함께. 그리고 그 아이들의 아이들과 함께.

왜 안 되겠는가? 불가피한 일이란 없다.

감사의 말

먼저 아내 샌드라 뤼켄휘스에게 사랑과 감사를 표하지 않을 수 없다. 20년 동안 내 곁을 든든히 지켜 주고, 이 책을 쓰고 고치는 일에 매달리는 모습도 참아 주었으니까. 또 우리 아이들 알렉스, 내털리, 벤저민에게 고맙다는 말을 전한다. 내겐 더 이상 바랄 것 없는 최고의 아이들이다.

책을 쓰려면 창작 과정에 관련된 모든 이들 사이에 상당히 끈끈한 관계가 형성되어야 한다. 매슈 러플랜트는 우정, 유머 감각, 그리고 수백 번의 토론과 수십 개의 화이트보드 다이어그램을 하나의 일관된 이야기로 엮어 내는 해박한 능력으로 내게 큰 도움을 주었다. 또 뛰어난 실력에다가 성실함을 겸비한 일러스트레이터 케이티 델피어와 함께 일할 수 있었다는 것은 매슈와 내게 큰 행운이었다. 그녀는 우리의 말과 생각을 멋진 미술 작품으로 옮기는 도전 과제를 용감하게 받아들였고 놀라운 결과물을 이끌어 냈다. 또 지난 14년 동안 내 삶과 우리 연구실이 매끄럽게 돌아가도록 해 준 비서인 수전 데스테파노에게는 매일 감사하는 마음이다. 자신에게 떠넘기는 모든 일들을 원만하게 처리하는 그녀의 능력이 없었더라면 이 책은 나올 수 없었다.

보스턴 연구실 운영을 돕는 루이스 레이먼과 캐롤리나 츠왈렉, 시드니 연구실을 운영하는 린제이 우에게 큰 빚을 졌다. 그렇게 헌신적이고 지적이면서 업무 능력이 뛰어난 이들과 함께 일하고 있으니 정말로 행운이다. 놀라운 공동 연구자이자 동료인 하버드의 글렌노화생물학연구센터 공동 소장인 브루스 얀크너에게도 감사한다.

그리고 저작권팀의 설레스트 파인과 존 마스와 로리 번스타인, 꼼꼼하고 솜씨 좋게 편집해 준 편집팀의 세라 펠즈와 멜라니 이글레시아스 페레즈와 리사 시암바, 원고를 정리해 준 린 앤더슨 등 이 책을 믿어 준 사이먼앤드슈스터출판사의 모든 이들에게 감사한다. 10년 전 이 여정을 시작하도록 도와준 로라 터커, 홍보팀의 캐리 쿡, 샌디 멘델슨, 롭 모어, 니콜라스 플랫에게도 감사한다. 또 원고를 읽고 유용한 제안을 해 준 이들에게 고마움을 전한다. 특히 용어 설명과 미주를 공동으로 편집한 스티븐 다크, 마크 존스, 샌드라 뤼켄휘스, 메무드 칸, 존 켐플러, 리사 켐플러, 트리스탄 에드워즈, 에밀과 대릴 리아토베츠스키(첼로록 연주자들), 데이브 디머, 테리 싱클레어, 앤드루 싱클레어, 닉 싱클레어에게 감사한다. 부스스한 얼굴 사진을 찍어 준 뛰어난 사진작가 브리짓 라콤에게 또한 감사한다(인스타그램 brigittelacombe).

또 이 세상을 더 나은 곳으로 만들기 위해 지친 기색 없이 일하고 있는 다음 조직들에 속한 연구자들에게 감사드린다. 코바, 비움, 인사이드트래커, 메트로바이오텍, 아크바이오, 리버티바이오시큐리티, 도브테일지노믹스, 라이프바이오사이언시스, 컨티넘바이오사이언시스, 점프스타트퍼틸리티, 세놀리틱세러퓨틱스, 애니멀바이오사이언시스, 스포트라이트세러퓨틱스, 셀파지세러퓨틱스, 이두나세러퓨틱스다.

과학자가 되겠다고 결심했을 때 나는 무언가를 발견하는 일이 가장 큰 보상일 것이라고 생각했다. 하지만 사실은 평생토록 함께하는 친구들이야말로 가장 큰 보상이다. 상황이 안 좋을 때 든든하게 받쳐 주는 친구들 말이다. 그러니 우정과 현명한 조언을 해 주는 이 친구들에게 고맙다는 말을 해야겠다. 니르 바질라이, 라파엘 데 카보, 스티븐 헬펀드, 에드워드 슐랙, 제이슨 앤더슨, 토드 디킨슨, 라지 압테, 앤서니 소브, 데이비드 리빙스턴, 피터 엘리엇, 대런 히긴스, 마크 보거스키, 카를로스 부스타만테, 트리스탄 에드워즈, 린제이 우, 브루스 크산더, 메레디스 그레고리 크산더, 지강 허, 미셸 버먼, 핀차스 "해시" 코언, 마크 타터, 앨리스 파크, 스리 데비 나라심한, 카일 랜드리, 제임스 왓슨, 데이비드 어윙 던컨, 조지프 마룬, 존 헨리, 던컨 퍼비스, 리후에이 차이, 크리스토프 웨스트팔, 리치 앨드리치, 미셸 딥, 브래컨 대릴, 샤를 드 포르테, 스튜어트 깁슨, 애덤 뉴먼, 에이디 뉴먼, 아리 이매뉴얼, 본다 섀넌, 조엘 손과 케이티 손, 알레한드로 퀴로즈 자라테, 마틸드 토머스, 버트런드 토머스, 조지프 버코터런, 니콜라스 웨이드, 캐런 웨인트롭, 제이 미첼, 마르샤 하이기스, 에이미 웨이저스, 양 시, 라울 모스토슬라브스키, 톰 랜도, 제니퍼 서막, 필 램버트, 브루스 슈체판키에치, 에카트 페헤바, 매트 이스터데이, 롭 모어, 카일 미츠, 조애너 슐랙, 리카르로 고디네츠, 파블로 코스타, 안드레아스 페닝, 페르난도 폰토브, 에이브러햄 솔리스, 자크 에스타반, 카를로스 세르메뇨와 C3팀, 피터 버크탈, 마크 타터, 딘 오니시, 마거릿 모리스, 피터 스미스, 데이비드 르쿠터, 토머스 왓슨, 카일 랜드리, 메레디스 카펜터, 스티븐 심프슨, 마크 서미치, 애덤 핸프트, 데이비드 친, 짐 콜, 에드 그린, 필 램버트, 샐리 바신, 로렌스 고즐란, 대니얼 크래프트, 마크 하이먼, 마크 호도시, 펠리페 시에라, 마이클 시스테닉, 밥 카인, 데이비드 쿰버, 켄 라이드아웃, 밥 배스, 팀 배스, 존 몬스키, 호세 모레이, 마이클 본코브스키, 데이비드 골드, 매트 웨스트폴, 줄리아 디먼, 리처즈 허시, 조 하키, 뱌르케 잉겔스, 마고 매킨스, 조 로건, 음하이리 앤더슨, 론 어커스텐보그, 마이크 해리스, 숀 라일리, 그렉 킬러, 아리 파트리노스, 앤디, 헨리, 이언, 조시. 그리고 더 나은 세계를 만들기 위해 일하고 위험을 무릅쓰는 모든 이들에게, 또 지난 세월 나와 함께 일한 모든 사람들에게 고맙다는 말을 전한다. 여러분이 격려하고 영감을 준 덕분에 집필을 계속할 수 있었다.

시간을 내어 내 스승이 되어 준 모든 분들께 큰 빚을 졌다. 할머니 베라, 아버지 앤드루, 어머니 다이애나, 숙부와 이모인 배리와 앤 웹, 박사 학위 지도교수인 이언 도스, 리처드 디킨스, 제프 콘펠드, 박사후 연구원 때 지도해 준 레니 구아렌테, 또 하버드 스승들인 피터 하울리, 조지 처치, 클리프 태빈, 그리고 우리 연구를 응원하고 지원하는 모든 이들에게.

우리 연구실과 우리 연구는 다음 기관들과 사람들의 지원이 없었더라면 아예 존재하지 못했을 것이다. 호주 대학원생 장학금 지원 재단인 헬렌헤이휘트니재단, 미국국립보건원, 호주 국립보건의학연구위원회, 글렌의학연구재단의 마크 콜린스, 레너드 저드슨, 케빈 리, 미국노화연구재단, 코달리, 후드재단, 백혈병림프종협회, 로렌스엘리슨의료재단, 행크와 엘리너 래스노, 빈센트 지암파파, 에드워드 슐랙이다. 또 우리 연구를 위해 많든 적든 기부를 해 준 수백 명에 달하는 이들에게도 감사를 전하고 싶다.

마지막으로 세상을 바꿀 노화 연구 지원에 앞장선 폴 글렌의 선견지명, 지혜, 호의는 어떤 말로도 갚을 수 없을 것이다.

_데이비드

데이비드와 업무상으로 협력하고 있지만 우리 우정은 진정으로 소중하며, 내 인생에 그가 있다는 사실이 너무나 감사하기 그지없다. 또 보스턴에 갈 때마다 늘 나를 가족처럼 대해 준 샌드라, 알렉스, 내털리, 벤 싱클레어에게 깊이 감사한다.

그리고 하버드에서 늘 포옹으로 맞이해 준 수전 데스타파노에게 감사하고 싶다. 또 내가 방문해 이것저것 캐물었을 때 늘 인내심을 갖고 친절하게 답해 준 데이비드 연구실의 연구원들과 그가 관여하는 기업들의 관리자들과 직원들에게 감사한다. 진정으로 놀라운 내 저작권 대리인 트레너 키팅이 없었다면 나는 놀라운 사람들을 알지 못했을 것이다.

무엇보다 2권의 책을 동시에 쓰는 일을 죽 해낼 수 있도록 지원해 준 아내 하이디와 딸 미아에게 고맙다는 말을 전한다.

_매슈

"이 말이 어떻게 들릴지 나도 안다. 미친 소리 같다."

저자의 말마따나, 역자도 저자의 주장을 접하면서 미심쩍다는 생각과 약간의 거부감과 명망 있는 연구자가 이렇게 주장해도 괜찮을까 하는 걱정이 좀 들었다. "노화는 질병이며, 따라서 없앨 수 있다"라니!

물론 공상과학소설이라면 얼마든지 가능하다. 아무튼 먼 미래의 일이라고 가정하면 그만이니까. 언젠가는 그런 일을 실현시킬 기술이 나올 것이라는 점은 100퍼센트 확실하다. 실현될 날만 계속 뒤로 미루면 된다.

그렇지만 실제 연구실에서 일하는 과학자는 그런 말을 하지 않는다. 딱히 허황되기 때문이 아니라, 과학자라면 모름지기 검증 가능한 예측을 내놓아야 하기 때문이다. 실현될 날을 하염없이 미룰 수 있는 주장은 검증이 불가능하다.

그런데 이 책에서 저자는 당당하게 그런 주장을 펼치고 있다. 게다가 언젠가 실현될 것이라는 막연한 추측으로 제시하는 것이 아니다. 자신이 수십 년 동안 한 연구를 증거로 대면서 과학적 이론으로 내놓은 것이다. 그렇다면 정말로 그럴 수 있다는 것일까? 노화를 없애서, 스스로 그만 살겠다고 마음먹을 때까지 젊은이처럼 건강하고 활기찬 삶을 언제까지라도 계속 사는 것이 과연 가능할까?

이 책에서 저자는 그런 도발적이면서 뜬금없어 보이는 이론을 제시한 뒤, 차근차근 독자를 설득한다. 자신이 지금까지 어떤 연구를 해 왔으며, 어떤 실험 결과를 얻었고, 그런 결과들이 무엇을 말하고 있는지를 하나하나 설명한다. 효모, 초파리, 선충, 생쥐 등 실험실에서 으레 쓰는 모델 생물들의 수명과 건강수명을 늘리는 데 성공한 사례들을 죽 제시한다. 즉 과학자들은 다양한 생물들의 수명을 늘리고 건강하게 늙도록 하는 방법들을 계속 발견하고 있다. 그렇다면 사람은 그렇지 말라는 법이 어디 있단 말인가? 사람의 최대수명과 건강수명도 25퍼센트, 아니 그 이상 늘어나지 말라는 법이 어디 있는가?

저자는 그런 생물학적 법칙 따위는 없다고 말한다. 생물이 늙어야 하고, 죽어야 한다고 말하는 법칙은 없다는 것이다. 그렇다면 왜 우리는 늙고, 또 죽는 것일까?

저자는 지금까지 그 의문을 풀기 위해 달려든 많은 이들의 이론과 가설을 살펴본다. 그리고 그런 이론과 가설을 토대로 나온 온갖 실천 방법들도 논의한다. 이른바 장수와 건강에 기여한다는 갖가지 양생법, 약물, 건강식품 같은 것들이다. 그런데 그런 방법들 중에 노화와 죽음을 물리치는 데 성공한 것이 있을까?

없다. 왜 없을까? 틀린 이론과 틀린 방법에 기대 왔기 때문이다. 저자는 노화를 질병이라고 보는 것 자체가 출발점이 되어야 한다고 본다. 그래야 노화와 죽음을 숙명으로 보지 않고 치료의 대상으로 보는 패러다임 전환이 이루어질 수 있기 때문이다.

인류는 과학 기술과 의학을 통해 삶의 질과 건강을 개선하는 데는 성공했다. 그러나 최대수명과 건강수명을 늘리는 쪽으로는 별 성과를 내지 못했다. 여전히 120세 넘게 사는 사람은 거의 없다시피 하다. 게다가 100세까지 물구나무를 서고 계단을 두세 단씩 뛰어오르면서 살아가는 사람도 없다. 우리는 늙고 온갖 병을 단 채 늘 골골대면서 살아가는 기간만 늘려 왔을 뿐이다.

이 책은 이런 역설적인 상황에서 벗어날 돌파구가 바야흐로 지금 열리고 있다고 본다. 즉 우리가 그토록 원하던 최대수명과 건강수명을 늘릴 해결책이 나오려 하고 있다는 것이다. 아직 피부로 느끼는 사람도 없고 그런 이야기를 하면 오히려 거부감을 갖는 사람이 더 많긴 한데, 저자는 그런 태도 자체를 바꾸어야 할 때가 왔다고 말한다. 그리고 욕을 먹을지라도 그 새로운 시대가 열리고 있음을 알리는 일에 앞장서는 역할을 자신이 맡겠다고 나선다.

이 책에는 저자의 새로운 노화 이론이 제시되어 있다. 그리고 실천과 검증 방법까지 나와 있다. 과연 저자의 말이 옳을까? 아직 시간은 많다. 그러니 저자가 옳을지 지켜볼 수 있다. 아무튼 이 이론이 우리에게 새로운 시각과 관점을 제시한다는 것은 분명하다. 적어도 이 책을 읽고 나면, 노화와 죽음을 다른 시각에서 보게 되리라는 것은 틀림없다.

만물의 크기

모래알 1개 = 피부세포 10개	0.5밀리미터
피부세포 1개 = 혈구 5개	50마이크로미터
혈구 1개 = X염색체 2개 또는 효모 세포 약 2개	10마이크로미터
X염색체 1개 = 효모 세포 1개=대장균 10마리	5마이크로미터
대장균 1마리 또는 미토콘드리아 1개 = 마그나 수페르스테스 2마리	0.5마이크로미터
마그나 수페르스테스 1마리 = 리보솜 4개	0.25마이크로미터
리보솜 1개 = 카탈레이스 효소 6개	30나노미터
카탈레이스 효소 1개 = 포도당 5개	5나노미터
포도당 1개 또는 아미노산 1개 = 물 분자 약 4~6개	1나노미터
물 분자 1개 = 원자핵 275,000개	0.275나노미터
원자핵 1개	1피코미터

1인치	25.4밀리미터
1피트(12인치)	0.3048미터
1야드(3피트)	0.9144미터
1마일	1.6093킬로미터

100만	10^6(1 다음에 0이 6개)
10억	10^9(1 다음에 0이 9개)
1조	10^{12}(1 다음에 0이 12개)

밀리	10^{-3}(1000분의 1)
마이크로	10^{-6}(100만 분의 1)
나노	10^{-9}(10억 분의 1)
피코	10^{-12}(1조 분의 1)

32℉	0℃
212℉	100℃

H. G. 웰스H. G. WELLS(1866. 9. 21~1946. 8. 13)
2차 세계대전의 공습, 탱크, 핵무기, 위성 방송, 인터넷을 예견한
영국 공상과학소설 작가.《우주 전쟁》《다가올 미래의 모습》《타임
머신》으로 잘 알려져 있다. 묘비명은《공중전》의 한 대목을 땄다.
"내가 그렇게 말했잖아. 바보들아."

니르 바질라이NIR BARZILAI(1955. 12. 23~)
이스라엘 출신의 미국 내분비학자이자 뉴욕 알베르트아인슈타인
의대 교수. 아시케나지 유대인들을 100세 이상 살게 해 주는 유전
자, 수명을 조절하는 호르몬, 메트포르민이 수명에 미치는 효과를
밝혀낸 연구로 가장 잘 알려져 있다.

데넘 하먼DENHAM HARMAN(1916. 2. 14~2014. 11. 25)
"노화의 자유 라디칼 이론"과 "노화의 미토콘드리아 이론"을 정립
한 미국 화학자. 미국노화협회의 창립자로서 82세 때까지 매일
3킬로미터를 달렸으며 98세까지 살았다.

라파엘 데 카보RAFAEL DE CABO(1968.1.20~)

미국국립보건원에서 일하는 스페인 태생의 과학자. 식단이 설치류와 영장류의 건강과 수명에 미치는 영향을 연구하는 전문가다.

레너드 P. 구아렌테LEONARD P. GUARENTE(1952.6.6~)

미국의 분자생물학자이자 MIT 교수. 서투인이 노화에 관여하며 NAD+가 서투인 활성에 필요하다는 것을 공동 발견하는 등 에너지 대사와 장수를 연관 지은 연구로 잘 알려져 있다.

레너드 헤이플릭LEONARD HAYFLICK(1928.5.20~)

도립현미경inverted microscope을 발명한 미국 생물학자. 1962년에 정상적인 포유동물 세포가 복제 능력에 한계가 있음을 발견한 사람으로 잘 알려져 있다. 세포 분열 횟수의 "헤이플릭 한계"는 20세기 초에 프랑스 외과 의사이자 생물학자인 알렉시 카렐이 주장한 정상 세포를 배양하면 무한정 증식할 것이라는 오랫동안 유지된 믿음을 뒤집었다.

레오 실라르드LEO SZILARD(1898.2.11~1964.5.30)

헝가리 태생의 미국 물리학자이자 인도주의자. 노화의 DNA 손상 가설을 제시했다. 맨해튼계획이 탄생한 계기가 된 편지를 썼다. 연쇄 핵반응, 원자력, 화학 성분 조절 배양 장치, 전자현미경, 효소 되먹임 억제, 인간 세포의 클로닝 개념을 내놓았다.

로이 L. 월포드ROY L. WALFORD(1924.6.29~2004.4.27)

열량 제한 분야를 부활시킨 미국 생물학자. 1991~1993년 애리조나 외 바이오스피어 2에 들어가 생활한 8명 중 한 사람이었다. 이대생 시절 네바다 르노의 룰렛 승패를 예측하는 통계 분석을 해 돈을 따서 학비를 내고 요트를 사서 1년 동안 카리브해를 여행했다고 한다.

벤저민 곰퍼츠BENJAMIN GOMPERTZ(1779. 3. 5~1865. 7. 14)

독학으로 배운 영국 수학자. 인구통계 모형인 곰퍼츠-메이크햄 인간 사망률 법칙(1825)으로 잘 알려져 있다. 왕립협회 회원이었으며, 매형인 모지스 몬테피오레와 친척인 네이선 메이어 로스차일드가 설립한 얼라이언스 보험 회사의 계리사로 일했다.

스티브 호바스STEVE HORVATH(1967. 10. 25~)

UCLA의 오스트리아 태생 미국 교수. 후성유전학과 노화의 선구적인 연구, DNA 메틸화 양상을 토대로 생물의 나이를 예측하는 "호바스 노화 시계"라는 알고리듬의 공동 개발자로 잘 알려져 있다.

신시아 J. 케니언CYNTHIA J. KENYON(1954. 2. 21~)

미국 유전학자. 선충을 모델 생물로 택한 노벨상 수상자 시드니 브레너 밑에서 연구한 뒤, Daf-2 돌연변이가 선충의 수명을 2배로 늘린다는 것을 발견했다. 캘리포니아대학교 샌프란시스코캠퍼스의 교수이자 캘리코의 노화 연구 담당 부사장이다.

신이치로 이마이SHIN-ICHIRO IMAI(1964. 12. 9~)

일본 태생의 미국 생물학자. 노화의 이질염색질 가설, 포유동물의 서투인 연구, 레니 구아렌테와 함께 서투인의 활성에 NAD+가 필요하다는 것을 밝혀낸 연구로 잘 알려져 있다.

아서 C. 클라크ARTHUR C. CLARKE(1917. 12. 16~2008. 3. 19)

"우주 시대의 예언자"라고 알려진 영국 공상과학소설 작가이자 미래학자. 주로 스리랑카에서 생활하면서 우주여행과 인공위성의 출현을 예견했다. 고릴라 보호에 힘썼으며, 1962년 소아마비에 걸려서 소아마비후증후군을 앓았다.

아서 필립ARTHUR PHILLIP(1738. 10. 11~1814. 8. 31)

영국의 해군 장군이자 초대 뉴사우스웨일스 총독. 호주대륙으로 가서 보터니만에 최초의 영국 유형지를 세웠다. 그 뒤 북쪽으로 옮긴 정착촌이 오늘날의 시드니가 되었다.

 알렉상드르 게노ALEXANDRE GUÉIOT(1832~1935)

《100세를 사는 법Pour vivre cent ans. L'Art de prolonger ses jours》을 쓴 프랑스 의사. 실제로 100세 넘게 살았다. "유전적 생명력"이 인간의 자연적인 수명이 100세가 될지 여부를 결정하는 데 매우 중요하다고 주장했다.

 알비세 (루이지) 코르나로ALVISE (LUIGI) CORNARO (1464 또는 1467~1566. 5. 8)

베네치아 귀족이자 예술의 수호자. 단식과 절주를 비롯해 건강과 장수의 비결을 다룬 4편으로 된《담론》을 썼다.

 야마나카 신야山中伸弥(1962. 9. 4~)

보통 세포를 줄기세포로 바꾸는 재프로그래밍 유전자를 발견한 일본 생물학자. 2012년 존 거든과 함께 노벨 생리의학상을 받았다.

 에일린 M. 크리민스EILEEN M. CRIMMINS

서던캘리포니아대학교의 미국 인구통계학자. 장애, 질병, 사망률의 지표들을 결합해 건강한 삶의 수명을 예측한 최초의 인물이다. 여성이 치매에 더 많이 걸리는 것이 주로 더 오래 살기 때문임을 보여 주었다.

 엘리자베스 블랙번ELIZABETH BLACKBURN(1948. 11. 26~)

텔로미어를 연장하는 효소인 텔로머레이스를 발견한 공로로 캐럴,

W. 그라이더, 잭 W. 쇼스택과 함께 노벨상을 공동 수상한 호주계 미국인. 2004년 줄기세포 연구와 정치로부터 자유로운 과학 탐구를 옹호했다는 이유로 부시 정부의 대통령 직속 생명윤리위원회에서 해촉되었다.

제임스 L. 커클랜드JAMES L. KIRKLAND
뉴욕 로체스터의 메이오병원에서 일하는 미국 의사이자 생물학자. 노화한 "좀비세포"와 그런 세포를 죽이는 노화세포제거제라는 약물 개발의 선구자다.

조지 C. 윌리엄스GEORGE C. WILLIAMS(1926. 5. 12~2010. 9. 8)
미국의 진화생물학자. 스토니브룩에 있는 뉴욕주립대학교 교수로 재직했다. 유전자 중심의 진화론과 우리가 늙는 이유를 설명하는 주된 이론 중 하나인 "맞버팀 다면 발현" 이론을 제시했다. 젊을 때 살아남도록 돕는 유전자가 늙은 뒤에는 악영향을 미칠 수 있다는 이론이다.

조지프 뱅크스JOSEPH BANKS(1743. 2. 24~1820. 6. 19)
제임스 쿡 선장과 함께 세계 일주 항해를 한 영국의 자연사학자이자 식물학자. 왕립협회 회장을 지냈다. 시드니 경과 함께 호주 뱅크스곶의 보터니만에 정착지를 건설할 것을 강력하게 주장했다. 방크시아Banksia라는 식물은 그의 이름을 땄다.

존 B. 거든JOHN B. GURDON(1933. 10. 2~)
1958년 개구리 성체 세포의 핵을 써서 개구리를 복제한 영국 생물학자. 노화의 시계를 재설정할 수 있음을 보여 줌으로써 2012년 야마나카 신야와 노벨상을 공동 수상했다.

존 스노JOHN SNOW(1813. 3. 15 ~ 1858. 6. 16)
영국의 마취과 의사. 마취제와 의료 위생의 도입에 앞장섰다.
1854년 런던 소호에서 대유행한 콜레라가 브로드가 우물에서 비
롯되었다는 것을 추적한 연구로 잘 알려져 있다.

콘래드 H. 와딩턴CONRAD H. WADDINGTON (1905. 11. 8 ~ 1975. 9. 26)
시스템생물학과 후성유전체학의 토대를 마련한 영국의 유전학자
이자 철학자. 하나의 세포가 어떻게 몸의 수백 가지 유형의 세포로
분화할 수 있는지를 이해하는 데 도움을 주는 "와딩턴 풍경" 개념
을 제시했다.

클라이브 M. 매케이CLIVE M. McCAY(1898. 3. 21 ~ 1967. 6. 8)
코넬대학교에서 수십 년 동안 콩과 밀가루를 연구한 미국의 영양
학자이자 생화학자. 열량 제한이 쥐의 수명을 늘린다는 것을 확인
한 초창기 연구로 잘 알려져 있다. 1955년에 아내와 함께《코넬 빵
만드는 법You Can Make Cornell Bread》이라는 요리책을 출간했다.

클로드 E. 섀넌CLAUDE E. SHANNON(1916. 4. 30 ~ 2001. 2. 24)
MIT의 미국 수학자이자 공학자. "정보 이론의 아버지"라고 불린다.
1948년 발표한 논문〈통신의 수학 이론〉은 정보의 손실과 복원 문
제를 해결하고, 인터넷에 쓰이는 전송제어프로토콜/인터넷프로토
콜 규약의 토대를 마련했다. 토머스 에디슨을 영웅시했으며 나중
에 친척이라는 것을 알게 되었다.

토머스 B. L. 커크우드THOMAS B. L. KIRKWOOD(1951. 7. 6 ~)
남아프리카 태생의 생물학자이자 영국 뉴캐슬대학교의 노화 연구
부학장. 종이 오래 견디는 튼튼한 몸을 만드는 일과 번식 사이에
에너지와 자원의 균형을 이루려고 한다는 개념인 일회용 체세포

가설을 내놓았다.

피에르 르콩트 뒤 노위PIERRE LECOMTE DU NOÜY
(1883. 12. 20 ~ 1947. 9. 22)

나이 많은 병사가 젊은 병사보다 상처 치유 속도가 더 느리다는 것을 알아차린 프랑스 생물물리학자이자 철학자. 신이 진화를 이끈다는 "궁극목적telefinalist" 가설을 주장해 비과학적이라고 비판받았다.

피터 B. 메더워PETER B. MEDAWAR(1915. 2. 28 ~ 1987. 10. 2)

브라질 태생의 영국 생물학자. 장기 이식 거부 반응을 연구해 후천적으로 획득하는 면역 내성이 조직과 장기 이식에 중요하다는 발견을 했다. 나이를 먹을수록 "번식 가치"가 줄어들기 때문에 자연선택의 힘이 약해진다는 것을 밝혀냈다.

DAF-16/FOXO: 서투인의 동맹자인 DAF-16/FOXO는 세포 방어 유전자들을 활성화하는 전사 인자transcription factor라는 유전자 조절 단백질이다. 이 단백질을 조절하면 선충, 초파리, 생쥐의 수명을 늘릴 수 있다. 아마 인간도 그럴지 모른다. 선충의 수명 연장에는 Daf-2가 필요하다.

DNA 메틸화 시계DNA METHYLATION CLOCK: DNA에 있는 DNA 메틸기 꼬리표의 수와 위치의 변화는 수명을 예측하는 데 쓸 수 있다. 태어날 때부터의 시간 경과를 보여 주기 때문이다. 후성유전체 재프로그래밍이나 생물 복제는 메틸기 표지를 제거함으로써 세포의 나이를 되돌릴 수 있다.

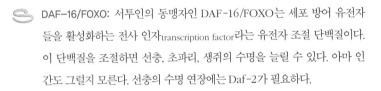

DNA 이중 나선 절단DNA DOUBLE-STRAND BREAK(DSB): DNA의 양쪽 가닥이 끊겨서 끝이 노출되는 것이다. 캐스9이나 I-PpoI 같은 효소를 써서 의도적으로 절단할 수도 있다. 절단되면 죽을 수 있으므로 세포는 DNA를 수선하며, 이때 끊긴 자리의 DNA 서열이 바뀔 때가 있다. 이 과정을 이용해 DNA 서열을 원하는 대로 바꾸는 것을 유전체공학이라고 한다.

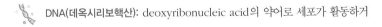

DNA(데옥시리보핵산): deoxyribonucleic acid의 약어로 세포가 활동하거

나 바이러스가 증식하는 데 필요한 정보를 담은 분자다. 비틀린 사다리나 지퍼처럼 생긴 이중 나선을 이룬다. 각 사다리의 양쪽 가닥은 A, C, T, G의 염기로 되어 있고, 양쪽 가닥은 서로 반대 방향을 향한다. 염기는 서로 맞는 짝이 있다. A는 T, C는 G와 결합한다. 이 글자들의 서열이 바로 유전 부호다.

ERC(염색체외 원형 rDNA): extrachromosomal ribosomal DNA circle의 약어다. 이 원형 DNA가 생성되면 늙은 세포에서 인이 파열된다. 그 결과 서투인이 수선하기 위해 자리를 뜸으로써 노화가 일어난다.

NAD(니코틴아마이드 아데닌 뉴클레오타이드): nicotinamide adenine nucleotide의 약어다. 500가지가 넘는 화학 반응에 쓰이는 보조인자 cofactor 다. 서투인이 히스톤 같은 단백질 집단에서 아세틸기를 제거해 유전자를 끄거나 세포 보호 기능을 수행할 때도 필요하다. 건강한 식단과 운동은 NAD 농도를 높인다. 때로 "+" 기호를 붙여서 NAD+라고 쓰는데 수소 원자 하나가 떨어져 나갔다는 뜻이다.

rDNA(리보솜 DNA): 세포 내에서 새 단백질을 만드는 핵심 요소로 ribosomal DNA의 약어다. 리보솜의 구성 요소인 rRNA(리보솜 RNA)를 만드는 유전 부호다. 리보솜은 아미노산들을 연결해 새 단백질을 만든다.

RNA(리보핵산): ribonucleic acid의 약어다. DNA 주형으로부터 전사되어 만들어지며, 대개 단백질을 합성하는 데 쓰인다. 크리스퍼 관련 단백질은 RNA를 안내자로 삼아서 DNA에서 표적 서열을 찾아낸다.

가닥STRAND: 뉴클레오타이드들이 한 줄로 연결된 것이다. DNA나 RNA일 수 있다. DNA의 두 가닥은 상보적일 때 서로 지퍼처럼 결합될 수 있다. 맞는 염기끼리 짝을 지어 염기쌍을 형성할 때다. DNA는 대개 이런 이중 가닥 형태로 존재한다. 이럴 때 사다리가 비틀린 모양을 이루기 때문에 이중 나선이라고 한다. RNA는 대개 한 가닥으로 이루어지며 이리저리 접혀서 복잡한 모양을 띠곤 한다.

노화세포제거제SENOLYTIC: 노화세포를 죽여서 노화 관련 문제들의 진행을 늦추거나 되돌리기 위해 개발 중인 약물이다.

노화의 정보 이론INFORMATION THEORY OF AGING: 시간이 흐르면서 정보가 사라지기 때문에 노화가 일어난다는 개념이다. 이 정보는 주로 후성유전 정보로 복구할 수 있는 여지가 많다.

뉴클레이스NUCLEASE: RNA나 DNA의 뼈대를 분리하는 효소다. 한 가닥을 끊으면 홈이 생기고, 양쪽 가닥을 끊으면 이중 나선 절단이 된다. 엔도뉴클레이스endonuclease는 RNA나 DNA의 한가운데를 자르고, 엑소뉴클레이스exonuclease는 가닥의 끝에서부터 자른다. 캐스9과 I-PpoI 같은 유전체공학 도구는 엔도뉴클레이스다.

단백질PROTEIN: 3차원 구조로 접힌 아미노산 사슬이다. 각 단백질은 세포가 성장하고 분열하고 기능하도록 돕는 특정한 역할을 한다. 모든 생물을 만드는 4가지 거대 분자들(단백질, 지방, 탄수화물, 핵산) 중 하나다.

대립 유전자ALLELE: 한 유전자의 가능한 형태들을 가리킨다. 각 대립 유전자는 나름의 독특한 DNA 서열을 지닌다. "해로운 대립 유전자"는 질병을 일으키는 형태의 유전자다.

돌연변이MUTATION: 한 유전 문자(뉴클레오타이드)가 다른 문자로 바뀌는 것이다. DNA 서열의 변이는 같은 속에 포함된 다양한 생물 종들의 경이로운 다양성을 낳는다. 아무런 영향을 끼치지 않는 돌연변이도 있지만 직접 질병을 일으킬 수 있는 것도 있다. 돌연변이는 자외선, 우주 복사선 같은 DNA를 손상시키는 요인들로도 생길 수 있고, 효소의 DNA 복제 과정에서도 생길 수 있다. 유전공학적 방법으로 일부러 만들 수도 있다.

라파마이신RAPAMYCIN: 사람에게서 면역 억제제 기능을 하는 화합물이다. 시롤리무스sirolimus라고도 한다. 신호 전달 분자 인터류킨-2에 반응하는 정도를 낮춤으로써 면역세포인 T세포와 B세포의 활성을 억제한다. 또 mTOR

를 억제함으로써 수명을 연장한다.

맞버팀 다면 발현ANTAGONISTIC PLEIOTROPY: 조지 C. 윌리엄스가 노화를 진화적으로 설명하기 위해 내놓은 이론. 말년에 수명을 줄이는 유전자라도 젊을 때 주는 혜택이 늙었을 때 드는 비용보다 더 크다면 선택될 수 있다고 본다. 생존 회로가 그렇다.

메트포르민METFORMIN: 갈레가(프랑스라일락)에서 유도한 분자로 2형 당뇨병(노화와 관련 있는 당뇨병)을 치료하는 데 쓰인다. 장수 약물일 수 있다.

미토콘드리아MITOCHONDRIA: 세포 호흡이라는 과정을 통해 영양소를 분해해 에너지를 생산한다. 세포의 발전소라고 불리곤 하며, 자체 원형 유전체를 지닌다.

바이러스VIRUS: 숙주 생물의 기구를 이용해 자신을 복제하는 방식으로만 존속할 수 있는 감염체다. 자체 유전체를 지니지만 학술적으로는 생물이라고 보지 않는다. 사람에서부터 식물과 미생물에 이르기까지 모든 생물은 바이러스에 감염된다. 다세포생물은 바이러스에 맞서 싸우는 복잡한 면역계를 지닌다. 반면에 세균과 고세균은 크리스퍼 체계를 써서 바이러스 감염을 막는다.

번역TRANSLATION(해독): RNA 분자에 담긴 정보를 토대로 단백질을 만드는 과정이다. 리보솜이라는 분자 기구가 이 일을 한다. 리보솜은 단백질의 구성 단위인 아미노산들을 모아 연결한다. 그렇게 만들어진 폴리펩타이드 사실이 접혀서 3차원 모양을 이룬 것이 단백질이다.

병원체PATHOGEN: 질병을 일으키는 미생물을 가리킨다. 대다수 미생물은 사람에게 병을 일으키지 않지만 일부 균주나 종은 병을 일으킨다.

상보성COMPLEMENTARY: 두 DNA나 RNA가 결합할 때 양쪽 가닥의 염기 서열은 서로 짝을 이룬다. A는 T(DNA) 또는 U(RNA), C는 G와 결합한다. 따라서 한쪽 가닥의 서열을 알면 상대편 가닥의 서열도 알 수 있다. 이를 상보성이라고 한다.

생식세포GERM CELL: 유성생식에 관여하는 세포다. 난자, 정자, 난자나 정자로 발달할 전구세포가 해당한다. 생식세포의 DNA는 돌연변이나 편집한 유전자를 포함해 모두 다음 세대로 전달될 수 있다. 초기 배아의 유전체 편집은 생식 계통 편집이라고 여겨진다. DNA에 어떤 변화를 일으키든 간에 그 생물의 모든 세포에 들어갈 가능성이 높기 때문이다.

생존 회로SURVIVAL CIRCUIT: 역경을 겪을 때 성장과 번식에 쓰는 에너지를 수선 쪽으로 돌리도록 진화한 세포 내의 오래된 제어 시스템이다. 역경에 대처한 뒤에 이 시스템은 완전히 복원되지 않을 수 있다. 그 결과 시간이 흐르면서 후성유전체가 교란되고 세포가 정체성을 잃으면서 노화가 일어난다 ('맞버팀 다면 발현' 참조).

생체표지추적BIOTRACKING: 음식, 운동, 기타 생활습관을 몸에 가장 적합하도록 선택하는 데 도움을 주기 위해 다양한 장치와 검사를 통해 몸 상태를 계속 추적하는 방식이다. 바이오해킹BIOHACKING과 혼동하지 말기 바란다. 바이오해킹은 스스로 몸을 강화하는 방식이다.

서투인SIRTUIN: 장수를 통제하는 효소다. 효모에서 인간에 이르기까지 다양한 생물에 들어 있으며, 제 기능을 하려면 NAD+가 필요하다. 단백질에서 아세틸기와 아실기를 제거해 세포를 역경, 질병, 죽음으로부터 보호하도록 유도한다. 단식이나 운동을 할 때 서투인과 NAD+ 농도가 증가한다. 그런 활동을 하면 건강해지는 이유가 그 때문일 수 있다. 효모의 *SIR2* 장수 유전자의 이름을 딴 포유동물의 장수 유전자 *SIRT1~7*(Sir2의 상동 유전자로서 1번에서 7번까지 있다)는 질병과 노쇠로부터 세포를 보호하는 핵심 역할을 한다.

세포 노화CELLULAR SENESCENCE: 정상 세포가 분열을 멈추고 염증 분자를 방출하기 시작할 때 일어나는 과정이다. 텔로미어 단축, DNA 손상, 후성유전

적 잡음 때문에 일어나곤 한다. 노화세포는 "좀비" 상태로 버티면서 염증을
일으키는 물질을 분비하기 때문에 주변 세포를 손상시킨다.

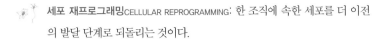

세포 재프로그래밍CELLULAR REPROGRAMMING: 한 조직에 속한 세포를 더 이전
의 발달 단계로 되돌리는 것이다.

세포CELL: 생명의 기본 단위다. 한 생물을 이루는 세포의 수는 1개(효모)에
서 수천조 개(대왕고래)에 이르기까지 다양하다. 세포는 4가지 주요 거대
분자들로 이루어진다. 단백질, 지방, 탄수화물, 핵산이다. 세포는 분자를 만
들거나 분해하고, 움직이고, 성장하고, 분열하고, 죽는 등의 여러 가지 일을
할 수 있다.

아미노산AMINO ACID: 단백질의 화학적 구성단위다. 아미노산들이 사슬처럼
줄줄이 이어진 뒤 이리저리 꼬이고 접혀서 단백질이 된다.

암CANCER: 세포가 억제되지 않은 채 마구 증식하면서 생기는 병이다. 암세
포는 종양이라는 덩어리를 형성해 전이라는 과정을 통해 온몸으로 퍼질 수
있다.

염기BASE: 유전 부호의 네 "글자"인 A, C, T, G가 속한 화학 집단이다. A=아
데닌, C=사이토신, T=티민, G=구아닌. RNA는 티민 대신에 U=우라실이 들
어 있다.

염기쌍BASE PAIR: DNA의 비틀린 "지퍼"의 맞물리는 "이"에 해당한다. 염기
라는 화학물질은 줄줄이 이어져서 DNA 가닥을 이룬다. DNA는 두 가닥이
결합되어 이중 나선을 이룬다. 양쪽 가닥의 염기끼리 서로 짝지어서 쌍을
이룸으로써 붙어 있다. C는 G, A는 T(RNA에서는 U)와 짝을 짓는다.

염색질CHROMATIN: DNA 가닥은 히스톤이라는 단백질 뼈대에 감겨 있다. 진
정염색질Euchromatin은 감겼던 가닥이 풀린 곳으로, 그 부위의 유전자는 켜질
수 있다. 이질염색질Heterochromatin은 꽁꽁 감겨 있는 곳으로, 이 부위의 유

전자는 읽을 수가 없다. 이런 상태를 유전자 침묵gene silencing이라고 한다.

염색체CHROMOSOME: 세포의 DNA가 단백질과 결합해 촘촘하게 압축된 형태의 구조다. 유전체를 구성하는 염색체의 개수는 생물마다 다르다. 사람은 23쌍이다.

와딩턴 경관WADDINGTON'S LANDSCAPE: 배아 발생 때 각 세포가 정체성을 갖게 되는 과정을 3차원 입체 지도에 비유한 것이다. 줄기세포를 나타내는 조약돌은 이쪽저쪽으로 갈라지는 골짜기로 단계적으로 계속 굴러 떨어지며, 이윽고 각기 다른 특성을 지닌 세포들로 분화한다.

외분화EXDIFFERENTIATION: 후성유전적 잡음 때문에 일어나는 세포 정체성 상실이다. 외분화는 노화의 주된 원인일 수 있다('후성유전적 잡음' 참조).

유전자 발현GENE EXPRESSION: 유전자가 켜져서 산물을 만드는 것이다. 산물은 RNA일 수도 있고 단백질일 수도 있다. 유전자가 켜질 때 세포 기구는 DNA를 RNA로 전사하고, 그 RNA를 아미노산 사슬로 번역한다. 예를 들어 고도로 발현된 유전자는 많은 DNA 사본을 만들 것이고, 그 단백질 산물이 세포에 많아질 것이다.

유전자GENE: 단백질을 만드는 데 쓰이는 정보를 담은 DNA 조각이다. 각 유전자는 세포, 생물, 바이러스의 기능을 돕는 특정한 분자 기구를 만드는 명령문이다.

유전자변형생물GENETICALLY MODIFIED ORGANISM(GMO): 과학적 도구를 써서 DNA를 변형한 생물이다. 미생물, 식물, 동물을 포함해 모든 생물은 이 방식으로 바꿀 수 있다.

유전자요법GENE THERAPY: 치료를 위해 사람의 세포에 교정 DNA를 집어넣는 것이다. 어떤 질병은 특정한 세포의 유전체에 건강한 DNA 서열을 집어넣음으로써 치료하거나 완치시킬 수 있다. 과학자와 의사는 대개 무해한 바이러스를 써서 유전자를 표적 세포나 조직에 전달한다. 그러면 그 DNA가 본래 세포에 있던 DNA에 통합된다. 크리스퍼 유전체 편집도 유전자요법 기술이라고 말하곤 한다.

유전체GENOME(게놈): 한 생물이나 바이러스의 DNA 서열 전체를 가리킨다. 유전체는 본질적으로 한 세포의 각 부위들을 만들고 모든 일들이 어떻게 진행되어야 하는지 지시하는 엄청난 규모의 명령문 집합이다.

유전체학GENOMICS: 유전체, 즉 한 생물이 지닌 DNA 전부를 연구하는 분야다. 유전체의 DNA 서열, 유전자들의 조직과 조절, DNA와 상호 작용하는 분자, 이 다양한 구성 요소들이 세포의 성장과 기능에 영향을 미치는 방식 등을 포함한다.

이종호르메시스 가설XENOHORMESIS HYPOTHESIS: 우리 몸이 식물 등 다른 종의 스트레스 신호를 포착해 역경이 임박했을 때 스스로를 보호하도록 진화했다는 가설이다. 식물에서 추출한 물질이 약물이 되는 이유가 그 때문일 수 있다.

인NUCLEOLUS(핵소체): 진핵세포의 핵 안에 들어 있는 소기관이다. rDNA 유전자들, 그리고 여러 아미노산을 죽 연결해 단백질을 만드는 세포 기구들이 들어 있는 곳이다.

일회용 체세포DISPOSABLE SOMA: 토머스 커크우드가 노화를 설명하기 위해 내놓은 가설이다. 종은 빨리 자라서 번식을 하든지 아니면 오래가는 몸을 만들든지 어느 한쪽으로 진화하며, 양쪽을 다 하지는 못한다는 이론이다. 야생에서는 자원이 한정되어 있어서 양쪽을 다 할 수가 없다.

재분화REDIFFERENTIATION: 노화 때 일어나는 후성유전적 변화를 되돌리는 것을 가리킨다.

전사TRANSCRIPTION: 유전자에 든 유전 정보를 RNA 가닥으로 복사하는 과정이다. RNA 중합효소RNA polymerase가 이 일을 한다.

줄기세포STEM CELL: 특정한 종류의 세포로 변하거나 여러 줄기세포를 더 많이 만들 잠재력을 지닌 세포를 뜻한다. 우리 몸의 세포들은 대부분 분화해 있다. 즉 운명이 이미 정해져 있고 다른 종류의 세포로 바뀔 수 없다. 예를 들어 우리 뇌세포는 갑자기 피부세포로 바뀔 수 없다. 성체 줄기세포는 시간이 흐르면서 몸의 세포가 손상되면 보충을 한다.

체세포SOMATIC CELL: 다세포생물에서 생식세포(난자나 정자)를 제외한 모든 세포를 가리킨다. 체세포의 DNA에 일어나는 돌연변이나 변화는 클로닝(복제)을 하지 않는 한 다음 세대로 전달되지 않는다.

크리스퍼CRISPR: 세균과 고세균이 지닌 일종의 면역계로, 유전체의 정확한 위치를 자르는 유전공학 도구로 쓰인다. "균일 간격 짧은 회문 구조 반복 서열clustered regularly interspaced short palindromic repeats"의 약어로 숙주 유전체와 다른 반복 서열을 지닌 외래 DNA 부위를 뜻한다. DNA 절단 효소인 캐스9 같은 크리스퍼 단백질은 이런 분자 "범죄자 사진mug shots"을 써서 바이러스 DNA를 찾아 파괴한다.

탈메틸화DEMETHYLATION: 탈메틸화는 히스톤 탈메틸효소와 DNA 탈메틸효소 같은 효소가 메틸기를 떼어내는 것을 말한다. 반대로 히스톤이나 DNA 메틸전달효소는 메틸기를 붙인다.

탈아세틸화DEACETYLATION: 단백질에서 아세틸기 꼬리표를 효소로 제거하는 것이다. 히스톤 탈아세틸효소가 히스톤에서 아세틸기를 제거하면 DNA가 더 촘촘하게 감겨서 유전자가 꺼진다. 서투인은 NAD 의존성 탈아세틸효소다. 탈아세틸화는 아세틸기뿐 아니라 부티릴기와 숙시닐기 같은 더 별난 꼬리표를 제거하는 것까지 포괄하는 일반 용어로도 쓰인다.

텔로미어/텔로미어 상실TELOMERES/TELOMERE LOSS: 텔로미어는 염색체 끝이 마모되지 않도록 보호하는 덮개다. 신발 끈의 끝에 끼워 마감하는 에글릿이나 밧줄의 끝이 헤지지 않도록 불로 지져서 뭉친 부위에 해당한다. 나이를 먹을수록 텔로미어는 마모된다. 그러면 이윽고 세포는 "헤이플릭 한계"에 다다른다. 텔로미어가 다 닳아서 DNA가 끊겨 나간다고 판단한 세포가 분열을 중단할 때다. 그러면 세포는 노화하기 시작한다.

핵산NUCLEIC ACID **또는 뉴클레오타이드**NUCLEOTIDE: 사슬처럼 이어져서 DNA나 RNA를 이루는 기본 단위다. 염기, 당, 인산기로 이루어져 있다. 인산과 당이 번갈아 연결되어 DNA/RNA 뼈대를 형성한다. 염기들은 상보적인 짝과 결합되어 염기쌍을 형성한다.

호르메시스HORMESIS: 우리를 죽이지 않는 역경은 무엇이든 간에 우리를 더 강하게 만든다는 개념이다. 수선 과정을 자극하는 수준의 생물학적 손상이나 역경은 세포에 생존과 건강 혜택을 제공한다. 처음에 이 현상은 제초제를 희석해서 뿌린 뒤 잡초가 더 빨리 자라는 데서 발견되었다.

효소ENZYME: 정상적으로는 훨씬 더 오래 걸리거나 일어나지 않을 화학 반응을 촉진하거나 일으킬 수 있는 단백질이다. 한 예로 서투인은 NAD를 써서 히스톤에서 아세틸기를 떼어 내는 일을 하는 효소다.

후성유전적EPIGENETIC: DNA 부호에는 아무런 변화가 없는 상태에서 세포의 유전자 발현 양상에 일어나는 변화를 가리킨다. 이 변화는 DNA와 DNA가 감겨 있는 히스톤에 붙이거나 떼어 낼 수 있는 화학적 "꼬리표"를 통해 이루어진다('탈메틸화'와 '탈아세틸화' 참조). 후성유전적 표지는 다른 단백질들에 DNA의 어디를 언제 읽어야 할지 알려 준다. 책의 여기저기에 붙인 "건너뛸 것"이라고 적은 쪽지와 비슷하다. 나중에 읽을 때 그 쪽은 건너뛰겠지만 책 자체는 변하지 않는다.

후성유전적 잡음과 후성유전적 표류EPIGENETIC NOISE AND EPIGENETIC DRIFT: 나이를 먹으면서 메틸화에 변화가 일어나서 생기는 후성유전체 변화들이다. 환경 요인에 노출됨으로써 일어날 때가 많다. 후성유전적 잡음과 표류는 모든 종에서 노화를 일으키는 핵심 요인일 수 있다. DNA 손상, 특히 DNA

절단이 이 과정의 원동력이다.

히스톤HISTONE: 염색체에서 DNA 포장의 핵심을 이루는 단백질이다. 길이 3미터에 이르는 DNA를 세포 안에 집어넣을 수 있는 것이 이 단백질 덕분이다. DNA는 각 히스톤을 거의 2바퀴 감음으로써 구슬을 실에 꿴 모양처럼 보인다. 히스톤의 포장은 화학기를 덧붙이거나 떼어 내는 서투인 같은 효소의 통제를 받는다. 치밀한 포장 형태는 "침묵하는" 이질염색질이다. 반면에 느슨한 포장 형태는 진정염색질로 그 부위의 유전자는 켜진다.

주

들어가며

1. 회고록을 홍보하기 위한 다양한 인터뷰에서 란즈만은 그 홀로코스트 걸작 영화
   를 이렇게 말했다. "나는 최대한 죽음에 가까이 다가가고 싶었다. 〈쇼아Shoah〉에
   는 아무런 사적인 이야기도, 아무런 일화도 없다. 오로지 죽음만을 다룬다. 생존
   자들에 관한 영화가 아니다." "'Shoah' Director Claude Lanzmann: 'Death Has
   Always Been a Scandal,'" *Spiegel*, September 10, 2010, http://www.spiegel.
   de/international/zeitgeist/shoah-director-claude-lanzmann-death-has-
   always-been-a-scandal-a-716722.html.
2. 이 연구는 아이가 7세가 되기 전에 이해하게 되는 죽음에 관한 3가지 개념을 살
   펴보았다. 불가역성, 기능 상실, 보편성이다. M. W. Speece and S. B. Brent,
   "Children's Understanding of Death: A Review of Three Components of
   a Death Concept," *Child Development* 55, no. 5 (October 1984): 1671-86,
   https://www.ncbi.nlm.nih.gov/pubmed/6510050.
3. 헤니그는 딸의 첫아이 생일에 참석했다. R. M. Henig, "The Ecstasy and the
   Agony of Being a Grandmother," *New York Times*, December 27, 2018,
   https://www.nytimes.com/2018/12/27/style/self-care/becoming-a-
   grandmother.html.

4. 하루하루 최선을 다하라는 이 영화의 교훈은 주연 배우인 로빈 윌리엄스가 자살한 뒤로 더욱 어두운 분위기를 띠었다. P. Weir, director, *Dead Poets Society*, United States: Touchstone Pictures, 1999.

5. 연구자는 의학 연구가 암과 심혈관 조직보다 "노화와 노화 관련 질환을 줄이고, 그럼으로써 우리의 건강과 부를 증진시키는 데" 초점을 맞추어야 한다고 주장한다. G. C. Brown, "Living Too Long," *EMBO Reports* 16, no. 2 (February 2015): 137–41, https://www.ncbi.nlm.nih.gov/pmc/articles/PMC4328740/.

6. 《이코노미스트》가 공동 수행한 설문 조사 결과를 보면 4개국의 응답자 대부분이 가정에서 임종을 맞이하고 싶다고 답했다. 실현될 것이라고 생각한 사람은 소수에 불과했지만 브라질 국민들은 예외다. 그들은 대부분 삶을 연장하는 것보다 고통 없이 죽는 것이 더 중요하다고 느꼈다. "A Better Way to Care for the Dying," *Economist*, April 29, 2017, https://www.economist.com/international/2017/04/29/a-better-way-to-care-for-the-dying.

7. 내 이해관계 활동은 다음을 참조하라. https://genetics.med.harvard.edu/sinclair-test/people/sinclair-other.php.

8. 내 담당 편집자는 나 자신을 중심으로 이야기를 쓰면 더 신뢰도가 높아질 것이라고 했다. 제발 편집자가 이 미주를 보지 않기를. 그러면 삭제하라고 말할지 모르니까.

9. 2018년 우리 가족은 제임스 쿡 선장의 "세계 일주" 원본 자료와 조지프 뱅크스가 채집한 호주 식물 표본을 보러 런던에 갔다. 우리의 걸음을 멈추게 하는 것들은 많았다. 왓슨과 크릭의 DNA 모형 원본, 초기 생명의 화석, 라파누이(이스터섬)의 모아이 석상, 1500년 된 세쿼이아 나무둥치 단면, 찰스 다윈의 조각상, 브로드가 우물, 윈스턴 처칠의 작전실, 물론 왕립협회도 있었다. 쿡의 경로를 따라 호주의 아래쪽 동해안(당시의 '뉴홀랜드')을 죽 훑어보면 뱅크스가 당시 이미 정착지를 염두에 두고 있었다는 것이 명백하다. 아마 그는 그곳을 결코 잊지 못했던 모양이다. 그 원래 정착지는 "보터니만Botany Bay", 그곳 해안은 "뱅크스곶Cape Banks"이라는 이름이 붙었다. 그들의 대형 범선인 엔데버호는 보터니만을 탐험한 뒤 북쪽으로 향해 가던 중 항구가 될 만한 곳을 지났다. 그들은 그곳에 포트잭슨이라는 이름을 붙였다. 수심이 더 깊고 민물을 공급하는 하천이 있었기에 8년 뒤 필립 총독은 유형지를 그곳으로 옮겼다.

10. "Phillip's Exploration of Middle Harbour Creek," Fellowship of the First Fleeters, Arthur Phillip Chapter, http://arthurphillipchapter.weebly.com/

exploration-of-middle-harbour-creek.html.

11. 그 스페인 탐험가이자 정복자가 젊음의 샘이라는 신비한 샘을 찾아다녔다는 이야기는 진위가 의심스럽지만 흥미롭긴 하다. J. Greenspan, "The Myth of Ponce de León and the Fountain of Youth," "History Stories," April 2, 2013, A&E Television Networks, https://www.history.com/news/the-myth-of-ponce-de-leon-and-the-fountain-of-youth.

12. 노스웨스트창조네트워크Northwest Creation Network가 운영하는 웹사이트인 〈창조위키: 창조과학 백과사전Creation Wiki: the Encyclopedia of Creation Science〉은 〈창세기〉에 우리 대다수가 한때는 900세까지 살았다고 적혀 있다고 설명한다(http://creationwiki.org/Human_longevity). 그 뒤에는 400세까지 살았다. 그리고 그 뒤에는 120세까지 살았다. 더 뒤에는 아니었다. 더 최근에 외펜과 바우펠은 이렇게 썼다. "사망률 전문가들은 최근에 평균수명이 궁극적 정점에 가까워졌다는 주장을 반복해 왔다. 하지만 그 전문가들의 주장은 틀렸음이 드러나곤 했다. 여러 나라에서 평균수명 증가가 멈춘 양 보이는 것은 뒤처져 있던 사람들이 따라잡고 있는 한편으로 앞서 나가던 사람들이 뒤처지고 있기 때문이다." J. Oeppen and J. W. Vaupel, "Broken Limits to Life Expectancy," *Science* 296, no. 5570 (May 10, 2002): 1029-31.

13. 나이를 무엇으로 입증할 수 있는지를 놓고 논란이 있다. 아주 나이가 많다고 주장하거나 그렇다는 증거를 꽤 제공하지만 서구 방식의 공식적인 출생 연도 기록을 지니고 있지 않은 이들이 있다. 아무튼 그런 이들이 있다고 해도 10억 명에 1명꼴이다. 러시아 노인학자 발레리 노보셀로프Valery Novoselov와 수학자 니콜라이 자크Nikolay Zak는 많은 연구 끝에 2018년 11월 잔 칼망의 딸 이본이 1934년 어머니와 바꿔치기를 했다고 주장했다. 상속세를 내지 않기 위해 어머니가 아니라 딸이 죽은 것으로 위장했다는 것이다. 이 논쟁은 여전히 계속되고 있다. "French Scientists Dismiss Russian Claims over Age of World's Oldest Person," Reuters, January 3, 2019, https://www.reuters.com/article/us-france-oldest-woman-controversy/french-scientists-dismiss-russian-claims-over-age-of-worlds-oldest-person-idUSKCN1OX145.

14. 이탈리아 연구진은 노인 4000명을 연구한 결과 일단 105세에 다다르면 한 생일에서 다음 생일에 이르기까지 죽을 확률이 사실상 일정해져 안정기에 접어든다는 것을, 즉 다음 해에 죽을 확률이 약 50퍼센트라는 것을 알아냈다. E. Barbi, F.

Lagona, M. Marsili, et al., "The Plateau of Human Mortality: Demography of Longevity Pioneers," *Science* 360, no. 396 (June 29, 2018): 1459–61, http://science.sciencemag.org/content/360/6396/1459.

15. 캐나다 맥길대학교의 유전학 교수 지그프리드 헤키미Siegfried Hekimi는 이렇게 말한다. "사람들이 지금처럼 평균 80~90세까지 산다면 그중에서 아주 오래 사는 이들은 110세나 120세까지 살 것이다. 따라서 평균수명이 꾸준히 늘어난다면 장수하는 사람들은 그보다 훨씬 더 오래, 115세 이상까지 계속 살 것이다."; A. Park, "There's No Known Limit to How Long Humans Can Live, Scientists Say," *Time*, June 28, 2017, http://time.com/4835763/how-long-can-humans-live/.

16. "충분히 발전한 기술은 마법과 구별이 안 된다." "Arthur C. Clarke," Wikiquote, https://en.wikiquote.org/wiki/Arthur_C._Clarke.

1장 원시 생물 만세

1. D. Damer and D. Deamer, "Coupled Phases and Combinatorial Selection in Fluctuating Hydrothermal Pools: A Scenario to Guide Experimental Approaches to the Origin of Cellular Life," *Life* 5, no. 1 (2015): 872–87, https://www.mdpi.com/2075-1729/5/1/872.

2. 방사선학과 지질학의 정확한 판독 자료들과 초기 생명의 화학에 관한 최근 발견에 따르면, 이것이 무생물에서 생명이 출현해 존속한 과정을 정확히 묘사한 것이다. M. J. Van Kranendonk, D. W. Deamer, and T. Djokic, "Life on Earth Came from a Hot Volcanic Pool, Not the Sea, New Evidence Suggests," *Scientific American*, August 2017, https://www.scientificamerican.com/article/life-on-earth-came-from-a-hot-volcanic-pool-not-the-sea-new-evidence-suggests/.

3. J. B. Iorgulescu, M. Harary, C. K. Zogg, et al., "Improved Risk-Adjusted Survival for Melanoma Brain Metastases in the Era of Checkpoint Blockade Immunotherapies: Results from a National Cohort," *Cancer Immunology Research*, 6, no. 9 (September 2018): 1039–45, http://cancerimmunolres.aacrjournals.org/content/6/9/1039.long; R. L. Siegel, K. D. Miller, and A. Jemal, "Cancer Statistics, 2019," *CA: A Cancer Journal for Clinicians* 69, no. 1 (January–February 2019): 7–34, https://onlinelibrary.wiley.com/doi/full/10.3322/caac.21551.

4. 연구자들은 멀리 아리스토텔레스 때부터 과학자들과 철학자들이 노화의 수수께 끼를 풀고자 애썼다고 썼다. D. Fabian and T. Flatt, "The Evolution of Aging," *Nature Education Knowledge* 3, no. 10 (2011): 9, https://www.nature.com/ scitable/knowledge/library/the-evolution-of-aging-23651151.

5. 시베리아의 한 박쥐는 41세까지 살아서 장수 기록을 세웠다. R. Locke, "The Oldest Bat: Longest-Lived Mammals Offer Clues to Better Aging in Humans," *BATS Magazine* 24, no. 2 (Summer 2006): 13 –14, http://www.batcon.org/resources/ media-education/bats-magazine/bat_article/152.

6. 카리브해의 열도에 사는 소규모 도마뱀 집단들은 포식자가 없는 섬들을 탐사했 을 가능성이 높다. 반면에 모험심이 덜한 동물들은 포식자가 있는 상황에서 더 잘 살아남았다. O. Lapiedra, T. W. Schoener, M. Leal, et al., "Predator-Driven Natural Selection on Risk-Taking Behavior in Anole Lizards," *Science* 360, no. 3692 (June 1, 2018): 1017 –20, http://science.sciencemag.org/ content/360/6392/1017.

7. 리처드 도킨스는 《에덴의 강River Out of Eden》에서 달이 하늘로 던진 늙은 조롱박 이라고 믿는 부족을 사례로 들며 원시 사회에 과학이 설 자리가 없었다고 주장함으 로써 이 점을 설득력 있게 제시했다. R. Dawkins, *River Out of Eden* (New York: Basic Books, 1995).

8. "만물의 크기"는 이 책 뒤쪽에 실어 두었다.

9. 실라르드는 말년에 캘리포니아 라호이아의 소크생물학연구소에서 연구원으로 있 었다. 델차로호텔의 방갈로에서 살다가 1964년 5월 30일 생을 마감했다.

10. R. Anderson, "Ionizing Radiation and Aging: Rejuvenating an Old Idea," *Aging* 1, no. 11 (November 17, 2009): 887 –902, https://www.ncbi.nlm.nih. gov/pmc/articles/PMC2815743/.

11. L. E. Orgel, "The Maintenance of the Accuracy of Protein Synthesis and Its Relevance to Ageing," *Proceedings of the National Academy of Sciences of the United States of America* 49, no. 4 (April 1963): 517 –21, https://www. ncbi.nlm.nih.gov/pmc/articles/PMC299893/.

12. 하먼은 노화 관련 질환뿐 아니라 노화 자체가 근본적으로 "자유 라디칼이 세포 성 분들과 연결 조직에 해로운 공격"을 가함으로써 생긴다고 결론지었다. 그는 자유 라디칼의 원천이 "세포에서 산화적 효소가 촉매하는 분자 산소"와 미량 금속이라

고 했다. D. Harman, "Aging: A Theory Based on Free Radical and Radiation Chemistry," *Journal of Gerontology* 11, no. 3 (July 1, 1956): 298–300, https://academic.oup.com/geronj/article-abstract/11/3/298/616585?redirectedFrom=fulltext.

13. 《뉴트라수티컬스월드Nutraceuticals World》는 앞으로 몇 년 동안 합성 항산화제의 가격 하락과 수요 증가에 따라 식음료 기업들의 공급량이 늘어나면서 시장이 크게 성장할 것이라고 예측한다. "Global Antioxidants Market Expected to Reach $4.5 Billion by 2022," *Nutraceuticals World*, January 26, 2017, https://www.nutraceuticalsworld.com/contents/view_breaking-news/2017-01-26/global-antioxidants-market-expected-to-reach-45-billion-by-2022.

14. 한 음료 산업 웹사이트를 보면 소비자가 원하는 성분을 넣은 음료들이 계속 나오면서 건강 음료의 수요가 급증하고 있음을 알 수 있다. A. Del Buono, "Consumers' Understanding of Antioxidants Grows," *Beverage Industry*, January 16, 2018, https://www.bevindustry.com/articles/90832-consumers-understanding-of-antioxidants-grows?v=preview.

15. I. Martincorena, J. C. Fowler, A. Wabik, et al., "Somatic Mutant Clones Colonize the Human Esophagus with Age," *Science* 362, no. 6417 (November 23, 2018): 911–17, https://www.ncbi.nlm.nih.gov/pubmed/30337457.

16. 연구자들은 자신들의 데이터가 "산화적 손상/스트레스 변화가 생쥐의 장수에 관여한다는 가설에 심각한 의문을 제기한다"라고 결론지었다. V. I. Pérez, A. Bokov, H. Van Remmen, et al., "Is the Oxidative Stress Theory of Aging Dead?," *Biochimica et Biophysica Acta* 1790, no. 10 (October 2009): 1005–14, https://www.ncbi.nlm.nih.gov/pmc/articles/PMC2789432/.

17. A. P. Gomes, N. L. Price, A. J. Ling, et al., "Declining NAD(+) Induces a Pseudohypoxic State Disrupting Nuclear-Mitochondrial Communication During Aging," *Cell* 155, no. 7 (December 19, 2013): 1624–38, https://www.ncbi.nlm.nih.gov/pubmed/24360282.

18. W. Lanouette and B. Silard, *Genius in the Shadows: A Biography of Leo Szilard: The Man Behind the Bomb* (New York: Skyhorse Publishing, 1992).

19. 미국국립보건원 자료에는 이렇게 적혀 있다. "성체에서 얻은 세포로 만든 클론은 정상 세포보다 염색체가 이미 더 짧을 수 있으며, 그것이 바로 클론 세포의 수

명이 더 짧은 이유일 수 있다." "Cloning," National Human Genome Research Institute, March 21, 2017, https://www.genome.gov/25020028/cloning-fact-sheet/.

20. 클론 양 돌리를 둘러싼 논쟁에서 답하기 어려운 것으로 드러난 질문은 성체 세포에서 복제를 했을 때 태어난 동물이 얼마나 늙었느냐다. 〈대화The Conversation〉라는 사이트에서 한 저자는 돌리와 같은 세포에서 태어난 다른 클론들은 정상적인 수명을 살았다고 답했다. "새로운 돌리들은 어떤 나이의 동물에서 세포를 채취하건 간에 그 세포핵을 성숙한 미수정란에 집어넣으면 수명이 온전히 복원된 개체가 태어난다는 것을 말해 준다." J. Cibell, "More Lessons from Dolly the Sheep: Is a Clone Really Born at Age Zero?," The Conversation, February 17, 2017, https://theconversation.com/more-lessons-from-dolly-the-sheep-is-a-clone-really-born-at-age-zero-73031.

21. 어떤 클론 동물들은 자기 종의 정상 노화 속도에 따라 늙어 간다. 하지만 지금까지 모인 대체로 일화적인 증거들을 넘어서는 분석이 이루어질 필요가 있다. J. P. Burgstaller and G. Brem, "Aging of Cloned Animals: A Mini-Review," *Gerontology* 63, no. 5 (August 2017): 417–25, https://www.karger.com/Article/FullText/452444.

22. 배스대학교 연구진은 복제된 생쥐의 후손들에게서 염색체 끝을 보호하는 텔로미어가 놀랍게도 조금 더 길고 조기 노화의 증거가 전혀 나타나지 않는다는 것을 발견했다. T. Wakayama, Y. Shinkai, K. L. K. Tamashiro, et al., "Ageing: Cloning of Mice to Six Generations," *Nature* 407 (September 21, 2000): 318–19. "다른 연구들에서 텔로미어의 길이가 어떻다고 나왔든 간에 대다수 클론은 정상적으로 늙어 가는 듯하다. 사실 최초의 복제 소들은 2008년 1월 기준으로 10년째 건강하게 살고 있다." "Myths About Cloning," U.S. Food & Drug Administration, August 29, 2018, https://www.fda.gov/animalveterinary/safetyhealth/animalcloning/ucm055512.htm.

23. 연구자들은 크로아티아의 네안데르탈인 뼈에서 미토콘드리아 DNA를 분석해 그들이 전에 생각했던 것보다 생존 연대가 더 오래되었다는 것을 밝혀냈다. T. Devièse, I. Karavanié, D. Comeskey, et al., "Direct Dating of Neanderthal Remains from the Site of Vindija Cave and Implications for the Middle to Upper Paleolithic Transition," *Proceedings of the National Academy*

of Sciences of the United States of America 114, no. 40 (October 3, 2017):
10606–11, https://www.ncbi.nlm.nih.gov/pubmed/28874524.

24. A. S. Adikesevan, "A Newborn Baby Has About 26,000,000,000 Cells. An
Adult Has About 1.9 × 103 Times as Many Cells as a Baby. About How
Many Cells Does an Adult Have?," Socratic, January 26, 2017, https://
socratic.org/questions/a-newborn-baby-has-about-26-000-000-000-
cells-an-adult-has-about-1-9-10-3-times-.

25. C. B. Brachmann, J. M. Sherman, S. E. Devine, et al., "The SIR2 Gene
Family, Conserved from Bacteria to Humans, Functions in Silencing, Cell
Cycle Progression, and Chromosome Stability," *Genes & Development*
9, no. 23 (December 1, 1995): 2888–902, http://genesdev.cshlp.org/
content/9/23/2888.long; X. Bi, Q. Yu, J. J. Sandmeier, and S. Elizondo,
"Regulation of Transcriptional Silencing in Yeast by Growth Temperature,"
Journal of Molecular Biology 34, no. 4 (December 3, 2004): 893–905, https://
www.ncbi.nlm.nih.gov/pubmed/15544800.

26. 내가 읽은 논문 중 가장 흥미로우면서 중요한 것에 속한다. C. E. Shannon, "A
Mathematical Theory of Communication," *Bell System Technical Journal*
27, no. 3 (July 1948): 379–423, and 27, no. 4 (October 1948): 623–66, http://
math.harvard.edu/~ctm/home/text/others/shannon/entropy/entropy.pdf.

27. 연구자들은 암세포에서 mTORC1 신호 전달이 "내생적 DNA 손상을 억제하고,
아마 CHK1의 조절을 통해 세포의 운명을 통제"함으로써 생존율을 높인다는 것
을 보여 주었다. X. Zhou, W. Liu, X. Hu, et al., "Regulation of CHK1 by mTOR
Contributes to the Evasion of DNA Damage Barrier of Cancer Cells," *Nature
Scientific Reports*, May 8, 2017, https://www.nature.com/articles/s41598-
017-01729-w; D. M. Sabatini, "Twenty-five Years of mTOR: Uncovering
the Link from Nutrients to Growth," *Proceedings of the National Academy
of Sciences of the United States of America* 114, no. 45 (November 7, 2017):
11818–25, https://www.ncbi.nlm.nih.gov/pmc/articles/PMC5692607/.

28. E. J. Calabrese, "Hormesis: A Fundamental Concept in Biology," *Microbial
Cell* 1, no. 5 (May 5, 2014): 145–49, https://www.ncbi.nlm.nih.gov/pmc/
articles/PMC5354598/.

1. 내생 바이러스 DNA에서 유래했거나 반복되는 서열은 인간 유전체의 최대 69퍼 센트까지 차지할 수 있다. 전에는 약 50퍼센트라고 추정했다. A. P. de Konig, W. Gu, T. A. Castoe, et al., "Repetitive Elements May Comprise over Two-thirds of the Human Genome," *PLOS Genetics* 7, no. 12 (December 7, 2011), https://www.ncbi.nlm.nih.gov/pmc/articles/PMC3228813/.

2. 인간 유전체의 서열 분석을 이야기할 때 "끝냈다finished"는 말이 대체 무슨 뜻 일까? 2000년대 초에 우리가 생각했던 것보다 더 많은 사실들이 밝혀지고 있 다. 유전체에서 전에는 기능이 없다고 여겼던 영역들이 지금은 암, 자폐증, 노화 에 어떤 역할을 할 가능성이 있음이 드러나고 있다. S. Begley, "Psst, the Human Genome Was Never Completely Sequenced. Some Scientists Say It Should Be," *STAT*, June 20, 2017, https://www.statnews.com/2017/06/20/human-genome-not-fully-sequenced/.

3. 이 센터는 1960년대부터 3~4년마다 효모 균주 목록을 발표하고 있다. R. K. Mortimer, "Yeast Genetic Stock Center," Grantome, 1998, http://grantome.com/grant/NIH/P40-RR004231-10S1.

4. 효모 연구자 중에는 재미난 이름을 지닌 이들이 많다. 존스턴과 내 지도교수인 리 처드 딕 디킨슨Richard "Dick" Dickinson도 그렇다(두 사람 이름에서 'John'과 'Dick'이란 똑같은 철자가 반복된다—옮긴이).

5. 2016년 일본의 세포생물학자 오스미 요시노리大隅良典는 효모의 자가포식 작용 연구로 노벨상을 받았다. 세포가 힘든 시기에 자신의 중요하지 않은 세포 성분들 을 소화해 에너지를 얻으면서 견디는 것을 말한다. B. Starr, "A Nobel Prize for Work in Yeast. Again!," Stanford University, October 3, 2016, https://www.yeastgenome.org/blog/a-nobel-prize-for-work-in-yeast-again.

6. 그는 학계와 세포생물학 분야에서 자신이 쌓은 연구 경력을 이야기하면서 효모 연 구가 40년 동안 얼마나 놀라운 길을 걸어왔는지를 개인적인 차원에서 직접적으 로 유쾌하게 들려준다. I. Dawes, "Ian Dawes—the Third Pope—Lucky to Be a Researcher," *Fems Yeast Research* 6, no. 4 (June 2016), https://academic.oup.com/femsyr/article/16/4/fow040/2680350.

7. 또 나는 효모가 든 맥주를 마구 들이키지 말아야 한다는 것을 힘겹게 터득했다.

8. 그 뒤로 4년 동안 나는 새해마다 멜턴 교수에게 적포도주를 한 병씩 보냈다. 그저

내 인생을 바꿔 준 데 감사한다는 성의 표시였다. 그는 내게 고마움을 표하거나 웃음을 지어 보인 적이 없었다. 장학금 수급자가 해서는 안 될 일이라고 생각했거나 그저 내성적인 사람이라서 그랬을 수 있다. 적어도 내가 감사하는 마음을 갖고 있다는 점은 알았을 것이다. 그런데 얄궂게도 적포도주는 나중에 내 삶에 다시 끼어들었다. 9년 뒤 내가 두 번째로 경력의 도약을 이루는 데 도움을 주었기 때문이다.

9. C. E. Yu, J. Oshima, Y. H. Fu, et al., "Positional Cloning of the Werner's Syndrome Gene," *Science* 27, no. 5259 (April 12, 1996): 258 – 62, https://www.ncbi.nlm.nih.gov/pubmed/8602509.

10. *SIR2*는 "침묵 정보 조절자 2silent information regulator 2"를 뜻한다. *SIR2*라고 이탤릭체 대문자로 쓰면 유전자를 가리킨다. Sir2라고 쓰면 그 유전자가 만든 단백질을 뜻한다.

11. 나는 1997년 말에 발표한 논문에서 효모 세포에서 ERC —염색체의 원형 rDNA— 가 노화를 일으키고 수명을 줄인다는 것을 보여 주었다. D. A. Sinclair and L. Guarente, "Extrachromosomal rDNA Circles —A Cause of Aging in Yeast," *Cell* 91, no. 7 (December 26, 1997): 1033 – 42, https://www.ncbi.nlm.nih.gov/pubmed/9428525.

12. 후성유전체는 세포의 소프트웨어라고 생각할 수 있다. 디지털 파일이 휴대전화의 메모리에 저장되고, 소프트웨어가 1과 0을 써서 휴대전화를 시계, 달력, 음악 플레이어로 전환하는 것과 같다. 이런 방식으로 세포의 정보는 A, T, C, G로 저장되고, 후성유전체는 그 문자들을 써서 효모 세포를 암컷 또는 수컷으로 만들거나 포유동물 세포를 신경, 피부세포, 난자로 전환시킨다.

13. 이 유추는 내가 처음 쓴 것이 아니다. 2007년 TV 프로그램 〈노바 사이언스나우 Nova ScienceNOW〉가 후성유전학을 다룬 편에 딸린 학습 안내서에서 나는 이 피아노 비유가 쓰인 것을 발견했다. "Nova ScienceNOW: Epigenetics," PBS, http://www.pbs.org/wgbh/nova/education/viewing/3411_02_nsn.html.

14. C. A. Makarewich and E. N. Olson, "Mining for Micropeptides," *Trends in Cell Biology* 27, no. 9 (September 27, 2017): 685 – 96, https://www.ncbi.nlm.nih.gov/pubmed/28528987.

15. D. C. Dolinoy, "The Agouti Mouse Model: An Epigenetic Biosensor for Nutritional and Environmental Alterations on the Fetal Epigenome," *Nutrition Reviews* 66, suppl. 1 (August 2008): S7 – 11, https://www.ncbi.nlm.

nih.gov/pmc/articles/PMC2822875/.

16. 더 외향적인 사람일수록 수명이 더 긴 반면 비관론자와 정신질환자가 더 이른 나이에 사망할 위험이 상당히 더 높다고 해도 그리 놀랄 일은 아닐 것이다. 50세 이상의 쌍둥이 3752쌍을 대상으로 유전적 영향에 비추어서 성격과 수명의 관계를 살펴본 연구에 따르면 그렇다. M. A. Mosing, S. E. Medland, A. McRae, et al., "Genetic Influences on Life Span and Its Relationship to Personality: A 16-Year Follow-up Study of a Sample of Aging Twins," *Psychosomatic Medicine* 74, no. 1 (January 2012): 16-22, https://www.ncbi.nlm.nih.gov/pubmed/22155943. 연구자들은 유럽 각국의 쌍둥이 출생 기록을 이용해 극단적인 장수의 정의들을 살펴보았다. A. Skytthe, N. L. Pedersen, J. Kaprio, et al., "Longevity Studies in GenomEUtwin," *Twin Research* 6, no. 5 (October 2003): 448-54, https://www.ncbi.nlm.nih.gov/pubmed/14624729.

17. 유레카의 순간이었다. 효모 세포가 늙는 이유를 발견했으니까. 초나선 원형 rDNA가 효모의 염색체에서 끊어져 나와 효모가 분열할 때 축적되고 그럼으로써 Sir2 효소가 성과 번식을 맡은 유전자들을 통제하는 주된 역할을 못하게 되는 것이다. David A. Sinclair and Leonard Guarente, "Extrachromosomal rDNA Circles—A Cause of Aging in Yeast," *Cell* 91 (December 26, 1997): 1033-42.

18. D. A. Sinclair, K. Mills, and L. Guarente, "Accelerated Aging and Nucleolar Fragmentation in Yeast SGS1 Mutants," *Science* 277, no. 5330 (August 29, 1997): 1313-16, https://www.ncbi.nlm.nih.gov/pubmed/9271578.

19. Sinclair and Guarente, "Extrachromosomal rDNA Circles—A Cause of Aging in Yeast."

20. K. D. Mills, D. A. Sinclair, and L. Guarente, "MEC1-Dependent Redistribution of the Sir3 Silencing Protein from Telomeres to DNA Double-Strand Breaks," *Cell* 97, no. 5 (May 28, 1999): 609-20, https://www.ncbi.nlm.nih.gov/pubmed/10367890.

21. Sinclair, Mills, and Guarente, "Accelerated Aging and Nucleolar Fragmentation in Yeast SGS1 Mutants."

22. P. Oberdoerffer, S. Michan, M. McVay, et al., "SIRT1 Redistribution on Chromatin Promotes Genomic Stability but Alters Gene Expression During Aging," *Cell* 135, no. 5 (November 28, 2008): 907-18, https://www.

cell.com/cell/fulltext/S0092-8674(08)01317-2; Z. Mao, C. Hine, X. Tian, et al., "SIRT6 Promotes DNA Repair Under Stress by Activating PARP1," *Science* 332, no. 6036 (June 2011): 1443–46, https://www.ncbi.nlm.nih.gov/pubmed/21680843.

23. A. Ianni, S. Hoelper, M. Krueger, et al., "Sirt7 Stabilizes rDNA Heterochromatin Through Recruitment of DNMT1 and Sirt1," *Biochemical and Biophysical Research Communications* 492, no. 3 (October 21, 2017): 434–40, https://www.ncbi.nlm.nih.gov/m/pubmed/28842251/.

24. 연구자들은 rRNA의 불안정성을 억제하는 SIRT7이 인간 세포의 죽음도 막아 준다는 것을 보여 준다. S. Paredes, M. Angulo-Ibanez, L. Tasselli, et al., "The Epigenetic Regulator SIRT7 Guards Against Mammalian Cellular Senescence Induced by Ribosomal DNA Instability," *Journal of Biological Chemistry* 293 (July 13, 2018): 11242–50, http://www.jbc.org/content/293/28/11242.

25. Oberdoerffer et al., "SIRT1 Redistribution on Chromatin Promotes Genomic Stability but Alters Gene Expression During Aging."

26. M. W. McBurney, X. Yang, K. Jardine, et al., "The Mammalian SIR2alpha Protein Has a Role in Embryogenesis and Gametogenesis," *Molecular and Cellular Biology* 23, no. 1 (January 23, 2003): 38–54, https://mcb.asm.org/content/23/1/38.long.

27. R.-H. Wang, K. Sengupta, L. Cuiling, et al., "Impaired DNA Damage Response, Genome Instability, and Tumorigenesis in SIRT1 Mutant Mice," *Cancer Cell* 14, no. 4 (October 7, 2008): 312–23, https://www.cell.com/cancer-cell/fulltext/S1535-6108(08)00294-8.

28. R. Mostoslavsky, K. F. Chua, D. B. Lombard, et al., "Genomic Instability and Aging-like Phenotype in the Absence of Mammalian SIRT6," *Cell* 124 (January 27, 2006): 315–29, https://doi.org/10.1016/j.cell.2005.11.044.

29. 아직 이유는 모르지만 이 치료법은 생쥐 수컷에게 더 잘 듣는다. 내 박사후 연구원이었던 이스라엘 바일란대학교의 하임 코언Haim Cohen은 한 형질 전환 생쥐 균주에 최고의 이름을 붙였다. 바로 "모세"다. A. Satoh, C. S. Brace, N. Rensing, et al., "Sirt1 Extends Life Span and Delays Aging in Mice Through the Regulation of Nk2 Homeobox 1 in the DMH and LH," *Cell Metabolism* 18, no. 3

(September 3, 2013): 416 – 30, https://www.ncbi.nlm.nih.gov/pmc/articles/PMC3794712.

30. 다시 한 번 언급하자면 *SIR2*라고 대문자 이탤릭체로 쓰면 유전자를 가리킨다. Sir2라고 쓰면 그 유전자가 만드는 단백질을 가리킨다.

31. *SIR2* 유전자의 사본을 추가로 지닌 효모라도 교배형 유전자가 켜지지 못하게 함으로써가 아니라 상동 재조합homologous recombination을 통해서 DNA 수선의 효율이 떨어질 가능성이 있다. 교배형 유전자들이 켜질 때 그 발현이 짝짓기를 억제하는 것 외에 수선 효율도 떨어뜨린다는 것이다. 이 문제는 검증할 필요가 있다. 그러나 적어도 안전한 실험실 조건에서 그 세포들은 완벽하게 잘 자란다.

32. M. G. L. Baillie, *A Slice Through Time: Dendrochronology and Precision Dating* (London: Routledge, 1995).

33. 이 책의 공저자인 매슈 러플랜트는 강털소나무뿐 아니라 은상어와 코끼리에서부터 딱정벌레와 미생물에 이르기까지 동식물 이해의 최첨단을 정의하는 다양한 생물학적 이상값들을 살펴본다. M. D. LaPlante, *Superlative: The Biology of Extremes* (Dallas: BenBella Books, 2019).

34. 연구자들은 다양한 연령의 나무들을 비교해 연간 싹의 성장률이 꾸준히 감소하는지 살펴보았다. "노화와 관련해 통계적으로 유의미한 차이가 전혀 없었다." R. M. Lanner, and K. F. Connor, "Does Bristlecone Pine Senesce?," *Experimental Gerontology* 36, nos. 4 – 6 (April 2001): 675 – 85, https://www.sciencedirect.com/science/article/pii/S0531556500002345?via%3Dihub.

35. Daf-2 유전자의 돌연변이를 연구하는 이들은 한 가지 놀라운 발견을 했다. 모든 생물 중에서 가장 수명이 길게 늘어난 사례가 나타난 것이다. 무려 2배나 늘어났다. 거기에는 Daf-2와 Daf-16 두 유전자가 관여했다. 그 결과 수명 연장법을 이해할 새로운 길이 열렸다. C. Kenyon, J. Chang, E. Gensch, et al., "A *C. elegans* Mutant That Lives Twice as Long as Wild Type," *Nature* 366 (December 2, 1993): 461 – 64, https://www.nature.com/articles/366461a0; F. Wang, C.-H. Chan, K. Chen, et al., "Deacetylation of FOXO3 by SIRT1 or SIRT2 Leads to Skp2-Mediated FOXO3 Ubiquitination and Degradation," *Oncogene* 31, no. 12 (March 22, 2012): 1546 – 57, https://www.nature.com/articles/onc2011347.

36. 유전자는 왜 종종 다양한 이름을 지닐까? 유전학의 언어는 여느 언어와 다를 바 없

다. 즉 단어에 역사의 메아리가 들어 있다. 효모 세포, 선충, 인간의 유전체 전체를 안다는 것은 20여 년 전만 해도 꿈에 불과했다. 물론 지금은 USB 드라이브만 한 서열 분석기로 하루면 내 유전체 전체의 서열을 알아낼 수 있다. 내가 학생이었을 때 유전자는 돌연변이 화학물질을 써서 만들곤 했던 돌연변이체의 특징을 토대로 이름을 붙이곤 했다. 그렇게 이름을 붙인 유전자에 관해 우리가 아는 것이라고는 대개 어느 염색체의 어디쯤에 들어 있다는 것뿐이었다. 그 유전자의 사촌들은 나중에야 발견되곤 했다.

37. A. Brunet, L. B. Sweeney, J. F. Sturgill, et al., "Stress-Dependent Regulation of FOXO Transcription Factors by the SIRT1 Deacetylase," *Science* 303, no. 5666 (March 24, 2004): 2011–15, https://www.ncbi.nlm.nih.gov/pubmed/14976264.

38. O. Medvedik, D. W. Lamming, K. D. Kim, and D. A. Sinclair, "*MSN2* and *MSN4* Link Calorie Restriction and TOR to Sirtuin-Mediated Lifespan Extension in Saccharomyces cerevisiae," *PLOS Biology*, October 2, 2007, http://journals.plos.org/plosbiology/article?id=10.1371/journal.pbio.0050261.

39. 연구자들은 사람의 *FOXO3*와 장수가 관련이 있다는 설득력 있는 증거를 제시했다. L. Sun, C. Hu, C. Zheng, et al., "*FOXO3* Variants Are Beneficial for Longevity in Southern Chinese Living in the Red River Basin: A Case-Control Study and Meta-analysis," *Nature Scientific Reports*, April 27, 2015, https://www.nature.com/articles/srep09852.

40. H. Bae, A. Gurinovich, A. Malovini, et al., "Effects of FOXO3 Polymorphisms on Survival to Extreme Longevity in Four Centenarian Studies," *Journals of Gerontology, Series A: Biological Sciences and Medical Sciences* 73, no. 11 (October 8, 2018): 1437–47, https://academic.oup.com/biomedgerontology/article/73/11/1439/3872296.

41. 몇몇 연구들은 당신이 운동에 열심인 중년이거나 50대의 운동선수라면 심장이 훨씬 더 젊은 사람의 것에 가까울 가능성이 높다는 것을 보여 준다. 운동을 하지 않는 사무직이나 체육관에 다니지 않거나 이따금 달리기를 하지 않는 사람은 그렇지 않다. 그러나 중년에 심한 운동을 시작한다고 해서 앉아 생활하는 습관이 심장의 구조와 기능에 끼친 영향을 되돌릴 수 있을지는 불분명하다. G. Reynolds, "Exercise

Makes the Aging Heart More Youthful," *New York Times*, July 25, 2018, https://www.nytimes.com/2018/07/25/well/exercise-makes-the-aging-heart-more-youthful.html.

42. "이런 발견은 노인들의 조직과 기관의 혈액 흐름을 개선하고, 기능을 향상시키고, 이동 능력의 선순환을 일으키는 데 기여할 수 있다." A. Das, G. X. Huang, M. S. Bonkowski, et al., "Impairment of an Endothelial NAD+-H2S Signaling Network Is a Reversible Cause of Vascular Aging," *Cell* 173, no. 1 (March 22, 2018): 74-89, https://www.cell.com/cell/pdf/S0092-8674(18)30152-1.pdf.

3장 눈먼 관행

1. F. Bacon, *Of the Proficience and Advancement of Learning, Divine and Human* (Oxford, UK: Leon Lichfield, 1605). 이 책의 원본이 우리 집 벽난로 선반 위에 놓여 있다. 아내가 선물한 것이다.

2. C. Kenyon, J. Chang, E. Gensch, et al., "A *C. elegans* Mutant That Lives Twice as Long as Wild Type," *Nature* 366, no. 6454 (December 2, 1993): 461-64, https://www.nature.com/articles/366461a0.

3. L. Partridge and P. H. Harvey, "Methuselah Among Nematodes," *Nature* 366, no. 6454 (December 2, 1993): 404-5, https://www.ncbi.nlm.nih.gov/pubmed/8247143.

4. 젬스는 이렇게 썼다. "노화 늦추기는 한 가지 비극적인 불가피성을 요소로 지닌다. 그 건강 혜택 때문에 인류 사회, 더 나아가 인간 본성이 그에 따라 변할 수 있음에도 우리는 그것을 추구한다는 것이다." D. Gems, "Tragedy and Delight: The Ethics of Decelerated Ageing," *Philosophical Transactions of the Royal Society B: Biological Sciences* 366 (January 12, 2011): 108-12, https://royalsocietypublishing.org/doi/pdf/10.1098/rstb.2010.0288.

5. 《워싱턴포스트》 기자 데이비드 브라운은 2010년에 이렇게 썼다. "벅스 버니가 낡은 차를 몰고 가는 데 갑자기 차가 부서지면서 볼트까지 팅팅 튀어나가고 마지막에 휠 캡이 빙그르르 돌다가 탁 쓰러지는 만화를 본 적이 있는지? 어떤 이들은 그런 식으로 사망한다. 문제는 그런 죽음에 붙일 딱 맞는 명칭이 없다는 것이다." D. Brown, "Is It Time to Bring Back 'Old Age' as a Cause of Death?" *Washington Post*, September 17, 2010, http://www.washingtonpost.com/wp-dyn/content/

article/2010/09/17/AR2010091703823.html?sid=ST2010091705724.

6. 크리스 웰러는 《메디컬데일리》에 이렇게 썼다. "사실 사람들은 노화로 죽는 것이 아니다. 다른 무언가가 작용하는 것이 틀림없다." C. Weller, "Can People Really Die of Old Age?," "The Unexamined Life," *Medical Daily*, January 21, 2015, http://www.medicaldaily.com/can-people-really-die-old-age-318528.

7. B. Gompertz, "On the Nature of the Function Expressive of the Law of Human Mortality, and on a New Mode of Determining the Value of Life Contingencies," *Philosophical Transactions of the Royal Society* 115 (January 1, 1825): 513–85, https://royalsocietypublishing.org/doi/10.1098/rstl.1825.0026.

8. D. A. Sinclair and L. Guarente, "Extrachromosomal rDNA Circles—A Cause of Aging in Yeast," *Cell* 91, no. 7 (December 26, 1997): 1033–42, https://www.ncbi.nlm.nih.gov/pubmed/9428525.

9. 세계은행은 세계 인구 추정값과 인구 조사 자료 등을 토대로 2016년까지 56년 사이에 평균수명이 52세에서 72세로 증가했다고 말한다. "Life Expectancy at Birth, Total (Years)," The World Bank, https://data.worldbank.org/indicator/SP.DYN. LE00.IN.

10. 나는 어머니로부터 SERPINA1 돌연변이를 물려받았다. 그래서 담배를 피우지 않지만 심하게 오염된 곳에 가거나 하면 상황에 따라 숨을 쉬기가 어렵다고 느낄 때가 있다. 이 정보를 알기에 나는 가능한 한 먼지를 비롯한 오염 물질을 피하려 애쓴다. 내 세포에 든 유전 정보를 앎으로써 힘을 얻는다는 것을 느낀다. 이전 세대는 결코 경험하지 못한 일이다.

11. A. M. Binder, C. Corvalan, V. Mericq, et al., "Faster Ticking Rate of the Epigenetic Clock Is Associated with Faster Pubertal Development in Girls," *Epigenetics* 13, no. 1 (February 15, 2018): 85–94, https://www.tandfonline.com/doi/full/10.1080/15592294.2017.1414127.

12. 65세 이상 여성은 엉덩뼈 골절이 일어나기가 더 쉽고 그에 따른 패혈증이 사망의 주된 원인 중 하나다. 연구자들은 미흡한 치료, 가족의 지원 부족, 치매가 이 패혈증을 악화시킨다는 것을 알았다. "시간이 중요하다. 첫 6개월 사이에 10명(50퍼센트)이 사망함으로써 사망률이 더 높았고, 1년 사이에 6명(30퍼센트)이 더 사망했다." J. Negrete-Corona, J. C. Alvarano-Soriano, and L. A. Reyes-Santiago, "Hip

Fracture as Risk Factor for Mortality in Patients over 65 Years of Age, Case-Control Study" (abstract translation from Spanish), *Acta Ortopédica Mexicana* 28, no. 6 (November-December 2014): 352-62, https://www.ncbi.nlm.nih.gov/pubmed/26016287, (Spanish) http://www.medigraphic.com/pdfs/ortope/or-2014/or146c.pdf.

13. 당뇨병 때문에 발을 자른 환자 중 최대 74퍼센트는 수술 후 5년 이내에 사망한다. 연구자들은 의사와 환자 모두 그 문제에 더 관심을 기울여야 한다고 주장한다. "새로 생기는 당뇨성 발 궤양은 사망률을 상당히 증가시킬 지표로 봐야 하며 국부적·전신적·심리적 측면에서 공격적으로 관리해야 한다." J. M. Robbins, G. Strauss, D. Aron, et al., "Mortality Rates and Diabetic Foot Ulcers: Is It Time to Communicate Mortality Risk to Patients with Diabetic Foot Ulceration?," *Journal of the American Podiatric Medical Association* 98, no. 6 (November-December 2008): 489-93, https://www.ncbi.nlm.nih.gov/pubmed/19017860.

14. 우리는 역효과를 일으키는 의학적 악마에 대처해 왔을까? 올샨스키는 분명히 그렇다고 생각한다. 그는 인간의 장수와 건강 추구를 파우스트와 메피스토펠레스의 거래라는 암울한 이야기와 대비시킨다. "인류가 공중 보건적 개입을 통해 최대한 건강한 삶을 쥐어짜냈기에 인체는 현재 유전상으로 정해진 생물학적 속성이 부과하는 근본 한계에 거의 다다라 있을 가능성이 있다." S. J. Olshansky, "The Future of Health," *Journal of the American Geriatrics Society* 66, no. 1 (December 5, 2017): 195-97, https://onlinelibrary.wiley.com/doi/full/10.1111/jgs.15167.

15. 통계 수치를 보면 사실 엄청나다. 연간 80만 명에 가까운 미국인이 심혈관 관련 질환으로 사망한다. 거기에 드는 의료비는 2030년이면 8180억 달러가 넘을 것이고, 생산성 하락에 따른 손실은 2750억 달러를 넘을 것으로 예측된다. "Heart Disease and Stroke Cost America Nearly $1 Billion a Day in Medical Costs, Lost Productivity," CDC Foundation, April 29, 2015, https://www.cdcfoundation.org/pr/2015/heart-disease-and-stroke-cost-america-nearly-1-billion-day-medical-costs-lost-productivity.

16. 질병 치료가 환자의 수명을 연장함에 따라 사회가 지닌 질병의 양은 그만큼 늘어나 왔다. 연구자들은 이 상황이 사람들의 건강수명을 늘리는 방법은 오로지 "'노화 지연', 즉 질병과 장애를 초래하는 생리적 변화 지연"뿐임을 의미한다고 주장한다. 과학적 돌파구들이 열릴 때 사회경제적 불평등, 생활습관, 행동의 변화가 이루어진

다면 건강수명과 수명 양쪽의 개선에 기여할 수 있다. E. M. Crimmins, "Lifespan and Healthspan: Past, Present, and Promise," *Gerontologist* 55, no. 6 (December 2015): 901 – 11, https://www.ncbi.nlm.nih.gov/pmc/articles/PMC4861644/.

17. 세계보건기구는 장애보정생존연수 1년을 "건강한" 삶의 잃어버린 1년이라고 생각할 수 있다고 말한다. 집단 전체의 장애보정생존연수 합, 즉 질병에 대한 부담은 현재 건강 상태와 이상적인 건강 상황 사이의 간격이라고 생각할 수 있다. 후자는 집단 전체가 질병과 장애 없이 오래 사는 상황을 말한다. "Metrics: Disability-Adjusted Life Year (DALY)," World Health Organization, https://www.who.int/healthinfo/global_burden_disease/metrics_daly/en/.

18. 그리고 그 나이에는 거의 모두가 병의원에 다니느라 많은 시간을 쓴다. 2009년《브리티시메디컬저널》에 실린 논문에는 85세 이상의 94퍼센트가 작년에 의사를 찾아갔으며 10분의 1은 입원 치료를 받았다고 나와 있다. J. Collerton, K. Davies, C. Jagger, et al., "Health and Disease in 85 Year Olds: Baseline Findings from the Newcastle 85+ Cohort Study," *British Medical Journal*, December 23, 2009, https://www.bmj.com/content/339/bmj.b4904.

19. 우리가 "노화종양발생"이라고 부르는 것이 일어나려면 유전적 노화와 후성유전적 노화 둘 다 필요할 가능성이 있다. 젊을 때는 강한 햇빛에 노출되어도 종양이 생기지 않고 말년에는 햇빛을 피한다고 해도 수십 년에 걸친 DNA 손상 때문에 종양이 생기는 이유, 암이 종종 특이한 대사(물리학자 오토 바르부르크Otto Warburg의 이름이 따서 "바르부르크 대사"라고 한다)를 하는 이유를 그것으로 설명할 수 있을 것이다. 이 대사는 늙은 세포의 대사와 비슷하게 포도당을 직접 소비하고, 미토콘드리아 활성이 줄어들고, 산소를 덜 쓰면서 에너지를 만드는 방식이다.

20. World Health Organization, "The State of Global Tobacco Control," 2008, http://www.who.int/tobacco/mpower/mpower_report_global_control_2008.pdf.

21. R. A. Miller, "Extending Life: Scientific Prospects and Political Obstacles," *Milbank Quarterly* 80, no. 1 (March 2002): 155 – 74, https://www.ncbi.nlm.nih.gov/pmc/articles/PMC2690099/; [그림 8] 그래프는 다음 출처에 실린 것을 수정한 것이다. D. L. Hoyert, K. D. Kochanek, and S. L. Murphy, "Deaths: Final Data for 1997," *National Vital Statistics Repor*t 47, no. 19 (June 30, 1999):1 –

104, https://www.ncbi.nlm.nih.gov/pubmed/10410536.

22. 연구진은 4년 뒤에 그 593명에게 다시 설문조사를 함으로써 "주관적 나이"(생물학적 나이에 비해 자신이 얼마나 늙었다고 느끼는가 하는 의미에서)가 노화 과정을 빚어내는 데 어떤 역할을 하는지를 살펴보았다. A. E. Kornadt, T. M. Hess, P. Voss, and K. Rothermund, "Subjective Age Across the Life Span: A Differentiated, Longitudinal Approach," *Journals of Gerontology: Psychological Sciences* 73, no. 5 (June 1, 2018): 767–77, http://europepmc.org/abstract/med/27334638.

23. "David A. Sinclair's Past and Present Advisory Roles, Board Positions, Funding Sources, Licensed Inventions, Investments, Funding, and Invited Talks," Sinclair Lab, Harvard Medical School, November 15, 2018, https://genetics.med.harvard.edu/sinclair-test/people/sinclair-other.php.

4장 건강하게 장수하는 법

1. 딸인 클라라가 태어났으므로 그가 최소한 한 번은 아내인 베로니카와 성관계를 가졌을 가능성이 높다. L. Cornaro, *Sure and Certain Methods of Attaining a Long and Healthful Life: With Means of Correcting a Bad Constitution, &c.*, https://babel.hathitrust.org/cgi/pt?id=dul1.ark:/13960/t0dv2fm86;view=1up;seq=1.

2. 다른 번역본들도 있다. 이 책에서 인용한 것은 밀워키에서 출간된 1903년 윌리엄 F. 버틀러William F. Butler의 판본이다.

3. 연구진이 인용한 다른 연구자에 따르면 3년 된 쥐는 사람으로 치면 90세에 가깝다고 한다. 생후 6주째부터 실험적인 사료를 섭취한 쥐는 40개월까지 산 반면 정상적인 사료로 키운 쥐는 최대 34개월까지 살았다. "우리 쥐들 중에서 …… 수명이 2년을 넘기리라 예상되는 개체는 3분의 1에 못 미쳤다." T. B. Osborne, L. B. Mendel, and E. L. Ferry, "The Effect of Retardation of Growth upon the Breeding Period and Duration of Life of Rats," *Science* 45, no. 1160 (March 23, 1917): 294–95, http://science.sciencemag.org/content/45/1160/294.

4. I. Bjedov, J. M. Toivonen, F. Kerr, et al., "Mechanisms of Life Span Extension by Rapamycin in the Fruit Fly Drosophila melanogaster," *Cell Metabolism* 11, no. 1 (January 6, 2010): 35–46, https://www.ncbi.nlm.nih.gov/pmc/articles/PMC2824086/.

5. 가가와가 일본에 서구식 식단이 끼친 영향을 조사한 결과 곧은창자암(직장암)과 폐암의 발병률이 상당히 증가한 반면 위암과 자궁암의 발병률은 줄어든 것으로 나타났다. 비록 조사 대상자들은 미국인이나 유럽인보다 음식 섭취량이 아직 훨씬 적었지만 말이다. 가가와가 오키나와 주민들을 조사해 보니 "총열량, 당과 소금의 섭취량이 최소였고, 체구가 가장 작았지만 건강하게 장수했으며 100세에 도달하는 비율이 가장 높았다". Y. Kagawa, "Impact of Westernization on the Nutrition of Japanese: Changes in Physique, Cancer, Longevity and Centenarians," *Preventive Medicine* 7, no. 2 (June 1978): 205 – 17, https://www.sciencedirect.com/science/article/pii/0091743578902463.

6. 보고서의 저자 중 2명은 바이오스피어 안에 2년 동안 갇혀 생활한 이들이었다. 그들은 저열량 식단으로 살았다. 섭취량 측면에서 볼 때 단백질은 겨우 12퍼센트, 지방은 겨우 11퍼센트만 섭취했다. 이런 열량 제한에 따라서 체중이 17±5퍼센트나 줄었지만 2년 동안 8명 모두 건강하고 매우 활동적이었다. R. L. Walford, D. Mock, R. Verdery, and T. MacCallum, "Calorie Restriction in Biosphere 2: Alterations in Physiologic, Hematologic, Hormonal, and Biochemical Parameters in Humans Restricted for a 2-Year Period," *Journals of Gerontology, Series A: Biological Sciences and Medical Sciences* 57, no. 6 (June 2002): 211 – 24, https://www.ncbi.nlm.nih.gov/pubmed/12023257.

7. L. K. Heilbronn, and E. Ravussin, "Calorie Restriction and Aging: Review of the Literature and Implications for Studies in Humans," *American Journal of Clinical Nutrition* 3, no. 178 (September 2003): 361 – 69, https://academic.oup.com/ajcn/article/78/3/361/4689958.

8. 연구진은 국립노화연구소가 비만이 아닌 젊은 사람들을 대상으로 24개월에 걸쳐서 한 열량 제한 실험의 공개 자료를 이용했다. D. W. Belsky, K. M. Huffman, C. F. Pieper, et al., "Change in the Rate of Biological Aging in Response to Caloric Restriction: CALERIE Biobank Analysis," *Journals of Gerontology, Series A: Biological Sciences and Medical Sciences* 73, no. 1 (January 2018): 4 – 10, https://academic.oup.com/biomedgerontology/article/73/1/4/3834057.

9. 매글로신은 한 기사에 이렇게 썼다. "70세 노인이 건강한 학생 같은 생체표지들을 지닐 수 있다는 사실을 알고 나니 기쁘다." P. McGlothin, "Growing Older and Healthier the CR Way®," *Life Extension Magazine*, September 2018, https://

www.lifeextension.com/Magazine/2018/9/Calorie-Restriction-Update/Page-01.

10. 연구진은 열량 제한이 질병과 노화를 규명하는 측면에서 인류에게 혜택을 제공할 수 있다는 점을 결코 의심하지 않는다. "개별 노화 관련 질환의 생물학과 달리 노화생물학을 명확히 이해한다면 건강하게 늙는 새로운 예방 전략 방법들을 세울 중요한 전환점이 될 수 있을 것이다. 열량 제한은 모든 포유동물 종에서 공통적으로 나타나는 노화에 따른 전반적인 질병 취약성 증가의 세포적·분자적 토대를 밝혀낼 강력한 패러다임을 제공한다." J. A. Mattison, R. J. Colman, T. M. Beasley, et al., "Caloric Restriction Improves Health and Survival of Rhesus Monkeys," *Nature Communications*, January 17, 2017, https://www.nature.com/articles/ncomms14063.

11. Y. Zhang, A. Bokov, J. Gelfond, et al., "Rapamycin Extends Life and Health in C57BL/6 Mice," *Journals of Gerontology, Series A: Biological Sciences and Medical Sciences* 69, no. 2 (February 2014): 119–30, https://www.ncbi.nlm.nih.gov/pubmed/23682161.

12. 그녀는 2017년 《사이언티픽아메리칸》에 이렇게 말했다. "우리는 사실 이것을 노화를 이해할 하나의 패러다임으로 연구한다. 사람들에게 실천하라고 권하는 것이 아니다." R. Conniff, "The Hunger Gains: Extreme Calorie-Restriction Diet Shows Anti-aging Results," *Scientific American*, February 16, 2017, https://www.scientificamerican.com/article/the-hunger-gains-extreme-calorie-restriction-diet-shows-anti-aging-results/.

13. "가장 적절한 수준의 단식은 사흘에 하루씩 단식을 하는 것인 듯했다. 그렇게 할 때 한 배에서 난 새끼들 중 수컷은 수명이 약 20퍼센트, 암컷은 약 15퍼센트 증가했다." A. J. Carlson and F. Hoelzel, "Apparent Prolongation of the Life Span of Rats by Intermittent Fasting: One Figure," *Journal of Nutrition* 31, no. 3 (March 1, 1946): 363–75, https://academic.oup.com/jn/article-abstract/31/3/363/4725632?redirectedFrom=fulltext.

14. H. M. Shelton, "The Science and Fine Art of Fasting," in The Hygienic System, vol. III, *Fasting and Sunbathing* (San Antonio, Texas: Dr. Shelton's Health School, 1934).

15. C. Tazearslan, J. Huang, N. Barzilai, and Y. Suh, "Impaired IGF1R Signaling

in Cells Expressing Longevity-Associated Human IGF1R Alleles," *Aging Cell* 10, no. 3 (June 2011): 551 - 54, https://onlinelibrary.wiley.com/doi/full/10.1111/j.1474-9726.2011.00697.

16. 이카리아 주민들은 3분의 1이 90세에 다다를 뿐 아니라 그 나이에도 치매 등 노화에 따른 다양한 만성 질환이 없는 이들이 대부분이다. "Ikaria, Greece. The Island where People Forget to Die," Blue Zones, https://www.bluezones.com/exploration/ikaria-greece/.

17. 절식은 1년 중 180일까지 가능하며 주로 유제품과 붉은 살을 지닌 동물과 생선의 섭취를 줄여야 한다. 이 말은 문어와 오징어는 계속 먹어도 된다는 뜻이다. 성체성사 때는 모든 음식을 삼간다. N. Gaifyllia, "Greek Orthodox 2018 Calendar of Holidays and Fasts," The Spruce Eats, October 6, 2018, https://www.thespruceeats.com/greek-orthodox-calendar-1706215.

18. 서구 연구자들은 바판巴盤 마을—100세까지 아주 건강하게 사는 이들이 많다고 오래전부터 널리 알려진 지역—사람들의 주장을 대개 무시해 왔는데, 중국 남부의 이 마을 사람들이 공식 출생 기록을 지니고 있지 않기 때문이다. 그러나 심장 전문의 존 데이John Day 연구진은 그들의 주장을 믿을 타당한 근거가 있다고 주장해 왔다. J. D. Day, J. A. Day, and M. LaPlante, *The Longevity Plan: Seven Life-Transforming Lessons from Ancient China* (New York: HarperCollins, 2017).

19. 동물 단백질을 피하기란 쉽지 않다. 주된 이유 중 하나는 단백질 섭취가 포만감을 일으키기 때문이다. 호주 시드니 찰스퍼킨센터의 소장인 스티븐 심프슨Stephen Simpson이야말로 탄수화물을 먹는다고 해도 허기가 가시지 않는 이유를 가장 잘 이해하는 사람일 것이다. 심프슨은 처음에 메뚜기가 떼 지어 다니는 이유를 알아내고자 애썼다. 그 점을 알아낼 수 있다면 해마다 수백만 톤에 이르는 작물 피해를 막을 수 있을 것이라고 여겼다. 그가 발견한 사실은 메뚜기가 단백질을 찾아다닌다는 것이었다. 메뚜기는 단백질을 갈망한다. 메뚜기 떼는 행군하면서 무엇이든 먹지만 먹이에 단백질이 부족하다면 단백질을 얻기 위해 닥치는 대로 다 먹어치우는 게 걸스러운 굶주린 무리로 변신한다. 그리고 가장 가까이 있는 단백질 공급원은 자기 앞에 있는 메뚜기다. 이런 상황에서 살아남는 최선의 방법은 계속 앞으로 나아가는 것이다. 이동 속도가 느린 동족을 잡아먹느라 잠시 멈출 때도 있지만 계속 나아간다. 심프슨은 최근에 흥미로운 연구 결과를 내놓았다. 포유동물의 뇌에도 동일한 욕구가 존재한다는 것이다. 단백질이 부족할 때 우리 역시 게걸스러워진다. 비

록 우리는 정상적인 상황에서는 이웃을 먹으려고 하지 않지만 극도의 굶주림에 시달린다면 그런 생각을 누가 하지 않겠는가? 이 모든 연구들이 가리키는 것은 동물 단백질을 많이 먹지 않는 것이 최선이지만 그것을 아예 피하기는 어렵다는 것이다. F. P. Zanotto, D. Raubenheimer, and S. J. Simpson, "Selective Egestion of Lysine by Locusts Fed Nutritionally Unbalanced Foods," *Journal of Insect Physiology* 40, no. 3 (March 1994): 259 – 65, https://www.sciencedirect.com/science/article/pii/0022191094900493.

20. 비록 이따금 핫도그나 햄버거를 먹는 것은 괜찮을 듯할 수 있다. 그런데 22명의 전문가들이 800건의 연구 결과를 검토해 보니 하루 식단에 가공육이 50그램 들어 있을 때 곧은창자암에 걸릴 확률이 18퍼센트 증가하는 듯했다. S. Simon, "World Health Organization Says Processed Meat Causes Cancer," American Cancer Society, October 26, 2015, https://www.cancer.org/latest-news/world-health-organization-says-processed-meat-causes-cancer.html.

21. 열량이 풍부한 식품이 거의 식단에 없고 신체 활동 위주의 생활습관을 지닌 수렵채집인 사회에서는 비만이나 심혈관질환이 생길 여지가 희박하다. H. Pontzer, B. M. Wood, and D. A. Raichlen, "Hunter-Gatherers as Models in Public Health," *Obesity Reviews* 19, suppl. 1 (December 2018): 24 – 35, https://onlinelibrary.wiley.com/doi/full/10.1111/obr.12785.

22. M. Song, T. T. Fung, F. B. Hu, et al., "Association of Animal and Plant Protein Intake with All-Cause and Cause-Specific Mortality," *JAMA Internal Medicine* 176, no. 10 (October 1, 2016): 1453 – 63, https://jamanetwork.com/journals/jamainternalmedicine/fullarticle/2540540.

23. 2011년 연구에서 아미노산을 써서 mTOR를 활성화하는 새로운 신호 전달 경로가 발견되었다. I. Tato, R. Bartrons, F. Ventura, and J. L. Rosa, "Amino Acids Activate Mammalian Target of Rapamycin Complex 2 (mTORC2) via PI3K/Akt Signaling," *Journal of Biological Chemistry* 286, no. 8 (February 25, 2011): 6128 – 42, http://www.jbc.org/content/286/8/6128.full.

24. C. Hine, C. Mitchell, and J. R. Mitchell, "Calorie Restriction and Methionine Restriction in Control of Endogenous Hydrogen Sulfide Production by the Transsulfuration Pathway," *Experimental Gerontology* 68 (August 2015): 26 – 32, https://www.ncbi.nlm.nih.gov/pubmed/25523462.

25. 래밍연구소Lamming Lab의 연구진은 열량 제한이 아니라 단기적으로 메티오닌 결핍증을 일으키는 방법으로 생쥐 암수 양쪽에게서 체지방을 줄이고, 정상 체중을 회복시키고, 혈당 조절 능력을 회복시키는 방법을 고안했다. D. Yu, S. E. Yang, B. R. Miller, et al., "Short-Term Methionine Deprivation Improves Metabolic Health via Sexually Dimorphic, mTORC1-Independent Mechanisms," *FASEB Journal* 32, no. 6 (June 2018): 3471–82, https://www.ncbi.nlm.nih.gov/pubmed/29401631.

26. 연구진은 잘 균형 잡힌 식단을 계속 추구하는 것이 "제멋대로 먹는 동물의 mTOR 활성을 억제하는 쪽으로 다량 영양소의 비율을 조절함으로써 수명을 연장할 수 있는 방법"과 관련이 있을지 모른다고 주장한다. S. M. Solon-Biet, A. C. McMahon, J. W. Ballard, et al., "The Ratio of Macronutrients, Not Caloric Intake, Dictates Cardiometabolic Health, Aging, and Longevity in Ad Libitum–Fed Mice," *Cell Metabolism* 3, no. 19 (March 4, 2014): 418–30, https://www.ncbi.nlm.nih.gov/pmc/articles/PMC5087279/.

27. 다시 말해 식단의 특정한 아미노산 구성 요소가 모든 아미노산을 제한하는 것보다 더 중요할 수 있다. 그렇게 하는 가장 쉬운 방법은 육류 섭취량을 줄이는 것이다. L. Fontana, N. E. Cummings, S. I. Arriola Apelo, et al., "Decreased Consumption of Branched Chain Amino Acids Improves Metabolic Health," *Cell Reports* 16, no. 2 (July 12, 2016): 520–30, https://www.ncbi.nlm.nih.gov/pmc/articles/PMC4947548/.

28. 이 연관성을 더 잘 이해한다면 근육 쇠약을 막을 mTOR 표적 요법을 개발하는 데 도움이 될 수 있다고 보는 이들도 있다. M.-S. Yoon, "mTOR as a Key Regulator in Maintaining Skeletal Muscle Mass," *Frontiers in Physiology* 8 (2017): (October 17, 2017): 788, https://www.ncbi.nlm.nih.gov/pmc/articles/PMC5650960/.

29. 곁가지가 달린 아미노산의 섭취를 단 하루만 끊어도 인슐린 민감성이 빠르게 개선된다. F. Xiao, J. Yu, Y. Guo, et al., "Effects of Individual Branched-Chain Amino Acids Ceprivation on Insulin Sensitivity and Glucose Metabolism in Mice," *Metabolism* 63, no. 6 (June 2014): 841–50, https://www.ncbi.nlm.nih.gov/pubmed/24684822/.

30. 다른 생활습관 요인들 또한 분명히 관여한다. 그러나 2012년 《영양과 대사 연보 Annals of Nutrition and Metabolism》에 실린 거의 12만 5000명을 조사한 7가지 연구를

메타분석한 결과는 압도적인 증거를 제시한다. 연구진은 채식주의자들이 혈관질환으로 사망하는 비율이 16퍼센트 더 낮고, 뇌혈관질환으로 사망하는 비율은 12퍼센트 더 낮다는 것을 알아냈다. T. Huang, B. Yang, J. Zheng, et al., "Cardiovascular Disease Mortality and Cancer Incidence in Vegetarians: A Meta-analysis and Systematic Review," *Annals of Nutrition & Metabolism* 4, no. 60 (June 1, 2012): 233 – 40, https://www.karger.com/Article/FullText/337301.

31. 이 연구에서는 미국건강영양조사National Health and Nutrition Examination Survey에 참여한 남녀 약 6000명을 살펴보았다. 앉아 생활하는 습관이 장수에 거의 도움이 안 된다는 것을 떠올리고 싶다면 보고서의 다음 대목을 읽어 보기 바란다. "활동량이 많은 성인은 앉아 생활하는 성인보다 생물학적 노화가 9년 더 늦게 일어나는 것으로 추정되었다(140염기쌍÷15.6). 활동량이 많은 사람과 적은 사람의 세포 노화 차이도 8.8년으로 컸고, 활동량이 많은 사람과 중간인 사람의 차이 역시 7.1년으로 컸다." L. A. Tucker, "Physical Activity and Telomere Length in U.S. Men and Women: An NHANES Investigation," *Preventive Medicine* 100 (July 2017): 145 – 51, https://www.sciencedirect.com/science/article/pii/S0091743517301470.

32. 영국 과학자들은 중년의 건강과 체력이 노화에 어떤 영향을 미칠지 알고 싶어서 그중에서 규칙적으로 자전거를 타는 아마추어 운동선수 수준인 이들을 대상으로 운동이 장수에 어떻게 영향을 미칠지 살펴보았다. 그들은 55~79세의 남녀 자전거 이용자들을 모집해 그들보다 더 늙었거나 더 젊은 앉아 생활하는 이들과 비교했다. "자전거 이용자들은 반사 능력, 기억력, 균형과 대사 능력 면에서 앉아 생활하는 사람들 중 나이 든 이들보다 30대인 이들 쪽에 더 가깝다는 것이 드러났다." G. Reynolds, "How Exercise Can Keep Aging Muscles and Immune Systems 'Young,'" *New York Times*, March 14, 2018, https://www.nytimes.com/2018/03/14/well/move/how-exercise-can-keep-aging-muscles-and-immune-systems-young.html.

33. D. Lee, R. R. Pate, C. J. Lavie, et al., "Leisure-Time Running Reduces All-Cause and Cardiovascular Mortality Risk," *Journal of the American College of Cardiology* 54, no. 5 (August 2014): 472 – 81, http://www.onlinejacc.org/content/64/5/472.

34. 연구진은 심폐 건강 알고리듬이 심혈관질환 위험이 있는 이들을 찾아낼 수 있고,

개인의 체력 수준에 맞는 운동 방법을 개발하는 데 도움을 줄 수 있음을 보여 준다. E. G. Artero, A. S. Jackson, X. Sui, et al., "Longitudinal Algorithms to Estimate Cardiorespiratory Fitness: Associations with Nonfatal Cardiovascular Disease and Disease-Specific Mortality," *Journal of the American College of Cardiology* 63, no. 21 (June 3, 2014): 2289 - 96, https://www.sciencedirect.com/science/article/pii/S0735109714016301?via%3Dihub.

35. T. S. Church, C. P. Earnest, J. S. Skinner, and S. N. Blair, "Effects of Different Doses of Physical Activity on Cardiorespiratory Fitness Among Sedentary, Overweight or Obese Postmenopausal Women with Elevated Blood Pressure: A Randomized Controlled Trial," *Journal of the American Medical Association* 297, no. 19 (May 16, 2007): 2081 - 91, https://jamanetwork.com/journals/jama/fullarticle/1108370.

36. M. M. Robinson, S. Dasari, A. R. Konopka, et al., "Enhanced Protein Translation Underlies Improved Metabolic and Physical Adaptations to Different Exercise Training Modes in Young and Old Humans," *Cell Metabolism* 25, no. 3 (March 7, 2017): 581 - 92, https://www.cell.com/cell-metabolism/comments/S1550-4131(17)30099-2.

37. 메이오병원의 현명한 조언에는 수영 또는 잔디 깎기 같은 활동을 일주일에 150분 동안 하거나 스피닝spinning 또는 달리기 같은 더 격렬한 운동을 75분 동안 하는 것이 포함된다. 병원 당국은 이렇게 썼다. "현실을 고려해 자신을 너무 힘들게 너무 빨리 몰아붙이지 마라. 체력은 결승선을 향한 막판 질주가 아니라 평생에 걸친 헌신이다." "Exercise Intensity: How to Measure It," Mayo Clinic, June 12, 2018, https://www.mayoclinic.org/healthy-lifestyle/fitness/in-depth/exercise-intensity/art-20046887.

38. 시상하부가 노화의 측면들을 어떻게 통제하는지를 조사한 연구진은 "시상/뇌에서의 면역 억제나 GnRH 회복"이 수명을 연장하고 노화에 따르는 건강 문제들에 맞설 수 있는 2가지 방법이라고 주장한다. G. Zhang, J. Li, S. Purkayasatha, et al., "Hypothalamic Programming of Systemic Ageing Involving IKK-, NF-B and GnRH," *Nature* 497, no. 7448 (May 9, 2013): 211 - 16, https://www.nature.com/articles/nature12143.

39. 연구진은 이런 일이 왜 일어났는지 알 수 없었다. 그냥 일어난 일이었다. 당시 그

들은 생쥐의 체온을 낮추면 대사가 느려지고, 따라서 해로운 자유 라디칼의 생성이 줄어든다는 이론을 세웠다. 그 뒤로 우리는 많은 것을 밝혀냈다. B. Conti, M. Sanchez-Alvarez, R. Winskey-Sommerer, et al., "Transgenic Mice with a Reduced Core Body Temperature Have an Increased Life Span," *Science* 314, no. 5800 (November 3, 2006): 825 – 28, https://www.ncbi.nlm.nih.gov/pubmed/17082459.

40. 그 생쥐들은 비만율 증가, 인슐린을 만드는 베타세포 기능 이상, 2형 당뇨병에 시달렸다. C.- Y. Zhang, G. Baffy, P. Perret, et al., "Uncoupling Protein-2 Negatively Regulates Insulin Secretion and Is a Major Link Between Obesity, β Cell Dysfunction, and Type 2 Diabetes," *Cell* 105, no. 6 (June 15, 2001): 745 – 55, https://www.sciencedirect.com/science/article/pii/S0092867401003786.

41. 연구진은 산화적 손상의 감소 때문에 이런 일이 일어난다고 믿었다. Y. -W. C. Fridell, A. Sánchez-Blanco, B. A. Silvia, et al., "Targeted Expression of the Human Uncoupling Protein 2 (hUCP2) to Adult Neurons Extends Life Span in the Fly," *Cell Metabolism* 1, no. 2 (February 2005): 145 – 52, https://www.sciencedirect.com/science/article/pii/S155041310500032X.

42. 연구진은 *UCP2*가 비에스테르화 지방산을 통해 갈색지방조직의 열 생성을 조절한다고 본다. A. Caron, S. M. Labbé, S. Carter, et al., "Loss of UCP2 Impairs Cold-Induced Non-shivering Thermogenesis by Promoting a Shift Toward Glucose Utilization in Brown Adipose Tissue," *Biochimie* 134 (March 2007): 118 – 26, https://www.sciencedirect.com/science/article/pii/S030090841630270X?via%3Dihub.

43. 앨라배마대학교의 저스틴 다시 연구진은 한 배의 새끼들 중 다른 새끼들보다 40~60퍼센트 더 오래 산 이 생쥐들에게서 갈색지방조직의 기능이 더 증진되어 있음을 밝혀냈다. J. Darcy, M. McFadden, Y. Fang, et al., "Brown Adipose Tissue Function Is Enhanced in Long-Lived, Male Ames Dwarf Mice," *Endocrinology* 157, no. 12 (December 1, 2016): 4744 – 53, https://academic.oup.com/endo/article/157/12/4744/2758430.

44. 2014년 한 연구진은 이렇게 썼다. "그러나 사람의 몸에서 갈색지방이 어떻게 조절되며 대사와 어떻게 연관되는지는 아직 불분명하다." 그 뒤로 그 메커니즘은 점점 밝혀져 왔다. Endocrine Society, "Cold Exposure Stimulates Beneficial Brown

Fat Growth," *Science Daily*, June 23, 2014, https://www.sciencedaily.com/releases/2014/06/140623091949.htm.

45. T. Shi, F. Wang, E. Stieren, and Q. Tong, "SIRT3, a Mitochondrial Sirtuin Deacetylase, Regulates Mitochondrial Function and Thermogenesis in Brown Adipocytes," *Journal of Biological Chemistry* 280, no. 14 (April 8, 2005): 13560–67, http://www.jbc.org/content/280/14/13560.long.

46. A. S. Warthin, "A Fatal Case of Toxic Jaundice Caused by Dinitrophenol," *Bulletin of the International Association of Medical Museums* 7 (1918): 123–26.

47. W. C. Cutting, H. G. Mertrens, and M. L. Tainter, "Actions and Uses of Dinitrophenol: Promising Metabolic Applications," *Journal of the American Medical Association* 101, no. 3 (July 15, 1933): 193–95, https://jamanetwork.com/journals/jama/article-abstract/244026.

48. 연구진은 1934년에 스탠퍼드대학병원에서 120만 개의 캡슐이 처방되었다고 계산했다. 4500명의 환자가 3개월 동안 복용할 양이었다. 연구진은 미국에서 최소 10만 명이 그 약물을 처방받았다고 추정했다. M. L. Tainter, W. C. Cutting, and A. B. Stockton, "Use of Dinitrophenol in Nutritional Disorders: A Critical Survey of Clinical Results," *American Journal of Public Health* 24, no. 10 (1935): 1045–53, https://ajph.aphapublications.org/doi/pdf/10.2105/AJPH.24.10.1045.

49. DNP(다이니트로페놀)는 인터넷에서 다양한 이름으로 불린다. 연구진이 파악한 이름만 해도 DNP 외에 "Dinosan' Dnoc' Solfo Black' Nitrophen' Alidfen' Chemox'" 등이 있다. 2000년대에 이 약물이 보디빌더와 체중에 신경 쓰는 이들에게 온라인을 통해 팔리면서 DNP 관련 사망자가 급증했다. J. Grundlingh, P. I. Dargan, M. El-Zanfaly, and D. M. Wood, "2,4-Dinitrophenol (DNP): A Weight Loss Agent with Significant Acute Toxicity and Risk of Death," *Journal of Medical Toxicology* 7, no. 3 (September 2011): 205–12, https://www.ncbi.nlm.nih.gov/pmc/articles/PMC3550200/.

50. T. L. Kurt, R. Anderson, C. Petty, et al., "Dinitrophenol in Weight Loss: The Poison Center and Public Health Safety," *Veterinary and Human Toxicology* 28, no. 6 (December 1986): 574–75, https://www.ncbi.nlm.nih.

gov/pubmed/3788046.

51. DNP 과용에 따른 끔찍한 죽음은 다음 기사에 잘 나와 있다. G. Haynes, "The Killer Weight Loss Drug DNP Is Still Claiming Young Lives," Vice, August 6, 2018, https://www.vice.com/en_uk/article/bjbyw5/the-killer-weight-loss-drug-dnp-is-still-claiming-young-lives; see also Grundlingh et al., "2,4-Dinitrophenol (DNP)."

52. 종마다 차이가 있긴 하지만 일반적인 추세는 명확하다. 추위와 운동이 결합되면 갈색지방이 늘어난다. F. J. May, L. A. Baer, A. C. Lehnig, et al., "Lipidomic Adaptations in White and Brown Adipose Tissue in Response to Exercise Demonstrates Molecular Species-Specific Remodeling," *Cell Reports* 18, no. 6 (February 7, 2017): 1558–72, https://www.ncbi.nlm.nih.gov/pmc/articles/PMC5558157/.

53. 2014년 한 국제 연구진은 이렇게 결론 내렸다. "후속 연구가 나올 때까지, 운동선수는 국부적으로 얼음주머니를 갖다 대거나 찬물에 목욕을 하는 것 같은 더 저렴한 형태의 한랭요법이 생리적으로나 임상적으로 꽤 좋은 효과를 낳는다고 여겨야 한다." C. M. Bleakley, F. Bieuzen, G. W. Davison, and J. T. Costello, "Whole-Body Cryotherapy: Empirical Evidence and Theoretical Perspectives," *Open Access Journal of Sports Medicine* 5 (March 10, 2014): 25–36, https://www.ncbi.nlm.nih.gov/pmc/articles/PMC3956737/.

54. 사우나를 하는 시간은 평균적으로 섭씨 80도에서 15분이었다. T. E. Strandberg, A. Strandberg, K. Pitkälä, and A. Benetos, "Sauna Bathing, Health, and Quality of Life Among Octogenarian Men: The Helsinki Businessmen Study," *Aging Clinical and Experimental Research* 30, no. 9 (September 2018): 1053–57, https://www.ncbi.nlm.nih.gov/pubmed/29188579.

55. T. Laukkanen, H. Khan, F. Zaccardi, and J. A. Laukkanen, "Association Between Sauna Bathing and Fatal Cardiovascular and All-Cause Mortality Events," *JAMA Internal Medicine* 175, no. 4 (April 2015): 542–48, https://www.ncbi.nlm.nih.gov/pubmed/25705824.

56. H. Yang, T. Yang, J. A. Baur, et al., "Nutrient-Sensitive Mitochondrial NAD+ Levels Dictate Cell Survival," *Cell* 130, no. 6 (September 21, 2007): 1095–107, https://www.ncbi.nlm.nih.gov/pmc/articles/PMC3366687/.

57. R. Madabhushi, F. Gao, A. R. Pfenning, et al., "Activity-Induced DNA Breaks Govern the Expression of Neuronal Early-Response Genes," *Cell* 161, no. 7 (June 18, 2015): 1592 – 605, https://www.ncbi.nlm.nih.gov/pmc/articles/PMC4886855/.

58. H. Katoka, "Quantitation of Amino Acids and Amines by Chromatography," *Journal of Chromatography Library* 70 (2005): 364 – 404, https://www.sciencedirect.com/topics/chemistry/aromatic-amine.

59. 플라스틱 병과 식품과 음료 캔에 아주 널리 쓰이는 또 한 가지 화학물질은 BPA(비스페놀 A)다. 너무나 널리 쓰여서 거의 모든 미국인의 소변에서 검출된다. 높은 혈중 농도는 "심혈관질환 및 당뇨병"과 관련이 있으며, "비정상적인 배아 핵형 abnormal embryonic karyotype에 따른 유산 위험 증가와도 상관관계가 있을 수 있다". P. Allard and M. P. Colaiácovo, "Bisphenol A Impairs the Double-Strand Break Repair Machinery in the Germline and Causes Chromosome Abnormalities," *Proceedings of the National Academy of Sciences of the United States of America* 107, no. 47 (November 23, 2010): 20405 – 10, http://www.pnas.org/content/107/47/20405.

60. "이 발견은 착색제가 피부를 통해 대사되거나 흡수된다면 인체에 해로운 효과를 일으킬 수 있음을 시사한다." F. M. Chequer, V. de Paula Venâncio, et al., "The Cosmetic Dye Quinoline Yellow Causes DNA Damage in Vitro," *Mutation Research/Genetic Toxicology and Environmental Mutagenesis* 777 (January 1, 2015): 54 – 61, https://www.ncbi.nlm.nih.gov/pubmed/25726175.

61. 맥주를 마시는 이들이 유념할 점이 있다. "맥주는 NDMA(N-니트로소디메틸아민)의 한 원천이다. 몇몇 독일 맥주에는 리터당 70마이크로그램까지 들어 있다고 보고되었다. 일반적인 농도는 훨씬 낮은 5~10마이크로그램이다. 맥주를 하루에 몇 리터씩 많이 마시는 이들은 이 물질을 상당히 많이 흡수한다는 뜻이 될 수 있다." 그런 한편으로 연구자는 희소식도 전한다. 최근 수십 년 사이에 식품에 쓰는 질산염의 양을 줄여 왔고, "맥주 제조 때 맥아에 질소산화물을 쓰는 행위를 더 엄격하게 규제"해 왔다는 것이다. W. Lijinsky, "N-Nitroso Compounds in the Diet," *Mutation Research* 443, nos. 1 – 2 (July 15, 1999): 129 – 38, https://www.ncbi.nlm.nih.gov/pubmed/10415436.

62. L. Robbiano, E. Mereto, C. Corbu, and G. Brambilla, "DNA Damage Induced

by Seven N-nitroso Compounds in Primary Cultures of Human and Rat Kidney Cells," *Mutation Research* 368, no. 1 (May 1996): 41–47, https://www.ncbi.nlm.nih.gov/pubmed/8637509.

63. 매사추세츠주는 카운티별 대기 중 라돈 양을 파악하기 위해 1988년 조사를 실시했다. 주택 중 4분의 1이 미국환경보호청EPA의 기준인 4피코큐리/리터pCi/L보다 높은 것으로 나타났는데 아직은 추가 조사가 더 필요하다. "Public Health Fact Sheet on Radon," Health and Human Services, Commonwealth of Massachusetts, 2011, http://web.archive.org/web/20111121032816/http://www.mass.gov/eohhs/consumer/community-health/environmental-health/exposure-topics/radiation/radon/public-health-fact-sheet-on-radon.html.

64. "어류를 오염시키는 수은은 대부분 석탄 같은 화석 연료를 땔 때 방출되거나 가정 쓰레기와 산업 폐기물을 소각할 때 나온다. 아무렇게나 쓰레기로 버리거나 빗물 등에 씻겨 내려간 수은 함유 제품은 매립지, 소각로, 하수 처리 시설로 들어간다." "Contaminants in Fish," Washington State Department of Health, https://www.doh.wa.gov/CommunityandEnvironment/Food/Fish/ContaminantsinFish.

65. S. Horvath, "DNA Methylation Age of Human Tissues and Cell Types," *Genome Biology* 14, no. 10 (2013): R115, https://www.ncbi.nlm.nih.gov/pubmed/24138928.

5장 먹기 좋은 알약

1. 슈뢰딩거가 "생명이란 무엇인가?"라는 질문에 정확히 답하지 못했다고 해도 그의 책은 그 외의 다른 모든 질문에 답했다고 할 수 있다. 이 책은 20세기에 과학 사상의 발전에 핵심적인 영향을 끼쳤으며 분자생물학의 출현과 DNA의 발견이 이루어질 토대를 마련하는 데 기여했다고 평가받는다. E. Schrödinger, *What Is Life? The Physical Aspect of the Living Cell* (Cambridge, UK: Cambridge University Press, 1944).

2. V. L. Schramm and S. D. Schwartz, "Promoting Vibrations and the Function of Enzymes. Emerging Theoretical and Experimental Convergence," *Biochemistry* 57, no. 24 (June 19, 2018): 3299–308, https://www.ncbi.nlm.nih.gov/pubmed/29608286.

3. "Cell Size and Scale," Genetic Science Learning Center, University of Utah,

http://learn.genetics.utah.edu/content/cells/scale/.

4. 효소는 생물학적 고분자 촉매로, 이름이 "-에이스(-아아제)-ase"로 끝난다.

5. 나이에 관한 수많은 명언 중에서 과학자들이 지혜로 꼽는 것이 하나 있다. "첫 번째 원리는 자신을 속이지 말라는 것이다. 그리고 자신이 가장 속기 쉬운 사람이라는 것이다." R. P. Feynman, *The Quotable Feynman*, ed. Michelle Feynman (Princeton, NJ: Princeton University Press, 2015), 127.

6. 국제적인 헬스케어 기업인 와이어스Wyeth가 세갤이 일하던 회사를 인수한 뒤 세갤은 라파마이신 연구를 재개했다. "1999년 미국식품의약국은 라파마이신을 장기 이식 환자용 약물로 승인했다. 세갤은 몇 년 뒤 세상을 떠나는 바람에 자신의 창작물이 수많은 장기 이식 환자들의 목숨을 구하고 와이어스에 수억 달러의 수익을 안겨 주는 광경을 보지 못했다." B. Gifford, "Does a Real Anti-aging Pill Already Exist?," Bloomberg, February 12, 2015, https://www.bloomberg.com/news/features/2015-02-12/does-a-real-anti-aging-pill-already-exist-.

7. 연구진은 이렇게 결론 내렸다. "굶주림이 초래하는 스트레스에 대한 고도로 보존적인 반응인 상향 조절up-regulation(세포가 RNA, 단백질 같은 구성 요소를 증가시키는 과정-옮긴이)은 효모와 더 고등한 진핵생물들에게서 TOR 신호 전달을 줄임으로써 수명을 연장하는 중요한 일을 한다." R. W. Powers III, M. Kaeberlein, S. D. Caldwell, et al., "Extension of Chronological Life Span in Yeast by Decreased TOR Pathway Signaling," *Genes & Development* 20, no. 2 (January 15, 2006): 174–84, https://www.ncbi.nlm.nih.gov/pmc/articles/PMC1356109/.

8. I. Bjedov, J. M. Toivonen, F. Kerr, et al., "Mechanisms of Life Span Extension by Rapamycin in the Fruit Fly *Drosophilia melanogaster*," *Cell Metabolism* 11, no. 1 (January 6, 2010): 35–46, https://www.ncbi.nlm.nih.gov/pmc/articles/PMC2824086/.

9. 연구진은 이것이 mTOR가 수명 연장에 관여할 수 있음을 보여 준 최초의 연구 결과라고 했다. "라파마이신은 암이 일으키는 사망을 늦추거나, 노화의 메커니즘을 지체시키거나, 또는 양쪽을 다 함으로써 수명을 연장할지 모른다." D. E. Harrison, R. Strong, Z. D. Sharp, et al., "Rapamycin Fed Late in Life Extends Lifespan in Genetically Heterogeneous Mice," *Nature* 460 (July 8, 2009): 392–95, https://www.nature.com/articles/nature08221.

10. K. Xie, D. P. Ryan, B. L. Pearson, et al., "Epigenetic Alterations in Longevity

Regulators, Reduced Life Span, and Exacerbated Aging-Related Pathology in Old Father Offspring Mice," *Proceedings of the National Academy of Sciences of the United States of America* 115, no. 10 (March 6, 2018): E2348–57, https://www.pnas.org/content/115/10/E2348.

11. 어떻게 그토록 많은 수상자를 점찍을 수 있었을까? 다국적 미디어 그룹 톰슨로이터스의 경영진은 보도 자료에서 이렇게 설명했다. "인용 횟수가 높은 논문은 세계적인 수준의 연구를 하고 있다는 가장 신뢰할 수 있는 지표에 속하며, 어떤 연구가 노벨상을 받을 가능성이 가장 높은지를 짐작할 수 있게 해 준다." Thomson Reuters, "Web of Science Predicts 2016 Nobel Prize Winners," PR Newswire, September 21, 2016, https://www.prnewswire.com/news-releases/web-of-science-predicts-2016-nobel-prize-winners-300331557.html.

12. 연구진은 중년의 생쥐에게 라파마이신을 3개월 동안 투여하면 평균수명이 60퍼센트까지 늘어나고 건강수명 역시 증가한다는 것을 보여 주었다. A. Bitto, K. I. Takashi, V. V. Pineda, et al., "Transient Rapamycin Treatment Can Increase Lifespan and Healthspan in Middle-Aged Mice," *eLife* 5 (August 23, 2016): 5, https://www.ncbi.nlm.nih.gov/pmc/articles/PMC4996648/.

13. 에베로리무스everolimus라는 약물을 65세 이상인 사람들에게 저용량으로 투여했다. 그러자 독감 백신에 반응하는 수준이 약 20퍼센트 향상되었다. A. Regalado, "Is This the Anti-aging Pill We've All Been Waiting For?," *MIT Technology Review*, March 28, 2017, https://www.technologyreview.com/s/603997/is-this-the-anti-aging-pill-weve-all-been-waiting-for/.

14. 두 연구자는 당뇨병 환자에게 투여하는 메트포르민이 특히 유망하다고 했다. "이 특성을 조사한 모든 연구에는 여러 가지 단서가 따라붙긴 한다. 하지만 이 발견은 메트포르민이 단지 2형 당뇨병만이 아니라 다양한 만성 질환의 토대에 놓인 기본 노화 과정에 영향을 미칠 수 있음을 시사한다." B. K. Kennedy, and J. K. Pennypacker, "Aging Interventions Get Human," *Oncotarget* 6, no. 2 (January 2015): 590–91, https://www.ncbi.nlm.nih.gov/pmc/articles/PMC4359240/.

15. C. J. Bailey, "Metformin: Historical Overview," *Diabetologia* 60 (2017): 1566–76, https://link.springer.com/content/pdf/10.1007%2Fs00125-017-4318-z.pdf.

16. 연구진은 메트포르민을 투여한 환자들이 다른 당뇨병 환자들뿐 아니라 당뇨병

이 없는 이들에 비해서도 사망률이 더 낮다는 것을 발견했다. 메트포르민을 복용한 이들이 암과 심혈관질환에 덜 걸린다는 연구 결과들도 있다. J. M. Campbell, S. M. Bellman, M. D. Stephenson, and K. Lisy, "Metformin Reduces All-Cause Mortality and Diseases of Ageing Independent of Its Effect on Diabetes Control: A Systematic Review and Meta-analysis," *Ageing Research Reviews* 40 (November 2017): 31–44, https://www.sciencedirect.com/science/article/pii/S1568163717301472.

17. R. A. DeFronzo, N. Barzilai, and D. C. Simonson, "Mechanism of Metformin Action in Obese and Lean Noninsulin-Dependent Diabetic Subjects," *Journal of Clinical Endocrinology & Metabolism* 73, no. 6 (December 1991): 1294–301, https://www.ncbi.nlm.nih.gov/pubmed/1955512.

18. A. Martin-Montalvo, E. M. Mercken, S. J. Mitchell, et al., "Metformin Improves Healthspan and Lifespan in Mice," *Nature Communications* 4 (2013): 2192, https://www.ncbi.nlm.nih.gov/pmc/articles/PMC3736576/.

19. V. N. Anisimov, "Metformin for Aging and Cancer Prevention," *Aging* 2, no. 11 (November 2010): 760–74.

20. S. Andrzejewski, S.-P. Gravel, M. Pollak, and J. St-Pierre, "Metformin Directly Acts on Mitochondria to Alter Cellular Bioenergetics," *Cancer & Metabolism* 2 (August 28, 2014): 12, https://www.ncbi.nlm.nih.gov/pmc/articles/PMC4147388/.

21. N. Barzilai, J. P. Crandall, S. P. Kritchevsky, and M. A. Espeland, "Metformin as a Tool to Target Aging," *Cell Metabolism* 23 (June 14, 2016): 1060–65, https://www.cell.com/cell-metabolism/pdf/S1550-4131(16)30229-7.pdf.

22. C.-P. Wang, C. Lorenzo, S. L. Habib, et al. "Differential Effects of Metformin on Age Related Comorbidities in Older Men with Type 2 Diabetes," *Journal of Diabetes and Its Complications* 31, no. 4 (2017): 679–86, https://www.ncbi.nlm.nih.gov/pmc/articles/PMC5654524/.

23. J. M. Campbell, S. M. Bellman, M. D. Stephenson, and K. Lisy, "Metformin Reduces All-Cause Mortality and Diseases of Ageing Independent of Its Effect on Diabetes Control: A Systematic Review and Meta-analysis," *Ageing Research Reviews* 40 (November 2017): 31–44, https://www.ncbi.

nlm.nih.gov/pubmed/28802803.

24. N. Howlader, A. M. Noone, M. Krapcho, et al., "SEER Cancer Statistics Review, 1975‒2009," National Cancer Institute, August 20, 2012, https:// seer.cancer.gov/archive/csr/1975_2009_pops09/.

25. 연구진은 90세에 이를 무렵이면 암에 걸릴 확률이 3분의 1로 줄어든 상태임을 발견했다. 100세에 다다르면 이후로는 암에 걸릴 확률이 0~4퍼센트까지 최소로 줄어든다. N. Pavlidis, G. Stanta, and R. A. Audisio, "Cancer Prevalence and Mortality in Centenarians: A Systematic Review," *Critical Reviews in Oncology/Hematology* 83, no. 1 (July 2012): 145‒52, https://www.ncbi.nlm. nih.gov/pubmed/22024388.

26. I. Elbere, I. Silamikelis, M. Ustinova, et al., "Significantly Altered Peripheral Blood Cell DNA Methylation Profile as a Result of Immediate Effect of Metformin Use in Healthy Individuals," *Clinical Epigenetics* 10, no. 1 (2018), https://doi.org/10.1186/s13148-018-0593-x.

27. B. K. Kennedy, M. Gotta, D. A. Sinclair, et al., "Redistribution of Silencing Proteins from Telomeres to the Nucleolus Is Associated with Extension of Lifespan in *S. cerevisiae*," *Cell* 89, no. 3 (May 2, 1997): 381‒91, https://www. ncbi.nlm.nih.gov/pubmed/?term=SIR4-42+sinclair+gotta; D. A. Sinclair and L. Guarente, "Extrachromosomal rDNA Circles—A Cause of Aging in Yeast," *Cell* 91, no. 7 (December 26, 1997): 1033‒42, https://www.ncbi.nlm. nih.gov/pubmed/9428525; D. Sinclair, K. Mills, and L. Guarente, "Accelerated Aging and Nucleolar Fragmentation in Yeast *SGS1* Mutants," *Science* 277, no. 5330 (August 29, 1997): 1313‒16, https://www.ncbi.nlm.nih.gov/ pubmed/9271578.

28. 레스베라트롤 연구는 이 약물이 암과 심혈관질환을 예방할 가능성이 있음을 시사한다. 레스베라트롤이 종양 성장에 작용하는 능력은 다른 가능성들 또한 시사한다. "종양 촉진 물질들이 염증과 관련된 산물들을 만드는 유전자들의 발현에 변화를 일으키므로 심혈관질환과 암의 화학적 예방은 공통 메커니즘을 지닐 수 있다." E. Ignatowicz and W. Baer-Dubowska, "Resveratrol, a Natural Chemopreventive Agent Against Degenerative Diseases," *Polish Journal of Pharmacology* 53, no. 6 (November 2001): 557‒69, https://www.ncbi.nlm.

nih.gov/pubmed/11985329.

29. 우리 논문의 제목은 두 그리스 단어를 조합한 것이다. "낯선 사람이라는 뜻의 '크세노스xenos'와 세포 손상이나 영양 부족 같은 가벼운 생물학적 스트레스가 주는 건강 혜택을 가리키는 '호르메시스hormesis'다." K. T. Howitz and D. A. Sinclair, "Xenohormesis: Sensing the Chemical Cues of Other Species," *Cell* 133, no. 3 (May 2, 2008): 387 - 91, https://www.ncbi.nlm.nih.gov/pmc/articles/PMC2504011/.

30. 적포도주 한 잔에는 평균 약 1~3밀리그램의 레스베라트롤이 들어 있다. 레스베라트롤은 주로 포도의 껍질에서 생산된다. 그러므로 껍질을 제거한 포도알로 만드는 백포도주에는 레스베라트롤이 들어 있지 않다. 레스베라트롤에 관한 더 많은 정보와 어떤 식품에 많이 들어 있는지 알고 싶다면 다음을 참조하라. J. A. Baur and D. A. Sinclair, "Therapeutic Potential of Resveratrol: T(he *in Vivo* Evidence," *Nature Reviews Drug Discovery* 5, no. 6 (June 2006): 493 - 506, https://www.ncbi.nlm.nih.gov/pubmed/16732220.(이 논문에 따르면 포도, 땅콩 등 다른 식품들에는 적포도주보다 훨씬 적은 양이 들어 있다. 그나마 호장근과 루바브에 많이 들어 있는데 그래 봤자 적포도주에 비하면 한참 못 미친다─옮긴이)

31. 우리 연구의 후속 연구자들은 "식물 스트레스 반응의 산물들이 동물에게 스트레스 내성을 제공하고 수명을 연장시키는 새로운 경로"를 제시했다. 또 이종호르메시스가 어떻게 식물의 영양적·의학적 특성을 증진시킬 수 있는지 규명하면서, 계속해서 변하는 세계에 적응하는 문제 또한 다루고 있다. P. L. Hooper, P. L. Hooper, M. Tytell, and L. Vigh, "Xenohormesis: Health Benefits from an Eon of Plant Stress Response Evolution," *Cell Stress & Chaperones* 15, no. 6 (November 2010): 761 - 70, https://www.ncbi.nlm.nih.gov/pmc/articles/PMC3024065/.

32. 우리는 이것이 과체중인 사람에게 어떤 의미가 있는지를 명확히 밝혀냈다. "이 연구는 구할 수 있는 용량의 작은 분자를 복용함으로써 지나친 열량 섭취의 부정적 결과 중 상당 부분을 안전하게 줄이는 동시에 건강과 생존에 전반적으로 도움을 얻을 수 있음을 보여 준다." J. A. Baur, K. J. Pearson, N. L. Price, et al., "Resveratrol Improves Health and Survival of Mice on a High-Calorie Diet," *Nature* 444, no. 7117 (November 1, 2006): https://www.ncbi.ulm.nih.gov/pmc/articles/PMC4990206/.

33. J. A. Baur and D. A. Sinclair, "Therapeutic Potential of Resveratrol: The

In Vivo Evidence," *Nature Reviews Drug Discovery* 5, (2006): 493 – 506, https://www.nature.com/articles/nrd2060.

34. K. J. Pearson, J. A. Baur, K. N. Lewis, et al., "Resveratrol Delays Age-Related Deterioration and Mimics Transcriptional Aspects of Dietary Restriction Without Extending Life Span," *Cell Metabolism* 8, no. 2 (August 6, 2008): 157 –68, https://www.cell.com/cell-metabolism/abstract/S1550-4131%2808%2900182-4.

35. 우리의 발견 소식을 접한 언론은 적포도주를 마시는 것이 장수에 도움이 될 뿐 아니라 마음을 더 진정시키는 효과까지 있다고 흥분해 호들갑을 떨었다. "Life-Extending Chemical Is Found in Some Red Wines" in the *New York Times*. K. T. Howitz, K. J. Bitterman, H. Y. Cohen, et al., "Small Molecule Activators of Sirtuins Extend *Saccharomyces cerevisiae* Lifespan," *Nature* 425, no. 6954 (September 11, 2003): 191 –96, https://www.ncbi.nlm.nih.gov/pubmed/12939617.

36. 생쥐의 노화를 막기 위해 우리는 생쥐에게 하루에 적포도주 "1000"잔이 아니라 약 100잔에 해당하는 레스베라트롤을 먹였다. 어느 쪽이든 간에 나는 그렇게 마시는 건 권하지 않는다.

37. Martin-Montalvo et al., "Metformin Improves Healthspan and Lifespan in Mice."

38. 이 연구는 증상의 정도가 서로 다른 건선 환자 40명을 대상으로 했다. 피부 생검 결과 "양호에서 탁월" 수준으로 개선된 사람은 3분의 1을 조금 넘었다. J. G. Kreuger, M. Suárez-Fariñas, I. Cueto, et al., "A Randomized, Placebo-Controlled Study of SRT2104, a SIRT1 Activator, in Patients with Moderate to Severe Psoriasis," *PLOS One*, November 10, 2015, https://journals.plos.org/plosone/article?id=10.1371/journal.pone.0142081.

39. 수소는 세포에서 수백 가지 산화환원 반응에 쓰인다. NAD는 "수소 운반자hydrogen carrier" 중 하나다. "NAD+"의 +기호는 수소 원자가 붙지 않은 형태의 NAD를 뜻한다. 수소 원자가 붙어 있을 때는 "NADH"라고 한다.

40. 나이를 먹을수록 NAD 농도가 줄어들면서 몸은 질병에 더 취약해진다. 나는 두 동료와 함께 이렇게 썼다. "늙거나 병든 동물의 NAD+ 농도를 회복시키면 건강과 수명을 증진시킬 수 있다. 따라서 한 질병만이 아니라 많은 질병에 대한 몸의 복원

력을 증가시킴으로써 건강한 수명을 연장할 가능성이 높은 안전하면서 효과적인 NAD 증진 분자를 탐색하려는 동기를 자극한다." L. Rajman, K. Chwalek, and D. A. Sinclair, "Therapeutic Potential of NAD-Boosting Molecules: The in Vivo Evidence," *Cell Metabolism* 27, no. 3 (March 6, 2018): 529-47, https://www.ncbi.nlm.nih.gov/pubmed/29514064.

41. Y. A. R. White, D. C. Woods, Y. Takai, et al., "Oocyte Formation by Mitotically Active Germ Cells Purified from Ovaries of Reproductive Age Women," *Nature Medicine* 18 (February 26, 2012): 413-21, https://www.nature.com/articles/nm.2669.

42. J. L. Tilly and D. A. Sinclair, "Germline Energetics, Aging, and Female Infertility," *Cell Metabolism* 17, no. 6 (June 2013): 838-50, https://www.sciencedirect.com/science/article/pii/S1550413113001976.

43. SIRT2가 생물의 수명을 조절하는 핵심 요소임을 보여 준 우리 논문은 2014년에 나왔다. B. J. North, M. A. Rosenberg, K. B. Jeganathan, et al., "SIRT2 Induces the Checkpoint Kinase BubR1 to Increase Lifespan," *EMBO Journal* 33, no. 13 (July 1, 2014): 1438-53, https://www.ncbi.nlm.nih.gov/pmc/articles/PMC4194088/.

44. 연구진은 개발도상국의 비만 유행이라는 관점에서 연구 결과를 파악하면서 다 낭섬유증만이 아니라 임신성 당뇨증과 자궁내막암을 비롯한 생식 건강 문제들 과도 연관시킨다. 그들은 이렇게 결론짓는다. "메트포르민은 이런 집단에서 비 만의 해로운 효과를 수정하는 가치 있는 대안 또는 보조 수단이 될 수 있다." V. N. Sivalingam, J. Myers, S. Nicholas, et al., "Metformin in Reproductive Health, Pregnancy and Gynaecological Cancer: Established and Emerging Indications," *Human Reproduction* 20, no. 6 (November 2014): 853-68, https://academic.oup.com/humupd/article/20/6/853/2952671.

45. "화학요법을 받은 동물들은 다른 모든 치료 집단들에 비해 새끼의 수가 상당히 적 은 반면, mTOR 억제제를 함께 투여한 동물들은 생식력이 정상적으로 유지되었다." K. N. Goldman, D. Chenette, R. Arju, et al., "mTORC1/2 Inhibition Preserves Ovarian Function and Fertility During Genotoxic Chemotherapy," *Proceedings of the National Academy of Sciences of the United States of America* 114, no. 2 (March 21, 2017): 3196-91, http://www.pnas.org/

content/114/12/3186,full.

46. 연구진은 mTORC1이 없는 생쥐가 "이동성이 줄어든 정자를 지닌다"는 것을 발견했다. "그것은 mTORC1이 생식샘 크기와 정액 조성을 제어할 뿐 아니라 정자가 부고환을 통해 지나갈 때 정액의 생리 또한 조절한다는 것을 시사한다." P. F. Oliveira, C. Y. Cheng, and M. G. Alves, "Emerging Role for Mammalian Target of Rapamycin in Male Fertility," *Trends in Endocrinology and Metabolism* 28, no. 3 (March 2017): 165–67, https://www.ncbi.nlm.nih.gov/pmc/articles/PMC5499664/.

47. "재가 노인"이라는 용어는 서구 국가에서 최근에 발전한 철학으로, 노인이 자신의 욕구와 처지에 맞는 곳에서 늙어 가도록 장려하는 것을 가리킨다. 다른 많은 나라들처럼 호주 역시 노년층 인구의 폭발에 직면해 있다. 예산과 사회 측면에서 상당한 결과를 빚어낼 변화다. 호주의 65~84세 인구는 2050년이면 2배 이상 증가할 것으로 예상된다. H. Bartlett and M. Carroll, "Aging in Place Down Under," *Global Ageing: Issues & Action* 7, no. 2 (2011): 25–34, https://www.ifa-fiv.org/wp-content/uploads/global-ageing/7.2/7.2.bartlett.carroll.pdf.

6장 원대한 도약

1. 연구진은 다양한 작은 분자, 운동, 절식법의 건강과 생명 연장 혜택을 폭넓게 조사했다. "현재 유행하고 있는 비만, 당뇨 그리고 관련 장애들은 건강한 노화에 지장을 주는 주된 요인들이다. 건강한 삶을 연장하는 것만이 로마 시인 키케로의 전제를 진정으로 충족시키게 될 것이다. '자신의 삶이 1년밖에 안 남았다고 생각할 만큼 늙은 사람은 아무도 없다.'" R. de Cabo, D. Carmona-Guttierez, M. Bernier, et al., "The Search for Antiaging Interventions: From Elixirs to Fasting Regimens," *Cell* 157, no. 7 (June 19, 2014): 1515–26, https://www.cell.com/fulltext/S0092-8674(14)00679-5.

2. J. Yost and J. E. Gudjonsson, "The Role of TNF Inhibitors in Psoriasis Therapy: New Implications for Associated Comorbidities," *F1000 Medicine Reports* 1, no. 30 (May 8, 2009), https://www.ncbi.nlm.nih.gov/pmc/articles/PMC2924720/.

3. 연구자는 《네이처》에 발표한 베이커와 판 되르선의 연구를 다룬 글에서 생쥐의 노화세포를 죽이면 더 건강한 삶을 살게 된다고 썼다. 그런 생쥐들은 콩팥 기능이

개선되고, 심장이 스트레스에 더 잘 견디고, 우리 속을 더 활발히 탐사하고, 더 늦은 시기에 암에 걸렸다. E. Callaway, "Destroying Worn-out Cells Makes Mice Live Longer," *Nature*, February 3, 2016, https://www.nature.com/news/destroying-worn-out-cells-makes-mice-live-longer-1.19287.

4. 또 젊은 생쥐에게 노화세포를 주사하면 놀라울 만치 해로운 영향이 나타났다. 미국국립보건원은 이런 보도 자료를 냈다. "장기 이식을 한 지 2주가 채 지나기 전에 조기 노쇠early senescence, SEN 생쥐는 보행 최대 속도, 근력, 지구력, 하루 활동, 식품 섭취량, 체중을 통해 측정되는 신체 기능에 지장이 생겼다. 게다가 노화세포가 주사한 것보다 더 많이 늘어나 있었다. 노화세포가 이웃 세포들에 영향을 미쳐서 노화세포로 바꾼다는 것을 시사한다." "Senolytic Drugs Reverse Damage Caused by Senescent Cells in Mice," National Institutes of Health, July 9, 2018, https://www.nih.gov/news-events/news-releases/senolytic-drugs-reverse-damage-caused-senescent-cells-mice.

5. R.-M. Laberge, Y. Sun, A. V. Orjalo, et al., "MTOR Regulates the Protumorigenic Senescence-Associated Secretory Phenotype by Promoting IL1A Translation," *Nature Cell Biology* 17, no. 8 (July 6, 2015): 1049–61, https://www.ncbi.nlm.nih.gov/pmc/articles/PMC4691706/.

6. P. Oberdoerffer, S. Michan, M. McVay, et al., "DNA Damage–Induced Alterations in Chromatin Contribute to Genomic Integrity and Age-Related Changes in Gene Expression," *Cell* 135, no. 5 (November 28, 2008): 907–18, https://www.ncbi.nlm.nih.gov/pmc/articles/PMC2853975/.

7. M. De Cecco, S. W. Criscione, E. J. Peckham, et al., "Genomes of Replicatively Senescent Cells Undergo Global Epigenetic Changes Leading to Gene Silencing and Activation of Transposable Elements," *Aging Cell* 12, no. 2 (April 2013): 247–56, https://www.ncbi.nlm.nih.gov/pmc/articles/PMC3618682/.

8. "백신 치료를 받은 종양을 지닌 생쥐에게서 분리한 T세포를 백신을 맞지 않은 생쥐에게 주사했더니 그 생쥐의 종양 성장이 억제되었다. 이는 iPSC 백신이 항원 특이적 항암 T세포 반응을 촉진한다는 것을 시사한다." N. G. Kooreman, K. Youngkyun, P. E. de Almeida, et al., "Autologous iPSC-Based Vaccines Elicit Anti-tumor Responses *in Vivo*," *Cell Stem Cell* 22, no. 4 (April 5, 2018), http://www.cell.com/cell-stem-cell/fulltext/S1934-5909(18)30016-X.

9. 스트라이샌드 개의 뺨 안쪽과 배의 피부에서 세포를 채취해 텍사스의 한 연구실로 보냈다. 복제를 통해 새끼 4마리가 태어났는데 1마리는 태어난 직후 죽었다. 스트라이샌드는 새끼들이 자신이 사랑하던 서맨사(새미)와 아주 닮았다고 썼다. "개의 외모는 복제할 수 있지만 영혼은 복제할 수 없다. 그래도 매번 새끼들의 얼굴을 볼 때마다 내 서맨사가 떠오른다. …… 그러면서 절로 웃음이 지어진다." B. Streisand, "Barbara Streisand Explains: Why I Cloned My Dog," *New York Times*, March 2, 2018, https://www.nytimes.com/2018/03/02/style/barbra-streisand-cloned-her-dog.html.

10. 내가 읽은 논문 중 가장 흥미로우면서 중요한 것에 속한다. C. E. Shannon, "A Mathematical Theory of Communication," *Bell System Technical Journal* 27, no. 3 (July 1948): 379–423 and no. 4 (October 1948): 623–66, http://math.harvard.edu/~ctm/home/text/others/shannon/entropy/entropy.pdf.

11. 연구자들은 노화를 일으키는 분자적 변화를 중단시킴으로써 노화를 늦추는 매우 유망한 실험 결과를 얻었다. "생체 내 재프로그래밍으로 유도된 분자 변형은 더 나은 조직 항상성 유지와 수명 연장으로 이어질 가능성이 있다." A. Ocampo, P. Reddy, P. Martinez-Redondo, et al., "In Vivo Amelioration of Age-Associated Hallmarks by Partial Reprogramming," *Cell* 167, no. 7 (December 15, 2016): 1719–33, https://www.cell.com/cell/pdf/S0092-8674(16)31664-6.pdf.

12. 그는 AP통신에 이렇게 말했다. "나는 단지 최초만이 아니라 하나의 사례를 만들고 있다는 책임감을 강하게 느낀다." 이런 실험을 계속할지 금지할지는 "사회가 결정할" 것이다. M. Marchione, "Chinese Researcher Claims First Gene-Edited Babies," Associated Press, November 26, 2018, https://www.apnews.com/4997bb7aa36c45449b488e19ac83e86d.

7장 혁신의 시대

1. H. Singh, A.N.D. Meyer, and E. J. Thomas, "The Frequency of Diagnostic Errors in Outpatient Care: Estimations from Three Large Observational Studies Involving US Adult Populations," *BMJ Quality & Safety* 23, no. 9 (August 12, 2014), https://qualitysafety.bmj.com/content/23/9/727.

2. M. Jain, S. Koren, K. H. Miga, et al., "Nanopore Sequencing and Assembly of a

Human Genome with Ultra-long Reads," *Nature Biotechnology* 36, no. 4 (2018): 338–45, https://www.nature.com/articles/nbt.4060.

3. 이런 기술의 진화는 발명가들을 통해 기업보다는 사회에 혜택을 주는 쪽으로 나아간다. 연구자는 한 회사가 "코인", 즉 디지털 화폐라는 개념을 투자나 보장의 수단이 아니라 과학자들과 유전체 데이터를 공유하도록 개인들에게 동기 부여를 하는 수단으로 제시하고 있다고 말한다. "근본적인 개념은 더 많은 의학적 발견을 위한 생명의학 및 건강 관련 연구에 쓰일 수 있게 개인의 유전체 데이터를 공유하도록 사용자들에게 동기 부여를 한다는 것이다." B. V. Bigelow, "Luna DNA Uses Blockchain to Share Genomic Data as a 'Public Benefit,'" *Exome*, January 22, 2018, https://xconomy.com/san-diego/2018/01/22/luna-dna-uses-blockchain-to-share-genomic-data-as-a-public-benefit/.

4. S. W. H. Lee, N. Chaiyakunapruk, and N. M. Lai, "What G6PD-Deficient Individuals Should Really Avoid," *British Journal of Clinical Pharmacology* 83, no. 1 (January 2017): 211–12, https://www.ncbi.nlm.nih.gov/pmc/articles/PMC5338146/; "Glucose-6-Phosphate Dehydrogenase Deficiency," MedlinePlus, https://medlineplus.gov/ency/article/000528.htm.

5. J. A. Sparano, R. J. Gray, D. F. Makower, et al., "Adjuvant Chemotherapy Guided by a 21-Gene Expression Assay in Breast Cancer," *New England Journal of Medicine* 379 (July 12, 2018): 111–21, https://www.nejm.org/doi/full/10.1056/NEJMoa1804710.

6. K. A. Liu and N. A. D. Mager, "Women's Involvement in Clinical Trials: Historical Perspective and Future Implications," *Pharmacy Practice* 14, no. 1 (January–March 2016): 708–17, https://www.pharmacypractice.org/journal/index.php/pp/article/view/708/424.

7. mTOR 요법을 받은 생쥐 암컷은 대조군에 비해 20퍼센트 더 오래 살았다. Leibniz Institute on Aging, Fritz Lipmann Institute, "Less Is More? Gene Switch for Healthy Aging Found," *Medical Xpress*, May 25, 2018, https://medicalxpress.com/news/2018-05-gene-healthy-aging.html.

8 스웨덴 기록을 보면 1800년 이래로 모든 해에 여성이 남성보다 더 오래 살았음을 알 수 있다. "여성이 남성에 비해 생애 초기, 말기, 전 생애에 걸쳐서 뚜렷하게 일관적으로 생존율이 더 높은 현상은 스웨덴만이 아니라 믿을 만한 출생과 사망 기록

이 있는 모든 나라에서 볼 수 있다. 인간 생물학에서 이보다 더 확고한 양상은 찾아보기 어렵다." S. N. Austad and A. Bartke, "Sex Differences in Longevity and in Responses to Anti-aging Interventions: A Mini-review," *Gerontology* 62, no. 2 (2015): 40–46, https://www.karger.com/Article/FullText/381472.

9. E. J. Davis, I. Lobach, and D. B. Dubal, "Female XX Sex Chromosomes Increase Survival and Extend Lifespan in Aging Mice," *Aging Cell* 18, no. 1 (February 2019), e12871, https://www.ncbi.nlm.nih.gov/pmc/articles/PMC6351820/.

10. 약물유전체학 정보가 이미 약물 처방에 쓰이고 있는 한 가지 사례는 HIV 치료다. HIV 환자에게 아바카비르abacavir라는 항바이러스제를 처방하려면 먼저 그 약물에 나쁜 반응을 일으킬지 여부를 알아보는 유전자 변이체 검사를 한다. 다음 미국 인간유전체연구소 웹사이트를 참조하라. "Frequently Asked Questions About Pharmacogenomics," National Human Genome Research Institute, May 2, 2016, https://www.genome.gov/27530645/.

11. 14세기 이탈리아 장군인 델라 스칼라 가문의 캉그란데 1세Cangrande I의 미라를 검사했다. 그랬더니 그가 38세에 트레비소를 정복한 지 며칠 뒤 디기탈리스로 독살당했다는 수세기 동안 내려온 소문이 믿을 만한 것임이 드러났다. H. Thompson, "Poison Hath Been This Italian Mummy's Untimely End," Smithsonian.com, January 14, 2015, https://www.smithsonianmag.com/science-nature/poison-hath-been-italian-mummys-untimely-end-digitalis-foxglove-180953822/.

12. M. Vamos, J. W. Erath, and S. H. Hohnloser, "Digoxin-Associated Mortality: A Systematic Review and Meta-analysis of the Literature," *European Heart Journal* 36, no. 28 (July 21, 2015): 1831–38, https://academic.oup.com/eurheartj/article/36/28/1831/2398087.

13. M. N. Miemeijer, M. E. van den Berg, J. W. Deckers, et al., "*ABCB1* Gene Variants, Digoxin and Risk of Sudden Cardiac Death in a General Population," *BMJ Heart* 101, no. 24 (December 2015), https://heart.bmj.com/content/101/24/1973?heartjnl-2014-307419v1=; A. Oni-Orisan and D. Lanfear, "Pharmacogenomics in Heart Failure: Where Are We Now and How Can We Reach Clinical Application?," *Cardiology in Review* 22, no. 5 (September 1, 2015): 193–98, https://www.ncbi.nlm.nih.gov/pmc/articles/

PMC4329642/.

14. 2015년 존슨은 앞으로 10년 안에 우리가 살아 있는 동안 유전체를 분석하고 저장할 것이라고 보았다. "그런 일이 일어날 때 유전 정보를 써서 어떤 약을 어떤 용량으로 쓰는 것이 옳은지 결정을 내리는 과정은 컴퓨터를 이용해 유전적 데이터와 약물 및 유전자 지식을 결합하는 접근법이 쓰일 가능성이 높으며, 그 결과 개인별 맞춤 치료로 이어질 것이다." J. A. Johnson, "How Your Genes Influence What Medicines Are Right for You," The Conversation, November 20, 2015, https://theconversation.com/how-your-genes-influence-what-medicines-are-right-for-you-46904.

15. 연구진에 따르면 이런 상황이 바뀌고 있는 듯하다. 이 분야에서 논문을 발표하는 연구자들이 늘면서 "장내 미생물군이 그늘에서 벗어나서 약물 안전성 연구와 맞춤 보건 의료의 중앙 무대로 진출하고 있다". I. D. Wilson and J. K. Nicholson, "Gut Microbiome Interactions with Drug Metabolism, Efficacy and Toxicity," *Translational Research: The Journal of Laboratory and Clinical Medicine* 179 (January 2017): 204–22, https://www.ncbi.nlm.nih.gov/pmc/articles/PMC5718288/; see also B. Das, T. S. Ghosh, S. Kedia, et al., "Analysis of the Gut Microbiome of Rural and Urban Healthy Indians Living in Sea Level and High-Altitude Areas," *Nature Scientific Reports* 8 (July 4, 2018), https://www.nature.com/articles/s41598-018-28550-3.

16. P. Lehouritis, J. Cummins, M. Stanton, et al., "Local Bacteria Affect the Efficacy of Chemotherapeutic Drugs," *Nature Scientific Reports* 5 (September 29, 2015), https://www.nature.com/articles/srep14554.

17. 의료진 전문 헤드헌팅 업체 메리트호킨스의 조사에 따르면 대기 시간은 2014년 18.5일에서 2017년 24일로 늘어났다. B. Japsen, "Doctor Wait Times Soar 30% in Major U.S. Cities," *Forbes*, March 19, 2017, https://www.forbes.com/sites/brucejapsen/2017/03/19/doctor-wait-times-soar-amid-trumpcare-debate/#7ac0753b2e74.

18. 마이디엔에이지myDNAge의 웹사이트에는 고무적인 말이 실려 있다. "자신의 유전자를 바꿀 수는 없지만 후성유전학을 통해 유전자의 행동 양상을 바꿀 수는 있다." 이 회사에 체액(혈액이나 소변)을 보내기만 하면 DNA에 일어난 후성유전적 변형을 측정해 생물학적 나이를 알려줄 것이다. "Reveal Your Biological Age Through

Epigenetics," myDNAge, 2017, https://www.mydnage.com/. 또 텔로이어스
TeloYears는 텔로미어 길이를 토대로 세포 나이를 알려 준다. 이 회사 웹사이트에
는 "혈통과 달리 DNA의 덮개는 실제로 바꿀 수 있다"라고 적혀 있다. TeloYears,
2018, https://www.teloyears.com/home/.

19. M. W. Snyder, M. Kircher, A. J. Hill, et al., "Cell-free DNA Comprises an in
Vivo Nucleosome Footprint That Informs Its Tissues-of-Origin," *Cell* 164,
nos. 1–2 (January 14, 2016): 57–68, https://www.ncbi.nlm.nih.gov/pmc/
articles/PMC4715266/.

20. "Global Automotive Level Sensor Market Analysis, Trends, Drivers,
Challenges & Forecasts 2018–2022, with the Market Set to Grow at a
CAGR of 4.13%—ResearchAndMarkets.com," Business Wire, May 2, 2018,
https://www.businesswire.com/news/home/20180502005988/en/Global-
Automotive-Level-Sensor-Market-Analysis-Trends.

21. 신시내티대학교의 제이슨 하이켄펠드 연구진은 항공병들이 식단, 스트레스, 부
상에서부터 약물 투여와 질병에 이르기까지 모든 것에 어떻게 반응하는지 추적
할 단순한 방법을 고안하기 위해 오하이오의 미국공군연구소와 공동 연구를 했
다. 그들은 땀을 자극하고 측정해 그 데이터를 스마트폰으로 보내는 패치를 개
발했다. J. Heikenfeld, "Sweat Sensors Will Change How Wearables Track
Your Health," *IEEE Spectrum*, October 22, 2014, https://spectrum.ieee.org/
biomedical/diagnostics/sweat-sensors-will-change-how-wearables-
track-your-health.

22. 생명과학 기업 올스톤Owlstone은 이미 영국에서 초기 징후를 보인 환자 수백 명을
대상으로 폐암 임상 시험을 시작했다. 이 영국 회사의 웹사이트에는 이렇게 적혀
있다. "초기 단계의 치료 가능한 폐암일 때 진단받는 이들은 14.5퍼센트에 불과하
다. 이 비율을 25퍼센트로 끌어올릴 수 있다면 영국에서만 1만 명이 목숨을 구하게
될 것이다." D. Sfera, "Breath Test Detects Cancer Markers," Medium, August
2, 2018, https://medium.com/@TheRealDanSfera/breath-test-detects-
cancer-markers-c57dcc86a583. 이 회사는 약물 치료법과 조기 검출법의 발전
이 신약 개발보다 생명을 구하는 더 강력한 도구라고 지적한다. "A Breathalyzer
for Disease," Owlstone Medical, https://www.owlstonemedical.com/.

23. 오우라링Oura Ring(https://ouraring.com/)과 모티브링Motiv Ring(https://mymotiv.

com/)이 대표적이다.

24. "다양한 정신적·신체적 증상들이 단어를 어눌하게 발음하거나 소리를 길게 늘리거나 콧소리가 더 많이 섞이게 만들 수 있다는 증거가 점점 늘고 있다." R. Robbins, "The Sound of Your Voice May Diagnose Disease," *Scientific American*, June 30, 2016, https://www.scientificamerican.com/article/the-sound-of-your-voice-may-diagnose-disease/.

25. 연구진은 컴퓨터 자판을 눌렀다 떼는 데 걸리는 시간을 토대로 파킨슨병 운동 지수를 개발했다. L. Giancardo, A. Sánchez-Ferro, T. Arroyo-Gallego, et al., "Computer Keyboard Interaction as an Indicator of Early Parkinson's Disease," *Nature Scientific Reports* 6 (October 5, 2016): 34468, https://www.nature.com/articles/srep34468.

26. 우리가 어떤 전환기에 서 있는지 더 자세히 알고 싶다면 이 책을 추천한다. E. Topol, *The Creative Destruction of Medicine: How the Digital Revolution Will Create Better Health Care*, (New York: Basic Books, 2011).(한국어판 제목은 《청진기가 사라진다》-옮긴이)

27. 나는 인사이드트래커를 운영하는 매사추세츠주 기업인 세그테라의 투자인인 동시에 전 이사회 임원이었다(http://www.insidetracker.com/). 나는 이 기업에 투자하고 자문을 해 왔으며, 나이에 따라 변한다고 알려진 표지들을 토대로 생물학적 나이를 계산하는 방법에 대한 특허 출원을 한 사람들 중 하나다.

28. 이 앱은 "클루Clue"라고 한다. E. Avey, "'The Clue App Saved My Life': Early Detection Through Cycle Tracking," Clued In, September 24, 2017, https://medium.com/clued-in/the-clue-app-saved-my-life-early-detection-through-cycle-tracking-91732dd29d25.

29. 지난 30년 동안 해마다 세계 어느 지역에서든 새로운 감염병이 출현해 왔다. 연구자들은 조류와 포유류의 바이러스 중에서 아직 알려지지 않았지만 사람을 감염시킬 수 있는 것이 63만 1000~82만 7000가지라고 추정한다. 비록 이 모든 바이러스를 파악하려는 노력이 계속되고 있긴 하지만 "어느 것이 다음에 출현할지 우리가 예측할 수 있을 것 같지는 않다." "1947년에 발견되어 오래전부터 알려져 있던 지카 같은 바이러스조차 갑자기 예기치 않게 대유행할 수 있다." E. Yong, "The Next Plague Is Coming. Is America Ready?," *The Atlantic*, July–August 2018, https://www.theatlantic.com/magazine/archive/2018/07/when-the-next-

plague-hits/561734/.

30. L. M. Mobula, M. MacDermott, C. Hoggart, et al., "Clinical Manifestations and Modes of Death Among Patients with Ebola Virus Disease, Monrovia, Liberia, 2014," *American Journal of Tropical Medicine and Hygiene* 98, no. 4 (April 2018): 1186–93, https://www.ncbi.nlm.nih.gov/pmc/articles/PMC5928808/.

31. 빌 게이츠는 한 사설에서 앞으로 일어날 팬데믹에 어떻게 대비할지 썼다. 그는 감염병에 취약한 국가들의 공중 보건 체계를 확립하고, 군대가 "세균전을 비롯한 상황에 대비해 준비 훈련을 하는" 식으로 "질병이 어떻게 전파될지, 사람들이 공황 상태에서 어떻게 반응할지, 도로망과 통신망의 과부하에 어떻게 대처할지를 더 잘 파악할 수 있도록" 대비하는 것 등이 포함되어야 한다고 주장한다. B. Gates, "Bill Gates: A New Kind of Terrorism Could Wipe Out 30 Million People in Less than a Year—and We Are Not Prepared," Business Insider, February 18, 2017, http://www.businessinsider.com/bill-gates-op-ed-bio-terrorism-epidemic-world-threat-2017-2.

32. 미국에서 기업들이 국민과 정부에 불법 침해 사실을 의무적으로 알리게 된 것은 2009년에 법이 통과된 뒤부터였다. 그 뒤로 보건 의료 서비스 기업들의 침해 건수는 2010년 150건에서 7년 뒤 250건으로 계속 증가해 왔다. Consumer Reports, "Hackers Want Your Medical Records. Here's How to Keep Your Info from Them," *Washington Post*, December 17, 2018, https://www.washingtonpost.com/national/health-science/hackers-want-your-medical-records-heres-how-to-keep-your-info-from-them/2018/12/14/4a9c9ab4-fc9c-11e8-ad40-cdfd0e0dd65a_story.html?utm_term=ea4e14662e4a.

33. A. Sulleyman, "NHS Cyber Attack: Why Stolen Medical Information Is So Much More Valuable than Financial Data," *Independent*, May 12, 2017, https://www.independent.co.uk/life-style/gadgets-and-tech/news/nhs-cyber-attack-medical-data-records-stolen-why-so-valuable-to-sell-financial-a7733171.html.

34. S. S. Dominy, C. Lynch, F. Ermini, et al., "*Porphyromonas gingivalis* in Alzheimer's Disease Brains: Evidence for Disease Causation and Treatment with Small-Molecule Inhibitors," *Science Advances* 5, no. 1 (January 23, 2019), http://advances.sciencemag.org/content/advances/5/1/eaau3333.full.pdf.

35. 폐렴으로 입원하는 노인들 수가 점점 줄어든 덕분에 그 뒤로 몇 년 동안 환자 감소 추세가 이어졌다. "2009년 전국 폐렴 입원자 수 감소의 절반 이상은 노년층 입원자 수가 줄어든 덕분이라고 할 수 있다. 85세 이상 연간 입원자 수가 약 7만 명 줄었다." "Infant Vaccine for Pneumonia Helps Protect Elderly," VUMC Reporter, July 11, 2013, http://news.vumc.org/2013/07/11/infant-vaccine-for-pneumonia-helps-protect-elderly/.

36. M. R. Moore, R. Link-Gelles, W. Schaffner, et al., "Impact of 13-Valent Pneumococcal Conjugate Vaccine Used in Children on Invasive Pneumococcal Disease in Children and Adults in the United States: Analysis of Multisite, Population-Based Surveillance," *Lancet Infectious Diseases* 15, no. 3 (March 2015): 301 – 09, https://www.ncbi.nlm.nih.gov/pmc/articles/PMC4876855/.

37. 반려동물이 있다면 여전히 라임병 백신을 맞을 수 있다.

38. "국경없는의사회의 백신 정책 자문가인 케이트 엘더는 말했다. '그 연구 개발 모델은 붕괴했어요. 선진국에서 주로 돈이 어느 질병에 쓰이는가에 따라 우선순위가 정해지고 있으니까요.'" H. Collis, "Vaccines Need a New Business Model," *Politico*, April 27, 2016, https://www.politico.eu/article/special-report-vaccines-need-a-new-business-model/.

39. "이 분석은 터프츠CSDD와 터프츠대학교 의대의 연구교수이자 퍼시픽대학교 토머스 J. 롱 약학보건대의 전임교수인 로널드 이븐스Ronald Evens가 기업 보고서, 미국제약협회의 생명공학 분야 정기 간행물, IMS 매출 데이터, 미국식품의약국과 터프츠CSDD 데이터베이스 등의 자료를 이용해 수행했다." M. Powers, "Tufts: The Vaccine Pipeline Is Soaring and Global Sales Could Hit $40B by 2020," BioWorld, April 21, 2016, http://www.bioworld.com/content/tufts-vaccine-pipeline-soaring-and-global-sales-could-hit-40b-2020.

40. 세계 말라리아 환자와 사망자의 90퍼센트 이상은 아프리카에서 나온다. "Malaria," World Health Organization, November 19, 2018, https://www.who.int/news-room/fact-sheets/detail/malaria.

41. "Ghana, Kenya and Malawi to Take Part in WHO Malaria Vaccine Pilot Programme," World Health Organization, Regional Office for Africa, April 24, 2017, http://www.afro.who.int/news/ghana-kenya-and-malawi-take-part-who-malaria-vaccine-pilot-programme.

42. 연구진은 《보스턴글로브》 기자에게 에볼라 대유행 같은 위기가 의학 연구와 약물 개발 분야의 근본적인 결함을 비춰 준다고 했다. 대중이 관심을 갖지 않는다면 연구자와 제약 회사는 "거의 눈에 띄지 않는 질병을 치료할 백신과 약물을 신속하게 개발하려는 동기를 거의 보이지 않는다"는 것이다. Y. Abutaleb, "Speeding Up the Fight Against Ebola, Other Diseases," *Boston Globe*, August 22, 2014, https://www.bostonglobe.com/metro/2014/08/21/faster-development-vaccines-and-drugs-targeting-diseases-such-ebola-horizon/yrkrN56VgehrSzCtETPzzH/story.html.

43. 마찬가지로 냉엄한 통계는 매일 20명이 장기 이식을 기다리다가 죽고 있으며, 한편으로 장기 기증자 1명이 8명을 구할 수 있음을 보여 준다. "Transplant Trends," United Network for Organ Sharing, https://unos.org/data/.

44. 크라우치는 크루즈의 〈미션 임파서블〉 시리즈 중 가장 최근작인 〈미션 임파서블 6: 폴아웃〉에서 56세의 크루즈가 연기한 에단 헌트가 해가 갈수록 한계가 온다는 것을 인정하는 듯이 보인다고 말하긴 한다. 악당을 물리치는 일을 도와줄 젊은 조력자를 필요로 하거나 갈수록 더 어린 여자친구를 찾거나 하는 사례가 그렇다. I. Crouch, "The Wilford Brimley Meme That Helps Measure Tom Cruise's Agelessness," "Rabbit Holes," *New Yorker*, August 11, 2018, https://www.newyorker.com/culture/rabbit-holes/the-wilford-brimley-meme-that-helps-measure-tom-cruises-agelessness.

8장 앞으로 벌어질 일들

1. A. Jenkins, "Which 19th century physicist famously said that all that remained to be done in physics was compute effects to another decimal place?," Quora, June 26, 2016, https://www.quora.com/Which-19th-century-physicist-famously-said-that-all-that-remained-to-be-done-in-physics-was-compute-effects-to-another-decimal-place.

2. "*The Road Ahead* (Bill Gates book)," Wikipedia, https://en.wikipedia.org/wiki/The_Road_Ahead_(Bill_Gates_book)#cite_note-Weiss06-3.

3. 켈리는 이 탁월한 주문에 핵심 사항을 하나 덧붙였다. "그것을 써서 우리는 어떤 것들이 무엇에 좋은지를 파악한다. '흐름에 몸을 맡기고 어떻게 되는지 지켜보자'라는 말을 달리 표현한 것일 수 있다." J. Altucher, "One Rule for Predicting What

You Never Saw Coming....," The Mission, July 15, 2016, https://medium.com/the-mission/kevin-kelly-one-rule-for-predicting-what-you-never-saw-coming-1e9e4eeae1da.

4. L. Gratton and A. Scott, *The 100 Year Life: Living and Working in an Age of Longevity* (London and New York: Bloomsbury Publishing, 2018).

5. 원래 신학자 시어도어 파커Theodore Parker가 한 말이지만 마틴 루터 킹 목사가 써서 유명해졌고 버락 오바마 대통령도 여러 번 썼다.

6. 사람들이 턱수염과 색소를 통해 겉모습을 눈에 띄게 바꾸면서 겉모습에 관심을 갖기 시작한 것은 인구 밀도가 충분히 높아졌을 때부터였다. E. Trinkaus, "Late Pleistocene Adult Mortality Patterns and Modern Human Establishment," *Proceedings of the National Academy of Sciences of the United States of America* 108, no. 4 (January 25, 2011): 12267–71, https://www.ncbi.nlm.nih.gov/pubmed/21220336.

7. 유엔환경계획 지구환경경보국Global Environmental Alert Service 소속 한 저자는 4000년 전까지는 인구가 최소한으로 유지되었다고 했다. 그 뒤로 성장 속도가 빨라지기 시작해 1960년대에 정점에 다다랐다. 2012년에 유엔은 세계 인구가 금세기 말이면 101억 명이 될 것으로 추정했다. "One Planet, How Many People? A Review of Earth's Carrying Capacity," UNEP Global Environmental Alert Service, June 2012, https://na.unep.net/geas/archive/pdfs/geas_jun_12_carrying_capacity.pdf.

8. 퓨리서치센터의 설문 조사에 따르면 미국 대중도 비슷한 정서를 지닌 것으로 드러났다. 59퍼센트가 "식량과 자원이 부족해질 것이기 때문에 인구 성장이 큰 문제가 될 것이라고 대답함으로써 인구 성장을 비관적으로" 보았다. "Attitudes and Beliefs on Science and Technology Topics," Pew Research Center, Science & Society, January 29, 2015, http://www.pewinternet.org/2015/01/29/chapter-3-attitudes-and-beliefs-on-science-and-technology-topics/#population-growth-and-natural-resources-23-point-gap.

9. M. Blythe, "Professor Frank Fenner, Microbiologist and Virologist," Australian Academy of Science, 1992 and 1993, https://www.science.org.au/learning/general-audience/history/interviews-australian-scientists/professor-frank-fenner.

10. 페너는 인류의 운명을 이스트섬 주민들의 운명과 대비시켰다. 그곳 주민들은 자신들이 의존하던 숲을 베어 버림으로써 1600년대에 사라졌다. 식량 자원이 줄어들고 이어서 내전과 외래 선원들이 들어온 폭력과 질병 때문에 1872년에는 인구가 111명까지 급감했다. 비록 그 뒤 인구가 다시 늘긴 했지만 말이다. 페너는 인류의 미래를 그다지 관대하게 보지 않는다. 그는 《오스트레일리안》 기자에게 이렇게 말했다. "인구가 70억, 80억 또는 90억으로 계속 성장함에 따라 식량을 둘러싸고 더 많은 전쟁이 벌어질 겁니다. 현 세대의 손주들은 훨씬 더 어려운 세계에 직면하게 될 겁니다." C. Jones, "Frank Fenner Sees No Hope for Humans," *Australian*, June 16, 2010, https://www.theaustralian.com.au/higher-education/frank-fenner-sees-no-hope-for-humans/news-story/8d77f0806a8a3591d47013f7d75699b9?nk=099645834c69c221f8ecf836d72b8e4b-1520269044.

11. 마이클 슈먼은 《타임》에 맬서스의 예측을 다룬 글을 썼다. "우리가 지난 60년 동안 누렸던 놀라운 경제적 번영에도 불구하고 매일 9억 2500만 명이 굶주리고 있다. 그리고 지난 3년 동안 두 차례 식량 가격이 불안정하게 급등하면서 빈곤층 수천만 명이 고통에 사로잡히는 일이 일어났다. 현재 식량 가격은 거의 역사적으로 최고 수준에 있다." M. Schuman, "Was Malthus Right?," Time, July 15, 2011, http://business.time.com/2011/07/15/was-malthus-right/.

12. P. R. Ehrlich, *The Population Bomb* (New York: Ballantine Books, 1968), 1.

13. Ibid., 3.

14. 이 통계 중에는 믿기 어려운 수준의 것들도 있다. 세계 인구는 1년마다 7400만 명씩 늘어나고 있을 뿐 아니라 "우리는 지난 50년 사이에 그 이전까지 인류 전체가 소비한 것보다 더 많은 자원을 소비했다." S. Dovers, "Population and Environment: A Global Challenge," Australian Academy of Science, August 7, 2015, https://www.science.org.au/curious/earth-environment/population-environment.

15. "Municipal Solid Waste," Environmental Protection Agency, March 29, 2016, https://archive.epa.gov/epawaste/nonhaz/municipal/web/html/.

16. 《가디언》에 실린 일상 물품들의 탄소 발자국을 다룬 칼럼에 따르면 연간 드라이어를 200번 쓰면 이산화탄소가 약 0.5톤 생산될 것이라고 한다. M. Berners-Lee and D. Clark, "What's the Carbon Footprint of … a Load of Laundry?," *Guardian*, November 25, 2010, https://www.theguardian.com/environment/green-living-blog/2010/nov/25/carbon-footprint-load-laundry.

17. MIT 학생들은 "노숙자로 지내든 대저택에 살든, 집에서 채소를 길러 먹든 수입한 스테이크를 먹든, 비행기로 여행 다니는 부자든 집에 틀어박혀 있는 은퇴자든 간에, 미국에 사는 모든 사람이 대기로 배출하는 온실가스의 양은 세계 평균보다 2배 이상이다"라고 추정했다. Massachusetts Institute of Technology, "Carbon Footprint of Best Conserving Americans Is Still Double Global Average," *Science Daily*, https://www.sciencedaily.com/releases/2008/04/080428120658.htm.

18. 지구발자국네트워크에 따르면 룩셈부르크, 카타르, 호주, 캐나다 주민들의 소비량과 폐기물 배출량이 세계 평균보다 더 높다고 한다(https://www.footprintnetwork.org/).

19. "Country Overshoot Days," Earth Overshoot Day, https://www.overshootday.org/about-earth-overshoot-day/country-overshoot-days/.

20. 예일대 경제학자 윌리엄 D. 노드하우스는 섭씨 2도는 달성할 수 없지만 섭씨 2.5도는 가능할지 모른다고 주장해 왔다. 비록 그 목표를 달성하려면 전 세계가 극단적인 정책 수단을 취해야 할 것이라고 보았지만 말이다. W. D. Nordhaus, "Protections and Uncertainties about Climate Change in an Era of Minimal Climate Policies," Cowles Foundation for Research in Economics, Yale University, December 2016, https://cowles.yale.edu/sites/default/files/files/pub/d20/d2057.pdf.

21. 펜실베이니아주립대학교 데이비드 타이틀리 교수는 섭씨 2도라는 기온 한계를 넘을 때 일어나는 단계적 변화를 가리키는 강력한 비유를 제시한다. 섭씨 2도를 언덕을 내려가는 트럭의 시속 30킬로미터 제한 속도 표지판이라고 하자. 기온이 섭씨 2도를 넘어서 0.1도나 1도씩 증가하는 것은 내려가는 트럭의 속도가 빨라지면서 재앙이 일어날 확률이 점점 높아진다는 의미다. D. Titley, "Why Is Climate Change's 2 Degrees Celsius of Warming Limit So Important?," The Conversation, August 23, 2017, https://theconversation.com/why-is-climate-changes-2-degrees-celsius-of-warming-limit-so-important-82058.

22. 대보초는 세계에서 가장 놀라우면서 독특한 생태계 중 하나일 뿐 아니라 호주 관광 산업에서 치지하는 비중도 임청나다. 매출액이 연간 45억 달러에 이르며 7만 명에게 일자리를 제공한다. B. Kahn, "Bleaching Hits 93 Percent of the Great Barrier Reef," *Scientific American*, April 20, 2016, https://www.

scientificamerican.com/article/bleaching-hits-93-percent-of-the-great-barrier-reef/.

23. 산호과학자들은 지구 기온 증가를 섭씨 1.5도 이내로 억제하지 못한다면 면적이 이탈리아만 한 이 산호초는 살아남지 못할 것이라고 결론지었다. N. Hasham, "Australian Governments Concede Great Barrier Reef Headed for 'Collapse,'" *Sydney Morning Herald*, July 20, 2018, https://www.smh.com.au/politics/federal/australian-governments-concede-great-barrier-reef-headed-for-collapse-20180720-p4zsof.html.

24. 과학자들은 금세기 말이면 해수면이 0.5~1.4미터 상승할 수 있다고 예측한다. 5미터가 상승한다면 320만 제곱킬로미터의 해안이 물에 잠겨서 6700만 명이 피해를 입을 수 있다. 따뜻해진 물이 그린란드와 남극대륙의 얼음에 영향을 미침에 따라 전 세계 해수면 상승 속도가 빨라질 것이다. "Study Says 1 Billion Threatened by Sea Level Rise," Worldwatch Institute, January 27, 2019, http://www.worldwatch.org/node/5056.

25. 세계보건기구는 2030~2050년 사이에 기후 변화로 연간 25만 명이 추가 사망할 것이라고 추정했다. 주된 원인은 노년층의 열사(3만 8000명), 이질(4만 8000명), 말라리아(6만 명), 아동 영양실조(9만 5000명)다. "Climate Change and Health," World Health Organization, February 1, 2018, http://www.who.int/mediacentre/factsheets/fs266/en/.

26. Max Planck, *Wissenschaftliche Selbstbiographie*, 1948; Frank Gaynor trans., *A Scientific Autobiography*, 1949, Greenwood Press Publishers, Westport, Connecticut.

27. 온더는 브렉시트가 좋은 사례라고 말한다. 유럽연합을 떠나는 쪽에 투표한 젊은층은 4분의 1에 불과한 반면 65세 이상은 60퍼센트가 찬성했다. H. Onder, "The Age Factor and Rising Nationalism," Brookings, July 18, 2016, https://www.brookings.edu/blog/future-development/2016/07/18/the-age-factor-and-rising-nationalism/.

28. 유엔에 따르면 80세 이상 고령층이 60세 이상 노년층 전체보다 증가 속도가 더 빠르다고 한다. 2015년에는 80세를 넘는 이들이 1억 2500만 명이었다. 2050년에는 4억 5000만 명에 이를 것으로 예상된다. Department of Economic and Social Affairs, Population Division, *World Population Ageing 2015* (New York:

United Nations, 2015), http://www.un.org/en/development/desa/population/
publications/pdf/ageing/WPA2015_Report.pdf.

29. "Strom Thurmond's Voting Records," Vote Smart, https://votesmart.org/
candidate/key-votes/53344/strom-thurmond.

30. UCLA와 컬럼비아대의 법학대학원 교수 킴벌리 윌리엄스 크렌쇼는 《네이션》에 쓴
통렬한 글에서 서먼드를 둘러싼 혐오스러운 이중 기준을 몇 가지 다루었다. "성차
별주의를 비판하는 대다수 평론가들에게 이것은 그저 아프리카계 미국인 남성을
죽음으로 내몰았을 성차별 행동을 고스란히 간직한 채 세상을 떠난 백인 남성의 교
과서적인 사례." 실제로 1942년 당시 판사였던 서먼드는 "현재는 극도로 신뢰할
수 없는 증거로 여겨지는, 성폭행 피해자의 교차 인종 신원 확인을 토대로" 한 흑
인 남성을 전기의자로 보낸 바 있다(다른 인종의 얼굴보다 같은 인종에 속한 사람의 얼
굴을 더 쉽게 알아보는 성향을 '교차 인종 효과cross-race effect'라고 한다-옮긴이). K. W.
Crenshaw, "Was Strom a Rapist?," *Nation*, February 26, 2004, https://www.
thenation.com/article/was-strom-rapist/.

31. 가난한 노인이 취할 수 있는 대안은 가족, 친구, 구빈원뿐이었다. B. Veghte,
"Social Security, Past, Present and Future," National Academy of Social
Insurance, August 13, 2015, https://www.nasi.org/discuss/2015/08/social-
security%E2%80%99s-past-present-future.

32. 1940년에 65세가 된 남성은 평균 12.7년을 더 살았다. 1990년에는 평균 15.3년
으로 늘었다. 같은 기간에 여성의 평균수명(마찬가지로 65세까지 살았을 때)은 거의
5년이 증가한 19.6년으로 늘었다. "Life Expectancy for Social Security," Social
Security, https://www.ssa.gov/history/lifeexpect.html.

33. 2015년에 노년층의 빈곤율은 약 8퍼센트였다. "Per Capita Social Security
Expenditures and the Elderly Poverty Rate, 1959-2015," The State of Working
America, September 26, 2014, http://www.stateofworkingamerica.org/chart/swa-
poverty-figure-7r-capita-social-security/.

34. "Actuarial Life Table," Social Security, 2015, https://www.ssa.gov/oact/STATS/
table4c6.html.

35. 윌리엄 새파이어는 이 인용문의 출처를 추적해 2007년 《뉴욕타임스》에 실었
다. 팁 오닐Tip O'Neill의 최측근이던 커크 오도널Kirk O'Donnell이었다. W. Safire,
"Third Rail," *New York Times*, February 18, 2007, http://www.nytimes.

com/2007/02/18/magazine/18wwlnsafire.t.html.

36. "Social Security Beneficiary Statistics," Social Security, https://www.ssa.gov/oact/STATS/OASDIbenies.html.

37. "Quick Facts: United States," United States Census Bureau, https://www.census.gov/quickfacts/fact/table/US/PST045217.

38. 하버드대 정치학 교수 스티븐 앤솔래비히어Stephen Ansolabehere는 나이가 많은 유권자가 미국 예비 선거에 더 두드러지게 영향을 미친다고 말한다. "노년층은 예비 선거 때 더 투표를 하는 경향이 있다. 그리고 예비 선거는 투표율이 낮은 경향이 있다. 그러므로 이 말은 노년층이 더 중요할 수 있다는 것을 의미한다." D. Bunis, "The Immense Power of the Older Voter," *AARP Bulletin*, April 30, 2018, https://www.aarp.org/politics-society/government-elections/info-2018/power-role-older-voters.

39. 《워싱턴포스트》의 에드워드 코디는 긴 여름휴가(유럽 대륙의 수도들이 거의 텅텅 비는 때), 조기 퇴직, 포괄적인 의료 보험 혜택이 유럽에서 점점 과거의 일이 되어 가는 듯하다고 썼다. "이 새로운 현실 속에서 노동자들은 임금 동결, 노동 시간 단축, 늦은 퇴직, 보건 의료 혜택 감축을 받아들여야 하는 상황에 처해 왔다." E. Cody, "Europeans Shift Long-Held View That Social Benefits Are Untouchable," *Washington Post*, April 24, 2011, https://www.washingtonpost.com/world/europeans-shift-long-held-view-that-social-benefits-are-untouchable/2011/02/09/AFLdYzdE_story.html?utm_term=.bcf29d628eea.

40. 공중 보건 연구자들은 평균수명이 그렇게 엄청난 차이를 보이는 이유 중 하나가 부유하고 교육 수준이 높은 이들의 생활습관에서 흡연이 사라졌기 때문이라고 본다. S. Tavernise, "Disparity in Life Spans of the Rich and the Poor Is Growing," *New York Times*, February 12, 2016, https://www.nytimes.com/2016/02/13/health/disparity-in-life-spans-of-the-rich-and-the-poor-is-growing.html.

41. Joint Committee on Taxation, U.S. Congress, "History, Present Law, and Analysis of the Federal Wealth Transfer Tax System," JCX-52-15, March 16, 2015, https://www.jct.gov/publications.html?func=startdown&id=4744.

42. "SOI Tax Stats—Historical Table 17," IRS, August 21, 2018, https://www.irs.gov/statistics/soi-tax-stats-historical-table-17.

43. 마차를 끄는 말들은 도로에 온통 배설물을 쏟아냈다. 묘지는 썩어 가는 시신들로

넘쳐났다. 거리에는 쓰레기가 가득 쌓여 있었다. L. Jackson, *Dirty Old London: The Victorian Fight Against Filth* (New Haven, CT: Yale University Press, 2015).

44. W. Luckin, "The Final Catastrophe—Cholera in London, 1886," *Medical History* 21, no. 1 (January 1977): 32–42, https://www.ncbi.nlm.nih.gov/pmc/articles/PMC1081893/?page=5.

45. 《스미소니언》 작가 브라이언 핸드워크는 H. G. 웰스가 원자가 쪼개지는 것을 보고서 세계의 파괴 가능성뿐 아니라 대량 파괴를 일으킬 수 있는 휴대용 기기의 위협까지 내다보았다고 썼다. "또 웰스는 핵 확산의 위험, 그리고 국가들이 '상호 확증 파괴'를 할 수 있고 비국가적 세력이나 테러리스트가 혼란을 일으키는 시대가 올 때 벌어질 암울한 일들을 분명하게 내다보았다." B. Handwerk, "The Many Futuristic Predictions of H. G. Wells That Came True," Smithsonian.com, September 21, 2016, https://www.smithsonianmag.com/arts-culture/many-futuristic-predictions-hg-wells-came-true-180960546/.

46. 저술가이자 영화사가인 마크 클라크는 웰스의 공상과학소설 《다가올 미래의 모습》과 1936년 그것을 토대로 만든 영화—클라크는 웰스가 이 영화에 적극적으로 개입했다고 주장했다—가 "말 그대로 세계를 구하려는" 시도였다고 했다. 전쟁에 시달리는 세계에서 "조종사들Airmen"만이 구원자로 등장한다는 이야기다. "그들은 세상에 알려지지 않은 채 엄청난 과학 발전을 이룬 과학자들과 기술자들의 집단으로 지금 인류를 더 밝은 미래로 이끌 준비를 하고 있다. 인류가 그들의 자애로운 통치를 받아들이기만 한다면 말이다." M. Clark, "Common Thread: Wells and Roddenberry," Onstage and Backstage, July 29, 2013, https://onstageandbackstage.wordpress.com/tag/gene-roddenberry/.

47. 클라크가 지적했듯이 로든베리의 작품은 웰스의 유토피아적 저술과 일맥상통한다. Ibid.

48. 웰스가 여러 저술에서 반복해 썼듯이, 인류에게는 이 2가지 대안만이 있다.

49. A. van Leeuwenhoek, "Letters 43–69," Digitale Bibliotheek oor de Nederlandse, April 25, 1679, http://www.dbnl.org/tekst/leeu027alle03_01/leeu027alle03_01_0002.php#b0043.

50. 우리는 제품과 서비스에서 이루어지는 기술 발전과 인구 성장이 환경에 끼치는 영향 사이에 균형을 잡으려는 싸움에서 오랫동안 패배해 왔다. "One Planet, How Many People? A Review of Earth's Carrying Capacity," UNEP Global

Environmental Alert Service.

51. Edward O. Wilson, *The Future of Life* (2002; repr., New York: Vintage Books), 33. 《뉴요커》(2002. 3. 4)에 이런 서평이 실렸다. "저명한 진화생물학자인 윌슨은 정보 시대에서도 인류의 번영이 얼마나 자연 세계의 다양성에 토대를 두고 있는지를 보여 준다. 생태계에 종이 더 많을수록 그 생태계는 더 안정되고 더 생산적일 것이기 때문이다."

52. 호주는 땅의 환경 수용력에 관한 논쟁이 가장 극심하게 벌어져 온 곳이다. 남쪽에 있다고 상상한 드넓은 대륙인 "테라오스트랄리스Terra Australis"를 처음 발견한 유럽인은 네덜란드인이었을지 모르지만, 거주 가능한 남동쪽 해안에 처음으로 영구 정착지를 세운 쪽은 영국인이었다. 때는 1788년이었다. 시드니 해안에 첫발을 디딘 죄수들이 원주민 대부분을 총과 천연두로 내몰거나 없앤 지 100년 뒤 영국인은 자국의 미래를 무척 낙관했다. 그럴 만도 했다. 영국인의 취향에 비해 너무 과하긴 했지만 아메리카의 식민지는 번성하고 있었고 호주대륙 또한 아메리카만큼 컸다. 1888년 《스펙테이터》에 실린 기사는 뿌듯한 어조로 자식의 미래를 이야기하는 어머니의 말처럼 들린다. 인종차별주의, 성차별주의, 미국인에 대한 경멸의 분위기가 좀 풍기긴 하지만 말이다. "모든 면에서 볼 때 1988년의 호주는 미연방의 미국인과 같은 인종에서 나왔으면서 별개의 알아볼 수 있는 유형으로 발달하게 될 영어를 말하는 사람들 5000만 명이 사는 연방 공화국이 될 가능성이 있다. …… 우리는 더 온화하면서 전반적으로 더 따뜻한 기후에 살고, 청교도 전통이 없고, 애초부터 자체적으로 부를 쌓은 호주인이 …… 더 약하지는 않지만 더 부드럽고, 고급품을 좋아하고, 예술을 더 즐길 것이라고 짐작할 수 있다. …… 미국인의 성격에 전반적으로 배어 있는 욕구 불만 태도가 없을 것이고, 더 행복하다고는 말할 수 없지만 더 편안한 삶을 살아갈 것이다. 전형적인 호주인은 더 낙천적인 사람이 될 것이다." "Topics of the Day: The Next Centenary of Australia," *Spectator* 61 (January 28, 1888): 112–13.

호주인이 더 낙천적이고 상대적으로 청교도 기질이 적을 것이라는 예측은 들어맞았지만 숫자 계산은 틀렸다. 1888년 이래로 호주의 인구 증가 속도는 예상한 수치의 절반 미만이었다. 주된 이유는 경작지가 부족했기 때문이다. 2018년 호주 인구는 2500만 명에 불과했다. 그러나 대다수 호주인은 셰리든Sheridan의 견해에 동의하지 않는다. 맥주를 몇 잔 마신 뒤에는 더욱 그렇다. 그들은 호주가 이미 인구 과잉 상태며, 땅이 환경 수용력에 근접해 있다고 믿는다. 30년째 대화, 토크쇼, 정치 쪽에서 이민을 제한하라는 요구가 거세다. 미국에서 그런 주장이 유행하기 훨씬 전부터다. 계속 증가하기만 하는 주택 가격과 통근 시간에 많은 이들이 몹시 분노하고 있다. 그냥 인종차별주의자도 있다. 공포를 부추기는 것을 직업으로 삼는 이들도 있다. 폴 에얼릭의 호주 동조자인 테드 트레이너Ted Trainer는 인간의 소비와 자원 이용 수준이 이미 지속 불가능한 수준에 도달했다고 한결같이 주장해 왔다. 1988년에 그의 대학 강의를 들었기 때문에 안다. 트레이너는 석유가 2000년대가 오기 전에 고갈될 것이고 그때쯤이면 우리 모두가 굶어 죽어 가고 있을 것이라고 주장했다. 트레이너가 제시한 유토피아는 대안 생활방식이다. 시드니에서 남쪽으로 차로 1시간쯤 가면 나오는 피그페이스포인트Pigface Point라는 지저분한 학습 농장에서 볼 수 있다. 나는 그곳에서 하루를 보냈다. 그리고 세상을 구하려면 약 1.2헥타르의 농장에서 생활하면서 태양열을 이용한 조리 기구로 닭을 직접 키워 얻은 달걀을 요리하고, 매연을 털털 내뿜는 녹슨 자동차로 1시간 거리를 달려서 환경 친화적인 삶을 사는 법을 강의하는 일을 시작할 필요가 있다는 것을 사례를 통해 배웠다. 우리에게 해결해야 할 중요한 현안들이 있다는 것은 분명하다. 그중 가장 위협적인 것은 기후 변화다. 그러나 트레이너의 가르침과 정반대로 기술은 우리의 적이 아니다. 인류 역사를 보면 기술은 궁극적으로 우리의 구원자로 등장했다. 대다수의 일상생활은 나아지고 있으며 앞으로 계속 나아질 것이다. 1840년의 런던과 1900년의 뉴욕이 그랬듯이 말이다. 북아메리카, 유럽, 오스트랄라시아의 도시들은 점점 인구가 늘어나고 있다. 하지만 현재 한 개인이 끼치는 영향은 빠르게 줄어들고 있으며, 1980년대에 내가 미래에 관해 배운 것과 정반대로 도시는 점점 더 깨끗해지고 있다. 우리는 석유에서 천연가스를 거쳐서 태양력과 전기로 나아가고 있다. 예전에는 방콕에 가면 숨이 턱턱 막혔다. 지금은 파란 하늘을 볼 수 있다. 1995년 내가 보스턴에 처음 도착했을 때는 항구에서 튀긴 물에 입원을 하거나 무덤에 들어갈 수 있었다. 지금은 헤엄을 쳐도 안전하다.

53. E. C. Ellis, "Overpopulation Is Not the Problem," *New York Times*, September 13, 2013, https://www.nytimes.com/2013/09/14/opinion/overpopulation-is-not-the-problem.html.

54. "World Population Projections," Worldometers, http://www.worldometers.info/world-population/world-population-projections/.

55. Ibid. and Population Division, Department of Economic and Social Affairs, United Nations Secretariat, "2017 Revision of World Population Prospects,"

https://population.un.org/wpp/.

56. 빌 게이츠의 논리는 아주 간단하다. 아동의 건강을 개선해 어린 나이에 사망하지 않게 될 때 가정은 자녀를 덜 갖는 쪽을 택한다는 것이다. B. Gates, "Does Saving More Lives Lead to Overpopulation?," YouTube, February 13, 2018, https://www.youtube.com/watch?v=obRG-2jurz0.

57. 덴마크, 핀란드, 노르웨이, 영국, 독일, 프랑스다. M. Roser, "Share of the Population Who Think the World Is Getting Better," Our World in Data, https://ourworldindata.org/wp-content/uploads/2016/12/Optimistic-about-the-future-2.png.

58. 《가디언》은 이렇게 물었다. "현재의 젊은 세대가 부모 세대보다 삶이 더 나아지거나 더 나빠질 것이라고 생각하는가? 그리고 그렇게 생각한다면 어느 정도 더 나빠지거나 나아질 것이라고 생각하는가?" 중국인은 젊은 세대의 미래를 낙관했다. 반면에 영국인은 20퍼센트만 더 나아질 것이라고 답했고 54퍼센트는 더 나빠질 것이라고 예상했다. 이 설문 조사가 이루어진 시기는 영국에서 집세, 주택 가격, 대학 등록금은 상승하는 반면 임금은 가파르게 하락하고 있어서 사람들이 절약하는 추세로 돌아섰을 때였다. S. Malik, "Adults in Developing Nations More Optimistic than Those in Rich Countries," *Guardian*, April 14, 2014, https://www.theguardian.com/politics/2014/apr/14/developing-nations-more-optimistic-richer-countries-survey.

59. 개발도상국에서는 아직 유아사망률이 높을 수 있지만 그 수치는 줄어들고 있는 추세다. 웹사이트 〈데이터로 보는 우리 세계Our World in Data〉를 운영하는 맥스 로저는 사하라 이남 아프리카 지역의 유아사망률이 지난 50년 동안 꾸준히 감소했다고 지적한다. 1960년대에는 4명 중 1명이었지만 지금은 10명 중 1명이다. M. Roser, "Child Mortality," Our World in Data, https://ourworldindata.org/child-mortality.

60. Steven Pinker, *Enlightenment Now: The Case for Reason, Science, Humanism, and Progress* (New York: Viking, 2018), 51.

61. 그녀의 많은 매력, 재능, 능력 중에는 능청스러운 자기비하식 유머도 있었다. 톰 프슨은 세상을 떠나기 직전에 여성 경영자들과 점심식사를 하면서 바로 전에 마라톤을 뛸 때 어떠했는지 이야기했다. "사실 별 주목을 못 받았어요. 1등으로 들어왔는데 말이죠. 내 연령대에서는 나 혼자뿐이었거든요." R. Sandomir, "Harriette

Thompson, Marathon Runner into Her 90s, Dies at 94," *New York Times*, October 19, 2017, https://www.nytimes.com/2017/10/19/obituaries/harriette-thompson-dead-ran-marathons-in-her-90s.html.

62. "Old Age: Personal Crisis, U.S. Problem," *Life*, July 13, 1959, pp. 14-25.

63. 나이 든 실직자가 이 차별 때문에 혹독한 피해를 입는다. AARP 작가 너새니얼 리드는 몇 가지 통계를 보여 주었다. "퓨 조사 자료에 따르면 2012년 55세 이상 실직자 중 44퍼센트는 1년 넘게 실직 상태로 지냈다. 그리고 좀 더 나이 많은 노동자들이 전반적으로 실업률이 더 낮긴 하지만 그들 중에서 실직한 이들은 견딜 수 없을 만치 오랫동안 새 일자리를 찾아다녀야 할 수 있다." 많은 이들은 결국 사회 보장 연금에 손을 댈 수밖에 없고, 그 결과 연금 혜택뿐 아니라 퇴직 후의 경제적 안정까지 위험에 처하게 된다. N. Reade, "The Surprising Truth About Older Workers," *AARP The Magazine*, September 2015, https://www.aarp.org/work/job-hunting/info-07-2013/older-workers-more-valuable.html.

64. 호주 그리피스대학교의 경영학 교수 파브리지오 카미그나니의 연구 결과다. F. Carmignani, "Does Government Spending on Education Promote Economic Growth?," The Conversation, June 2, 2016, https://theconversation.com/does-government-spending-on-education-promote-economic-growth-60229.

65. M. Avendano, M. M. Glymour, J. Banks, and J. P. Mackenbach, "Health Disadvantage in US Adults Aged 50 to 74 Years: A Comparison of the Health of Rich and Poor Americans with That of Europeans," *American Journal of Public Health* 99, no. 3 (March 2009): 540-48, https://www.ncbi.nlm.nih.gov/pubmed/19150903.

66. 유럽 국가들 중에서 영국은 가장 나이 많은 경제 활동 인구를 지니게 될 것이다. 퇴직 연령을 2046년까지 69세로 늦출 예정이기 때문이다. "Retirement in Europe," Wikipedia, https://en.wikipedia.org/wiki/Retirement_in_Europe.

67. "Impact of Automation," *Life*, July 19, 1963, 68-88.

68. A. Swift, "Most U.S. Employed Adults Plan to Work Past Retirement Age," Gallup, May 8, 2017, http://news.gallup.com/poll/210044/employed-adults-plan-work-past-retirement-age.aspx?g_source=Economy&g_medium=lead&g_campaign=tiles.

69. 갤럽 여론 조사에 따르면 퇴직하면 아예 일을 관둘 것이라고 답한 사람은 25퍼센

트에 불과했다. 퇴직한 뒤 시간제 일을 할 계획이라고 답한 사람은 63퍼센트에 달했다. Ibid.

70. 2014년 매사추세츠주 특허 건수는 미국 5위로 10년 사이에 81.3퍼센트가 늘었다. E. Jensen-Roberts, "When It Comes to Patents, Massachusetts Is a Big Player," *Boston Globe*, August 9, 2015, https://www.bostonglobe.com/magazine/2015/08/08/when-comes-patents-massachusetts-big-player/3AmNfmSE8xWzzNbUnDzvPK/story.html.

71. D. Goldman, "The Economic Promise of Delayed Aging," *Cold Spring Harbor Perspectives in Medicine* 6, no. 2 (December 18, 2015): a025072, http://perspectivesinmedicine.cshlp.org/content/6/2/a025072.full.

72. 연구진은 "그런 발전이 가져올 사회적·경제적·보건적 혜택들"을 "평화 배당금"이 국가를 빈곤에서 구할 수 있는 것과 같은 방식으로 "'장수 배당금'이라고 생각할 수 있으며, 21세기에 건강 증진과 질병 예방을 위한 새로운 접근법으로 적극 추구해야 한다"라고 주장한다. S. J. Olshansky, D. Perry, R. A. Miller, and R. N. Butler, "Pursuing the Longevity Dividend: Scientific Goals for an Aging World," *Annals of the New York Academy of Sciences* 114 (October 2017): 11–13, https://www.ncbi.nlm.nih.gov/pubmed/17986572.

73. 0.1퍼센트라고 하면 세계 인구 중에서 그리 많지 않게 들릴지 모르지만 상근 연구자가 780만 명에 달한다는 뜻이다. "Facts and Figures: Human Resources," UNESCO, https://en.unesco.org/node/252277.

74. 이 실험이 왠지 들어본 것 같다면, 그것이 1964년 뉴욕 퀸스에서 일어난 키티 제노비스Kitty Genovese 살인 사건에서 영감을 얻었기 때문일 것이다. 그녀가 도와 달라고 울부짖는 소리를 주변에 있던 38명이 들었지만 아무도 도우려 하지 않았다. I. Shenker, "Test of Samaritan Parable: Who Helps the Helpless?," *New York Times*, April 10, 1971, https://www.nytimes.com/1971/04/10/archives/test-of-samaritan-parable-who-helps-the-helpless.html.

75. 기원전 약 5년부터 서기 65년까지 살았던 철학자 세네카는 삶의 짧음, 생활의 기술, 도덕과 이성의 중요성을 다룬 글을 썼다. Seneca, *On the Shortness of Life: Life Is Long if You Know How to Use It*, trans. G.D.N. Costa, Penguin Books Great Ideas (New York: Penguin Books, 2004).

9장 우리가 나아가야 할 길

1. J. M. Spaight, *Aircraft in War* (London: Macmillan, 1914), 3.

2. 이는 클라크의 3대 "법칙"이라고 알려진 것 중 하나다. 이 세 법칙은 다 유명하다. 나머지 2가지는 이렇다. "가능성의 한계를 발견하는 방법은 오로지 그 한계 너머 불가능성의 세계를 조금씩 탐사하는 것밖에 없다." "충분히 발전한 기술은 마법과 구별할 수 없다." A. C. Clarke, "Hazards of Prophecy: The Failure of Imagination," in *Profiles of the Future: An Inquiry into the Limits of the Possible* (New York: Orion, 1962), 14, 21, 36.

3. L. Gratton and A. Scott, *The 100 Year Life: Living and Working in an Age of Longevity* (London and New York: Bloomsbury Publishing, 2018).

4. "그리고 이삭은 180세를 살았다. 이삭이 명이 다해 숨을 거두고 선조들 곁으로 갔다. 아들 에사우와 야곱이 그를 안장하였다." Genesis 35:28, King James Version.

5. 처음에는 재무부의 서기가 상선 선원의 임금에서 매달 20센트를 떼어 모아서 계약한 병원들에 제공할 기금을 마련했다. "A Short History of the National Institutes of Health," Office of NIH History, https://history.nih.gov/exhibits/history/index.html.

6. 벅노화연구소가 내놓은 자료다. 연구소는 이렇게 말했다. "학계 너머 민간 기업이 상업적인 응용 연구에 지출하는 비용을 보면 규모가 크게 달라진다. 제약사들은 해마다 연구 개발에 미국국립보건원보다 200억 달러 이상을 더 쓴다." "Who funds basic aging research in the US?," Fight Aging!, March 25, 2015, https://www.fightaging.org/archives/2015/03/who-funds-basic-aging-research-in-the-us/.

7. 연구진은 노인 인구의 증가에 따라 세계가 직면할 위기를 조명한다. 그들은 2050년이면 60세 이상인 사람이 20억 명을 넘을 것이라고 추정한다. 한 세기 전보다 5배 더 많은 수치다. 그중 15억 명은 개발도상국에서 나올 것이다. L. Fontana, B. K. Kennedy, V. D. Longo, et al., "Medical Research: Treat Ageing," *Nature* 511, no. 750 (July 23, 2014): 405 – 7, July 24, 2014, https://www.nature.com/news/medical-research-treat-ageing-1.15585.

8. "Estimates of Funding for Various Research, Condition, and Disease Categories (RCDC)," National Institutes of Health, May 18, 2018, https://report.nih.gov/categorical_spending.aspx.

9. R. Brookmeyer, D. A. Evans, L. Hebert, et al., "National Estimates of the Prevalence of Alzheimer's Disease in the United States," *Alzheimer's & Dementia* 7, no. 1 (January 2011): 61–73, https://www.ncbi.nlm.nih.gov/pmc/articles/PMC3052294/.

10. 미국인은 커피에 한 해 평균 1100달러를 쓴다. "2017 Money matters report," Acorns, 2017, https://sqy7rm.media.zestyio.com/Acorns2017_MoneyMattersReport.pdf.

11. "Actuarial Life Table," Social Security, 2015, https://www.ssa.gov/OACT/STATS/table4c6.html.

12. 헤이플릭은 《노틸러스》의 조다나 세펠레비치Jordana Cepelewicz와 폭넓게 자기 인생을 돌이켜보는 인터뷰를 가졌다. 거기서 그는 노화 연구에 투자되는 돈이 가야 할 곳에 제대로 가지 않는다고 느꼈다고 했다. 그는 대부분의 노화 연구가 장수 결정 인자나 노화 관련 질환에 초점을 맞추고 있다고 했다. "지난 10년 동안 국립노화연구소의 예산 중 노화의 기초 생물학 연구에 지원된 돈은 3퍼센트도 채 안 됩니다." J. Cepelewicz, "Ingenious: Leonard Hayflick," *Nautilus*, November 24, 2016, http://nautil.us/issue/42/fakes/ingenious-leonard-hayflick.

13. 영화 〈가타카〉는 최고의 유전 형질을 지니도록 자녀를 유전적으로 선택하는 우생학이 지배하는 미래 사회를 그린다. 한 아버지가 유전학자에게 묻는다. "우연에 맡겨야 하는 것도 있지 않을까요?" 유전학자는 대답한다. "아이에게 최상의 조건을 줘야지요. 우리는 이미 충분히 불완전합니다. 아이에게 추가 부담을 줄 필요는 없어요." A. Nicols, director, Gattaca, 1997.

14. 연구진은 이렇게 계산했다. "1970~2000년 사이에 평균수명 증가는 연간 약 3조 2000억 달러씩 국부를 증가시켰다. 이 평균수명 증가의 절반은 심장병 분야의 발전 덕분이었다." 암 치료제 하나는 "약 50조 달러의 가치가 있을 것"이다. K. M. Murphy and R. H. Topel, "The Value of Health and Longevity," *Journal of Political Economy* 114, no. 5 (October 2006): 871–904, https://ucema.edu.ar/u/je49/capital_humano/Murphy_Topel_JPE.pdf.

15. D. Goldman, B. Shang, J. Bhattacharya, and A. M. Garber, "Consequences of Health Trends and Medical Innovation for the Future Elderly," *Health Affairs* 24, suppl. 2 (February 2005): W5R5–17, https://www.researchgate.net/publication/7578563_Consequences_Of_Health_Trends_And_Medical_Innovation_For_The_Future_Elderly.

16. 더 알고 싶다면 이 주제를 다룬 빌 브라이슨Bill Bryson의 책들을 권한다.《빌 브라이슨 발칙한 미국 산책Notes from a Big Country(영국판)/I'm a Stranger Here Myself(미국판)》(1999)과《빌 브라이슨의 대단한 호주 여행기Down Under》(2000)는 내가 좋아하는 책이다.

17. 미국 정치인들이 즐겨 쓰는 이 구절은 예수의 '산상수훈'에 나오는 소금과 빛의 우화다. 〈마태복음〉 5장 14절에서 예수는 청중에게 말한다. "너희는 세상의 빛이다. 산 위에 자리 잡은 고을은 감추어질 수 없다."

18. 이 점은 명백히 경제 활동 인구에 영향을 미치고 있다. 맷 웨이드는《시드니모닝헤럴드》에 더 오래 사는 추세가 "나이 많은 호주인, 특히 여성의 경제 활동 참가율을 꾸준히 높이는 한 요소다"라고 썼다. "현재 호주 노동자 중 약 5분의 1은 55세를 넘었다. 1980~1990년대에는 10분의 1 미만이었다." M. Wade, "Trend for Australians to Live Longer Reshapes Economy," *Sydney Morning Herald*, August 12, 2018, https://www.smh.com.au/business/the-economy/trend-for-australians-to-live-longer-reshapes-economy-20180810-p4zwuv.html?btis.

19. "모두를 위한 메디케어Medicare for all"라는 말이 무슨 뜻일까? CNBC의 한 기사에 따르면 로이터통신은 그것을 "모든 미국인을 가입시키고 필요한 모든 의료 서비스를 제공하는, 공공 재정으로 유지되고 민간을 통해 수행되는 제도"라고 정의한다고 한다. 한편 미국 시민의 의료비는 꾸준히 증가하고 있다. 요니 블룸버그는 〈CNBC Make It〉에 이렇게 썼다. 카이저패밀리재단에 따르면 "미국 의료 보험의 대부분을 차지하는, 고용주가 일부 지원하는 의료 보험에 내는 연간 평균 공제액은 2006년에는 303달러였는데 2017년에는 1505달러였다". "70% of Americans Now Support Medicare-for-All—Here's How Single-Payer Could Affect You," CNBC Make It, August 28, 2018, https://www.cnbc.com/2018/08/28/most-americans-now-support-medicare-for-all-and-free-college-tuition.html.

20. "Australians Living Longer but Life Expectancy Dips in US and UK," *Guardian*, August 16, 2018, https://www.theguardian.com/society/2018/aug/16/australians-living-longer-but-life-expectancy-dips-in-us-and-uk.

21. 상원의원 비니 샌더스는 소득이 최고 수준인 카운티에 사는 미국인이 가장 가난한 카운티에 사는 이들보다 평균 20년을 더 살며, "질 좋은 의료에 대한 전반적인 불평등한 접근권"이라고 부르는 것이 적어도 그 격차에 기여한다고 썼다.

B. Sanders, "Most Americans Want Universal Healthcare. What Are We Waiting For?," *Guardian*, August 14, 2017, https://www.theguardian.com/commentisfree/2017/aug/14/healthcare-a-human-right-bernie-sanders-single-payer-system.

22. 〈페이션트팩터〉는 세계보건기구의 자료를 토대로 평가한 순위에서 세계 최고의 의료 제도를 지닌 나라들을 이렇게 나열한다. (1) 프랑스, (2) 이탈리아, (3) 산마리노, (4) 안도라, (5) 몰타. "World Health Organization's Ranking of the World's Health Systems," The Patient Factor, http://thepatientfactor.com/canadian-health-care-information/world-health-organizations-ranking-of-the-worlds-health-systems/.

23. "아버지는 미국의 의료 제도가 세계 최고라고 말한다. 대체 뭐라고 말해야 틀렸다고 입증할 수 있을까?" Quora, https://www.quora.com/My-father-says-that-America-has-the-best-healthcare-system-in-the-world-What-can-I-say-to-prove-him-wrong.

24. N. Hanauer, "The Pitchforks Are Coming… For Us Plutocrats," *Politico*, July/August 2014, https://www.politico.com/magazine/story/2014/06/the-pitchforks-are-coming-for-us-plutocrats-108014.

25. *International Journal of Astrobiology*, https://www.cambridge.org/core/journals/international-journal-of-astrobiology.

26. P. Dayal, C. Cockell, K. Rice, and A. Mazumdar, "The Quest for Cradles of Life: Using the Fundamental Metallicity Relation to Hunt for the Most Habitable Type of Galaxy," *Astrophysical Journal Letters*, July 15, 2015, https://arxiv.org/abs/1507.04346.

27. "List of Nearest Terrestrial Exoplanet Candidates," Wikipedia, https://en.wikipedia.org/wiki/List_of_nearest_terrestrial_exoplanet_candidates.

28. George Monbiot, "Cutting Consumption Is More Important Than Limiting Population," "George Monbiot's Blog," *Guardian*, February 25, 2009, https://www.theguardian.com/environment/georgemonbiot/2009/feb/25/population-emissions-monbiot.

29. S. Pinker, *Enlightenment Now: The Case for Reason, Science, Humanism, and Progress* (New York: Penguin Random House, 2018), 333.

30. 한 주택 건설업자는 CNBC 기자 다이애나 올릭에게 젊은 성인들이 "리조트처럼" 보이도록 집주인이 작게 쪼개어 세를 준 아파트에서 떠나지 않으려 한다고 말했다. 비슷한 수준의 편의 시설을 갖춘 아파트를 살 여유가 없으니까 그냥 산다는 것이다. 올릭은 젊은 미국인들이 기술에 힘입어서 작은 공간에 "많은 편의 시설"을 갖춘 소형 주택을 선호하는 추세임을 언급하면서, 그들이 "더 작고 더 단순한 생활에 끌리는 듯하다"라고 했다. D. Olick, "Why Houses in America Are Getting Smaller," CNBC, August 23, 2016, https://www.cnbc.com/2016/08/23/why-houses-in-america-are-getting-smaller.html.

31. 자산 가치 200억 달러의 뉴욕 스타트업 위워크WeWork(한때는 자산 가치 450억 달러까지 평가받았으나 최근에는 크게 떨어졌다—옮긴이)는 즉시 접할 수 있는 편의 시설들이 풍부하게 갖추어진 공유 업무 환경을 제공하는 데 초점을 맞추고 있다. 데이비드 겔러스의 《뉴욕타임스》 기업 정보 기사가 실릴 당시 창업 8년째였던 이 기업은 "전 세계에 212곳의 공유 업무 공간 네트워크를 구축"했으며, 이스트강의 72번 도크에 15층짜리 건물을 짓고 있었다. 방대한 공유 업무 공간에는 "음료 판매대, 주점, 복싱링을 갖춘 체육관, 야외 농구장, 맨해튼이 한눈에 보이는 전망대가 갖추어질 것이다" "식당도 있을 것이고 아마 세탁소와 이발소도 입점할 것이다." D. Gelles, "The WeWork Manifesto: First, Office Space. Next, the World," *New York Times*, February 17, 2018, https://www.nytimes.com/2018/02/17/business/the-wework-manifesto-first-office-space-next-the-world.html.

32. 그리고 우리가 결코 먹지 않는 작물과 육류를 생산하는 데 물을 쓰고 있다는 점도 잊지 말자. 2013년에 나온 추정값에 따르면 2050년이면 연간 10~13조 세제곱미터의 물이 식량 생산에 쓰일 것이라고 한다. 현재 세계 인구가 소비하는 민물보다 3.5배나 많다. J. von Radowitz, "Half of the World's Food 'Is Just Thrown Away,'" *Independent*, January 10, 2013, https://www.independent.co.uk/environment/green-living/half-of-the-worlds-food-is-just-thrown-away-8445261.html.

33. Carl R. Woese Institute for Genomic Biology, University of Illinois at Urbana-Champaign, "Scientists Engineer Shortcut for Photosynthetic Glitch, Boost Crop Growth 40%," Science Daily, January 3, 2019, https://www.sciencedaily.com/releases/2019/01/190103142306.htm.

34. P. Mirocha, and A. Mirocha, "What the Ancestors Ate," Edible Baja Arizona,

September/October 2015, http://ediblebajaarizona.com/what-the-ancestors-ate.

35. J. Wenz, "The Mother of All Apples Is Disappearing," *Discover*, June 8, 2017, http://blogs.discovermagazine.com/crux/2017/06/08/original-wild-apple-going-extinct/#.W_3i8ZNKjOQ.

36. 2017년 말 유니세프 보고서에는 이렇게 적혀 있다. "비타민 A 결핍증은 예방 가능한 아동 실명의 주된 원인이며, 설사 같은 흔한 아동 질병들에 걸렸을 때 사망 위험을 증가시킨다." 또 비타민 A가 "모든 원인에 따른 사망률을 12~24퍼센트 줄이므로 아동사망률을 줄이려는 노력에서 중요한 역할을 한다." "Vitamin A Deficiency," UNICEF, February 2019, https://data.unicef.org/topic/nutrition/vitamin-a-deficiency/.

37. 일리노이 에번스턴에 있는 노스웨스턴대학교의 루치아노 마라피니와 에릭 손테이머는 크리스퍼가 어떻게 외래 DNA로부터 세균을 보호하는지 처음으로 보여 주었다. 그 간섭 기구가 DNA를 직접 표적으로 삼는다는 것이었다. "실용적인 관점에서 볼 때 특정한 DNA를 찾아내어 파괴하는 능력은 …… 상당한 기능적 효용성을 지닐 수 있다. 그 체계가 세균이나 고세균이라는 본래의 맥락 바깥에서도 작동할 수 있다면 더욱 그렇다." L. A. Marraffini and E. J. Sontheimer, "CRISPR Interference Limits Horizontal Gene Transfer in Staphylococci by Targeting DNA," *Science* 322, no. 5909 (December 19, 2008): 1843–45, https://www.ncbi.nlm.nih.gov/pmc/articles/PMC2695655/; see also J. Cohen, "How the Battle Lines over CRISPR Were Drawn," *Science*, February 17, 2017, https://www.sciencemag.org/news/2017/02/how-battle-lines-over-crispr-were-drawn.

38. M. R. O'Connell, B. L. Oakes, S. H. Sternberg, et al., "Programmable RNA Recognition and Cleavage by CRISPR/Cas9," *Nature* 516, no. 7530 (December 11, 2014): 263–66, https://www.ncbi.nlm.nih.gov/pubmed/25274302.

39. L. Cong, F. A. Ran, D. Cox, et al., "Multiplex Genome Engineering Using CRISPR/Cas Systems," *Science* 339, no. 6121 (February 15, 2013): 819–23, https://www.ncbi.nlm.nih.gov/pubmed/23287718.

40. Court of Justice of the European Union, "Organisms Obtained by Mutagenesis Are GMOs and Are, in Principle, Subject to the Obligations Laid Down by the GMO Directive," July 25, 2018, https://curia.europa.eu/jcms/upload/docs/

application/pdf/2018-07/cp180111en.pdf.

41. "Secretary Perdue Statement on ECJ Ruling on Genome Editing," U.S. Department of Agriculture, July 27, 2018, https://www.usda.gov/media/press-releases/2018/07/27/secretary-perdue-statement-ecj-ruling-genome-editing.

42. LED는 후춧가루만큼이나 작다. 빨강, 초록, 파랑 같은 원색의 LED를 섞어서 백색광을 만든다. "LED Lighting," Energy Saver, https://www.energy.gov/energysaver/save-electricity-and-fuel/lighting-choices-save-you-money/led-lighting.

43. 《와이어드》의 맷 사이먼은 2016년에 이 천사의 도시가 대중교통 체계의 개선과 태양력 이용을 통해 배출량을 11퍼센트 줄이면서(도로에서 자동차 73만 7000대를 줄인 것과 같다) "3만 개의 새로운 녹색 일자리"를 창출했다고 썼다. M. Simon, "Emissions Have Already Peaked in 27 Cities—and Keep Falling," Wired, September 13, 2018, https://www.wired.com/story/emissions-have-already-peaked-in-27-cities-and-keep-falling/.

44. 스테퍼니 갈록은 〈시티랩〉에 오염의 원천이 "하수관과 깨끗한 빗물을 강으로 보내는 우수관이 잘못 연결된 것"이라고 했다. 폭우가 내릴 때면 "관에 있는 하수를 비롯한 모든 것들이 곧바로 더 낡은 배수관들을 통해서 찰스강과 그 지류들로 밀려 나가곤 했다." 관망을 개선하자 그 문제는 거의 다 사라졌다. S. Garlock, "After 50 Years, Boston's Charles River Just Became Swimmable Again," Citylab, July 19, 2013, https://www.citylab.com/life/2013/07/after-50-years-bostons-charles-river-just-became-swimmable-again/6216/.

45. 이 농장은 짓는 데 호주 화폐로 2억 달러가 들었으며 2만 3000개의 거울로 태양열을 솔라타워solar tower로 보내는 태양력발전소가 설치되어 있다. 이 토마토 재배 시설은 흙이 아니라 "양분이 풍부한 코코넛 껍데기에 수용액을 공급하여" 기른다. E. Bryce, "These Farms Use Sun and Seawater to Grow Crops in the Arid Australian Desert," Wired, February 14, 2017, https://www.wired.co.uk/article/sundrop-farms-australian-desert. See also Sundrop Farms, http://www.sundropfarms.com.

46. 조지프 와튼의 편지, 1880년 12월 6일, https://giving.wharton.upenn.edu/wharton-fund/letter-joseph-wharton/.

47. P. Sopher, "Where the Five-Day Workweek Came From," *Atlantic*, August 21, 2014, https://www.theatlantic.com/business/archive/2014/08/where-the-five-day-workweek-came-from/378870/.

나가며

1. E. Pesheva, "Rewinding the Clock," Harvard Medical School, March 22, 2018, https://hms.harvard.edu/news/rewinding-clock; see also A. Das, G. X. Huang, M. S. Bonkowski, et al., "Impairment of an Endothelial NAD+-H2S Signaling Network Is a Reversible Cause of Vascular Aging," *Cell* 173, no. 1 (March 2018): 74–89, https://www.sciencedirect.com/science/article/pii/S0092867418301521.

2. J. Li, M. S. Bonkowski, S. Moniot, et al., "A conserved NAD+ Binding Pocket That Regulates Protein-Protein Interactions During Aging," *Science* 355, no. 6331 (March 24, 2017): 1312–17, https://www.ncbi.nlm.nih.gov/pmc/articles/PMC5456119/.

3. President's Council on Bioethics, *Beyond Therapy: Biotechnology and the Pursuit of Happiness* (New York: HarperCollins, 2003), 190.

4. Ibid., 192.

5. Ibid., 200.

6. "ICD-11 for Mortality and Morbidity Statistics: MG2A Old Age," World Health Organization, December 2018, https://icd.who.int/browse11/l-m/en#/http://id.who.int/icd/entity/835503193.

7. Bravo Probiotic Yogurt, https://www.bravo-probiotic-yogurt.com/.

8. Y. Guan, S.-R. Wang, X.-Z. Huang, et al., "Nicotinamide Mononucleotide, an NAD+ Precursor, Rescues Age-Associated Susceptibility to AKI in a Sirtuin 1–Dependent Manner," *Journal of the American Society of Nephrology* 28, no. 8 (August 2017): 2337–52, https://jasn.asnjournals.org/content/28/8/2337; see also S. Wakino, K. Hasegawa, and H. Itoh, "Sirtuin and Metabolic Kidney Disease," *Kidney International* 88, no. 4 (June 17, 2015): 691–98, https://www.ncbi.nlm.nih.gov/pmc/articles/PMC4593995/.

찾아보기